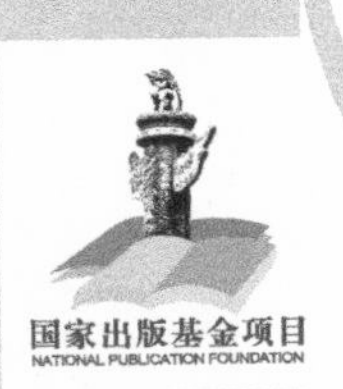

新中国地方中草药文献研究（1949—1979年）

土单验方卷 9（下）

「十三五」国家重点出版物出版规划项目
国家出版基金资助项目

张瑞贤 张卫
刘更生 蒋力生
主编

SPM 南方出版传媒
广东科技出版社
北京科学技术出版社

目 录

疟疾防治中草药选……1
贵州民间方药集……215

疟疾防治中草药选

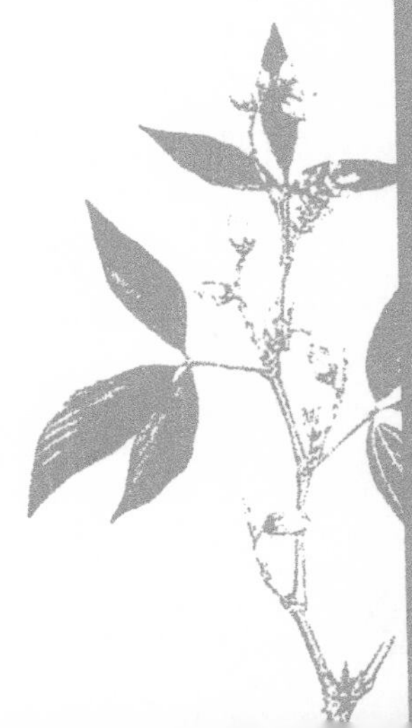

提 要

云南省卫生局、云南省科技办公室、昆明军区后勤部卫生部编。

1970年12月出版。大64开本。共215页，其中正文208页，编后2页，插页5页。

精装本，褐色塑料套封。

为尽快控制和消灭疟疾，保障军民健康，编者组织了防治疟疾中草药调查组，深入疟区，拜中草医为师，充分发动群众献方献药，共收集药物800多种、验方4000多个，经整理后选择其中药物92种、验方200个汇编成册，供防治疟疾时参考使用。

全书无目录，分图谱和验方两部分。图谱部分的药物按常用程度排列，其中常山排在第一位。每药下有别名、识别特征、分布及生境、采集加工、性味功能、用法等内容，附有彩色照片和拉丁学名。别名中有许多少数民族的称呼，如常山别名“过摆留（哈尼族）”、树头芭蕉别名“轨吞（傣族）”等，此为本书特色。药物彩色图谱也是本书特色之一。验方部分分预防方和治疗方，其中预防方10个、治疗方190个，均为煎剂。每方下有药物组成、剂量、煎服法等。此部分按方剂中主要药物在图谱中的顺序排列，如以常山为主的方剂排在第一位，便于对照阅读。

书中药物计量单位采用旧市制，即1斤等于16两。

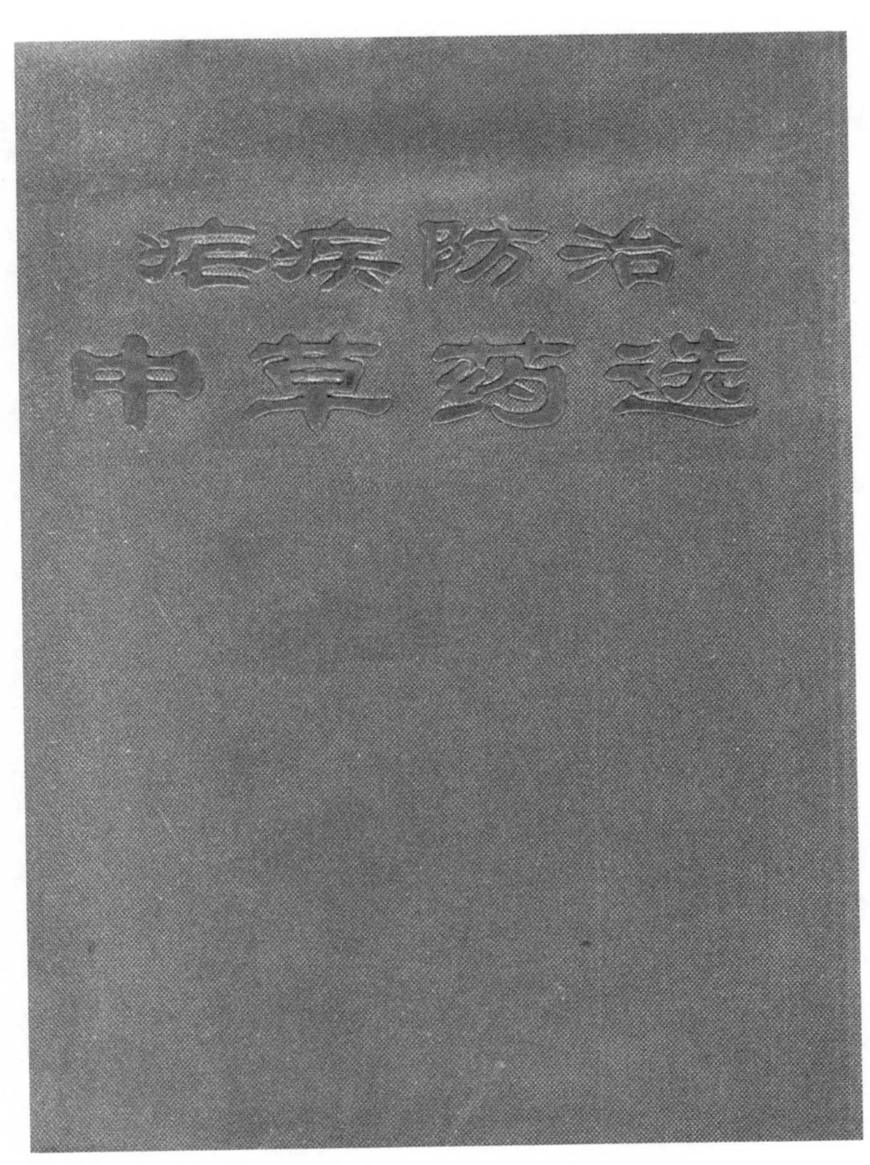
疟疾防治
中草药选

图　　谱

1 常　　山

别　　名：大常山、蓝花常山、过摆留（哈尼）。

识别特征：落叶灌木，高1—2米。主根圆柱形，木质坚硬，呈黄褐色，切面淡灰色。叶对生或轮生，椭圆状披针形，长10—18厘米，边缘具锯齿。顶生伞房花序，花淡蓝色。浆果圆球形，直径4—6毫米，成熟时蓝紫色。

分布及生境：我省广布。见于山地林缘和溪边、路旁的杂木林中。

采集加工：根或叶入药。夏秋采集，经酒炒、醋炒或火灰炮制后备用。

性味功能：苦，寒。有小毒。清热，截疟，催吐。

用　　法：根1—3钱，草果2—3个，水煎服，每日一剂。叶2—3钱，草果1—2个，水煎服，每日一剂。忌酸、冷、豆类，孕妇忌服。

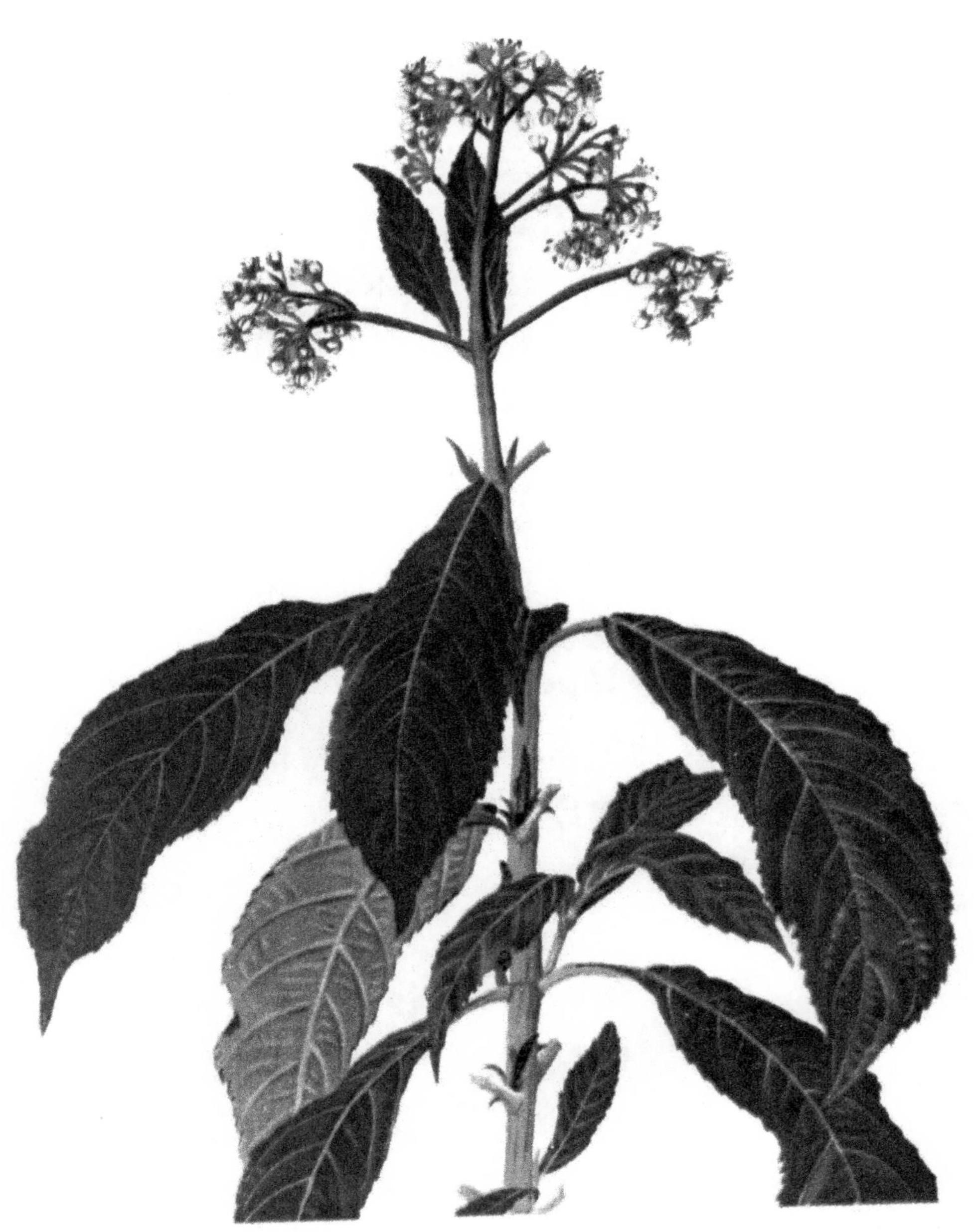

1 常　　山

Dichroa febrifuga Lour.

2 三台花

别　　名：三台红花、三对节、大升麻、八楞麻、大毒剂、岩甩（傣）。

识别特征：落叶灌木，高1.5—3米，幼茎方形。根木质粗状，切面淡黄色。叶轮生或对生，长倒卵形或倒卵状披针形，长15—25厘米，基部抱茎，边缘具粗锯齿。顶生圆锥花序，具总苞片及苞片数对，苞片花瓣状，花大、紫红色。花期6—9月，果期9—11月。

分布及生境：我省南部山区。喜生于荒坡疏林及沟谷林缘向阳处。

采集加工：根入药。全年可采，鲜用须经火灰炮制或切片晒干备用。

性味功能：辛、微苦，凉。截疟，杀菌，清热解毒。

用　　法：3—5钱，草果2个，水煎服，每日一剂，（引子还可用火药、胡椒、酒等）。忌酸、冷、豆类及腥味食物，孕妇忌服。

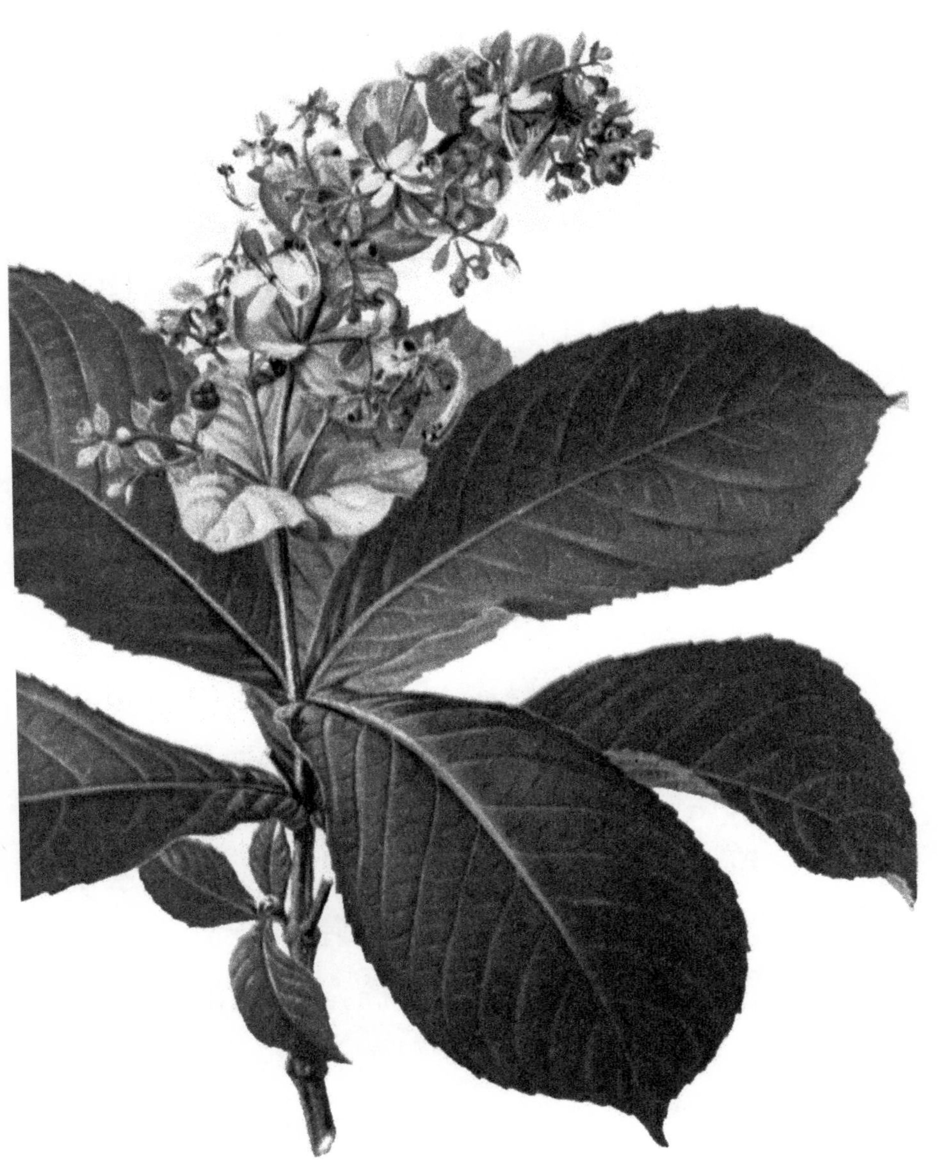

2 三台花

Clerodendron serratum (L.)

Spreng var. amplexifolium Moldenke

3 金刚纂

别　　名：火秧簕。

识别特征：有刺肉质植物，具白浆，高2—5米，茎分节，深绿色，有4—7条波状隆起的棱，隆起处有小刺一对，老茎圆柱形，皮银灰色。叶集生枝顶，肉质，倒卵状椭圆形，冬季落叶。花少见。

分布及生境　我省南部常见。栽培作绿篱或野生于干热河谷两岸。

采集加工：全株入药。全年可采，随采随用，根、茎须火灰炮制，茎亦可顺水削皮后用。

性味功能：苦，寒。有小毒。祛湿热，消肿，杀菌。

用　　法：取鲜茎约1寸半长，顺水削皮（或直接火灰炮制后），切片加草果引，水煎服，每日一剂。取白浆一滴，混入酒曲，研成一丸，每服一丸，每日二次。孕妇忌服。

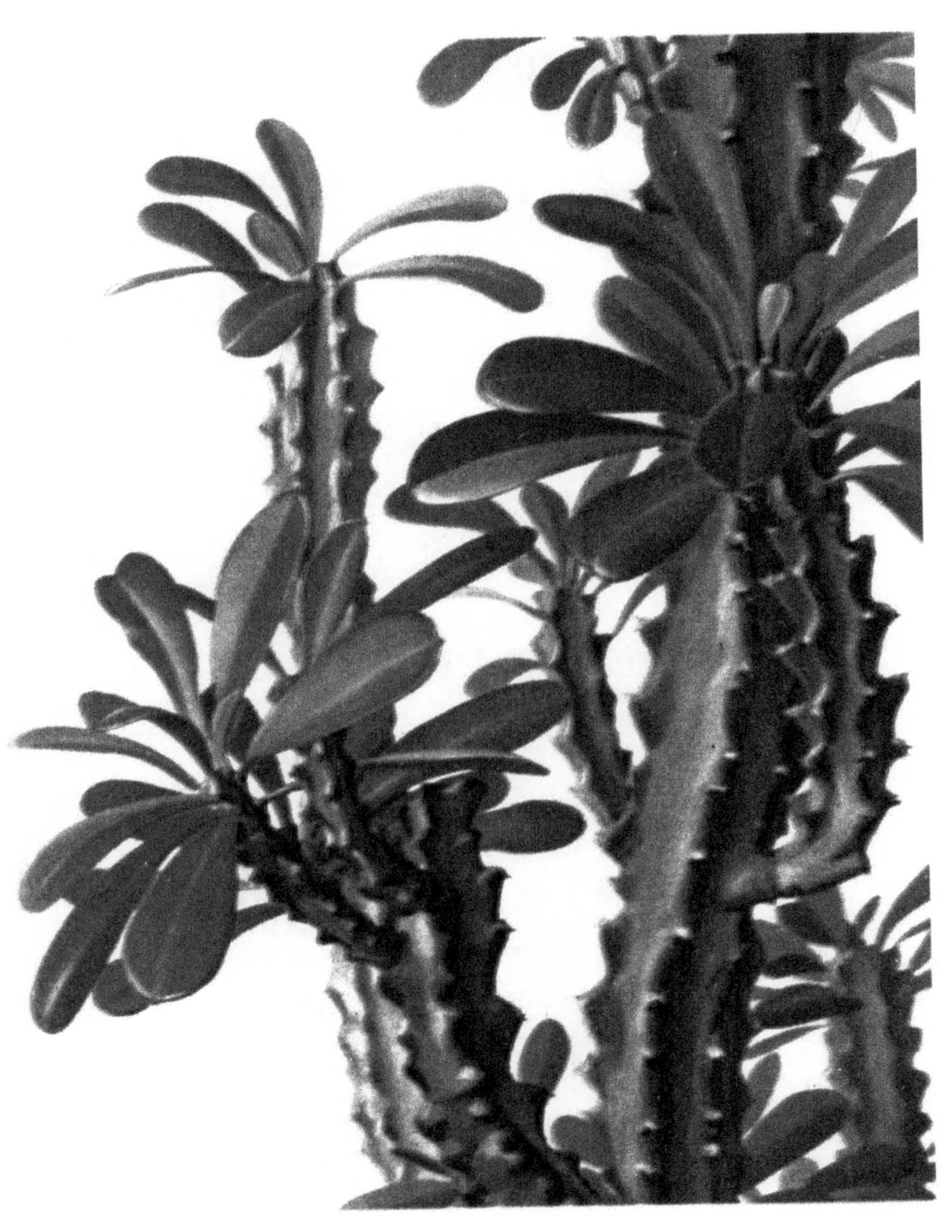

3 金刚纂

Euphorbia antiquorum L.

4 红雪柳

别　　名：红色大雪柳、大雪柳、雪柳。

识别特征：一年生直立草本，高达1米，茎紫红色。单叶互生，长椭圆形或倒披针形，长6—9厘米，边缘具细锯齿，叶柄短。顶生总状花序，长10—30厘米，花紫红色。蒴果顶裂。种子多数。花期8—10月，果期10—11月。

分布及生境：我省西部和西北部。常见于河谷、沟边潮湿处。

采集加工：根入药。夏秋采集，火灰炮制后用。

性味功能：麻、辛，凉。有小毒。消炎，止痛，杀菌，解毒。

用　　法：5分至1钱，水煎服，每日一剂。忌酸、冷，孕妇忌服。

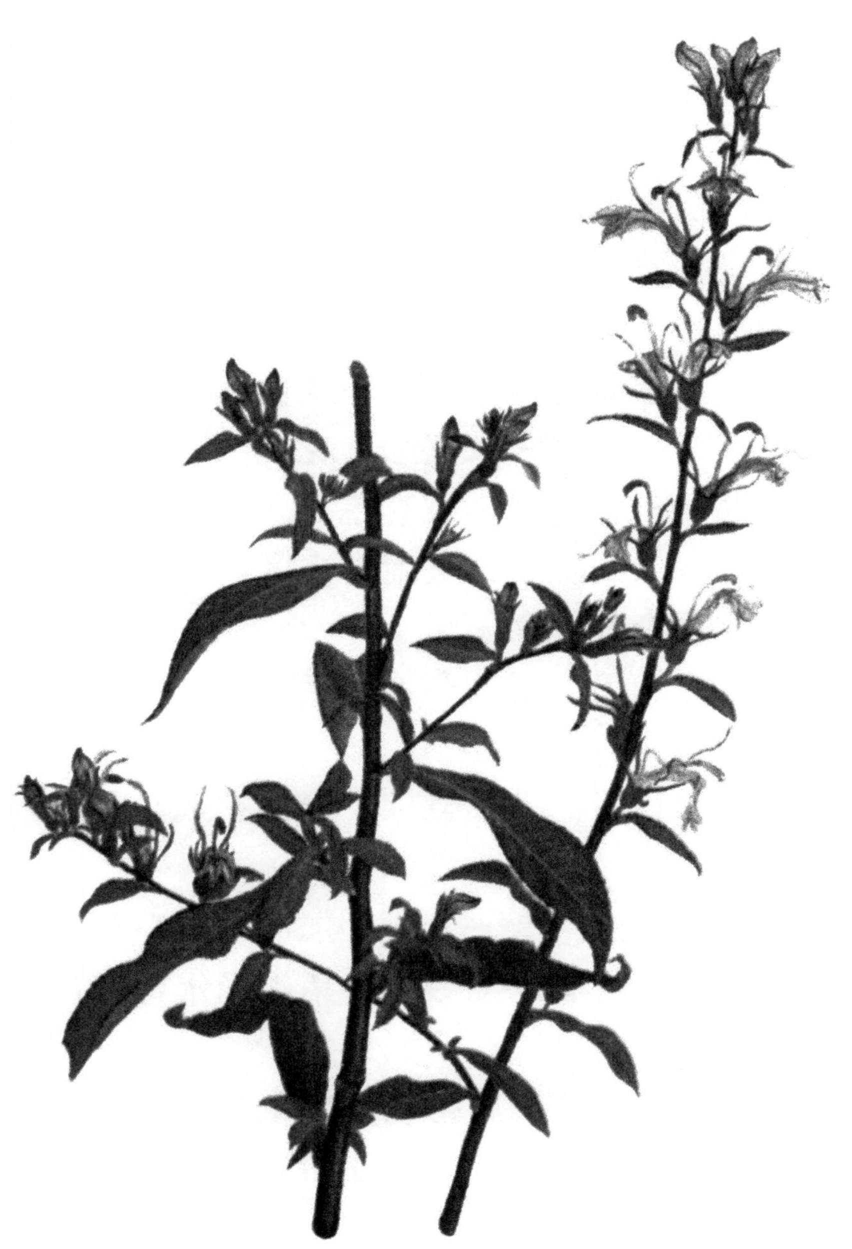

4 红雪柳

Lobelia taliensis Diels

5 野饭豆

别　　名： 山豆根、烟蒸果、知子藤棵。

识别特征： 直立灌木，高1—2.5米，茎方形，全株被锈色毛。根弯曲状，切面淡黄色。奇数羽状复叶、互生，小叶7—11片、对生，卵圆形，叶面秃净，叶背被灰白色伏毛。顶生总状花序，长5—12厘米，花红色。荚果细长，约5—6厘米，被锈色毛。

分布及生境： 我省南部山区。生于山坡、草地或杂木林缘。

采集加工： 根入药。全年可采，火灰炮制后用或晒干备用。

性味功能： 苦、微涩，凉。祛风，消炎，止痛，截疟。

用　　法： 2—3钱，加酒（或草果、胡椒）引，水煎服，或碾细后用淘米水泡服，每日一剂。忌酸、冷，孕妇忌服。

附　　注： 同属植物深紫木兰（Indigofera atropurpurea Buch.）也可代用。

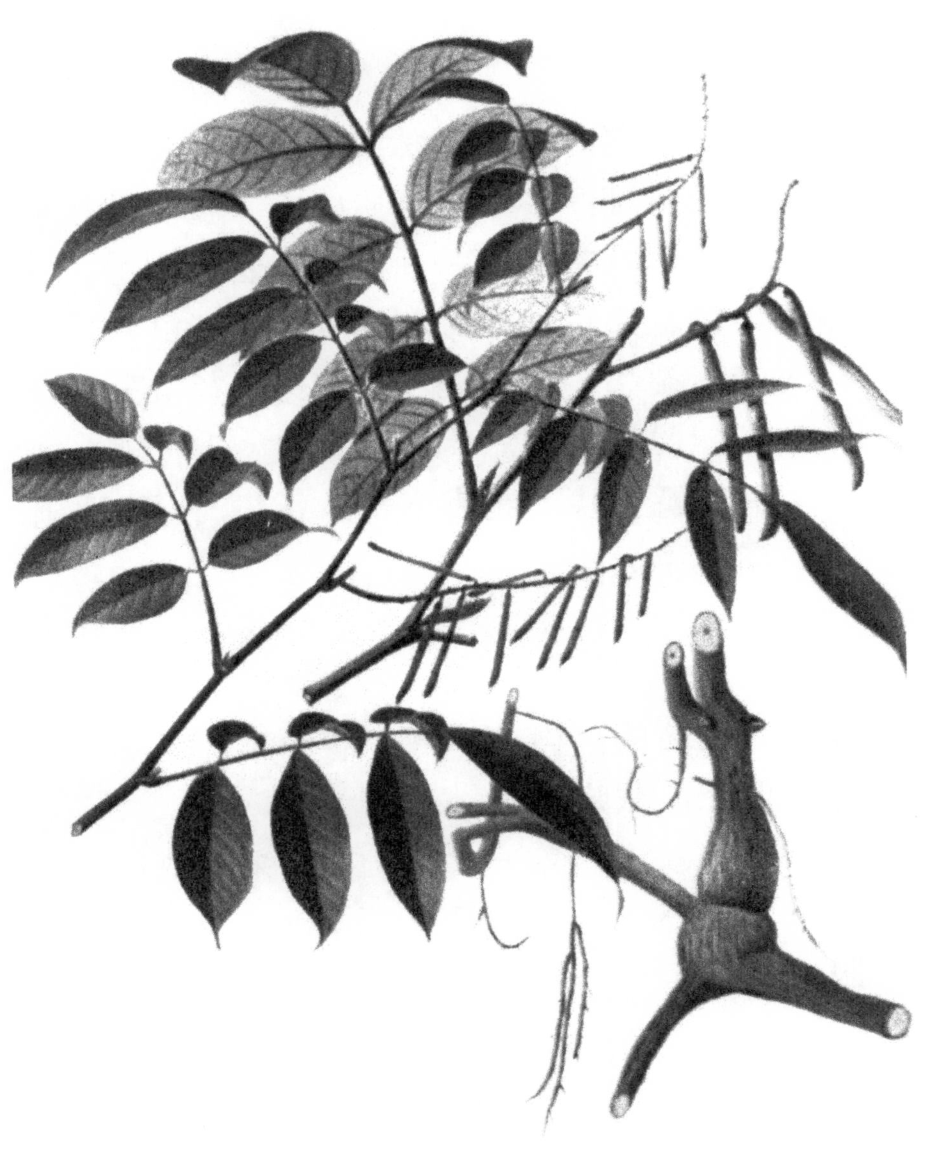

5 野饭豆

Indigofera caudata Dunn

6 栝　　楼

别　　名：老鸦干林果。

识别特征：多年生草质藤本。根粗状，切面淡黄色。叶掌状3—5深裂，密被刚毛。花单性，雄花序总状，雌花单生，花淡红色，花瓣先端撕裂状。瓠果圆球形，直径5—7厘米，成熟时橙红色。

分布及生境：我省南部。常见于阳坡疏林、灌丛中。

采集加工：根入药。秋冬采集，火灰炮制后用。

性味功能：微苦，寒。有小毒。清热，解毒，催吐，截疟。

用　　法：2—4钱，加草果（或胡椒、石灰、生姜）引，水煎服，每日一剂。孕妇忌服。

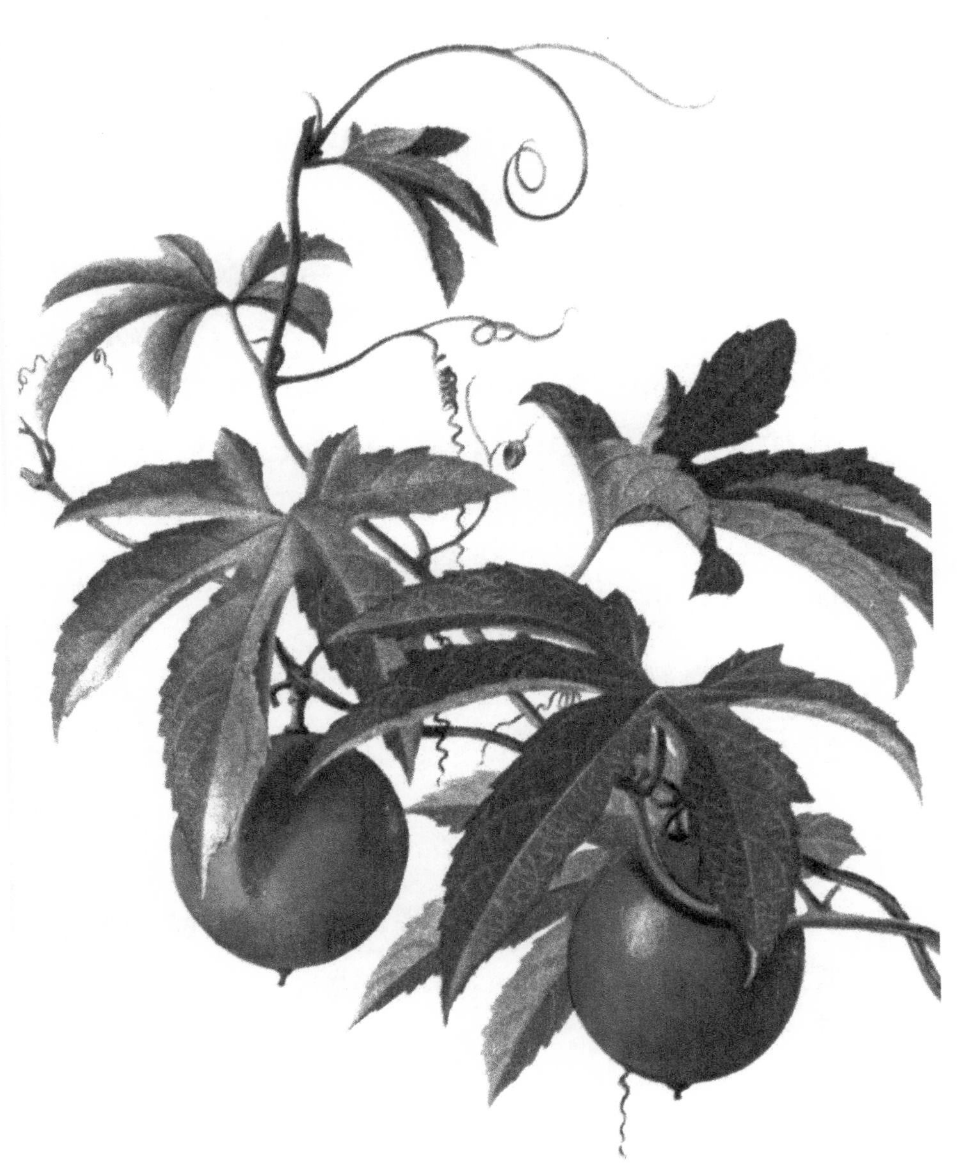

6 栝　楼

Trichosanthes bracteata(Lam.) Voigt

7　老鼠香瓜

别　　名： 老鼠拉冬瓜、马葛根、茅瓜、异叶马瓞儿。

识别特征： 草质藤本，攀援或蔓生。块根如薯，切面粉质、白色。叶互生，多戟形，手摸有粗糙感，边缘具疏齿，基出脉3—5条。花序总状，花小，钟状，淡黄色。果成熟时金黄色。

分布及生境： 我省南部山区。喜生于荒地、灌丛及路旁。

采集加工： 块根入药。全年可采，鲜用或晒干备用。

性味功能： 甘、苦、微涩，寒。清热解毒，消肿散结，截疟。

用　　法： 3—5钱，加酒（或胡椒）引，水煎服，每日一剂。亦可碾粉，开水送服，每服1—2钱，日服二次。孕妇忌服。

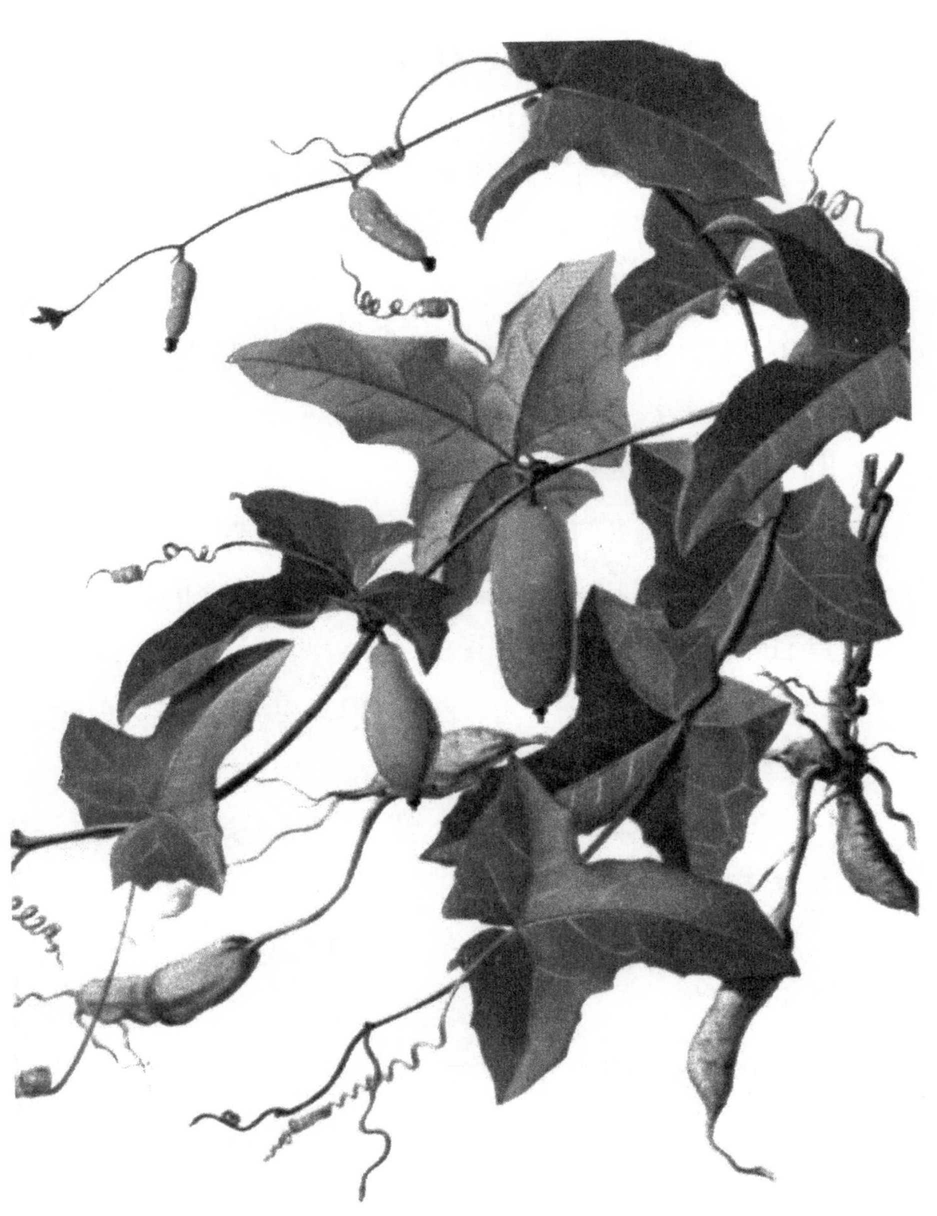

7 老鼠香瓜

Solena heterophylla Lour.

8　小花叶子

别　　名：金丝矮陀陀、岩令、小岩三、小毒剂、麻鸡翅膀。

识别特征：矮小灌木，高20—40厘米。根长达20—30厘米，切面淡黄色。奇数羽状复叶、互生，小叶7—9片、对生，椭圆至长椭圆形，顶端一片小叶较大，长椭圆形，叶中部以上边缘具波状裂齿5—8个。花数朵聚生顶端，花冠白色，凋谢时微带紫色。蒴果卵形，直径6—8毫米。

分布及生境：我省南部。生于河谷坡地、岩石地、杂木林下。

采集加工：根或全株入药。全年可采，晒干备用。

性味功能：苦，寒。截疟，止痛，催吐，舒筋活络。

用　　法：根3—5钱，加酒（或胡椒、草果）引，水煎服，每日一剂。根2—3钱，加胡椒引，燉酒服，每日一剂。鲜叶捣碎，包百会穴。忌酸、冷、牛羊肉，孕妇忌服。

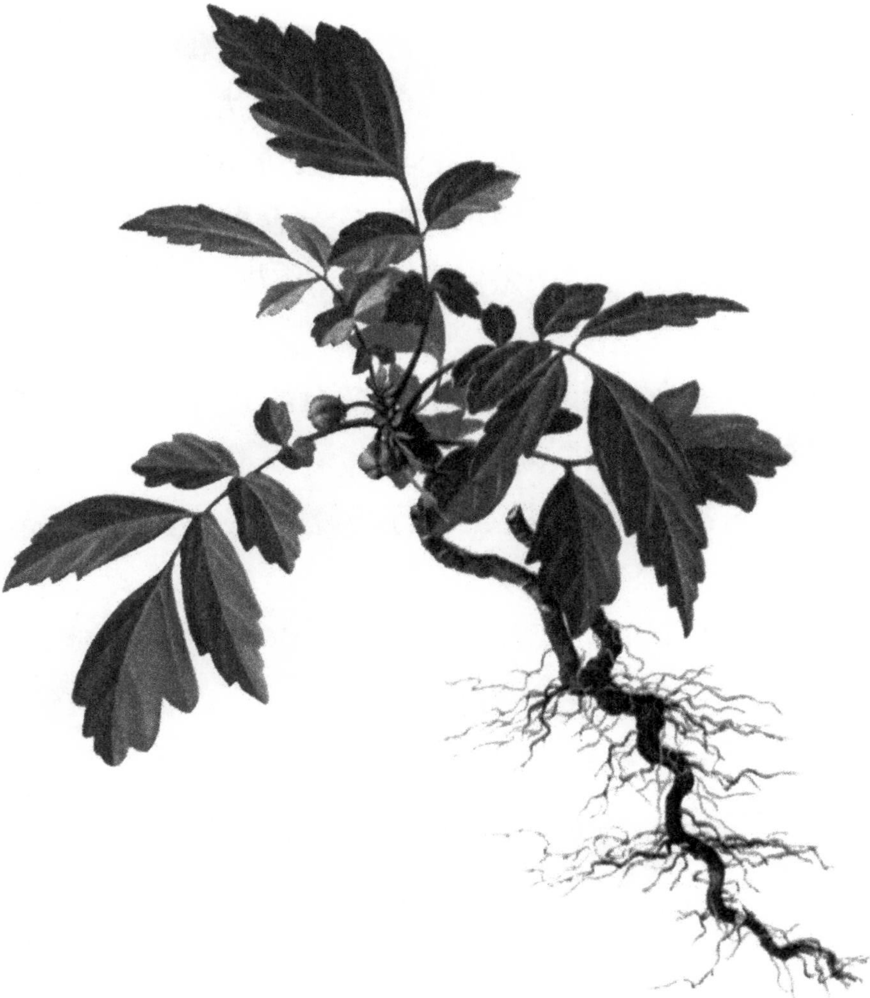

8 小花叶子

Munronia henryi Harms

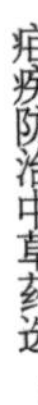

9 黑冬叶

别　　名： 冬叶七、米荷瓦（傣）。

识别特征： 多年生草本。根状茎肉质分节，具须根。叶大，长椭圆形，长30—50厘米，全缘，具长柄，叶柄基部扩大成匙状。花茎基出，顶端有花10余朵，呈伞形花序排列。蒴果，种子多数。

分布及生境： 我省南部山区。生于沟谷潮湿的密林下或水沟边。

采集加工： 根茎入药。夏秋采集，晒干备用。

性味功能： 苦，寒。有小毒。清热止痛，截疟。

用　　法： 1—2钱，胡椒引，水煎服，每日一剂。忌酸、冷、鱼、鸡、蛋类、豆类及牛羊肉，孕妇忌服。

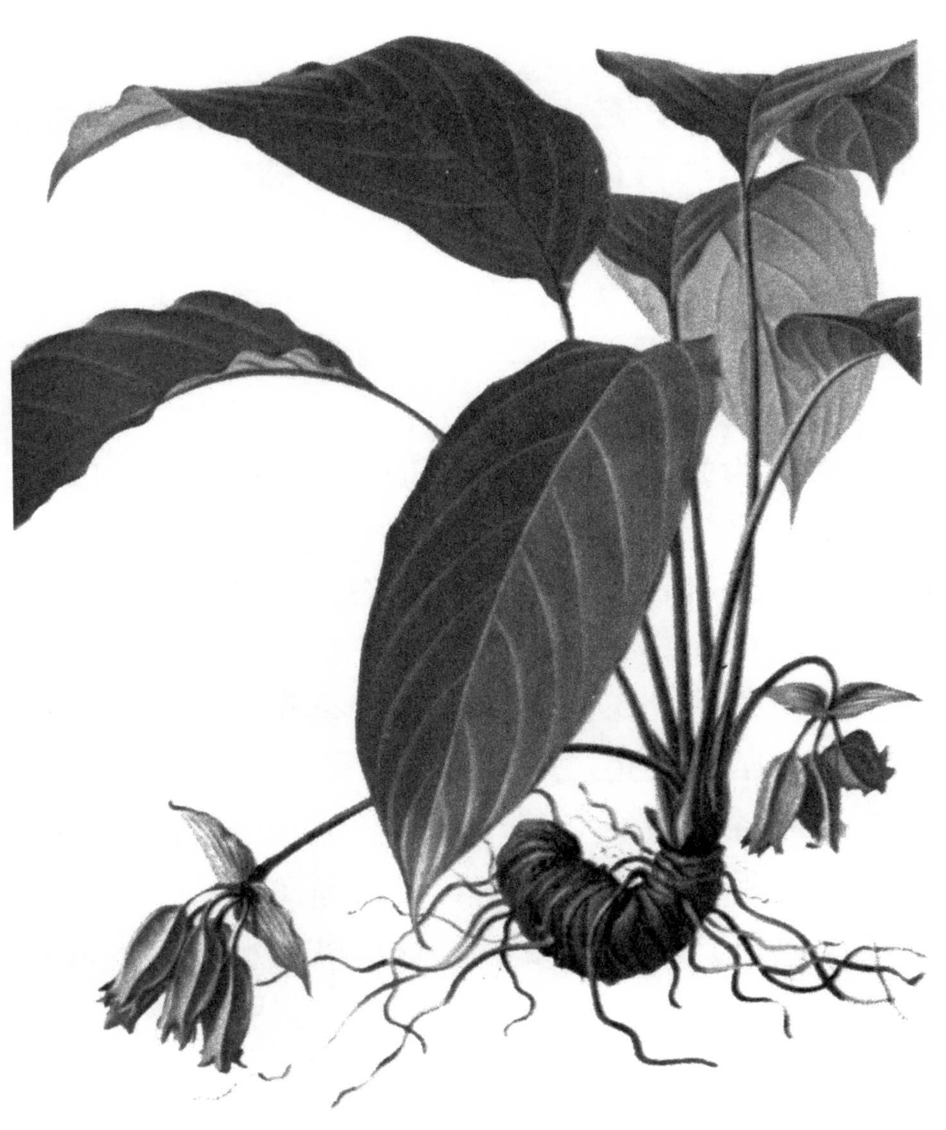

9 黑冬叶

Schizocapsa plantaginea Hance

10 扁竹兰

别　　名： 扁竹、家扁竹、扁竹根。

识别特征： 多年生草本，高30—70厘米。根茎横走，分节，节上具不定根，黄褐色。叶互生，呈嵌叠状，基部抱茎，叶鲜绿色，具光泽，脉平行，多皱折。顶生总状单歧聚伞花序，花大，淡紫蓝色，花被6，外被较大，边缘微齿裂，内被较小，顶端二裂。蒴果卵圆形，具三棱。种子多数。

分布及生境： 我省广布。生于箐沟、林边阴湿地，亦有栽培。

采集加工： 根茎入药。全年可采，随采随用或晒干备用。

性味功能： 苦，寒。清热，消炎，截疟。

用　　法： 2—3钱，加草果引，水煎服，每日一剂。碾粉，用草果煎水送服，每服5分至1钱，日服二次。孕妇忌服。

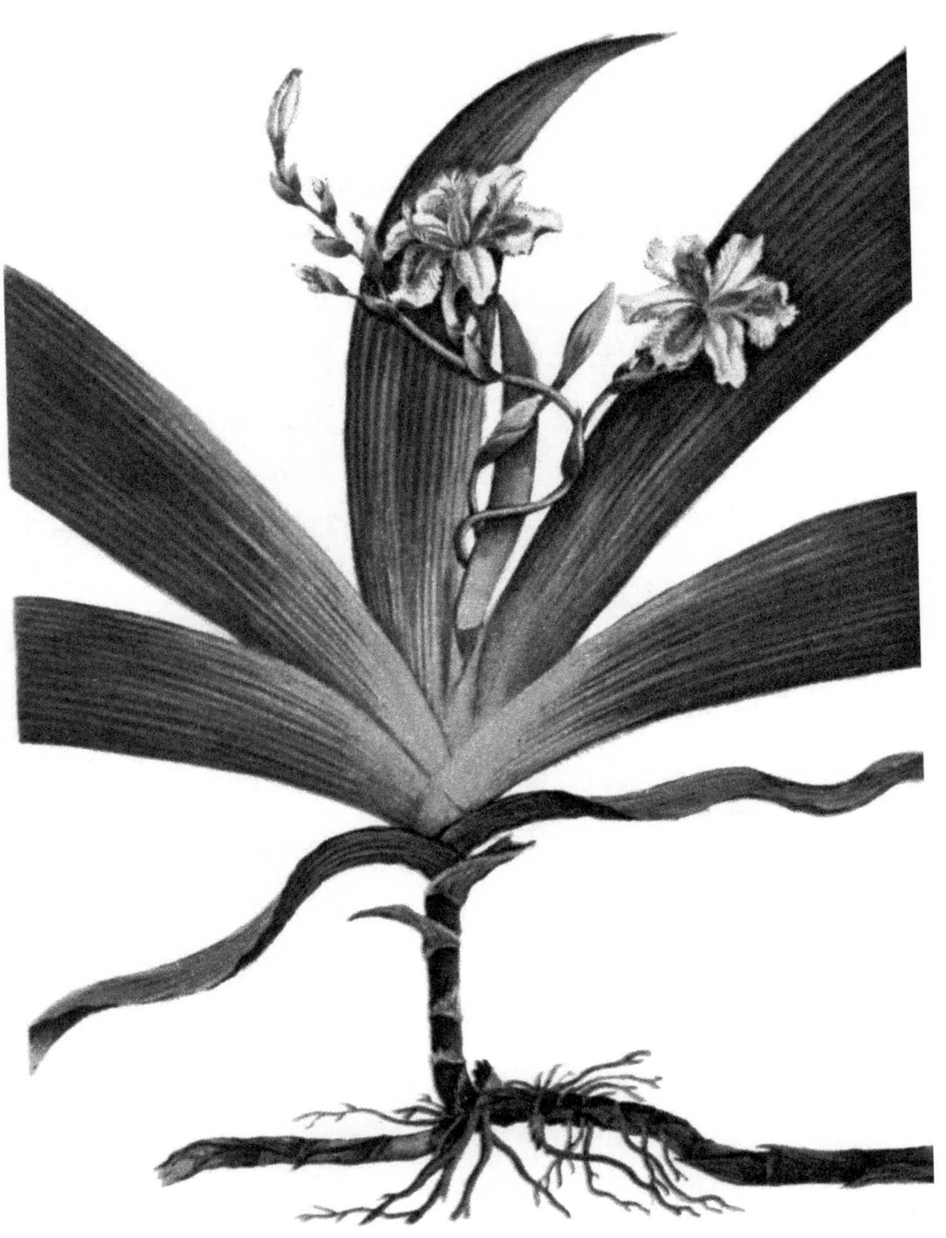

10 扁竹兰

Iris wattii Baker

11 树头芭蕉

别　　名： 大树头芭蕉、轨吞（傣）。

识别特征： 树头芭蕉即是生长在大树椏叉上或大树椿上的野芭蕉，外形极象野芭蕉幼苗。根据着生位置的高矮不同，个体有大有小，通常着生越低，个体越大，着生越高，个体越小。一般取着生位置高，个体小的入药。

分布及生境： 我省南部。见于有野芭蕉生长的森林树椏上。

采集加工： 全株入药。全年可采，随采随用或晒干备用。

性味功能： 甘，凉。清热，截疟。

用　　法： 5钱至1两，水煎服，每日一剂。孕妇忌服。

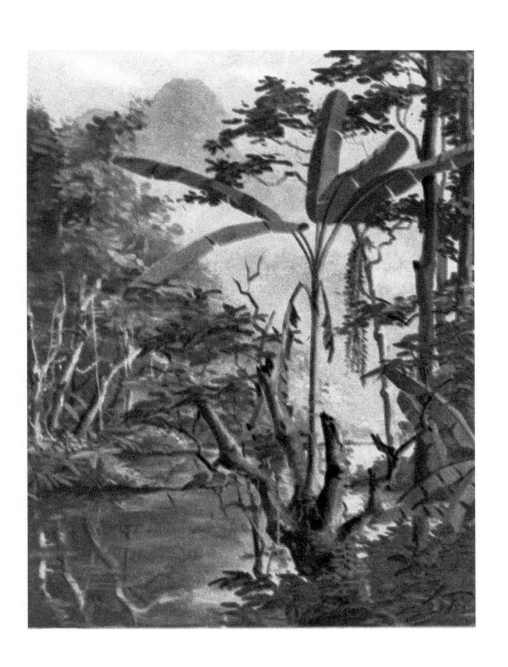

11 树头芭蕉

Ensete wilsonii(Tutch.)E. E.Cheesm.

12 野芝麻

别　　名： 山芝麻、野芝麻棵、小黑药。

识别特征： 灌木，茎杆光滑无毛。单叶互生，披针形，叶面具光泽，脉凹陷，叶背具星状毛。总状花序腋生，花淡紫色。蒴果长椭圆形，被灰褐色毛。花期夏季。

分布及生境： 我省南部。见于山坡、丛林、路旁。

采集加工： 根入药。全年可采，晒干备用。

性味功能： 苦，寒。清热解毒，截疟，杀菌。

用　　法： 3—5钱，加草果（或胡椒）引，水煎服，每日一剂。亦可碾粉，开水送服，每服1—3钱，日服二次。预防、治疗均可使用。孕妇忌服。

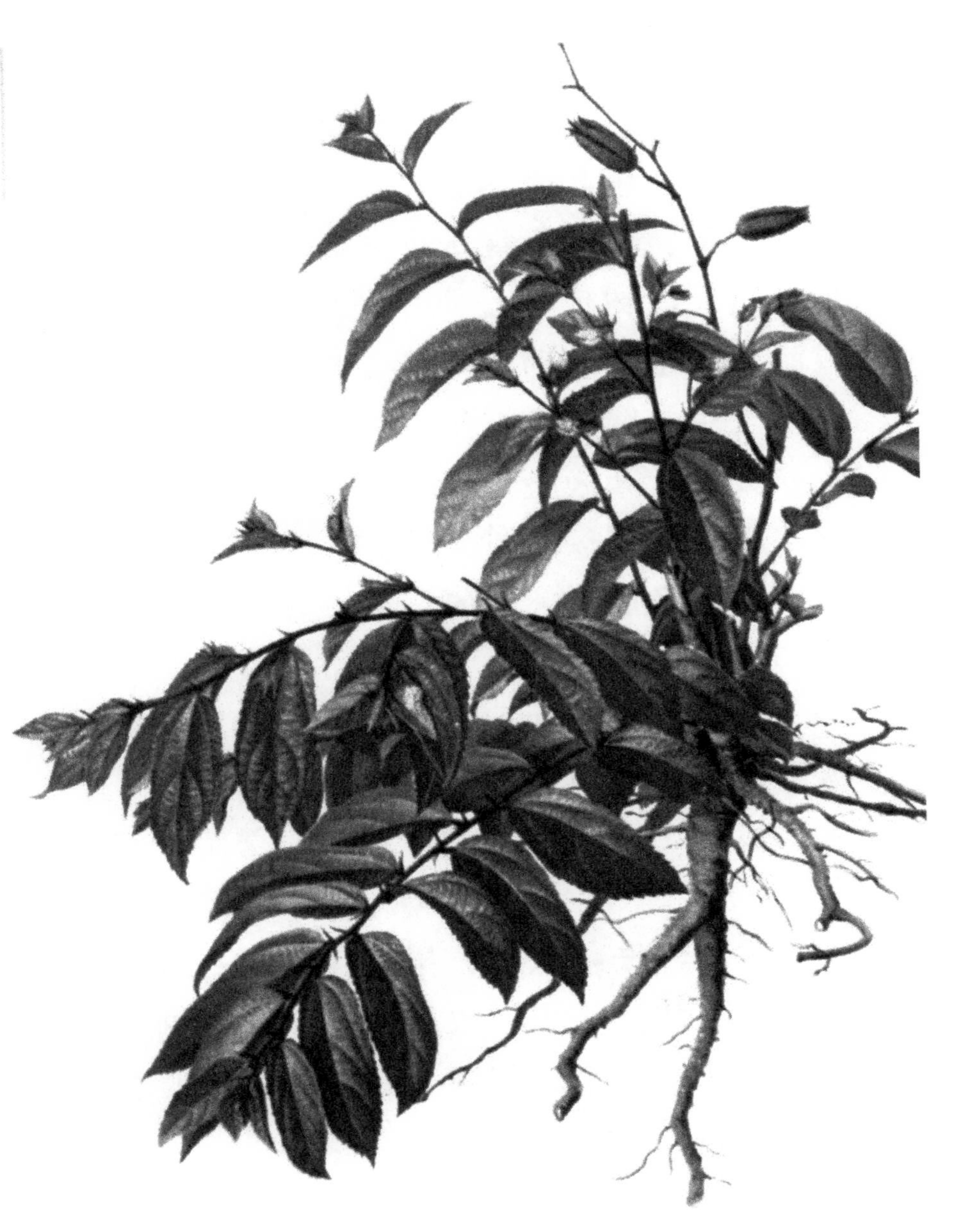

12 野芝麻

Helicteres glabriuscula Wall.

13 蓝桉

别　　名：桉树。

识别特征：常绿大乔木，高达20—30米，树杆扭曲，树皮呈长薄片剥落。叶二型：幼枝或萌生枝上的叶对生，矩圆形，无柄；老枝上的叶互生，线状披针形或弯镰形，具柄。花单生或2—3朵簇生，花萼帽状，早落。蒴果盔形，成熟时盖裂。种子多数。

分布及生境：我省广布。多栽培于路边、村旁和山坡上。

采集加工：叶、果、树皮及树脂入药。全年可采，鲜用或风干备用。

性味功能：苦，温。截疟，杀菌，清热解毒。

用　　法：取叶、果或树皮3—5钱，加草果（或胡椒）引，水煎服，每日一剂。树脂碾粉，开水送服，每服1—2钱，日服二次。孕妇忌服。

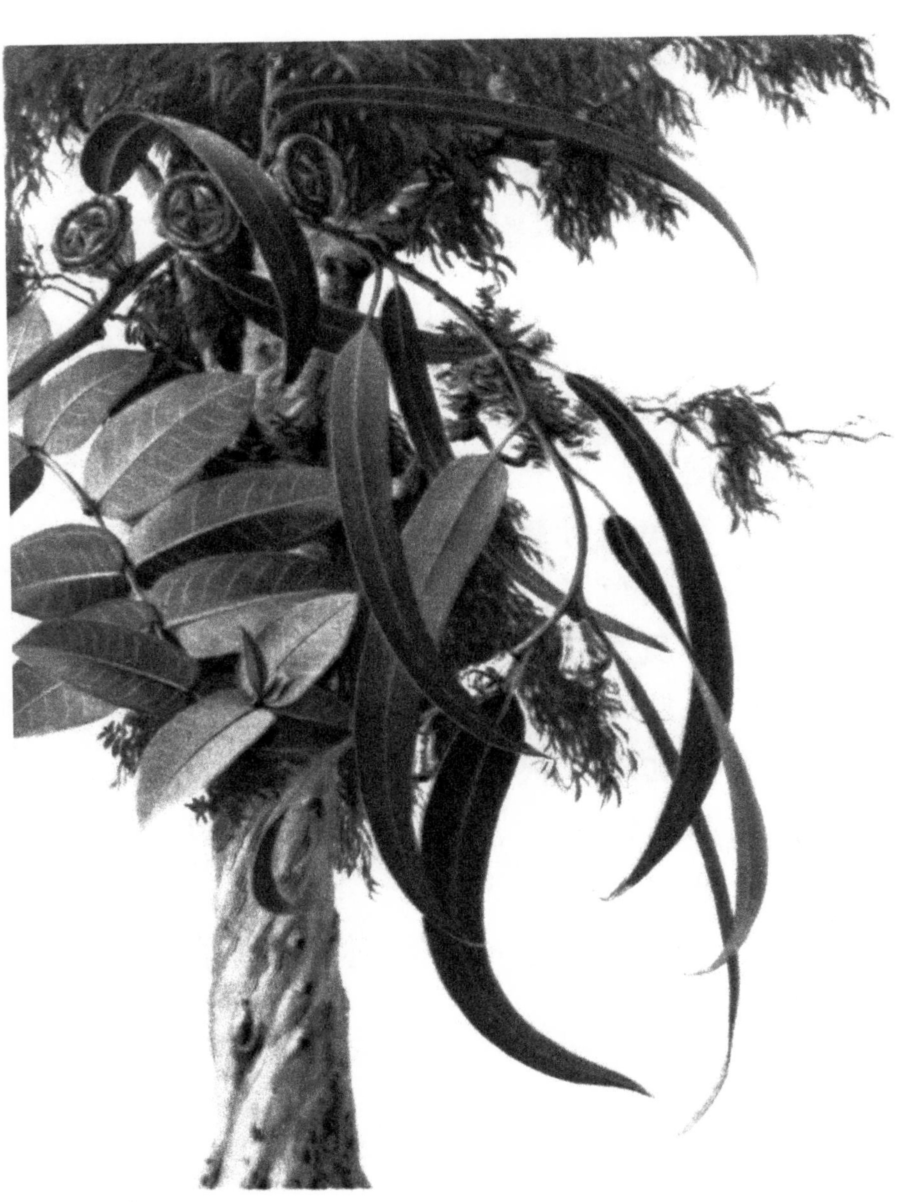

13 蓝　桉

Eucalyptus globulus Labill.

14 南木香

别　　名：土木香、小寒药、小苦藤、金不换。

识别特征：纤细草质藤本，茎略具棱。根横走，长1—2米，纤细，须根少，切面土黄色，具清香味。叶互生，椭圆状卵形或椭圆形，基部心脏形，叶背粉绿，微被柔毛，网脉明显突起。花单生叶腋，紫色，呈喇叭状。蒴果长圆形，灰褐色。

分布及生境：我省大部分地区有分布。喜生于山坡针叶林下潮湿肥沃地上。

采集加工：根入药。夏秋采集，风干备用。

性味功能：辛、苦，寒。清热解毒，行气止痛，截疟。

用　　法：3—5钱，水煎服，每日一剂。孕妇忌服。

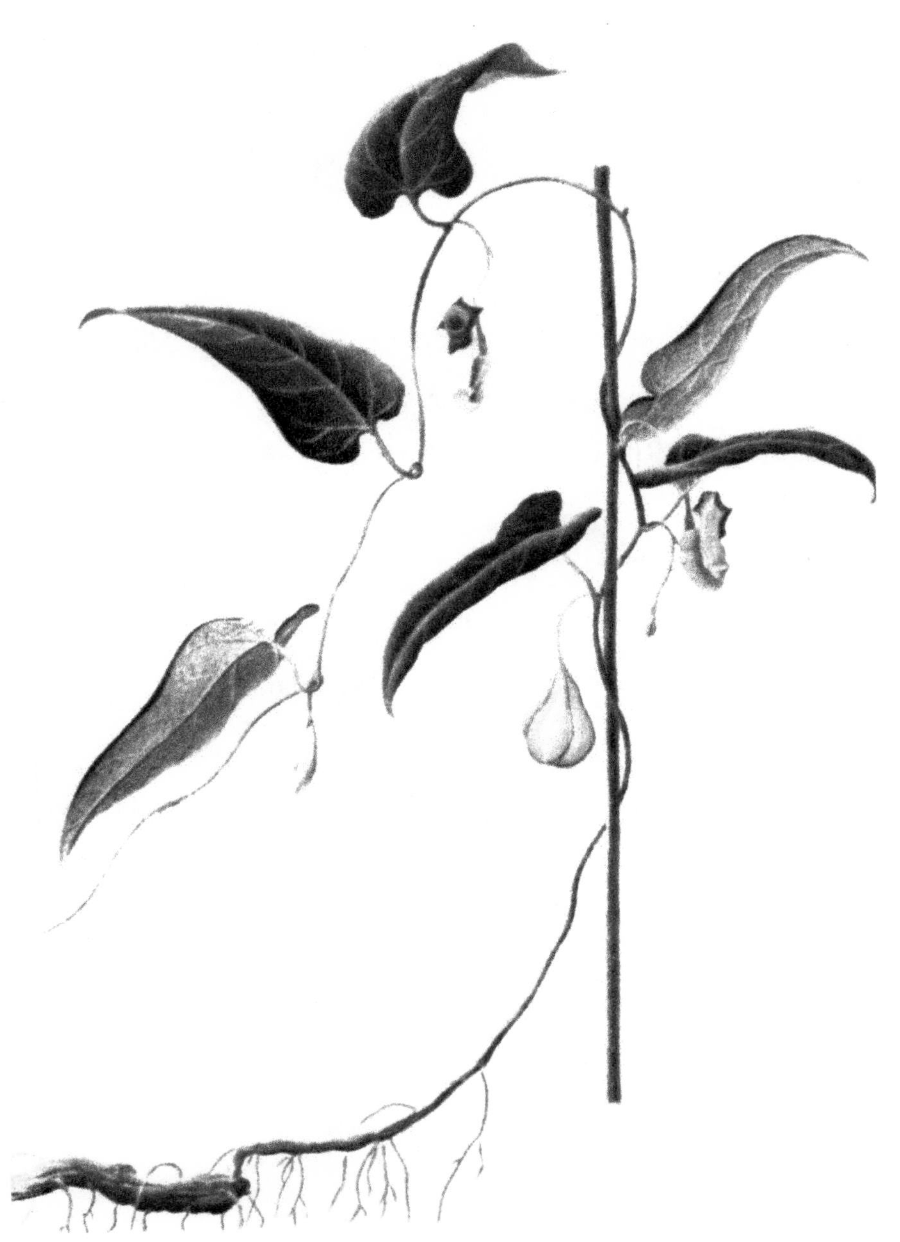

14 南 木 香
Aristolochia yunnanensis Fr.

15 管兰香

别　　名：萝卜防已、白背马兜铃。

识别特征：木质大藤本，长约7—10米，老茎扁圆形，具栓皮，幼茎被褐色绒毛，节膨大。块根2—7条，长30—60厘米，弯曲分节，切面鲜黄色。叶心脏形，长20—35厘米，叶面深绿色，叶背被白色长绵毛。老茎生花，总状花序簇生节上，花大，弯曲喇叭形，暗紫色，具黄斑及淡色条纹。喉部具刚毛。蒴果大，棕褐色。花期5—6月。

分布及生境：我省南部。生于沟谷陡坡阔叶林下。

采集加工：根入药。全年可采，鲜用或晒干备用。

性味功能：苦，寒。有小毒。清瘟解毒，截疟。

用　　法：2—3钱，加酒引，水煎服，每日一剂。孕妇忌服。

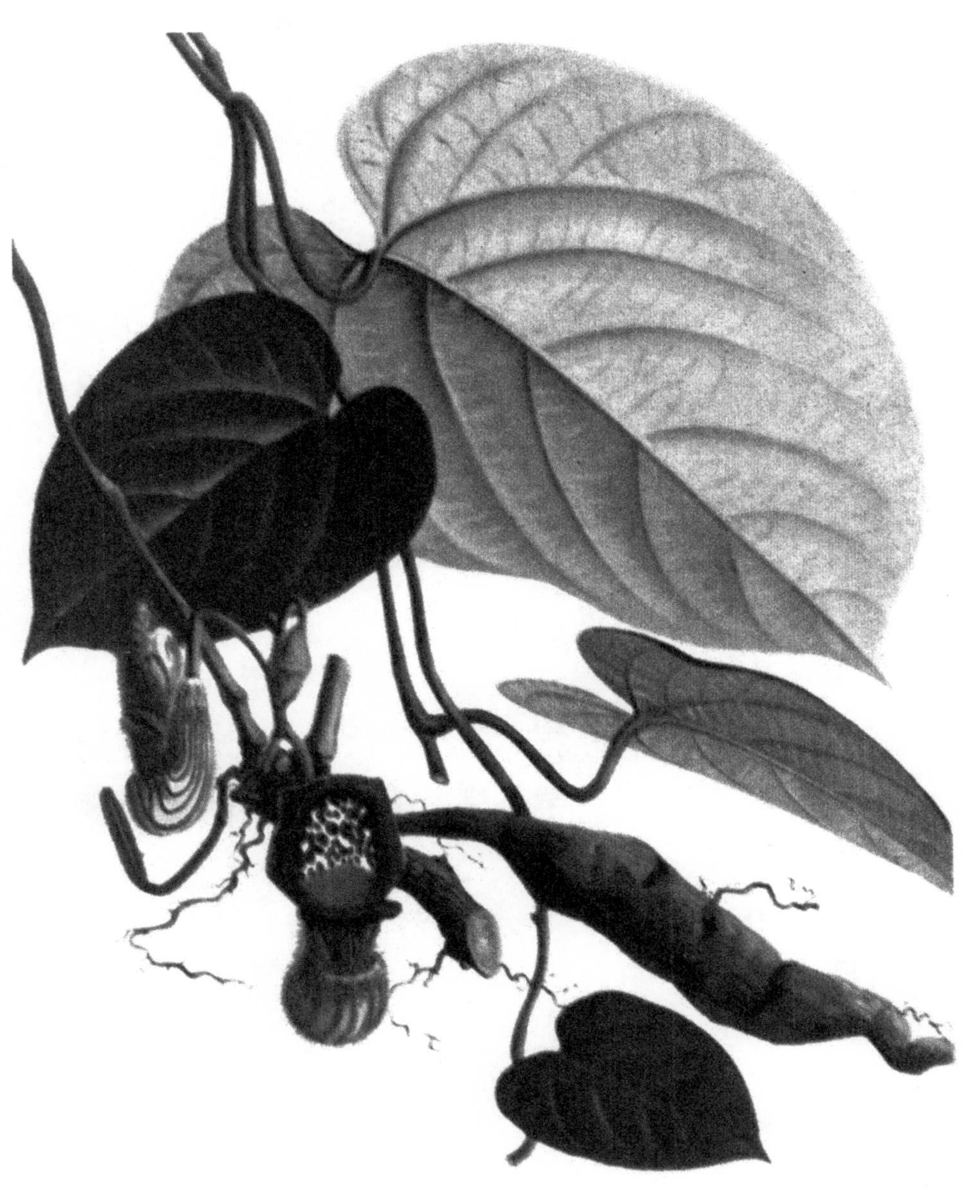

15 管 兰 香
Aristolochia schukangii Chun

16 大叶马兜铃

别　　名：小提萝、百解、藤子防已。

识别特征：攀援木质藤本，长达10余米，粗不过4厘米，老茎具栓皮，土黄色，幼茎有棱，扭曲，节膨大。根肥大，分节，长1米左右，切面白色，渐变成肉红色，粉质。单叶互生，卵状披针形，基部心形。聚伞花序簇生叶腋，花斜喇叭状，暗紫色。蒴果有棱。夏秋开花。

分布及生境：我省南部。生于石山、沟谷灌丛中。

采集加工：根入药。夏秋采集，晒干备用。

性味功能：辛、苦，温。温中散寒，理气止痛，截疟。

用　　法：2—3钱，酒引，水煎服，每日一剂。孕妇忌服。

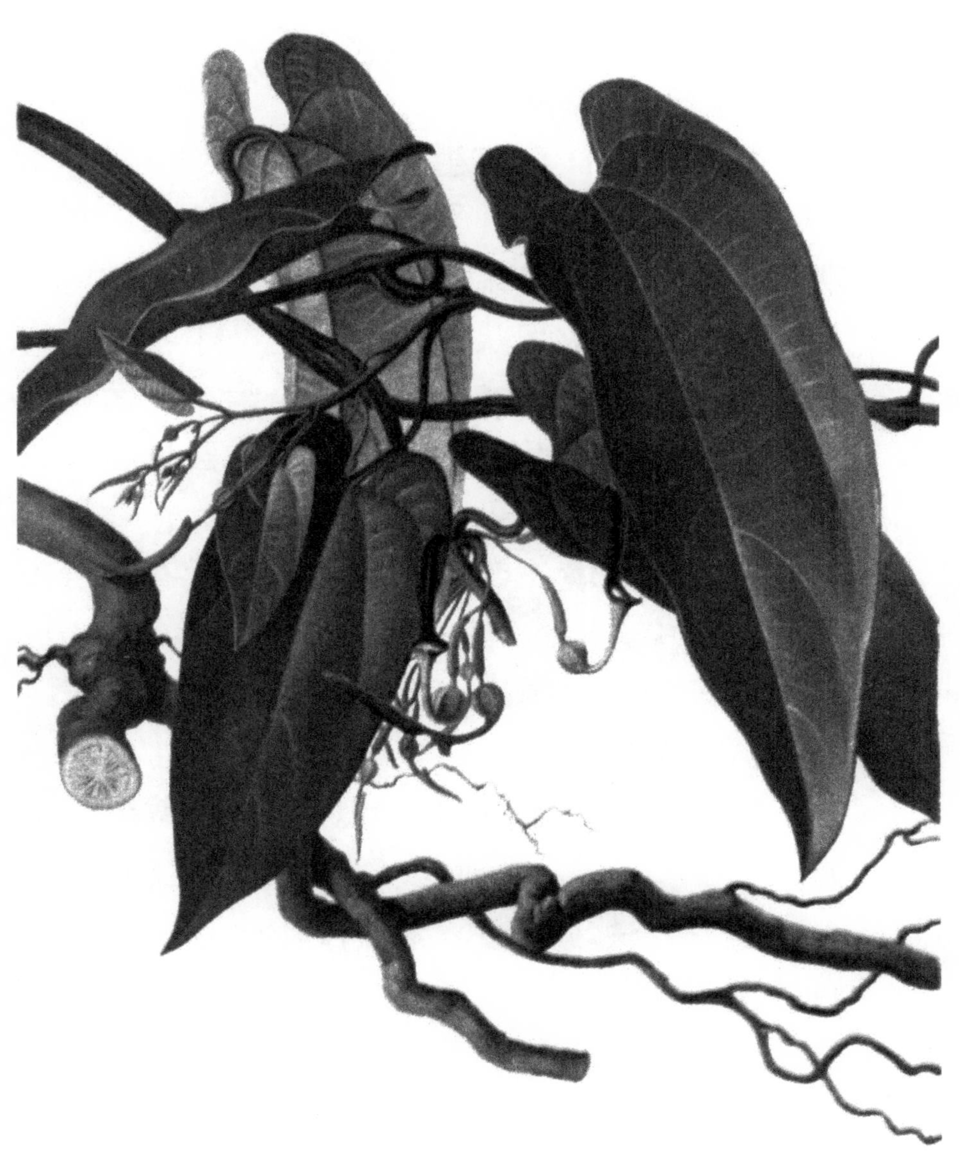

16 大叶马兜铃
Aristolochia tagala Cham.

17 白枪杆

别　　名：对节生、狗骨头树。

识别特征：落叶乔木，高4—8米，树皮灰褐，幼枝被棕色柔毛。根如疙瘩状，质坚，切面棕色。奇数羽状复叶、对生，小叶7—13片，无柄，披针形或长矩形，全缘，叶面侧脉微凹，叶轴和小叶密被灰色柔毛。圆锥花序顶生，花淡黄色。翅果狭长。

分布及生境：我省东南部。生于石灰岩山地杂木林中。

采集加工：根皮或茎皮入药。全年可采，切片晒干备用。

性味功能：苦、涩，寒。清热，截疟，杀菌。

用　　法：3钱，水煎服，每日一剂。孕妇忌服。

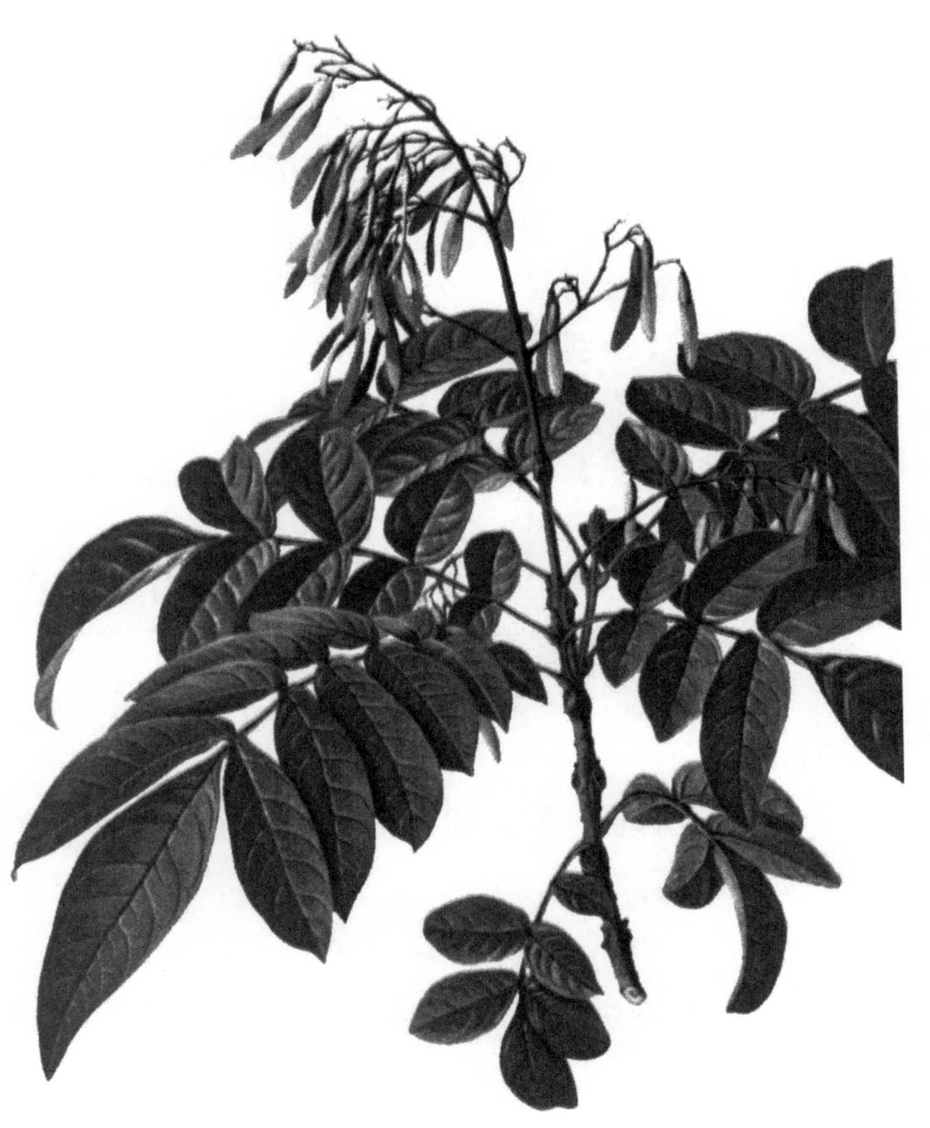

17 白枪杆
Fraxinus malacophylla Hemsl.

18 鸡骨常山

别　　名： 细骨常山，红花矮陀陀。

识别特征： 灌木，高2—4米。3—5叶轮生，无柄，矩圆形或椭圆状披针形，叶背灰绿，两面叶脉明显，侧脉网结。聚伞花序顶生或近顶生，花粉红色，高脚碟状。蓇葖果2，狭长线形。种子多数，具短毛。花期3—6月，果期7—10月。

分布及生境： 我省大部地区有分布。生于山坡湿地和溪边，亦有栽培。

采集加工： 根或茎皮入药。夏秋采集，晒干备用。

性味功能： 苦、涩，凉。有小毒。截疟，消炎，止痛。

用　　法： 1—3钱，草果引，水煎服，每日一剂。忌酸、冷，孕妇忌服。

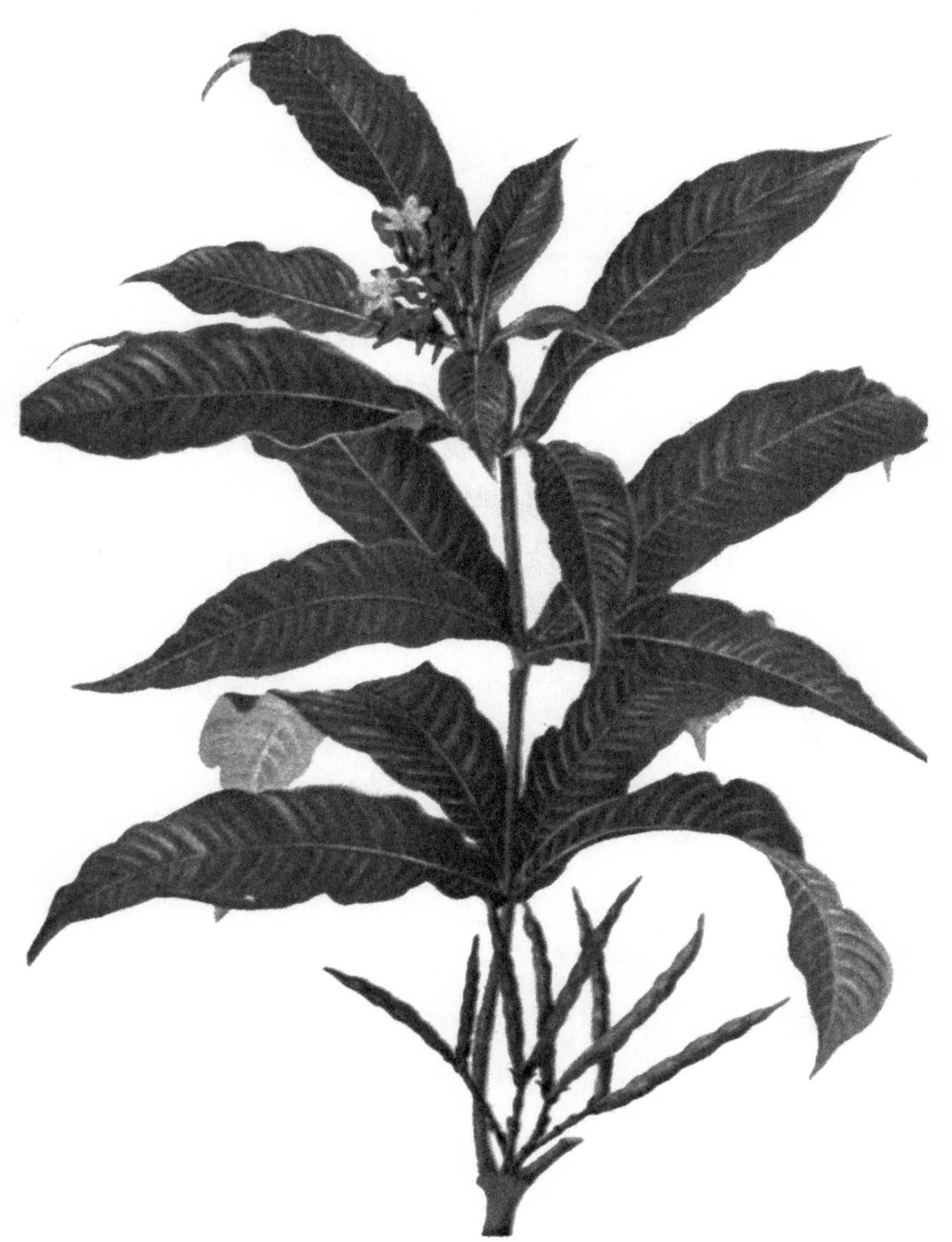

18 鸡骨常山
Alstonia yunnanensis Diels

19 臭亚罗椿

别　　名：假黄皮树、臭麻檬、黑牵牛。

识别特征：灌木，高2～2.5米，分枝稀散，有的作下垂状。叶互生，奇数羽状复叶，常集生枝顶，小叶互生，卵圆状披针形，基部偏斜，具透明腺点和特殊气味。顶生圆锥花序，花小，疏散，呈淡黄色。浆果卵形或椭圆，成熟时粉红色，具明显腺体。

分布及生境：我省南部。常见于山坡疏林下和河谷、路旁的灌丛中。

采集加工：根和叶入药。全年可采，风干备用。

性味功能：辛、苦，温。清热，止痛，截疟，杀虫。

用　　法：根2—3钱，加酒（或草果、胡椒）引，水煎服，每日一剂。鲜叶5—10片，揉烂后，开水泡服，日服二次。孕妇忌服。

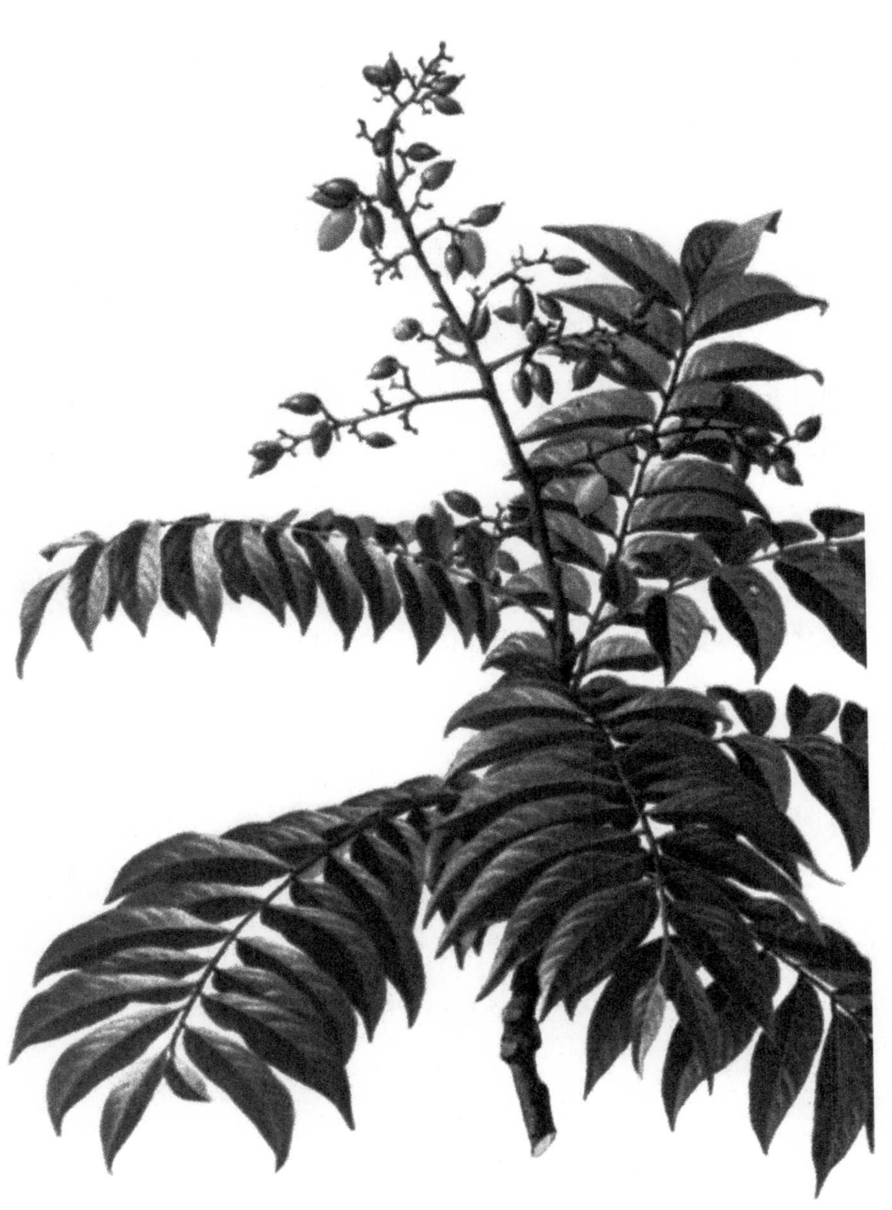

19 臭亚罗椿

Clausena excavata Burm.f.

20 亚罗椿

别　　名：苦亚罗椿、浆果楝、秧勒(傣)、哈皮纺(傣)

识别特征：小乔木或灌木，高3—5米。叶互生，奇数羽状复叶，小叶对生或近对生，椭圆形或椭圆状披针形，叶两面无毛。圆锥花序腋生，花萼杯状，花冠淡黄色。浆果状核果，具5棱。

分布及生境：我省南部。生于山坡、路旁及村寨附近的灌丛和杂木林中。

采集加工：根和叶入药。夏秋采集，鲜用或晒干备用。

性味功能：苦，凉。疏风解表，截疟。

用　　法：根3钱，加草果(或酒、红盐、石膏)引，水煎服，每日一剂。鲜叶5—10片，揉烂后开水泡服，日服二次。孕妇忌服。

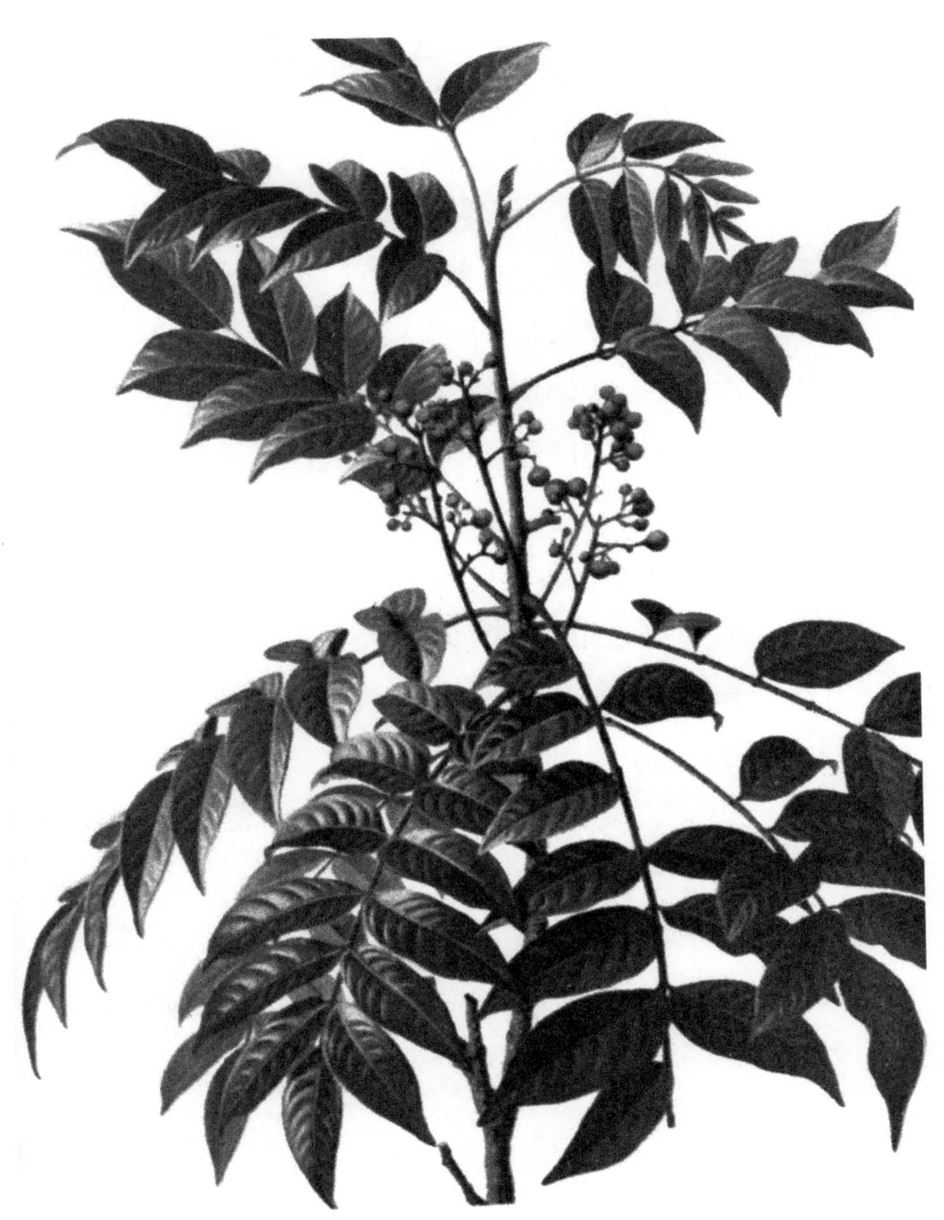

20 亚罗椿

Cipadessa baccifera Miq.

21 地石榴

别　　名：小面瓜、野石榴。

识别特征：小灌木，高0.5—1米，枝杆灰褐色，嫩枝微扁，紫红色。单叶互生，叶小，卵圆形或长卵形，叶色深绿透兰，中脉附近色淡。花小，单生或簇生叶腋，单性花，雄花如铃，黄绿色，雌花如盘，淡红色。果扁球形，肉质。

分布及生境：我省南部。喜生于山坡荒地、路旁灌丛的干燥向阳处。

采集加工：根入药。全年可采，鲜用或晒干备用。

性味功能：微苦，凉。有小毒。截疟，止痛，清热解毒。

用　　法：根3钱，加胡椒引，水煎服，每日一剂。鲜叶适量，揉烂后，加胡椒引，开水泡服，日服二次。孕妇忌服。

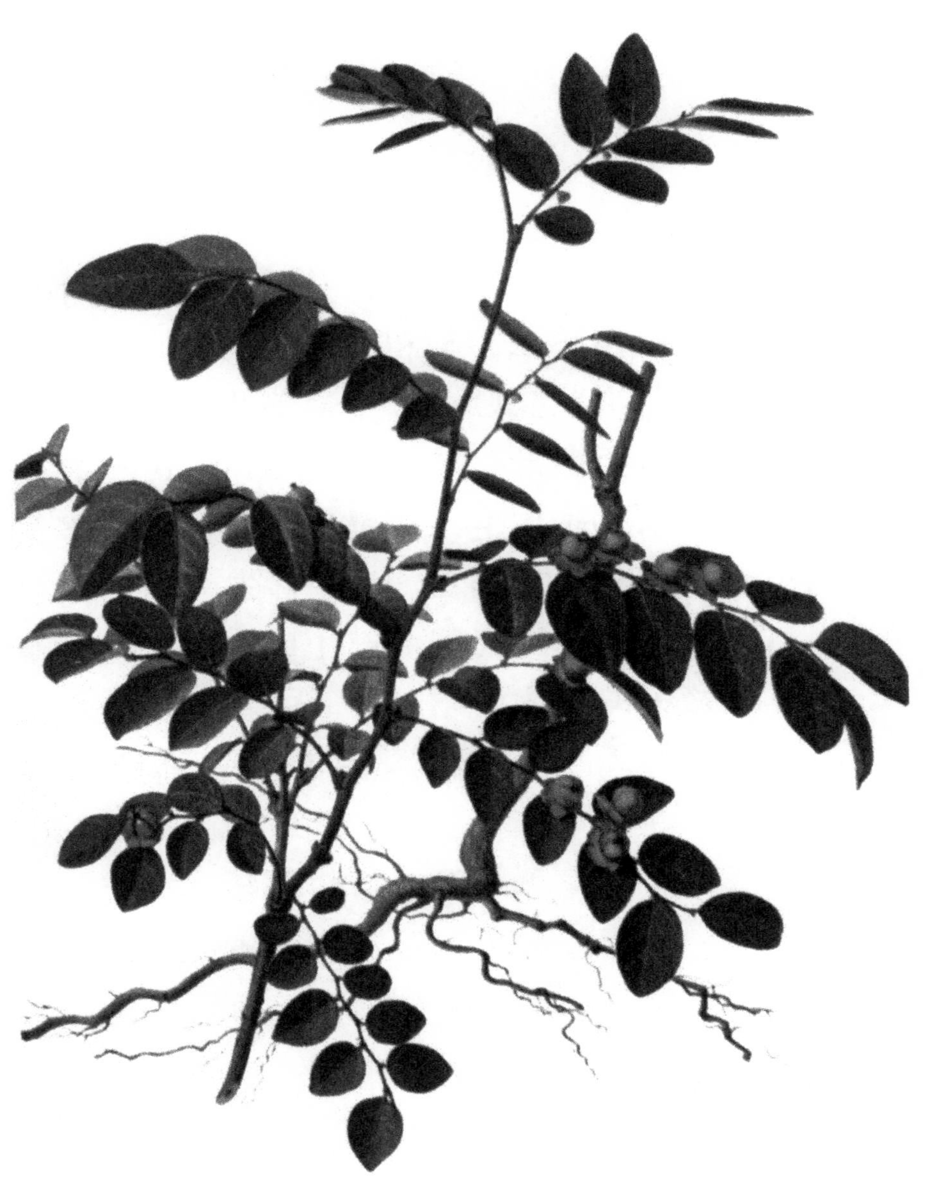

21 地石榴

Breynia patens(Roxb.)Benth.

22 矮地黄

别　　名：勒勒叶、一把勒、野扁豆、拔不起。

识别特征：矮小灌木，枝杆灰色，具小皮孔，幼枝被锈色毛。根粗状，土黄色，切面淡黄色。奇数羽状复叶，互生或集生顶端，小叶8—12对，矩圆形，具柄；托叶丝状，不脱落。总状花序顶生，花蝶形，紫红色。荚果扁，革质。种子黑褐色。

分布及生境：我省南部山区。生于山坡疏林下和路旁的干燥向阳处。

采集加工：根入药。全年可采，切片晒干备用。

性味功能：苦，凉。清热解毒，截疟。

用　　法：2—3钱，加胡椒(或酒)引，水煎服，每日一剂。孕妇忌服。

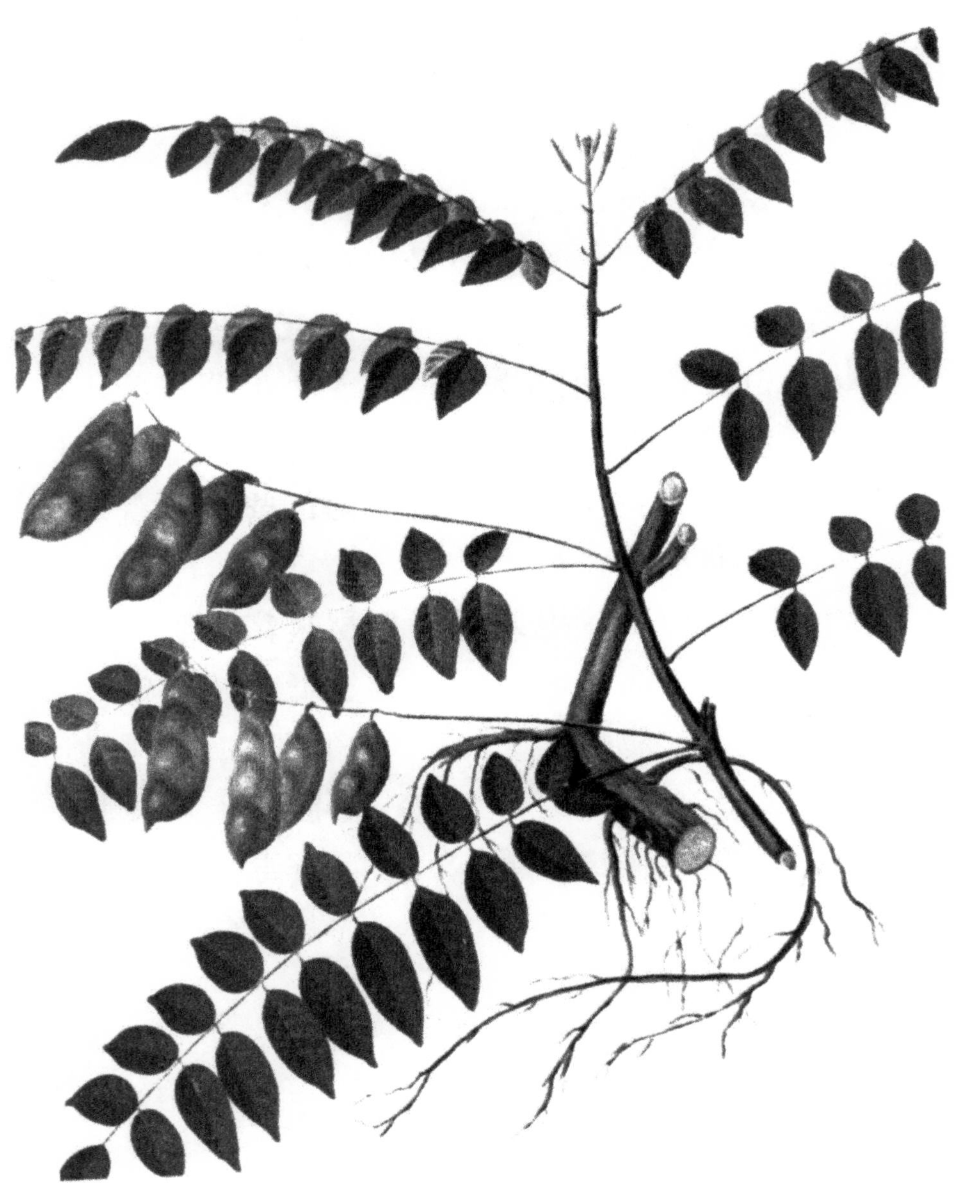

22 矮地黄
Fordia microphylla Dunn

23 藤霸王

别　　名： 小霸王。

识别特征： 藤本，藤上具条纹，折断有乳液。根束生，淡黄色。叶对生，卵形或卵圆形，两面密被柔毛。聚伞花序腋生，花小，管状，橙红色。蓇葖果2。种子小，圆锥状，顶端具丝状长毛。花期6—8月，果期9—11月。

分布及生境： 我省南部山区。生于荒坡、林缘及灌丛中。

采集加工： 根入药。夏秋采集，晒干备用。

性味功能： 辛，温。有小毒。祛风定喘，散瘀止痛，催吐。

用　　法： 1—2钱，加酒引，水煎服，每日一剂。孕妇忌服。

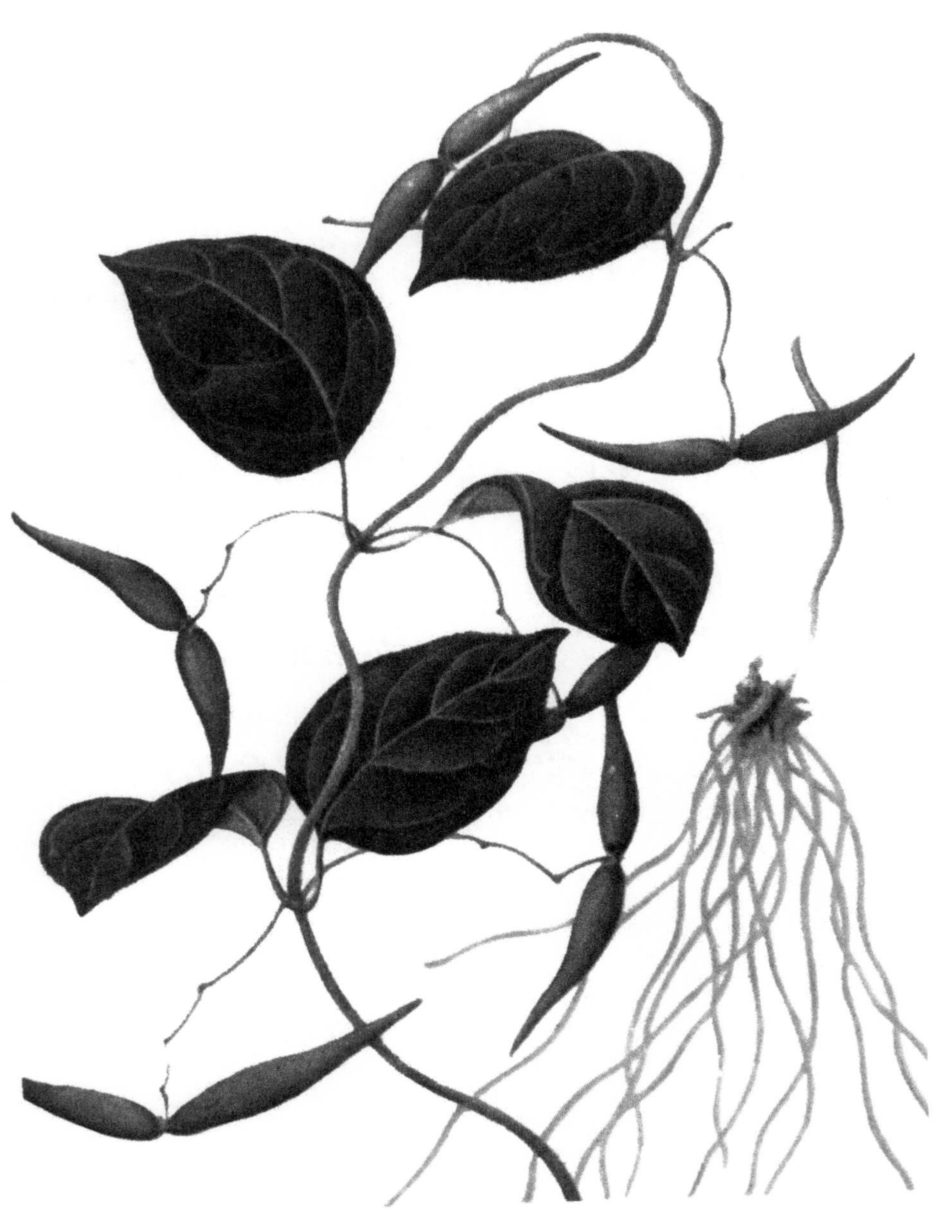

23 藤霸王

Tylophora ovata(Lindl)Hook.ex Steud.

24 獐气藤

别　　名：

识别特征：多年生缠绕藤本。叶为三出复叶，具小托叶。总状花序腋生，花大，蝶形，暗紫色，花萼钟状，上面二齿合生，旗瓣远较它瓣为短，雄蕊2束。荚果密被暗褐色毛。

分布及生境：我省南部广布。见于林缘、灌丛向阳处。

采集加工：根入药。全年可采，晒干备用。

性味功能：苦，温。清热解毒，止痛，截疟。

用　　法：2—3钱，酒（或火药）引，水煎服，每日一剂。孕妇忌服。

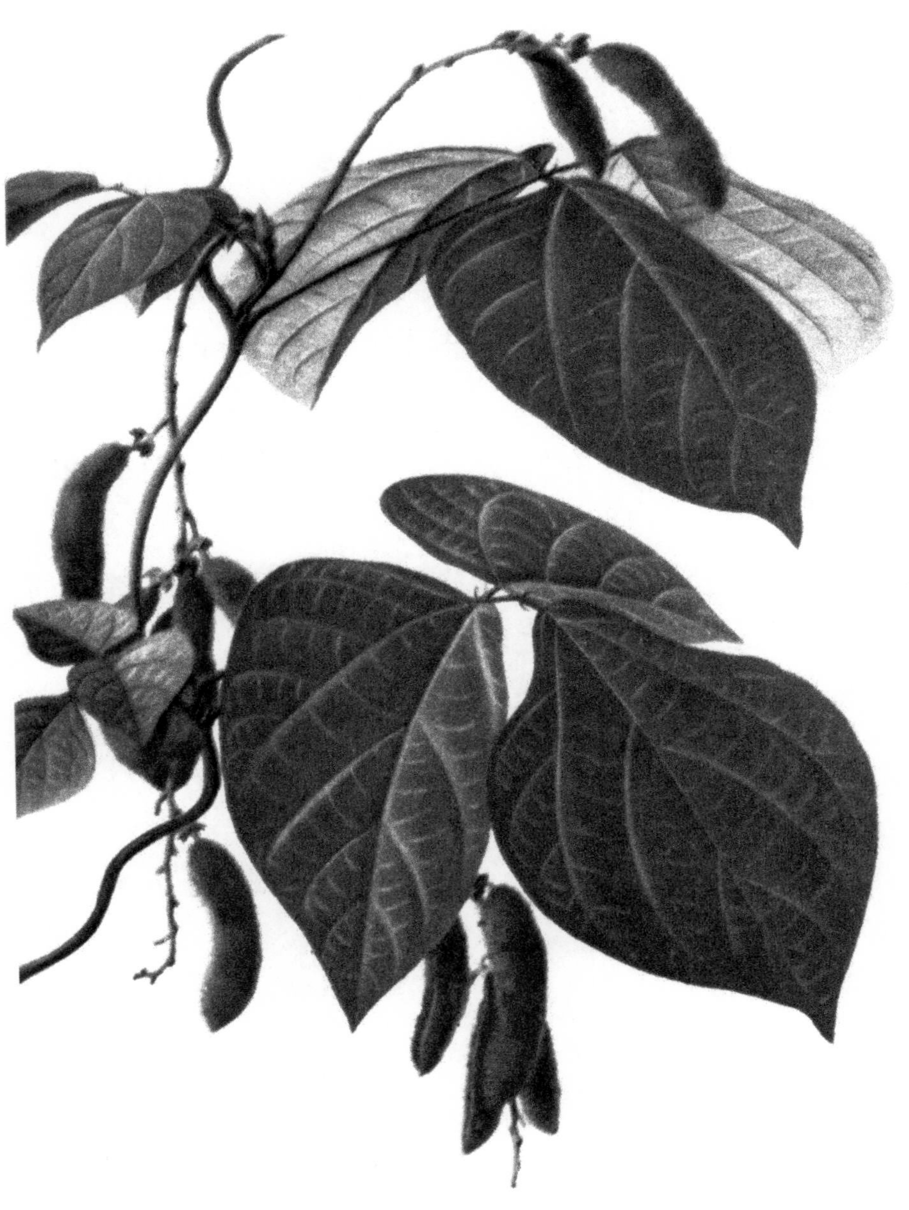

24 瘴气藤
Stizolobium venulosum Piper

25 地胆头

别　　名： 燕子尾根、野萝卜菜、肚肚根、坝子小三、地皮菜。

识别特征： 多年生草本，高30—50厘米，全株被灰白色毛。叶基生，倒披针形，两面被糙毛，边缘具浅齿。头状花序有花数朵，叶状总苞2—3片，花淡紫色。瘦果具棱，有4—6条硬刺毛。

分布及生境： 我省广布。生于林缘、草地、路旁及田埂上。

采集加工： 全草入药。夏秋采集，鲜用或晒干备用。

性味功能： 苦，凉。清热解毒，截疟。

用　　法： 3—4钱，胡椒（或酒）引，水煎服，每日一剂，孕妇忌服。

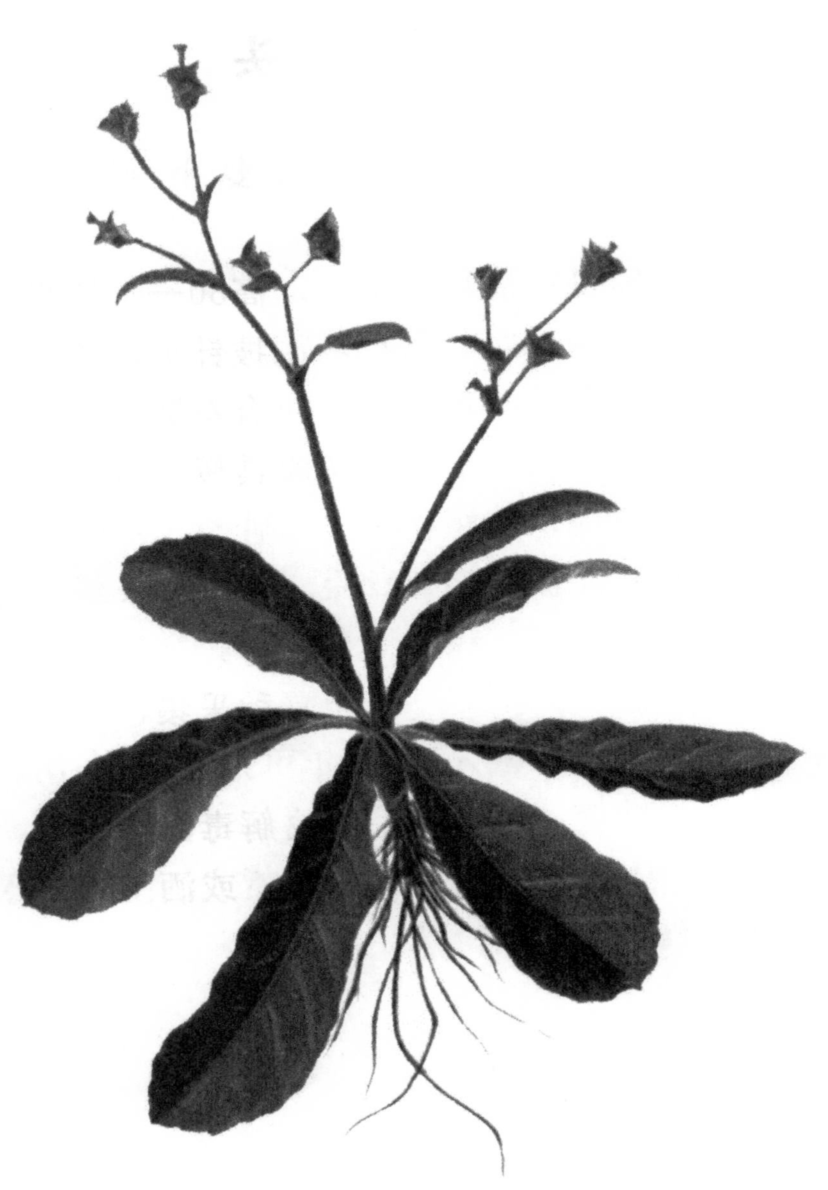

25 地 胆 头

Elephantopus scaber L.

26 藤苦参

别　　名：地苦参、红藤、马连鞍、哈罵醒哈（傣）。

识别特征：缠绕藤本，老茎黄棕色，幼茎密被棕褐色茸毛，具白色乳液。根粗状，褐色，切面淡黄色，粉质。叶对生，倒卵形，基部心形，侧脉羽状平行，两面密被灰黄色毛。聚伞花序腋生，花小，黄色。蓇葖果对生，相连近于平直，被棕褐色茸毛。

分布及生境：我省南部山区。常见于放荒地灌丛中。

采集加工：根入药。全年可采，晒干备用。

性味功能：微苦，凉。清热解毒，截疟。

用　　法：碾粉，作成食指大的丸，每服一丸，日服2—3次。孕妇忌服。

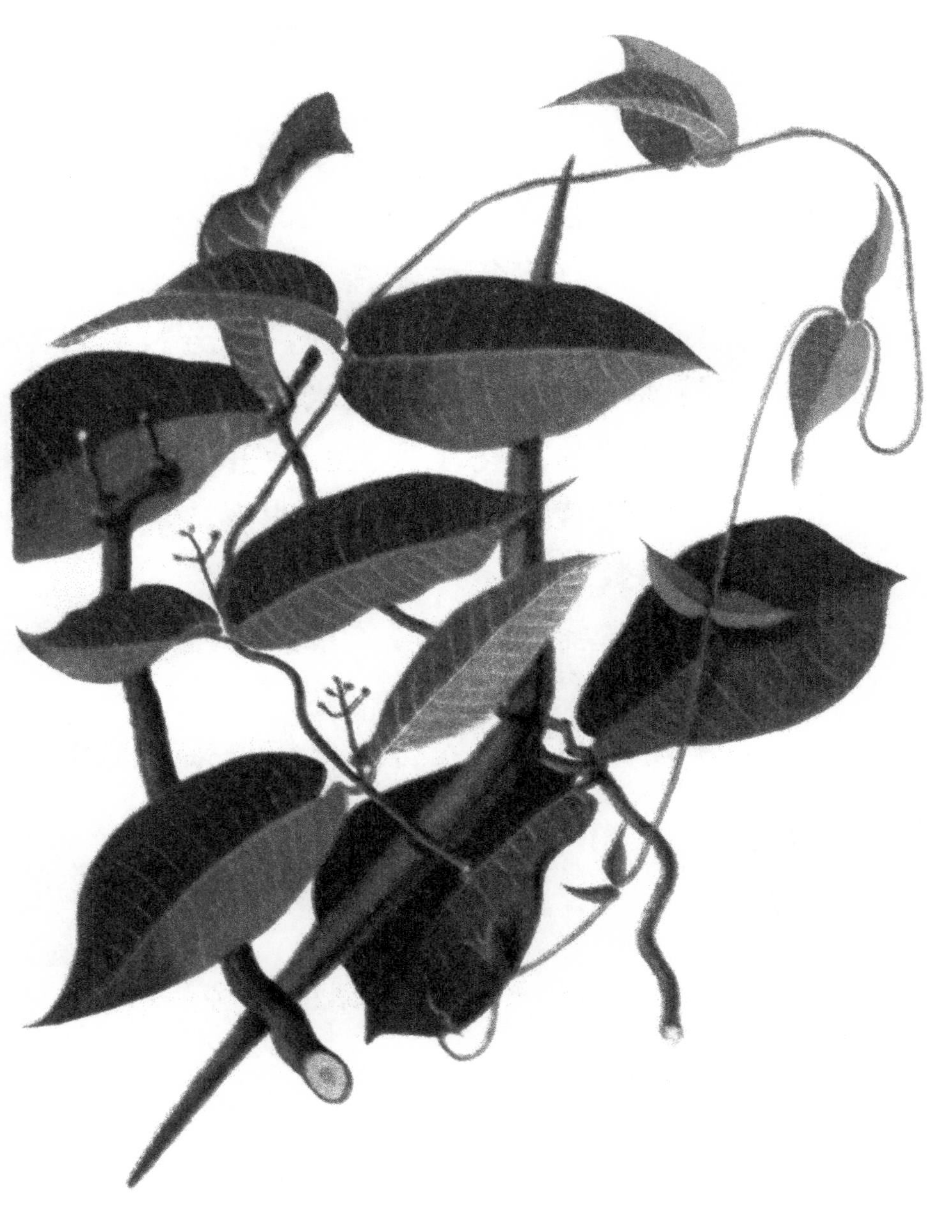

26 藤苦参

Streptocaulon griffithii Hk. f.

27 黑节草

别　　名：理肺散、细柴胡、接骨丹、大败、羊梅功（傜）。

识别特征：多年生攀援草本，长达10余米，茎有槽及条纹，分节明显，多分枝。叶对生，长椭圆形，长10—15厘米，宽3.5—4.5厘米，叶背灰绿色。花序顶生，为开展的聚伞花序，花小，淡紫兰色。果小，球形，成熟时开裂。种子多数。

分布及生境：我省南部常见。生于山地林缘及灌丛中。

采集加工：全草入药。全年可采，鲜用或晒干备用。

性味功能：苦，凉。清热解毒，散瘀消肿，截疟。

用　　法：3—5钱，水煎服，每日一剂。孕妇忌服。

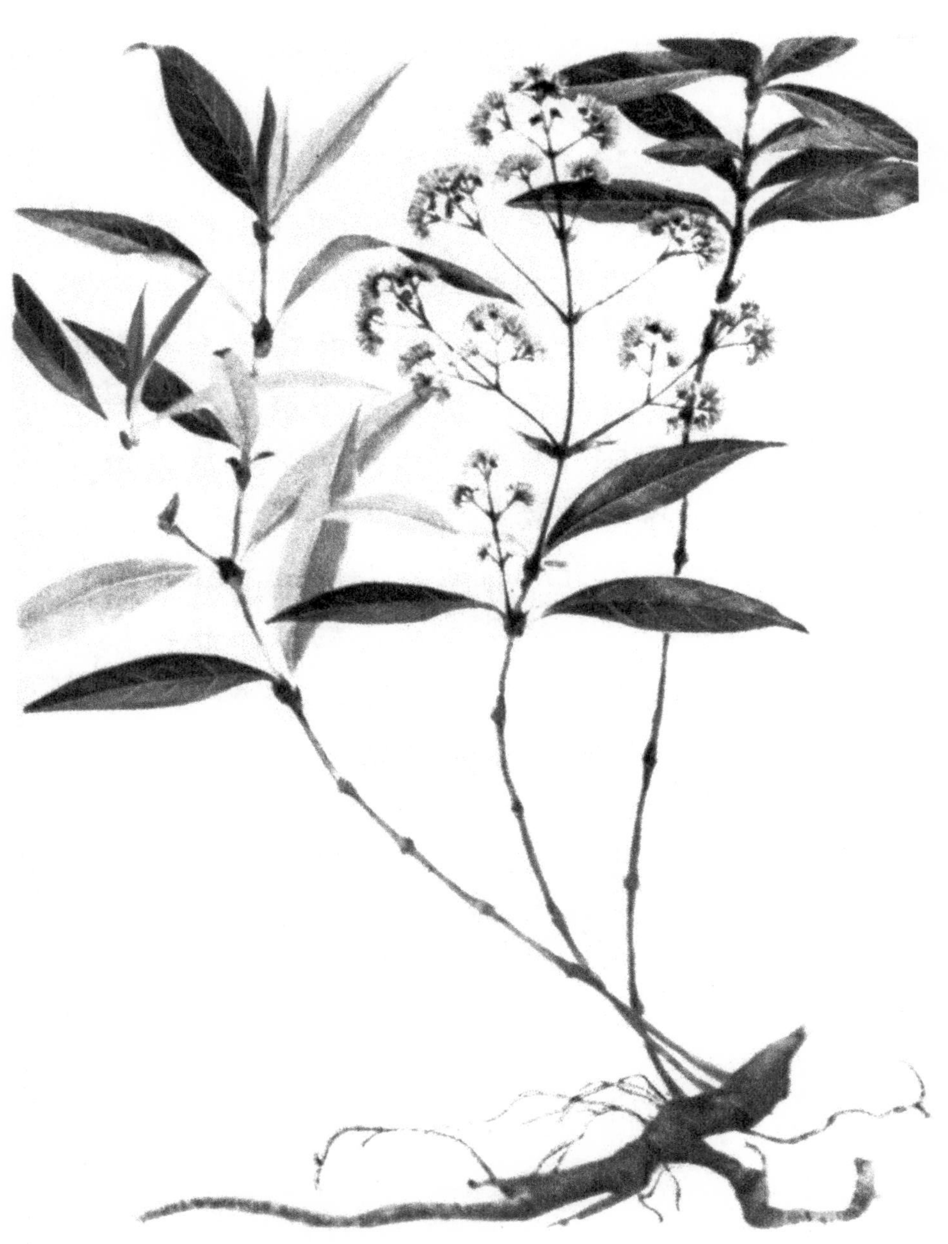

27 黑节草

Oldenlandia scandens(Roxb.) O. Ktze.

28 白头翁

别　　名：一支箭、大丁草。

识别特征：多年生直立草本，全株被毛。须根簇生，黄棕色。基生叶4—6片，长椭圆形，长5—20厘米，先端圆，叶背被白色长棉毛，叶缘具黄棕色毛。头状花序单生于花茎之顶，花茎长15—40厘米，花黄色。瘦果扁平，黑褐色，具白色冠毛。

分布及生境：我省广布。见于山坡草地。

采集加工：根或全草入药。夏秋采集，鲜用或晒干备用。

性味功能：辛、微苦，平。清热，消炎，止痛，截疟。

用　　法：4—5钱，草果（或酒）引，水煎服，每日一剂。忌酸、冷，孕妇忌服。

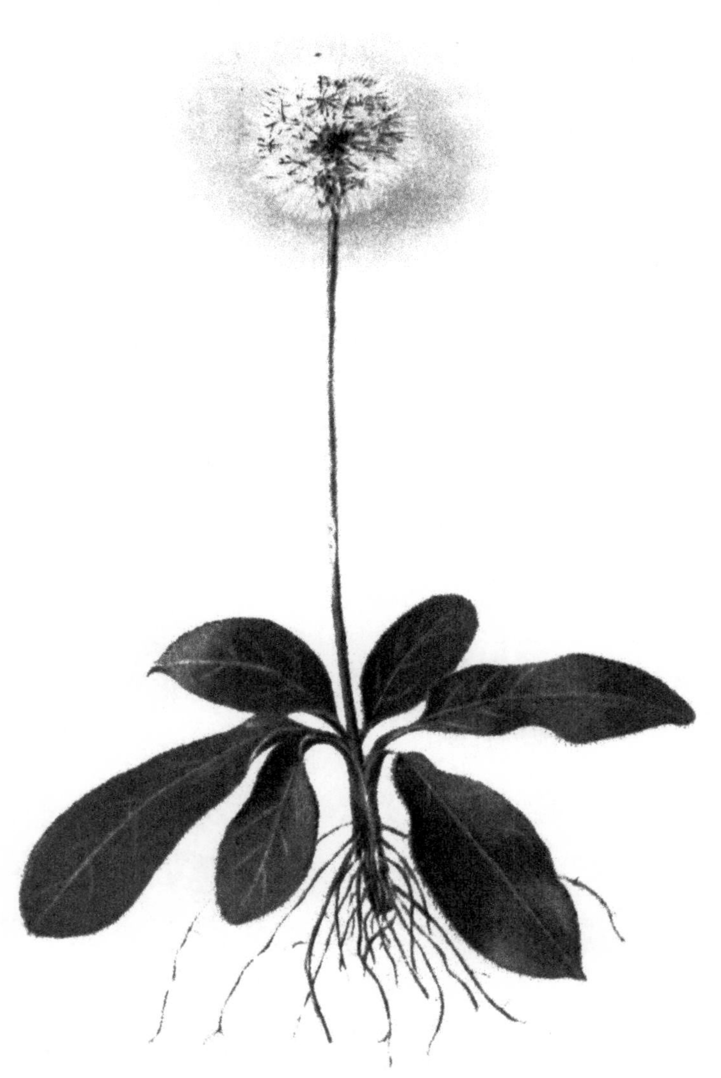

28 白头翁

Gerbera piloselloides(L.)Cass.

29 苦　参

别　　名：牛苦参、地参。

识别特征：落叶灌木，高1－2米。根圆柱形，黄褐色，切面淡黄色。叶互生，奇数羽状复叶，叶轴被细毛，小叶11—15片，卵状椭圆形至披针形，具短柄。总状花序顶生，长10—20厘米，被短毛，花蝶形，淡黄色，苞片线形。荚果线形，成熟时种子间缢缩呈稔珠状。种子3－7枚，黑色。

分布及生境：我省大部地区有分布。生于向阳山坡草地上。

采集加工：根入药。夏秋采集，火灰炮制后切片晒干备用。

性味功能：苦，寒。清热解毒，除湿，催吐。

用　　法：1－2钱，胡椒（或酒）引，水煎服，每日一剂。碾粉，开水送服，每服5分－1钱，日服二次。忌酸、冷、豆类，孕妇忌服。

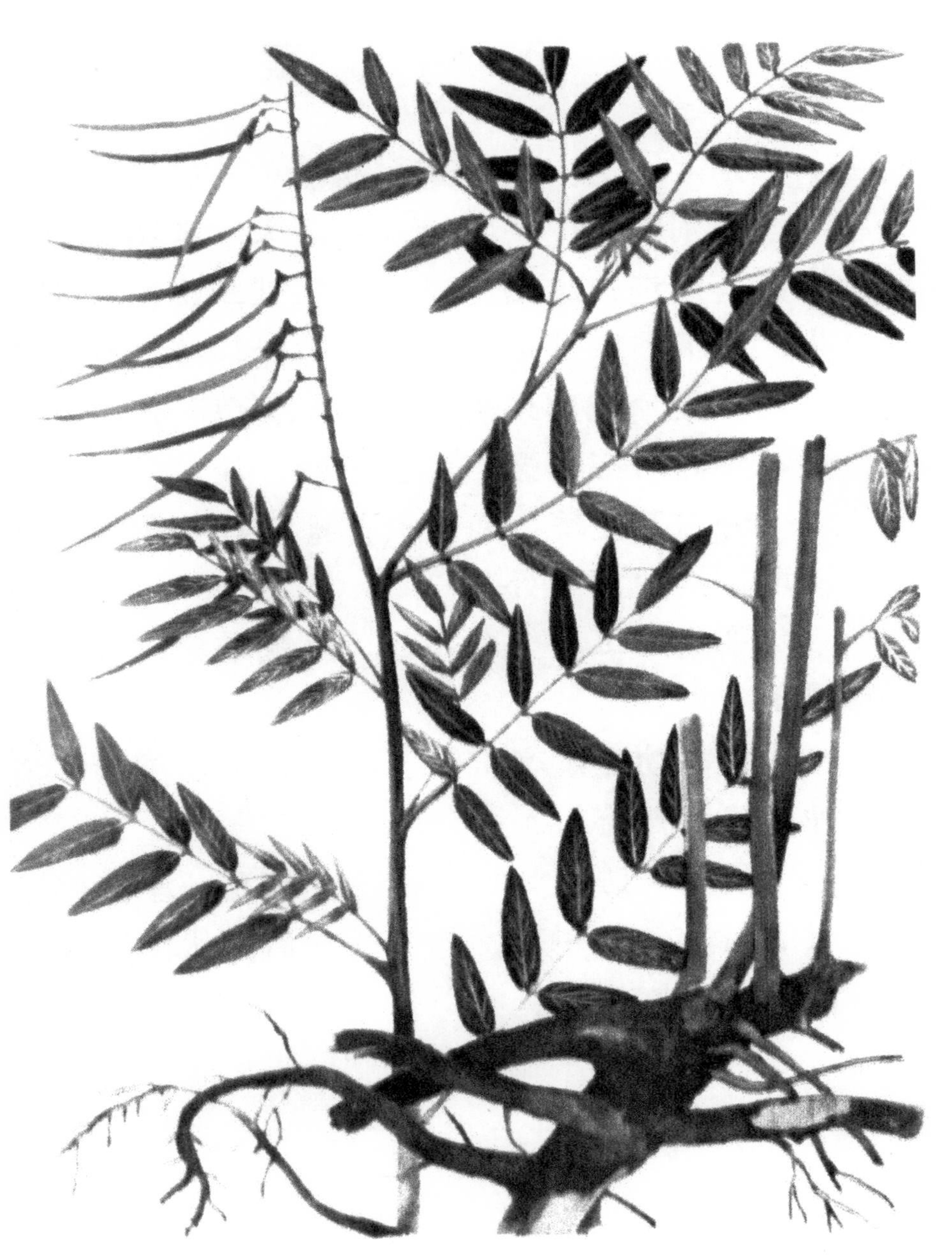

29 苦　　参

Sophora flavescens Ait.

30 蚂蚁草

别　　名：地耳草、胡椒草、田基黄。

识别特征：一年生小草本，高10—20厘米，茎纤细，稍四棱。须根簇生，黄色。叶对生，无柄，卵圆形，具透明腺点，揉之有特殊气味。聚伞花序顶生，花小，黄色。蒴果长圆形，成熟时三瓣裂。种子多数。

分布及生境：我省大部地区有分布。见于田埂、沟边潮湿处。

采集加工：全草入药。夏秋采集，鲜用或风干备用。

性味功能：辛、微苦，凉。清热解毒，消肿止痛，截疟。

用　　法：2—3钱，胡椒引，水煎服或燉酒服，每日一剂。亦可揉碎后开水泡服或包内关。孕妇忌用。

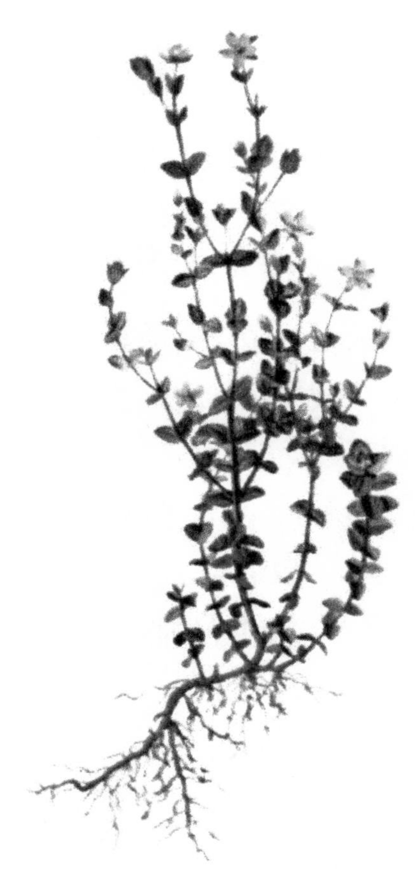

30 蚂蚁草

Hypericum japonicum Thunb.

31 蔓荆子

别　　名： 三叶蔓荆、官底（傣）。

识别特征： 灌木，高1—3米，小枝方形，密被灰白色绒毛。叶对生，三出复叶，小叶无柄，倒卵形或倒卵状披针形，叶背被白色绒毛，揉有香气。圆锥花序顶生，花唇形，紫兰色。核果球形，直径5毫米。花期4—5月。

分布及生境： 我省南部。喜生于溪畔、路旁及村寨附近向阳处。

采集加工： 果入药。秋季采集，风干备用。

性味功能： 辛、微苦，凉。清热，截疟。

用　　法： 2—3钱，加草果（或胡椒、酒）引，水煎服，每日一剂。

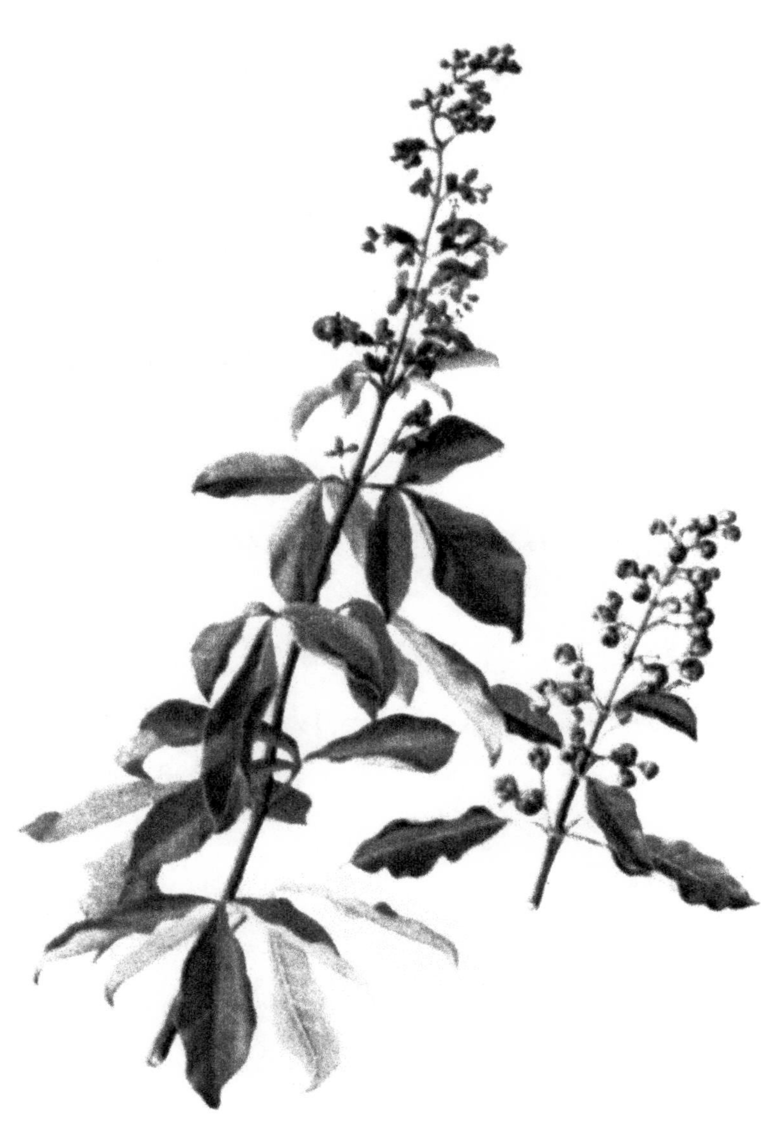

31 蔓荆子
Vitex trifolia L.

32 大麻疙瘩

别　　名： 苧麻胡椒。

识别特征： 直立小灌木，茎节膨大，质脆易断。单叶互生，长椭圆形，基部偏斜，背脉明显，具透明腺点。花单性，穗状花序顶生，单生或簇生。浆果球形，无柄，直径3毫米，成熟时黄色。

分布及生境： 我省南部。生于沟谷林下阴湿地上。

采集加工： 根入药。全年可采，风干备用。

性味功能： 辛，温。祛风除湿，散瘀止痛。

用　　法： 3—5钱，酒引，水煎服，每日一剂。孕妇忌用。

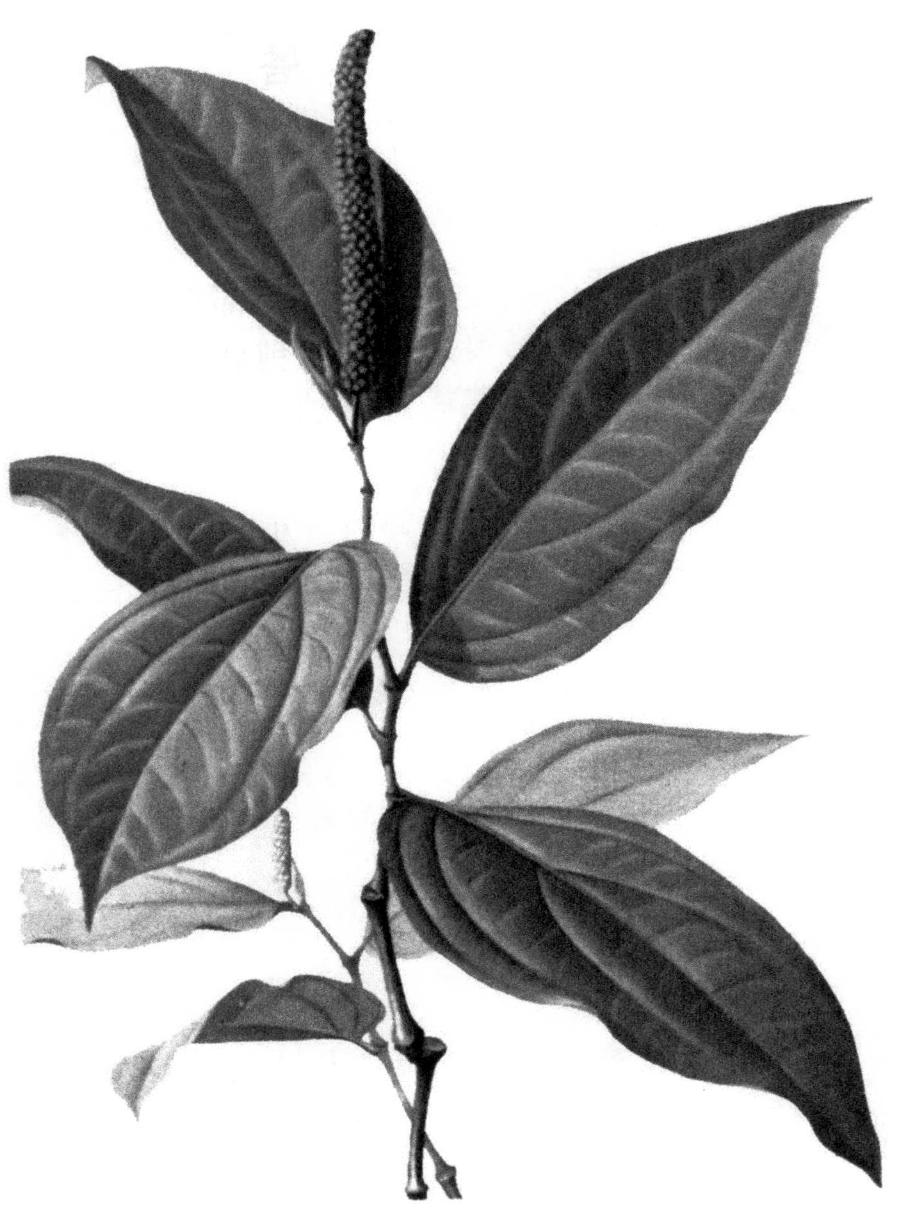

32 大麻疙瘩

Piper boehmeriafolium Wall.

33 四块瓦

别　　名： 细辛、土细辛、四张叶、四大天王。

识别特征： 多年生草本，高30—50厘米，茎光滑，分节，每节有鳞片一对，幼茎常具褐色条纹及斑点。根茎横走，须根发达。叶对生，排成假轮生状，椭圆形，长8—10厘米，宽5—7厘米，边缘具钝齿。穗状花序顶生，花小，白色，具芳香。核果梨形，淡黄色至棕褐色。

分布及生境： 我省南部。生于沟谷、疏林阴湿地。

采集加工： 根或全草入药。夏秋采集，风干备用。

性味功能： 辛，温。有小毒。祛风湿，消肿，镇痛。

用　　法： 根3钱，草果1钱，加酒引，水煎服。每日一剂。孕妇忌服。

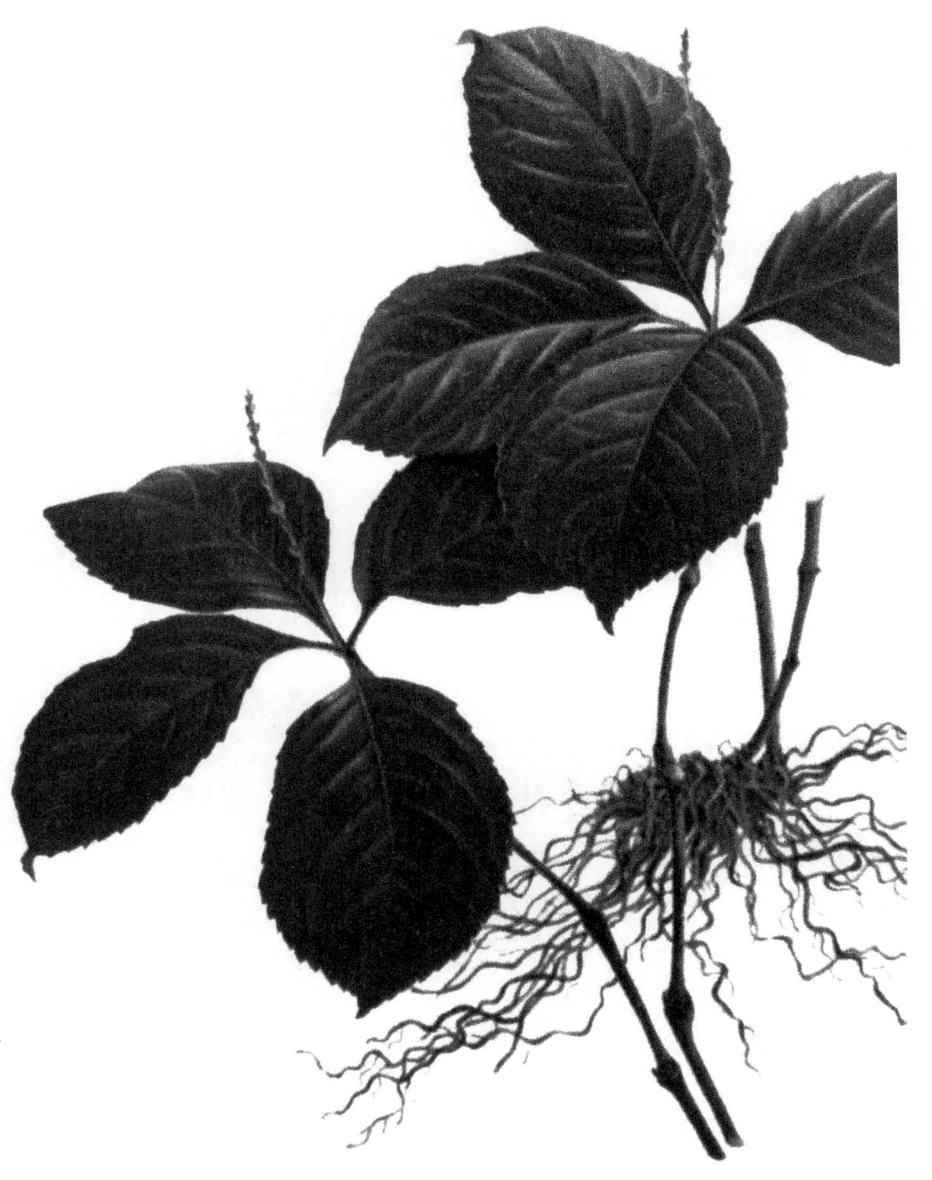

33 四块瓦
Chloranthus holostegius (H.-M.) Pei et Shan

34 水蜈蚣

别　　名： 三棱草、野韭菜、打鹅(哈尼)。

识别特征： 多年生草本，高15—25厘米，根茎横走，节上生根。叶线形，基部抱茎或鞘状。头状花序顶生，球形，有叶状苞片2—3片，花茎三棱形。小坚果椭圆形，长约1毫米。

分布及生境： 我省广布。生于溪畔、田边及路旁潮湿地。

采集加工： 全草入药。夏秋采集，鲜用或风干备用。

性味功能： 微苦、辛，平。清热，解毒，杀虫，截疟。

用　　法： 5钱，加胡椒（或酒）引，水煎服，每日一剂。孕妇忌服。

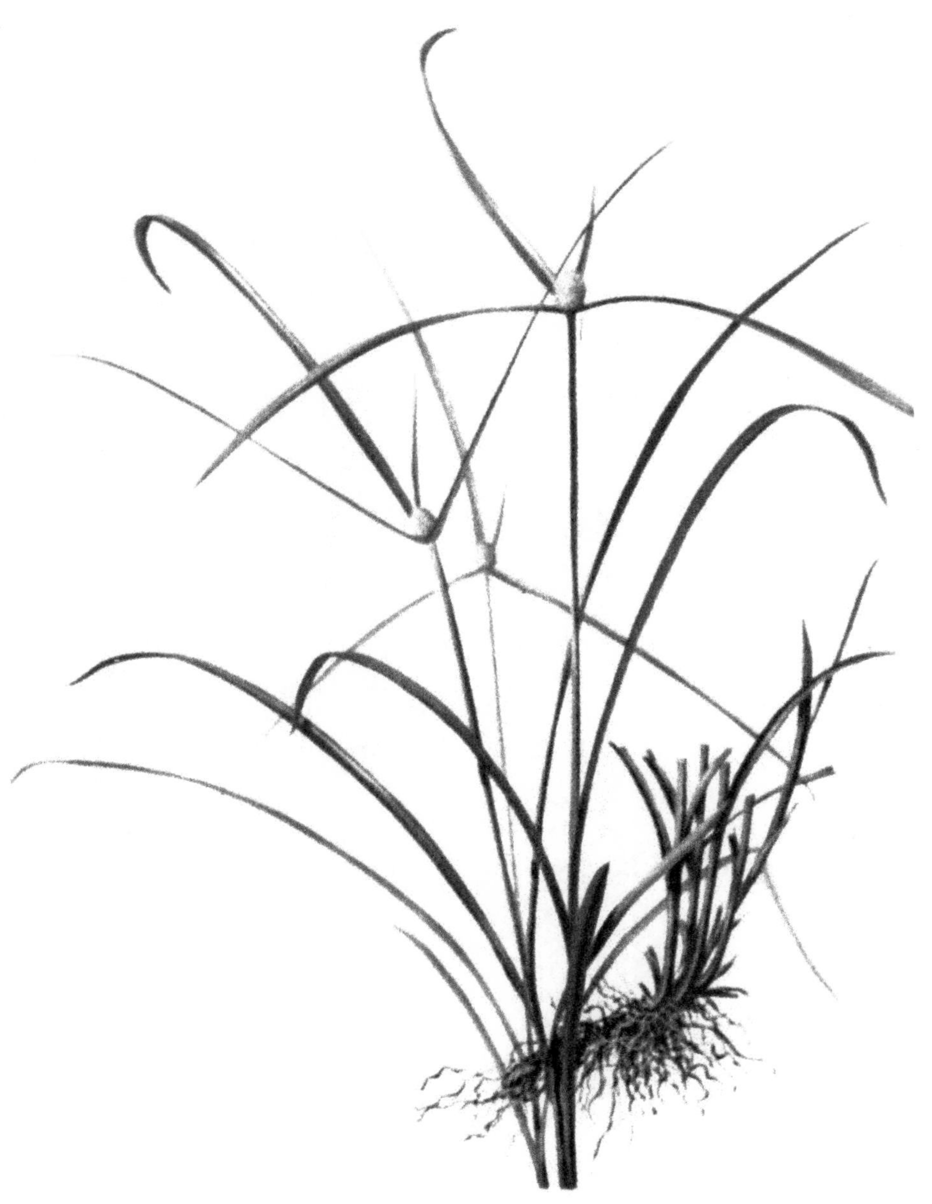

34 水蜈蚣

Kyllinga brevifolia Roxb.

35 芦　竹

别　　名：芦高笋、泡芦柴。

识别特征：多年生草本，丛生，高2—5米。根茎横走，须根粗状。夏季发笋，秋季长成杆，粗1—2厘米，中空，分节，质脆，次年夏季开花并分枝。叶如竹叶，长约40厘米，叶鞘比节间长。顶生密集大圆锥花序，花小。

分布及生境：我省广布。见于溪边，村旁。栽培或野生。

采集加工：根或鲜笋入药。随采随用。

性味功能：苦，寒。清热生津，止吐除烦。

用　　法：取一个笋烧熟和另一个生笋分别切细后，混合煎水，每日一剂。亦可取笋两个，切细后用开水泡服，每日一剂。孕妇忌服。

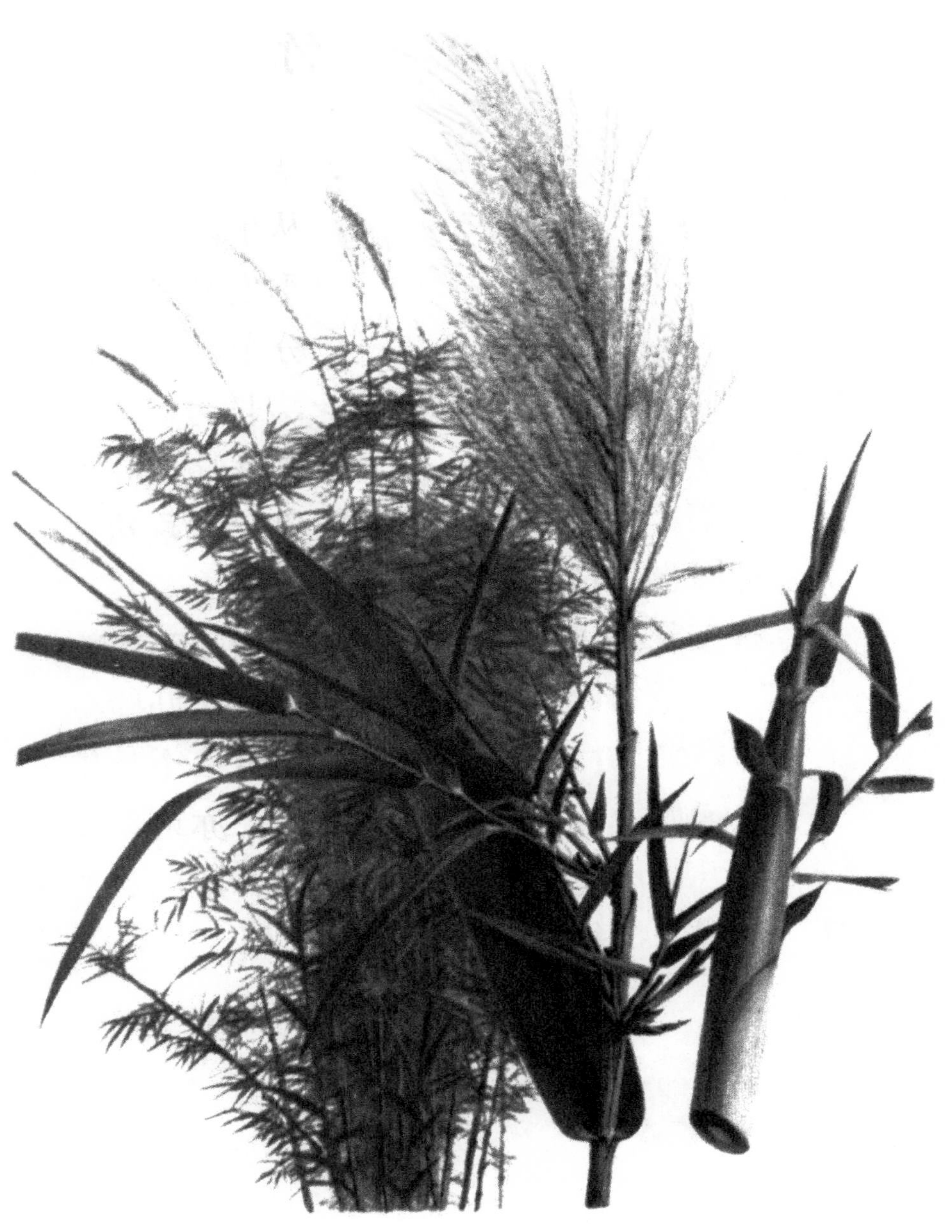

35 芦　　竹

Arundo donax L.

36　云南萝芙木

别　　名：矮陀陀、狗头香烟、埋山端（傣）。

识别特征：常绿灌木，高1—2米，具白色乳液，嫩枝具淡黄色斑点，通常2—3叉分枝。根圆锥状分枝，土黄色，切面淡黄色。叶3—5片轮生，稀对生，倒卵状披针形。聚伞花序密集，顶生或腋生，花白色，高脚蝶状。浆果椭圆形，成熟时鲜红色至紫黑色。

分布及生境：我省南部。生于疏林或灌丛中，亦有栽培。

采集加工：根入药。全年可采，晒干备用。

性味功能：苦，寒。清热解毒，凉血降压。

用　　法：2—3钱，加丁香（或草果）引，水煎服，每日一剂。孕妇忌服。

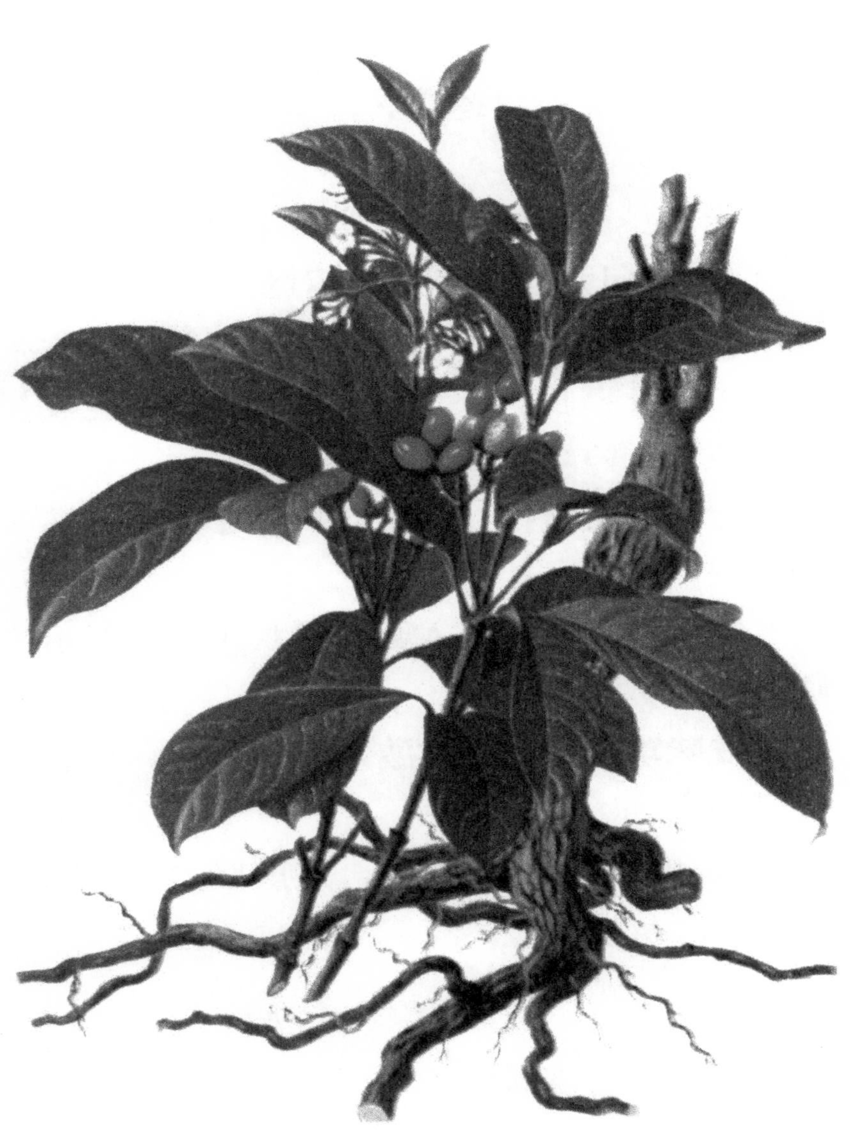

36 云南萝芙木

Rauwolfia yunnanensis Tsiang

37 鳢　　肠

别　　名：旱莲草、墨草、墨菜、禾木格龙（傣）。

识别特征：一年生草本，茎直立或平卧，紫红色，高15—60厘米。叶对生，椭圆状披针形，全株被灰白色糙毛。头状花序单生，腋生或顶生，花白色。种子黑色。植株干后变成黑色，故有"墨草"之称。

分布及生境：我省广布。生于水边、路旁潮湿处。

采集加工：全草入药。夏秋采集，鲜用或晒干备用。

性味功能：甘、微酸，凉。凉血，止血，散瘀解毒。

用　　法：3—5钱，水煎服或外洗，每日一剂。孕妇忌服。

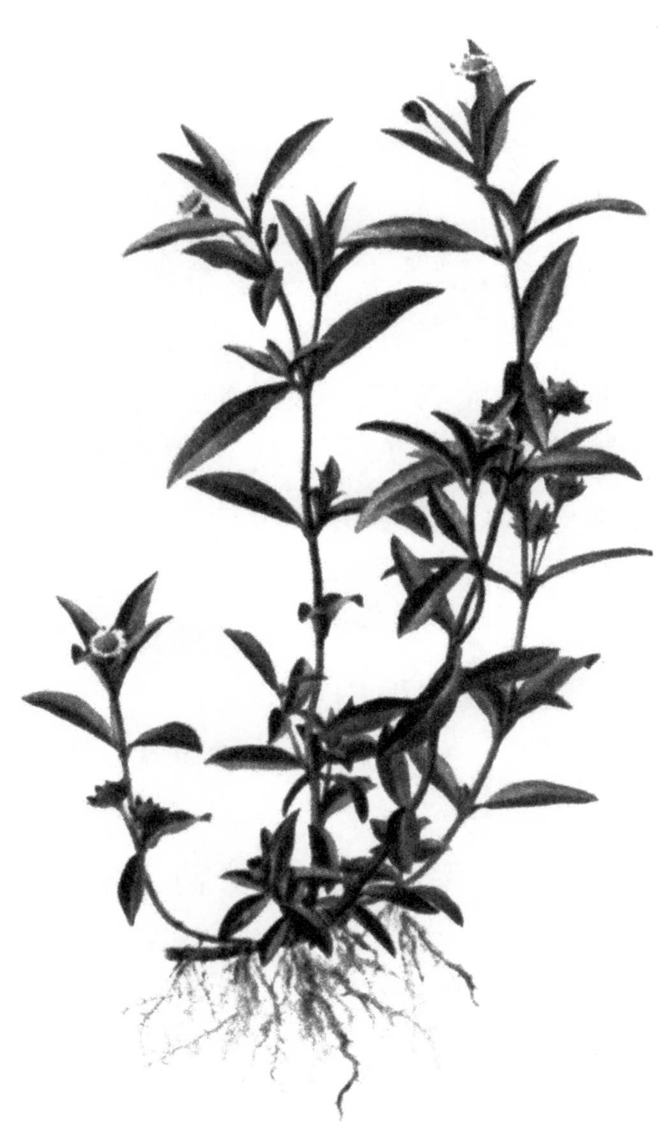

37 鳢　　肠

Eclipta prostrata L.

38 兰　　靛

别　　名： 马兰、马兰花、大靛、土靛、板兰根。

识别特征： 灌木状多年生草本，高0.5—1.2米，茎节膨大，茎杆有棱，被褐色伏毛。主根弯曲，须根膨大具节。叶对生，暗绿色，阔披针形，边缘具细锯齿。总状花序顶生，花紫蓝色，弯喇叭状，花萼在花后增大。果棒状、微扁，成熟时淡褐色，种子3—6枚。

分布及生境： 我省南部。生于山谷、溪边阴湿地，也有栽培作染料。

采集加工： 根入药。全年可采，鲜用或晒干备用。

性味功能： 苦、咸，寒。清热解毒，避疫杀虫。

用　　法： 3—5钱，胡椒引，水煎服，每日一剂。孕妇忌服。

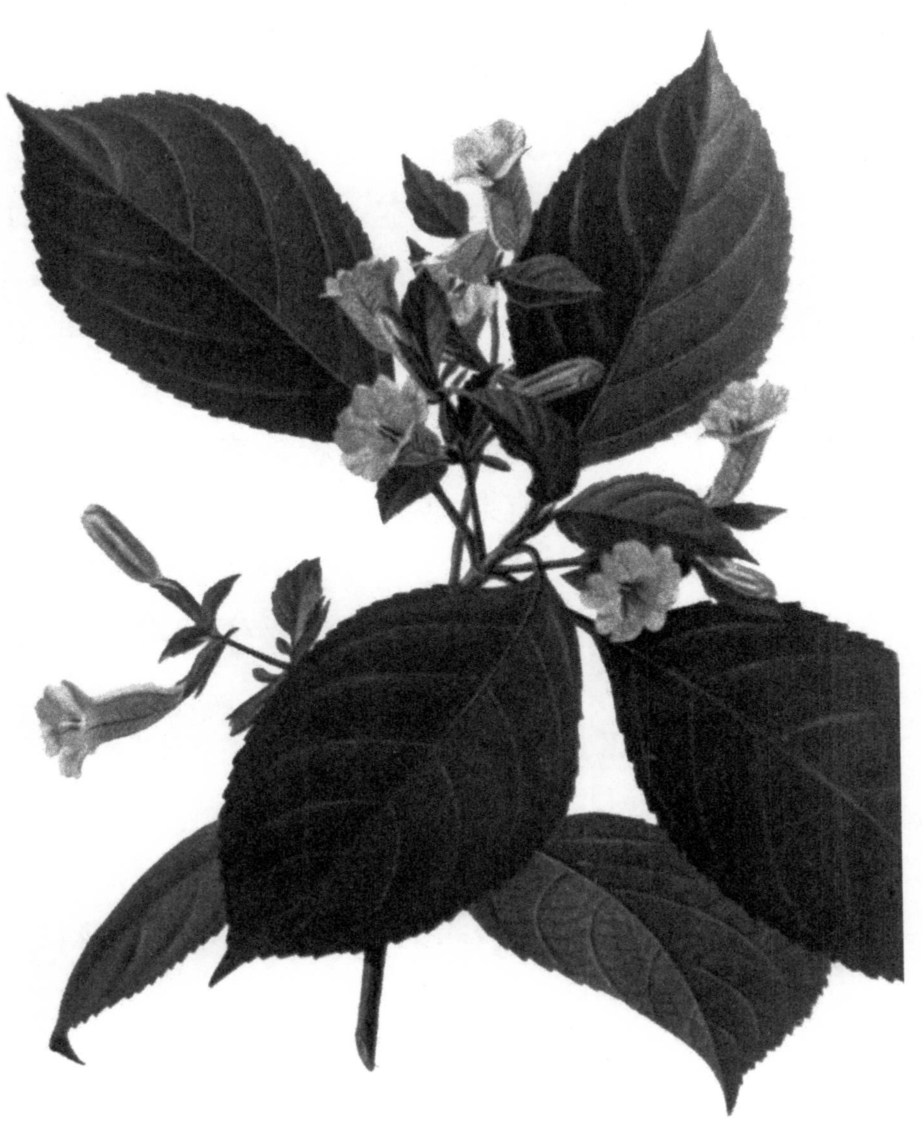

38 兰　　靛

Baphicacanthus cusia (Nees) Bremek.

39 焰爵床

别　　名：禾木张（傣）。

识别特征：常绿灌木，高1—2米。叶对生，椭圆至长椭圆形，长20—30厘米，全缘，羽状脉明显，整齐，幼叶微被柔毛。花序顶生，为密集的圆锥花序，长15—30厘米，花淡紫色，长3—4厘米，圆筒状，弯曲，外面密被棕褐色柔毛。蒴果棒状，两瓣开裂，呈人字形。花期12—1月。

分布及生境：我省南部。喜生于沟谷林林缘。

采集加工：根入药。全年可采，切片晒干备用。

性味功能：苦，寒。清热解毒。

用　　法：常与鳢肠，蓝靛配用。孕妇忌用。

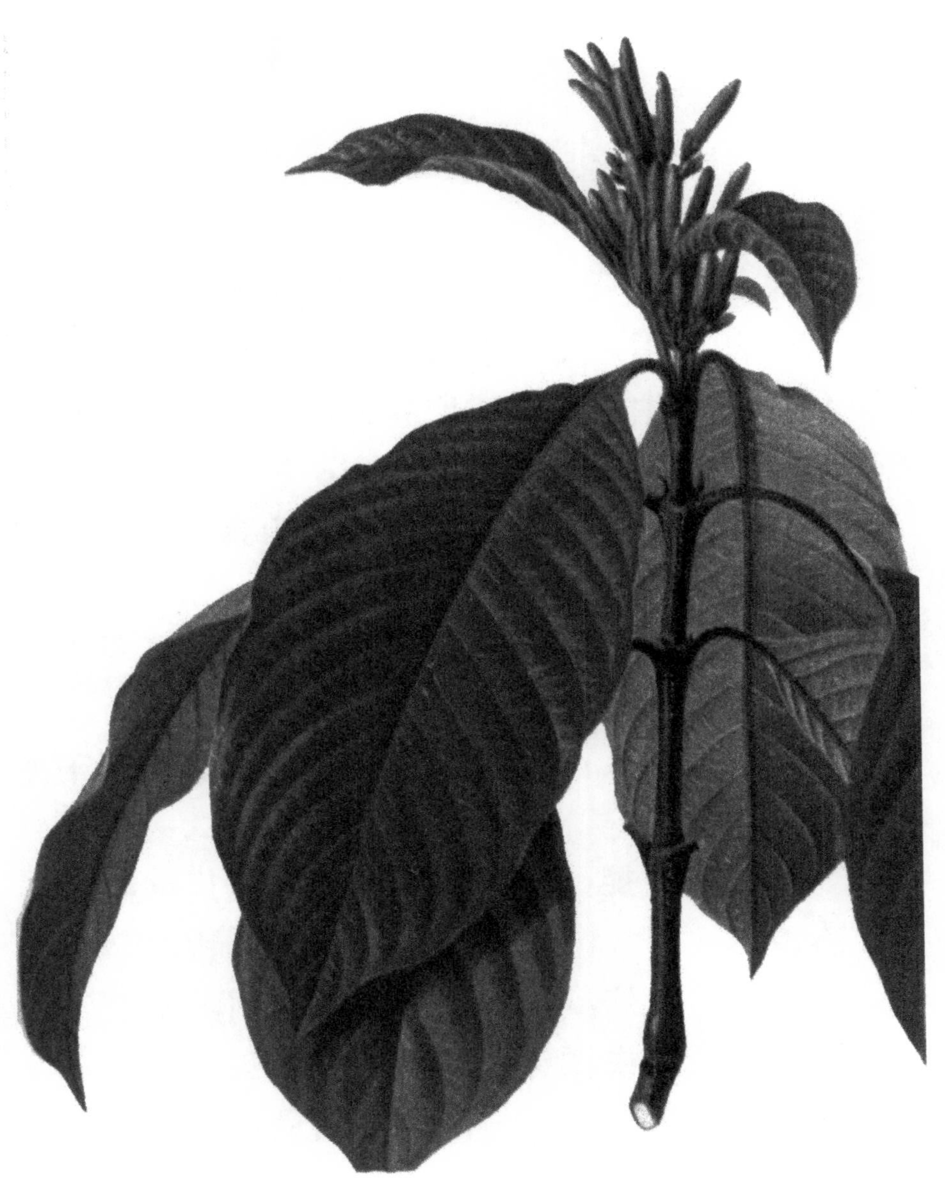

39 焰爵床

Phlogacanthus curviflorus(Wall.)Nees

40 爵　床

别　　名：小黑节草、两个叶草、哈尼哈那（哈尼）。

识别特征：一年生小草本，匍匐状，高15—30厘米，茎细弱有棱，节膨大。须根黄色。叶对生，卵形或卵状椭圆形，两面均被短绒毛。穗状花序顶生，花小，苞片2，花淡红至紫红色，唇形。蒴果被毛，由顶端向下开裂。花期8—11月。

分布地区：我省大部地区有分布。见于山坡草地，沟边，路旁。

采集加工：全草入药。夏秋采集，晒干备用。

性味功能：辛、微酸，平。祛风除湿，清热镇痛。

用　　法：3—5钱，加酒引，水煎服，每日一剂。或揉碎后开水冲服，每日一剂。也有将其捣细，塞入耳内。孕妇忌用。

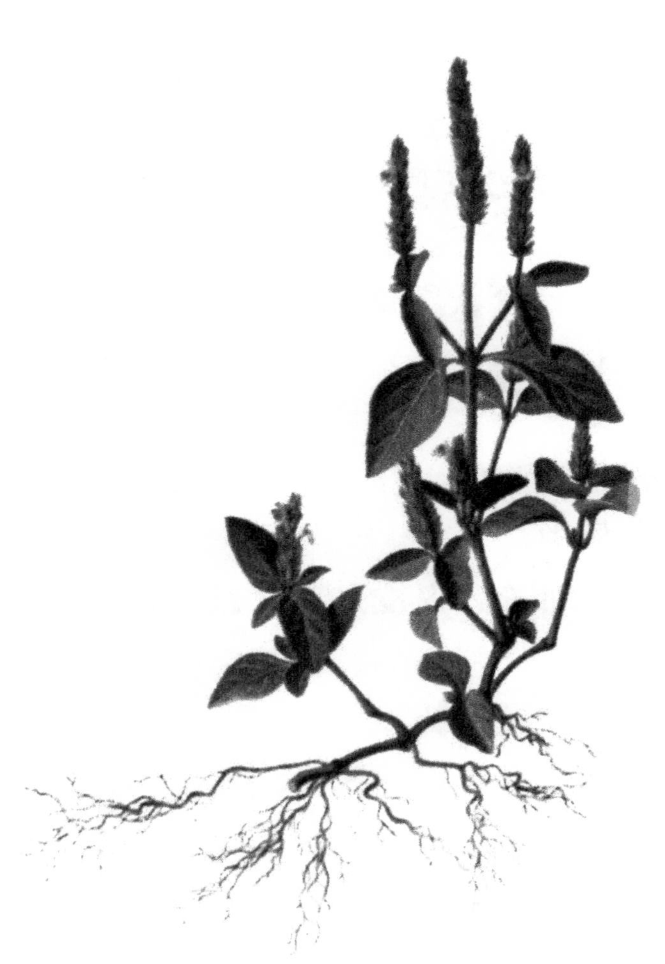

40 爵　床

Justicia procumbens L.

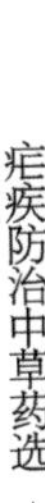

41 裂果金花

别　　名：当拉顿（傣）。

识别特征：灌木或小乔木，高2—5米，幼枝被淡黄色柔毛。叶对生，全缘，卵状椭圆形或卵状披针形，长4—8厘米，背面被灰白色柔毛。聚伞状圆锥花序顶生，花金黄色，萼片5，长短不一，常有一枚扩大成白色的叶状片。蒴果。

分布及生境：我省南部。生于山坡或平坝的杂木林中。

采集加工：根皮入药。秋季采集，晒干备用。

性味功能：苦，寒。清热解毒，驱风通窍。

用　　法：2—3钱，水煎服，每日一剂。孕妇忌服。

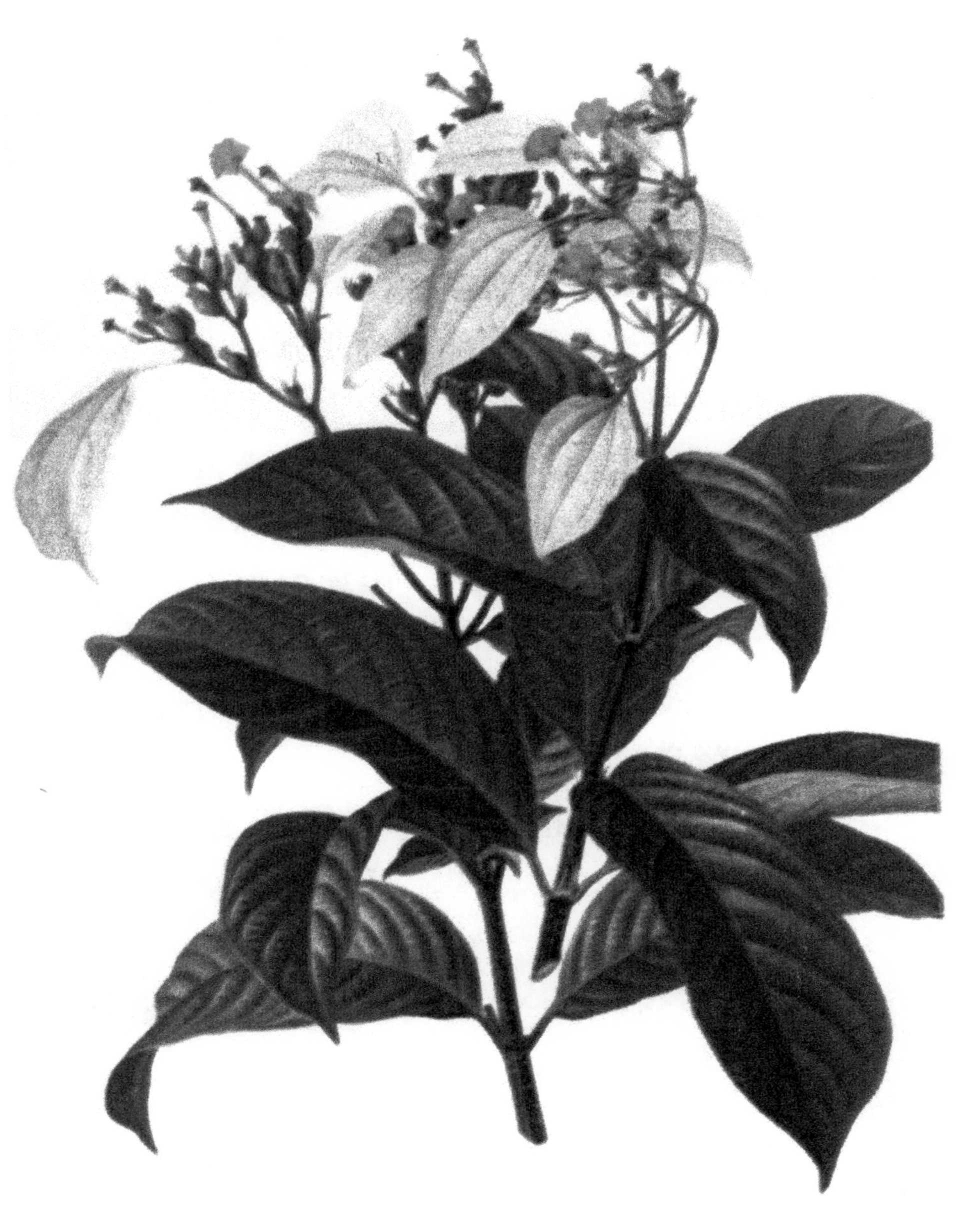

41 裂果金花

Schizomussaenda dehiscens (Craib) Li.

42　玉叶金花

别　　名：叶天天花、期里（傣）、广叶里（僾尼）。

识别特征：攀援状灌木，高1—3米，小枝被棕色柔毛。叶对生，卵形或卵状椭圆形，长6—10厘米，全缘，两面密被柔毛。聚伞花序顶生，花金黄色，长漏斗状，萼片5，长短不一，花序外围的小花常有一枚萼片扩大成白色的叶状片。浆果球形，成熟时紫黑色，直径约7—8毫米。花期夏季。

分布及生境：我省南部。生于山坡林缘及村边、路旁的灌丛中。

采集加工：根入药。全年可采，晒干备用。

性味功能：甘、淡，平。清热解毒，凉血止血。

用　　法：3—5钱，水煎服，每日一剂。孕妇忌服。

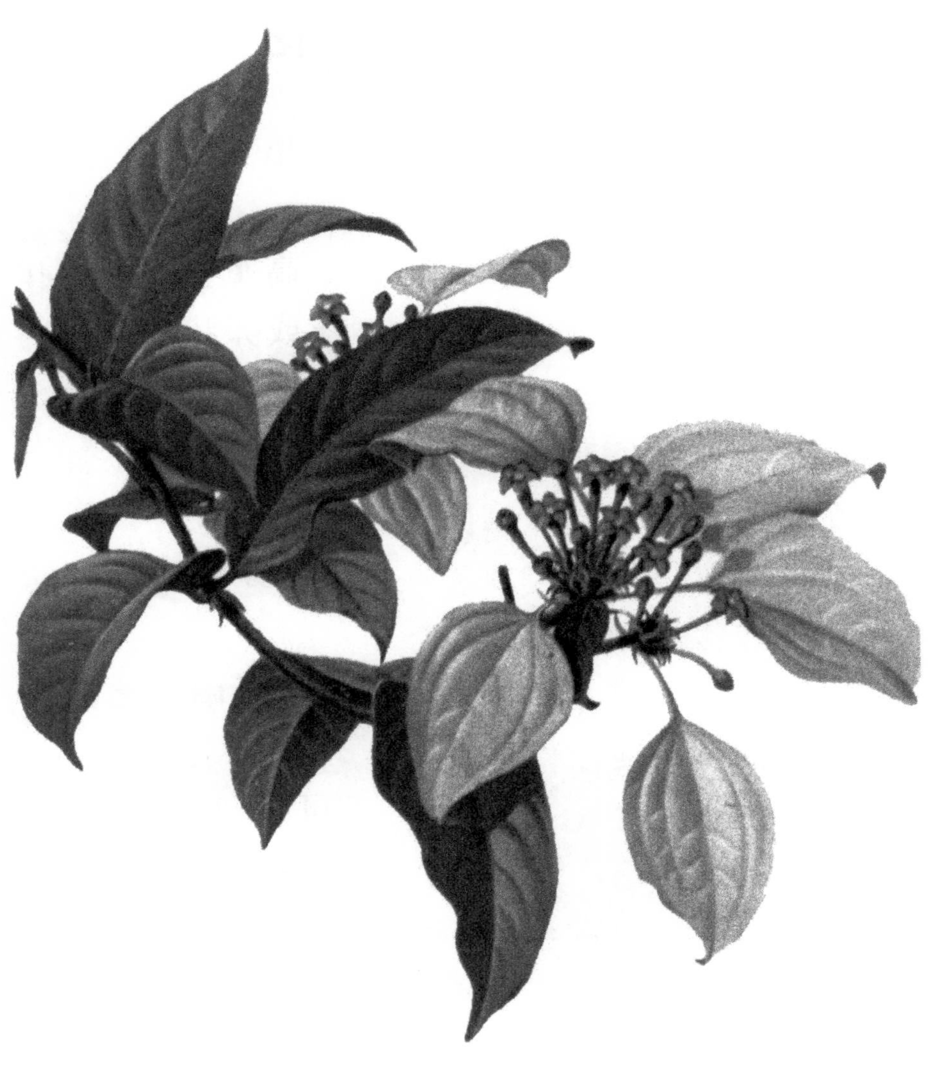

42 玉叶金花
Mussaenda hossei Craib

43　红臭牡丹

别　　名：臭牡丹。

识别特征：灌木，高0.5—1米，幼茎紫色，具皮孔。根粗状，黄棕色或黄褐色。单叶对生，阔卵形或心脏形，叶柄及叶脉紫红色。顶生密集的头状聚伞花序，花红色或紫红色，管状，花萼宿存，花后增大。核果球形，常包于萼内。花期10—11月。

分布及生境：我省南部。生于山坡、路旁及村边湿地。

采集加工：根入药。秋季采集，晒干备用。

性味功能：微苦，凉。祛风除湿，清热解毒，截疟。

用　　法：2—3钱，水煎服，每日一剂。或取叶捣细包百会穴。忌酸、冷，孕妇忌用。

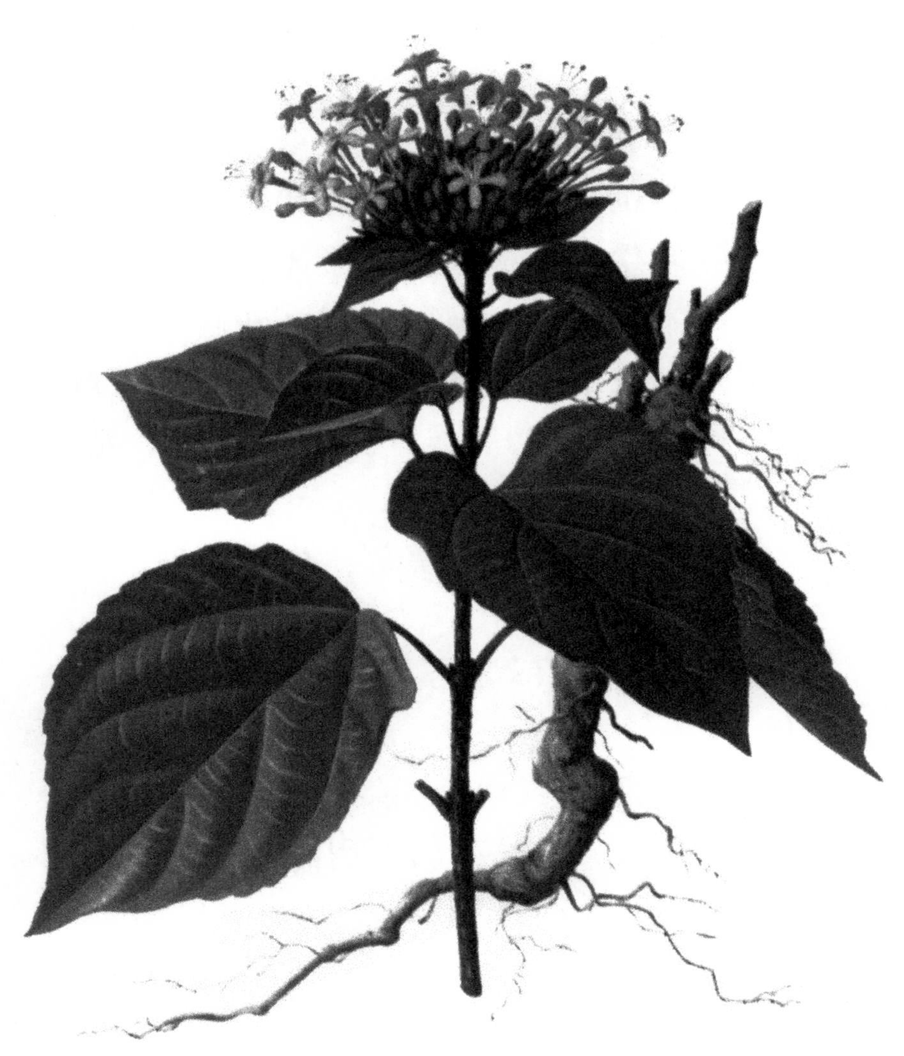

43 红臭牡丹
Clerodendron bungei Steud.

44 生　藤

别　　名：须药藤、格罕蒙荒（傣）。

识别特征：缠绕藤本，藤浅棕色，具突起皮孔。叶对生，狭椭圆形，长4—9厘米，宽2—3厘米，无毛，网脉明显。花腋生，4—5朵排列成短小的聚伞花序，花小，黄绿色，管状。蓇葖果呈180度展开。种子扁平，椭圆状，棕黄色。

分布及生境：我省南部。生于山坡、沟谷杂木林中。

采集加工：根入药。夏秋采集，切片晒干备用。

性味功能：苦，凉。清热解毒，镇痛。

用　　法：1钱，加酒引，水煎服，每日一剂。孕妇忌服。

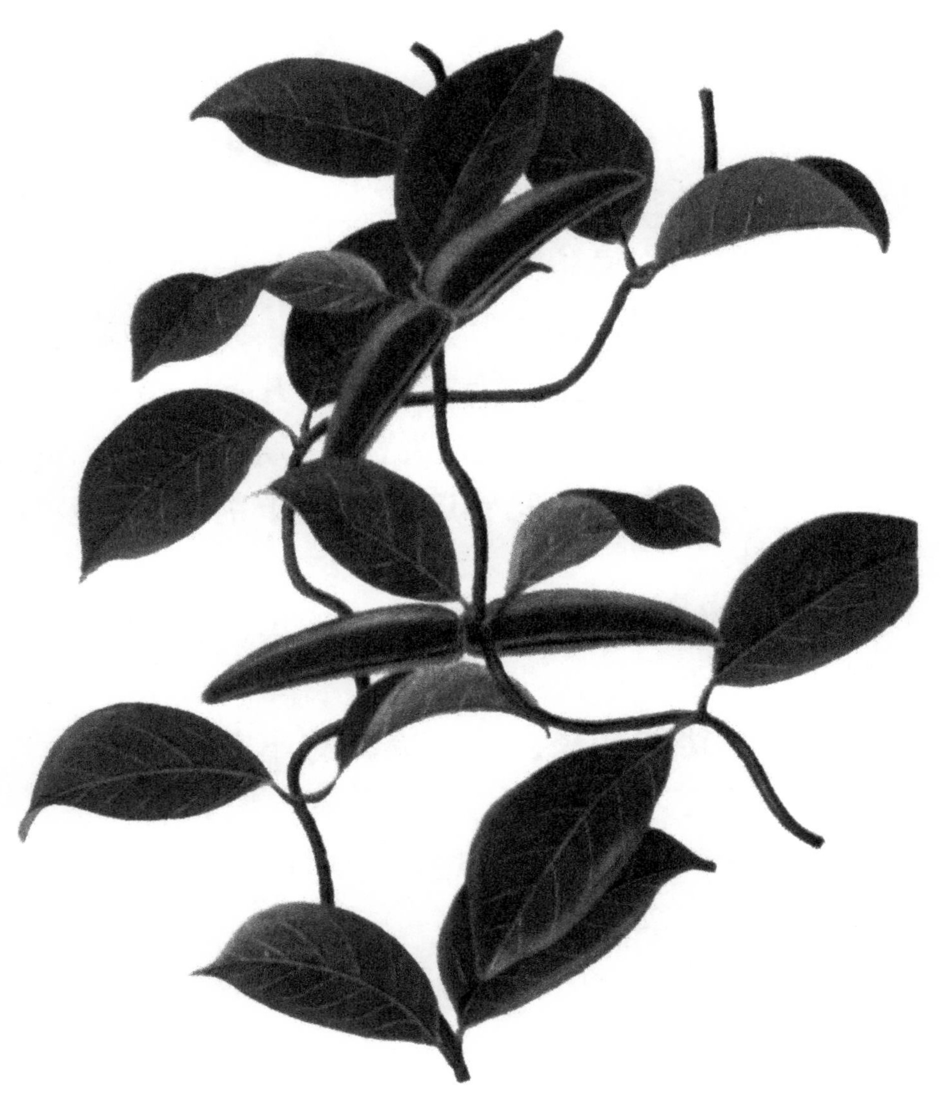

44 生　　藤

Stelmatocrypton khasianum

(Benth)Baill.

45 虎掌草

别　　名：白花虎掌草、草玉梅。

识别特征：多年生草本，高30—60厘米。根浅而粗，切面橙黄色。基生叶具长柄，3—5深裂，具齿；茎生叶5—7裂，无柄，总苞状。聚伞花序顶生，无花瓣，萼片5—6枚，花瓣状，白色。瘦果集成头状。花期5—7月。

分布及生境：我省广布。生于荒山草坡及路旁草地。

采集加工：根入药。夏秋采集，火灰炮制后切片晒干备用。

性味功能：辛、苦，凉。有小毒。清热，镇痛，截疟，杀菌。

用　　法：1—2钱，水煎服或燉酒服，每日一剂。孕妇忌服。

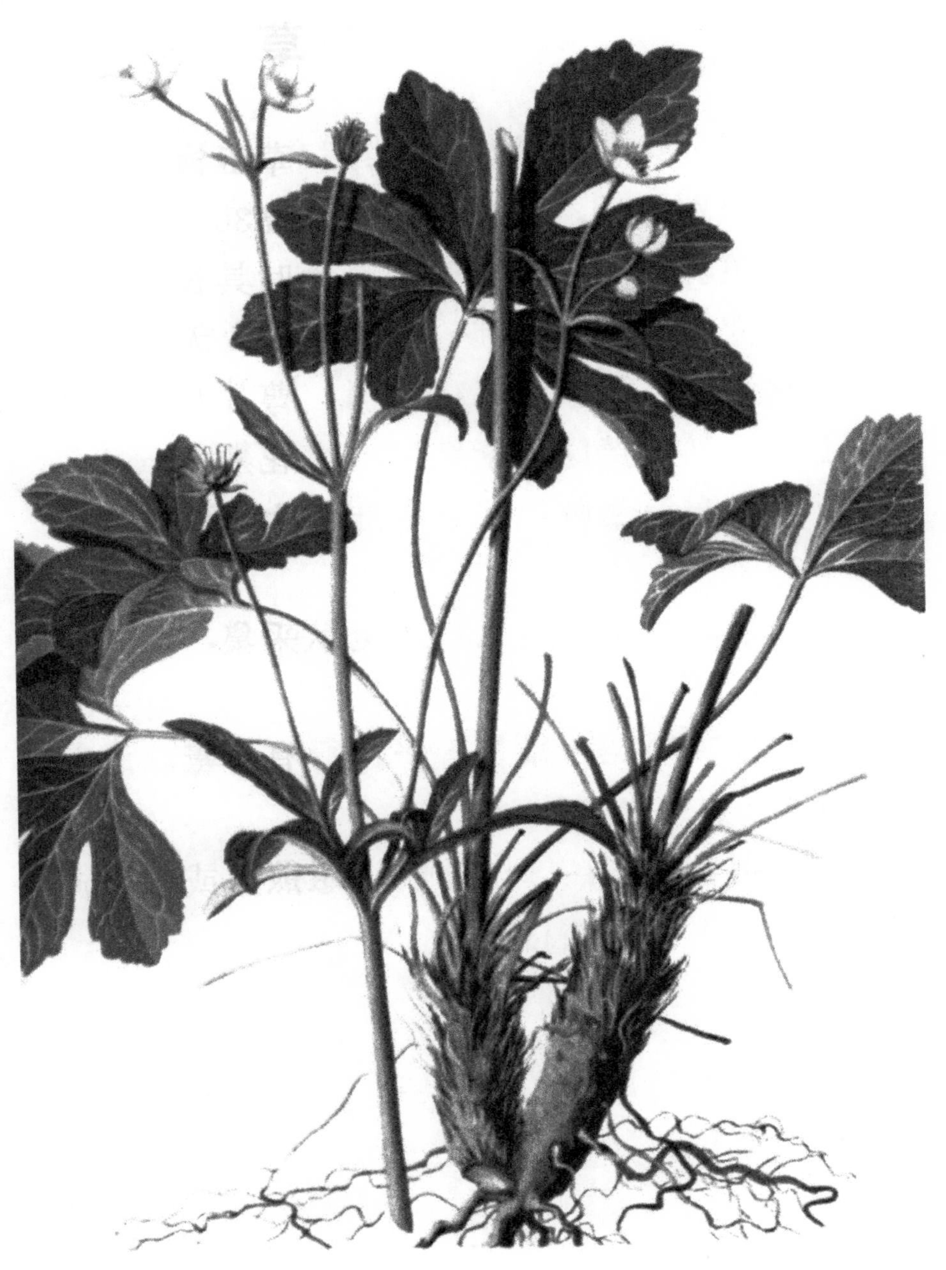

45 虎掌草

Anemone rivularis Buch.-Ham.

46 三叉枇杷

别　　名： 饿饭果、石磨药、木梳蓖子果。

识别特征： 灌木，高1—2米，少分枝，具白色乳液，全株被锈色长毛。单叶互生，叶形多变异，矩圆至阔椭圆形，三裂或不裂，边缘具锯齿。隐果瓶状，无柄，成对或簇生老茎上，成熟时黄绿至紫红色，味甜可食。

分布及生境： 我省南部。生于疏林及灌丛中。

采集加工： 根入药。全年可采，切片晒干备用。

性味功能： 微甘，平。行气止痛，消炎解毒。

用　　法： 3—5钱，胡椒引，水煎服，每日一剂。孕妇忌服。

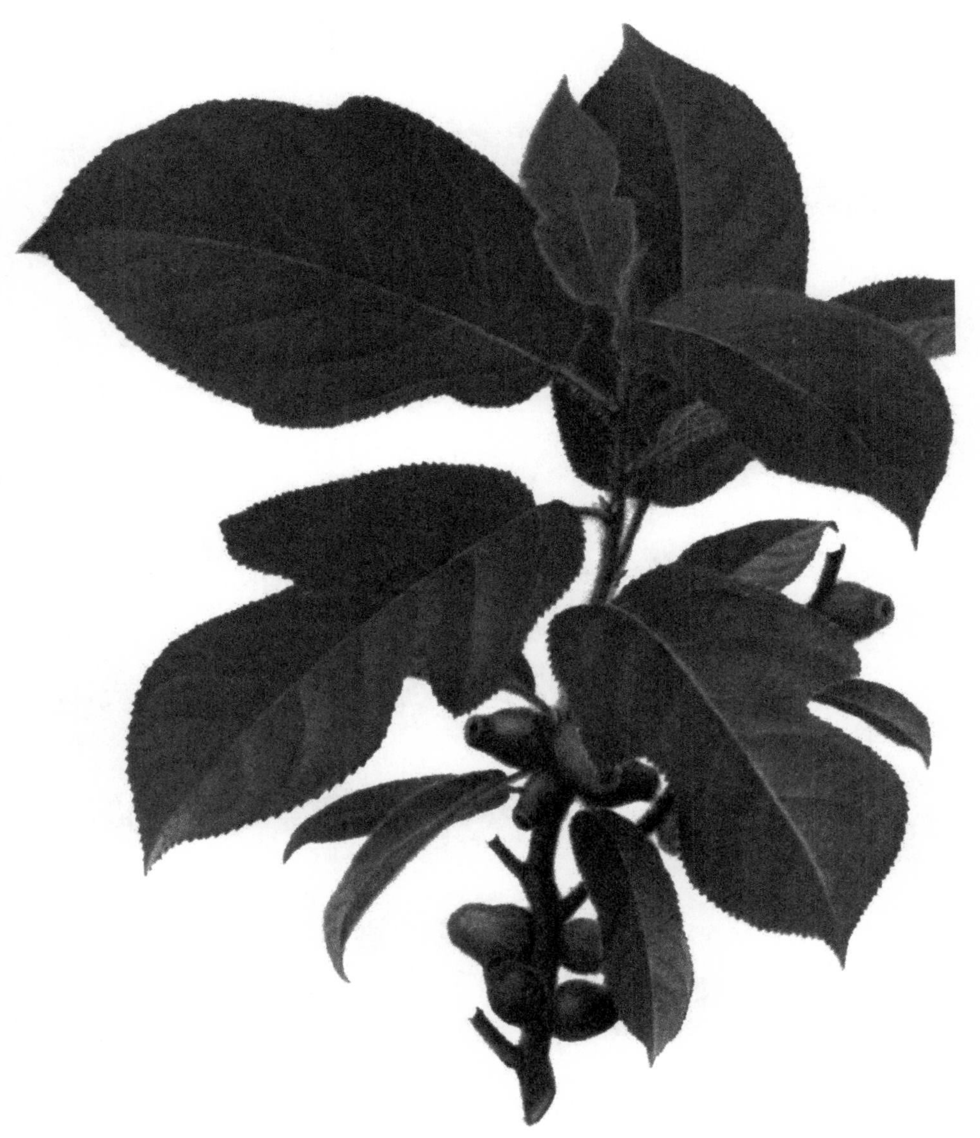

46 三叉枇杷

Ficus simplicissima Lour. var. hirta(Vahl) Migo

47 刺天茄

别　　名：细苦子、弯杷苦子、苦果、歌温喝（傣）。

识别特征：有刺亚灌木，高0.5—1.5米，全株被星状毛，幼枝呈紫褐色。叶互生，波状浅裂，具叶脉刺。总状花序外卷，花3—10朵，紫兰色。浆果球形，直轻8—10毫米，成熟时橙红色。

分布及生境：我省南部。常见于溪畔、荒地、路旁及村寨附近。

采集加工：根入药。全年可采，鲜用或晒干备用。

性味功能：苦，寒。有小毒。清热解毒，消炎镇痛。

用　　法：2—3钱，酒（或胡椒）引，水煎服，每日一剂。孕妇忌服。

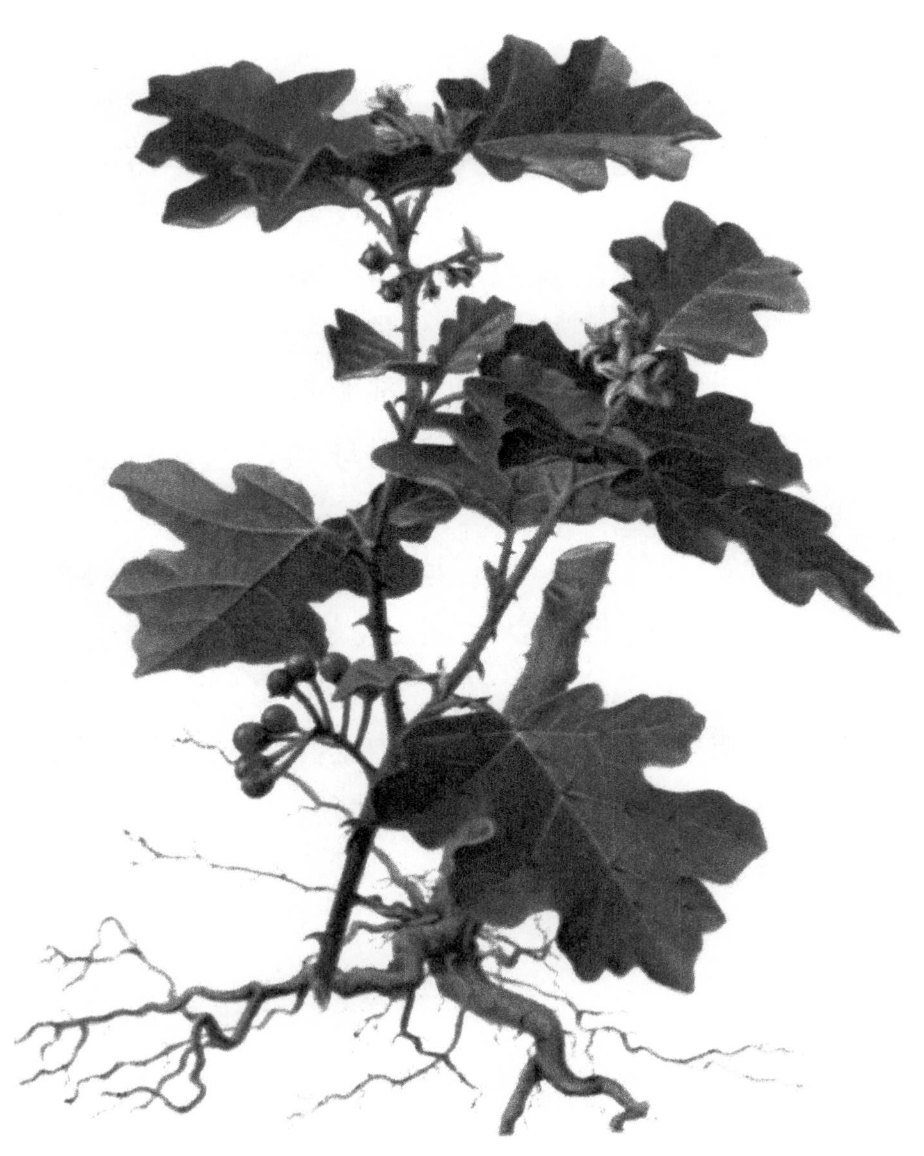

47 刺天茄

Solanum indicum L.

48 旋柄茄

别　　名：马苦果、苦凉菜、海苦草、帕利（傣）。

识别特征：直立灌木，高0.5—1.5米，无刺。单叶互生，矩圆形，长15—17厘米，宽5—7厘米，全缘，叶片基部常延生。蝎尾状总状花序腋生，花白色。浆果球形，直轻0.7—1厘米。花期6—7月。

分布及生境：我省南部。生于荒地、林缘、路旁及村寨附近肥沃土地上。

采集加工：根入药。夏秋采集，晒干备用。

性味功能：苦，寒。清热解毒，祛风解表。

用　　法：3—5钱，水煎服，每日一剂。孕妇忌服。

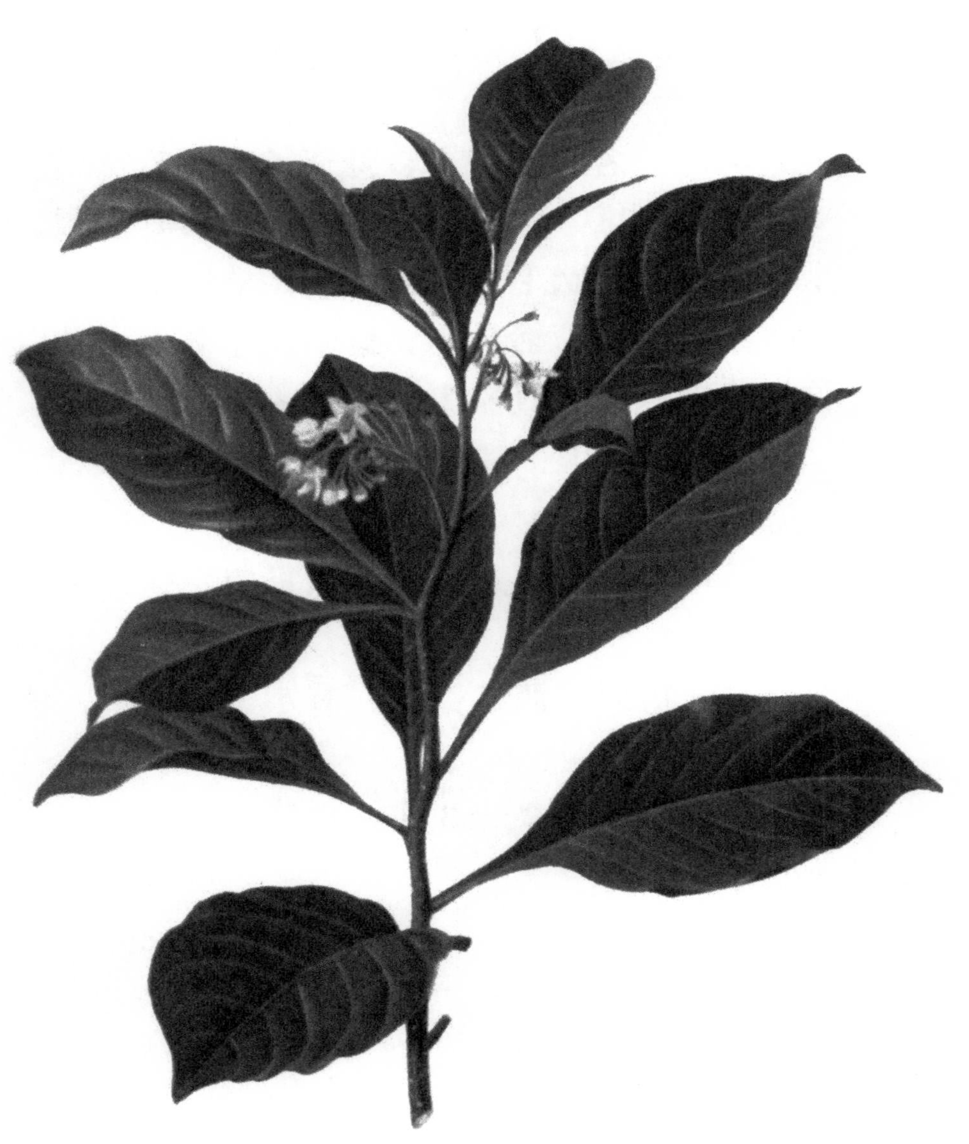

48 旋柄茄

Solanum spirale Roxb.

49 水　　茄

别　　名： 大苦子、野茄子、木哈蒿(傣)

识别特征： 灌木，高1—2米，具皮刺，全株被黄色星状毛。单叶互生，卵圆形，叶缘波状浅裂，中脉稀具刺。聚伞花序侧生，花白色。浆果球形，直径1厘米，成熟时黄色。

分布及生境： 我省南部。生于山坡灌丛、路旁及村寨附近。

采集加工： 根入药。夏秋采集，切片晒干备用。

性味功能： 淡，微凉。有小毒。散瘀，消肿，止痛。

用　　法： 2—3钱，水煎服，每日一剂。孕妇忌服。

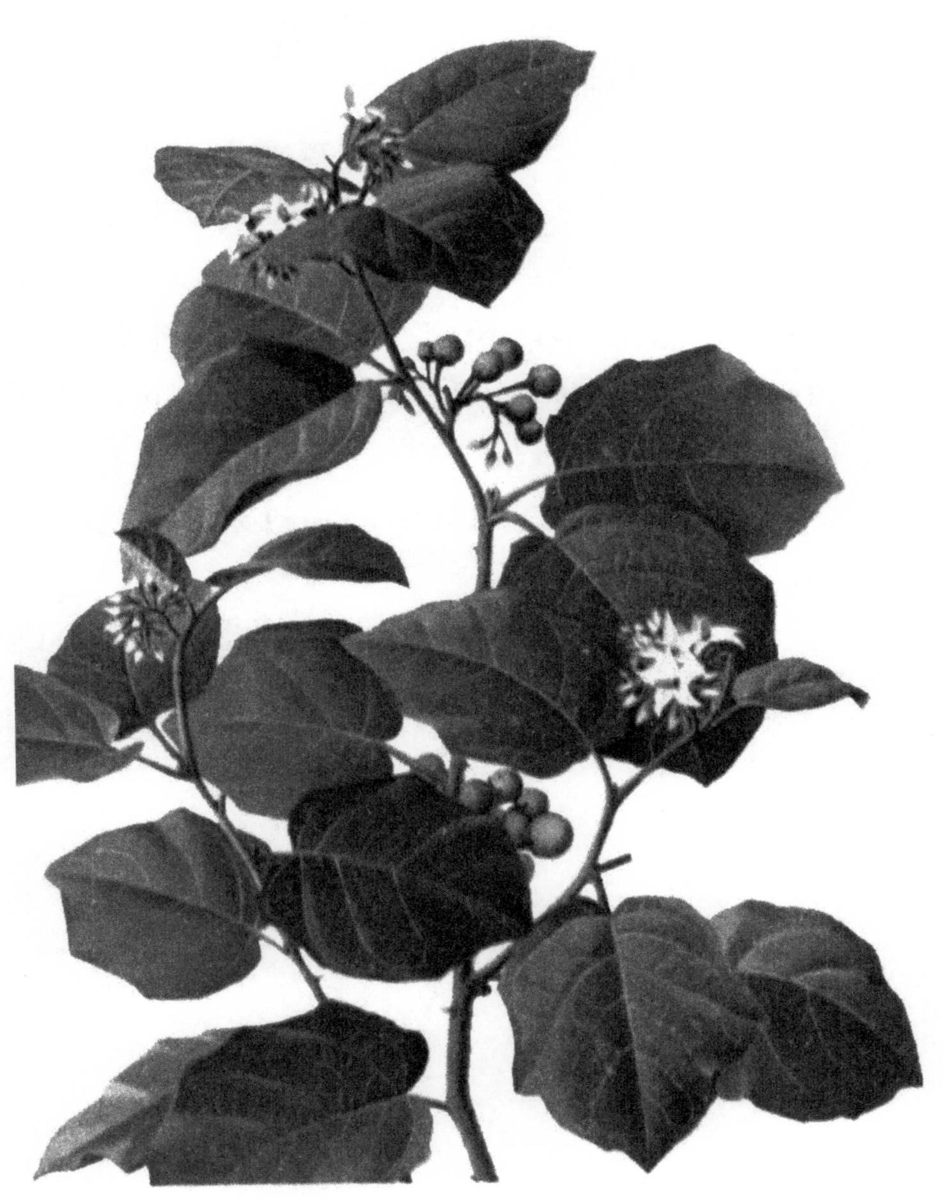

49 水　茄

Solanum torvum Swartz

50 鸡蛋花

别　　名： 缅栀子、摩克章巴（傣）。

识别特征： 小乔木或灌木，高2—5米，小枝粗状、肉质，具白色乳液。　　叶集生枝顶，矩圆形，长15—20厘米，侧脉几平行，近边缘处网结。聚伞花序顶生，花瓣外面白色，内面蛋黄色，故得其名。

分布及生境： 我省南部。村寨及寺庙附近，常见栽培。

采集加工： 树皮入药。全年可采，鲜用或晒干备用。

性味功能： 苦，寒。有小毒。清热，消炎，镇痛，杀菌。

用　　法： 1—2钱，胡椒引，水煎服，每日一剂。孕妇忌服。

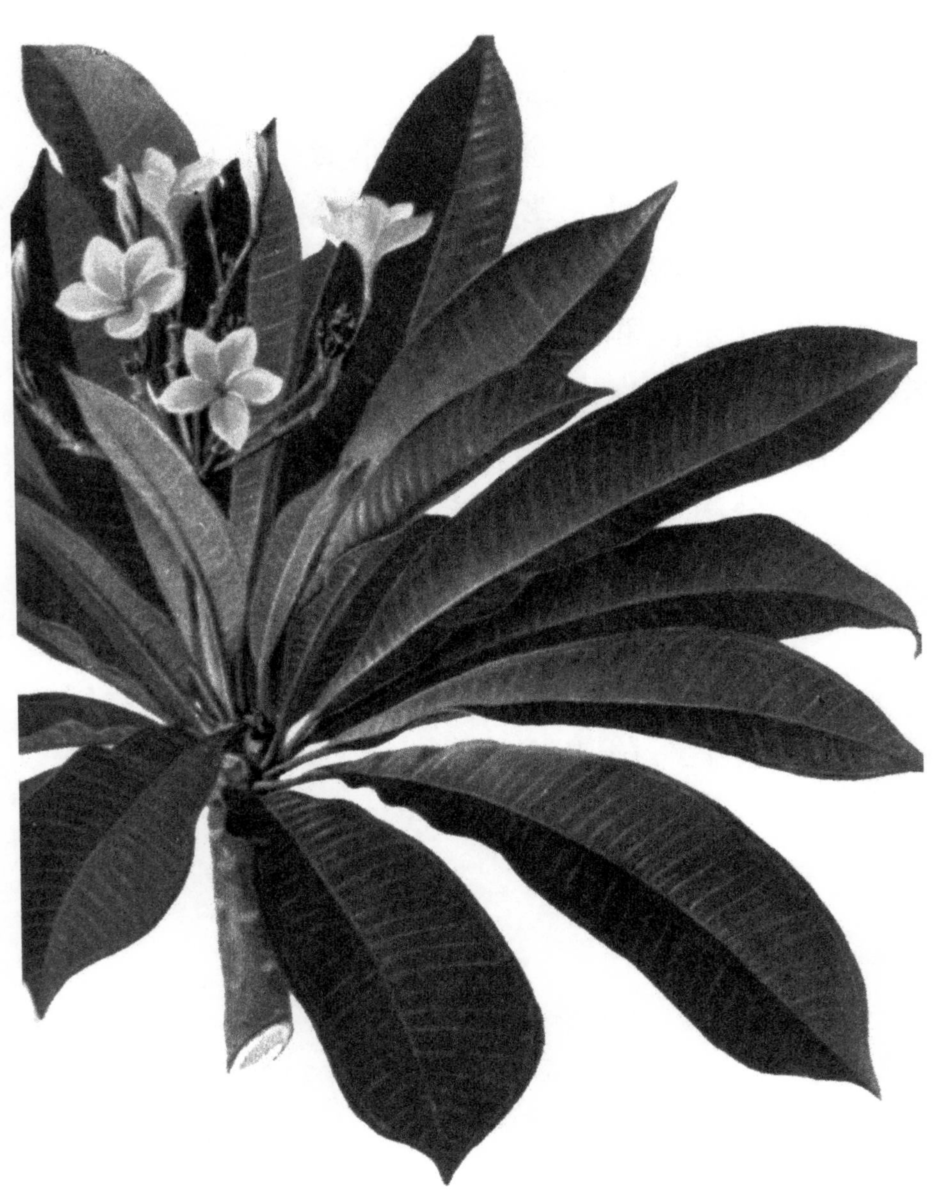

50 鸡 蛋 花

Plumeria acuminata Ait.

51 细黄草

别　　名：金耳环、小黄草、西风斗。

识别特征：多年生附生草本，高30—50厘米，粗0.5厘米，茎黄绿色，分节明显。叶卵状披针形，稍肉质，无柄抱茎。总状花序自茎节生出，花白色、先端淡红色，下垂，5—6月开花。蒴果。

分布及生境：我省南部，主产文山州。附生于树干及岩石上。

采集加工：茎入药。夏秋采集，晒干备用。

性味功能：甘淡、微咸，平。滋阴益胃，生津润桑，截疟。

用　　法：1—2钱，水煎服，每日一剂。孕妇忌服。

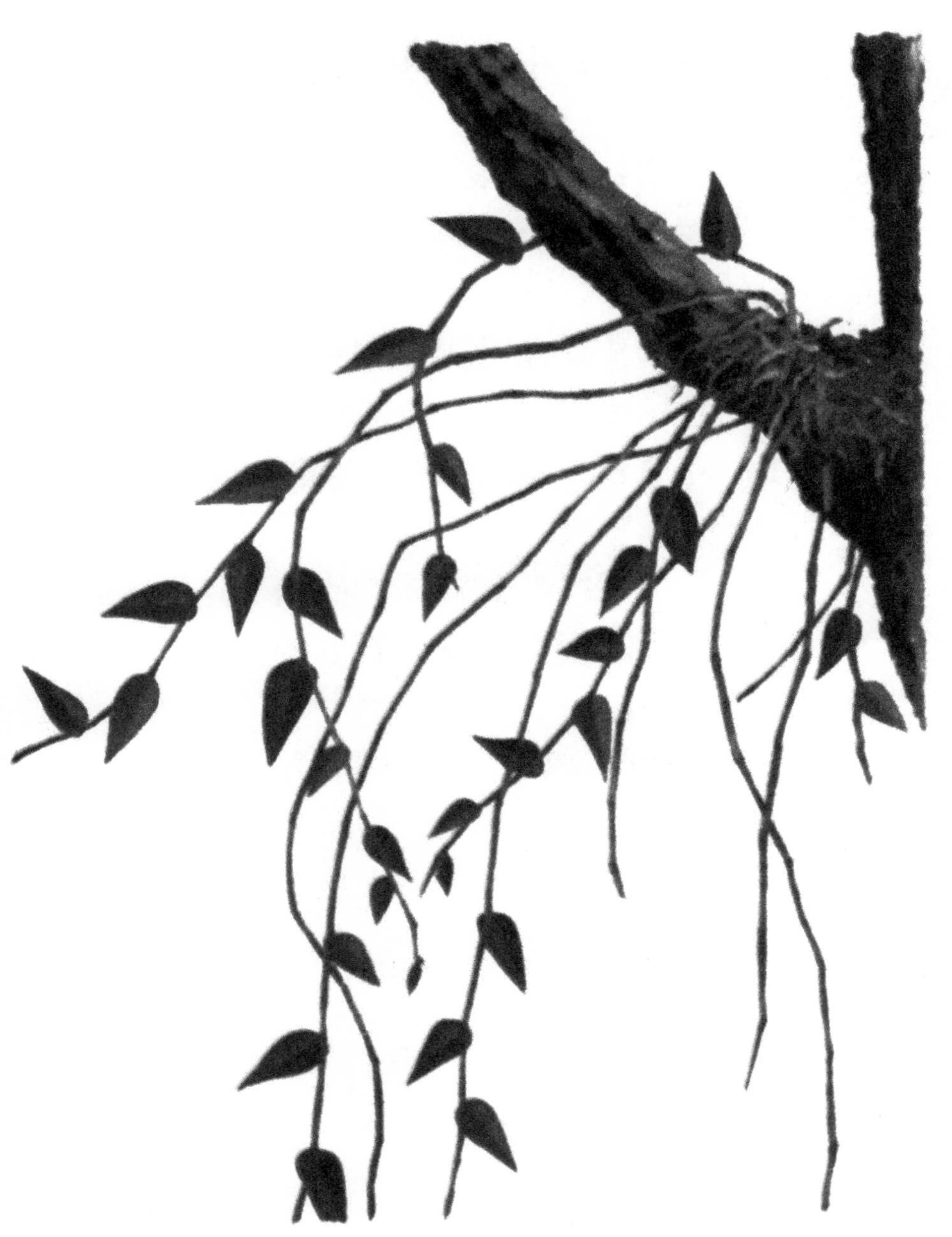

51 细黄草

Dendrobium kosepanii Tso (Ined)

52 八角枫

别　　名：白龙须、华瓜木。

识别特征：落叶乔木，树皮平滑，枝开展。根白色，须根多。单叶互生，叶形多变异，阔卵形或圆形，先端常分裂，叶基偏斜，叶背脉腋有束毛，脉上具短毛。花序腋生，为二歧聚伞花序，花白色，苞片线形。果卵形，长7毫米。

分布及生境：我省广布。生于阴湿杂林中。

采集加工：根、树皮入药。全年可采，晒干备用。

性味功能：辛，平。有毒。祛风除湿，截疟，镇痛。

用　　法：3—5分，水煎服，每日一剂。孕妇忌服。

附　　注：该药毒性大，慎用。

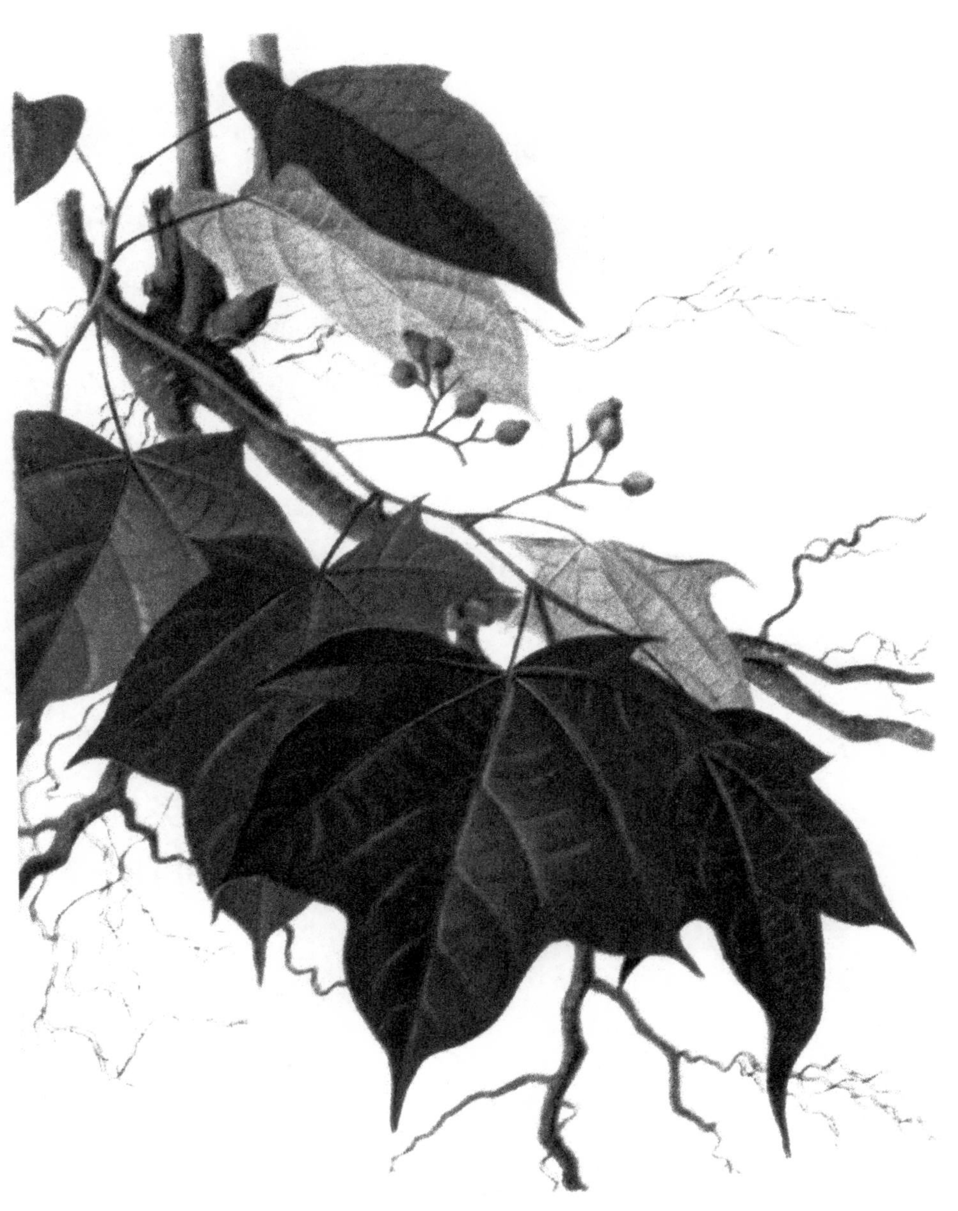

52 八角枫

Alangium chinense (Lour.) Harms

53 散黄草

别　　名： 双点獐牙菜。

识别特征： 直立草本，高20—50厘米，茎黄色或黄褐色，基部带紫。单叶对生，无柄，叶披针形，三出脉。圆锥状聚伞花序，顶生或腋生，花瓣5裂，蓝紫色，裂片中部有两个黄色大斑点，上部具多数蓝色小斑点。蒴果长椭圆形。种子小，多数。花期8—10月。

分布及生境： 我省大部地区有分布。生于山坡、林缘、沟边、路旁潮湿地。

采集加工： 全草入药。夏秋采集，风干备用。

性味功能： 苦，寒。清肝利胆，消炎解毒。

用　　法： 2—3钱，水煎服，每日一剂。孕妇忌服。

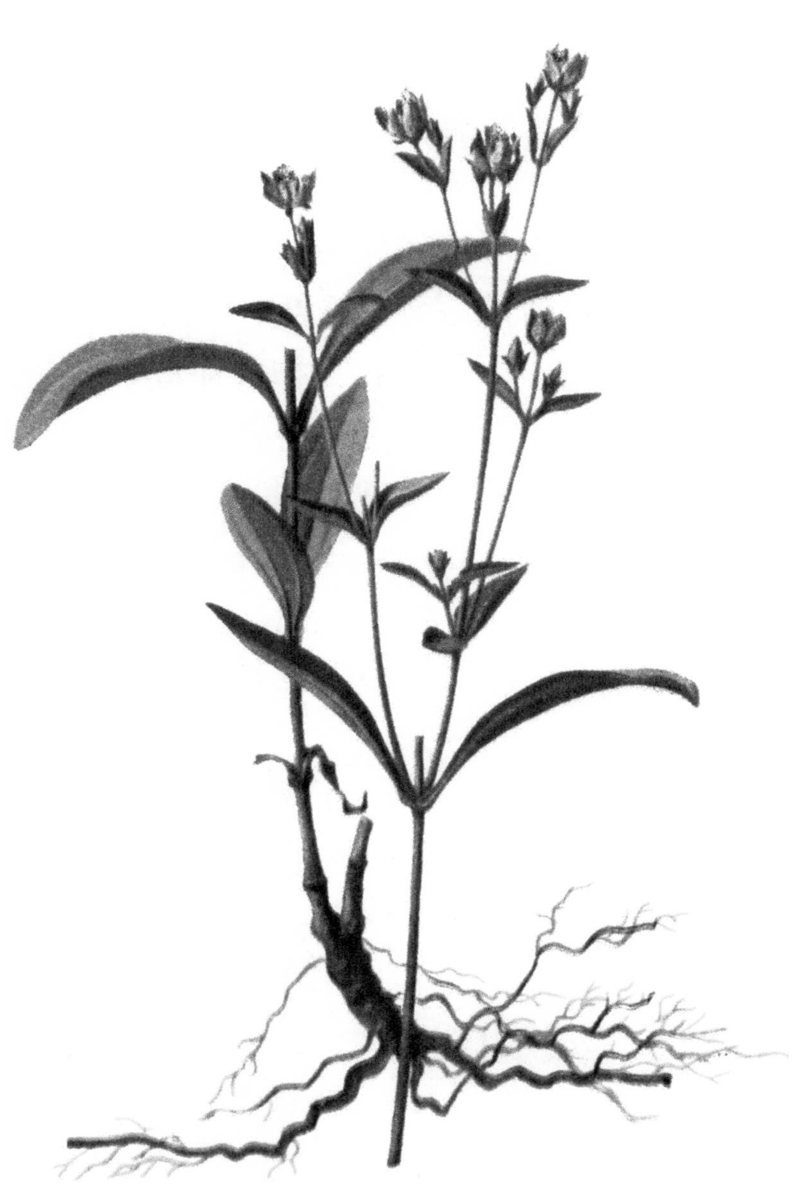

53 散黄草

Swertia bimaculata(S. et Z.) Hk. f. et Thoms.

54 腰　　果

别　　名：鸡腰果、槚如树。

识别特征：乔木，高3—6米，分枝矮。单叶互生，椭圆形或倒卵形，先端钝或微凹，全缘，革质。圆锥花序顶生，花粉红色，芳香。果分二部：下部为花托扩大而成，肉质，成熟为橙红色，可食；上部为肾形坚果，灰褐色。种子含油较多，可食。

分布及生境：原产热带美洲，我省南部已引种栽培。

采集加工：树皮入药。全年可采，晒干备用。

性味功能：淡，平。有毒。截疟，杀虫。

用　　法：2—3分，水煎服，每日一剂。

附　　注：该药毒性大，慎用。

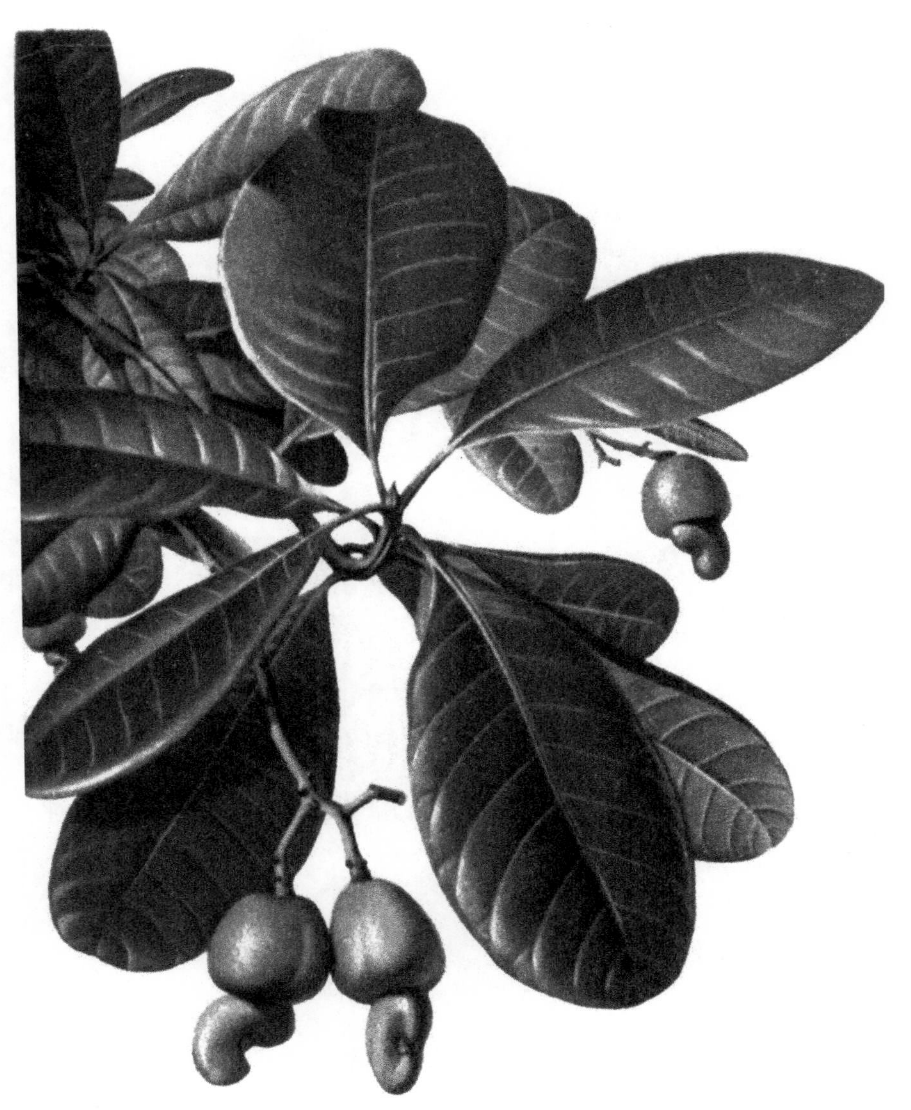

54 腰　果
Anacardium occidentale L.

55 黄　檀

别　　名：罗望子叶黄檀、谢汗省(壮)。

识别特征：攀援状灌木或小乔木，高2—5米，树皮褐色，幼枝和叶被灰色柔毛。奇数羽状复叶，小叶互生，21—41片，矩圆形，先端微凹，具短柄。圆锥花序腋生，花萼钟状，淡黄色，花冠蝶形，白色。荚果扁平，具1—3颗种子。

分布及生境：我省南部。常见于杂木林中。

采集加工：根、树皮入药。夏秋采集，晒干备用。

性味功能：涩，平。消炎，解毒，截疟。

用　　法：3钱，水煎服，每日一剂。孕妇忌服。

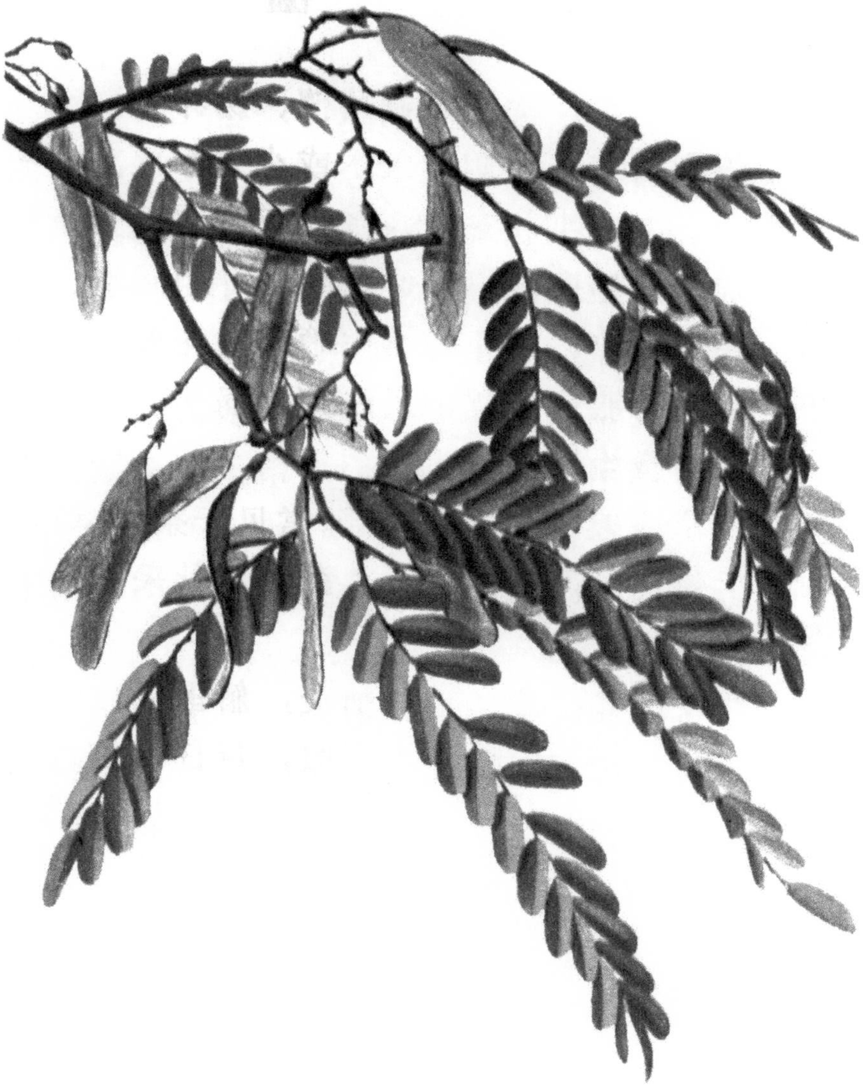

55 黄　　檀

Dalbergia tamarindifolia Roxb.

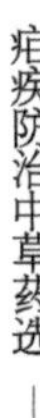

56 金钱梅

别　　名：洋梅花刺根、刺毬花。

识别特征：有刺灌木，高2—4米，树皮棕褐色。二回羽状复叶，羽片4—8对，小叶7—15对，矩圆形，复叶柄基部有托叶刺一对。头状花序，单生或束生叶腋，花小，黄色。荚果膨胀成圆筒形，常不开裂。

分布及生境：我省南部。常见于林缘、灌丛及村寨附近。

采集加工：根入药。全年可采，切片晒干备用。

性味功能：淡，平。消炎，截疟。

用　　法：3—5钱，水煎服，每日一剂。孕妇忌服。

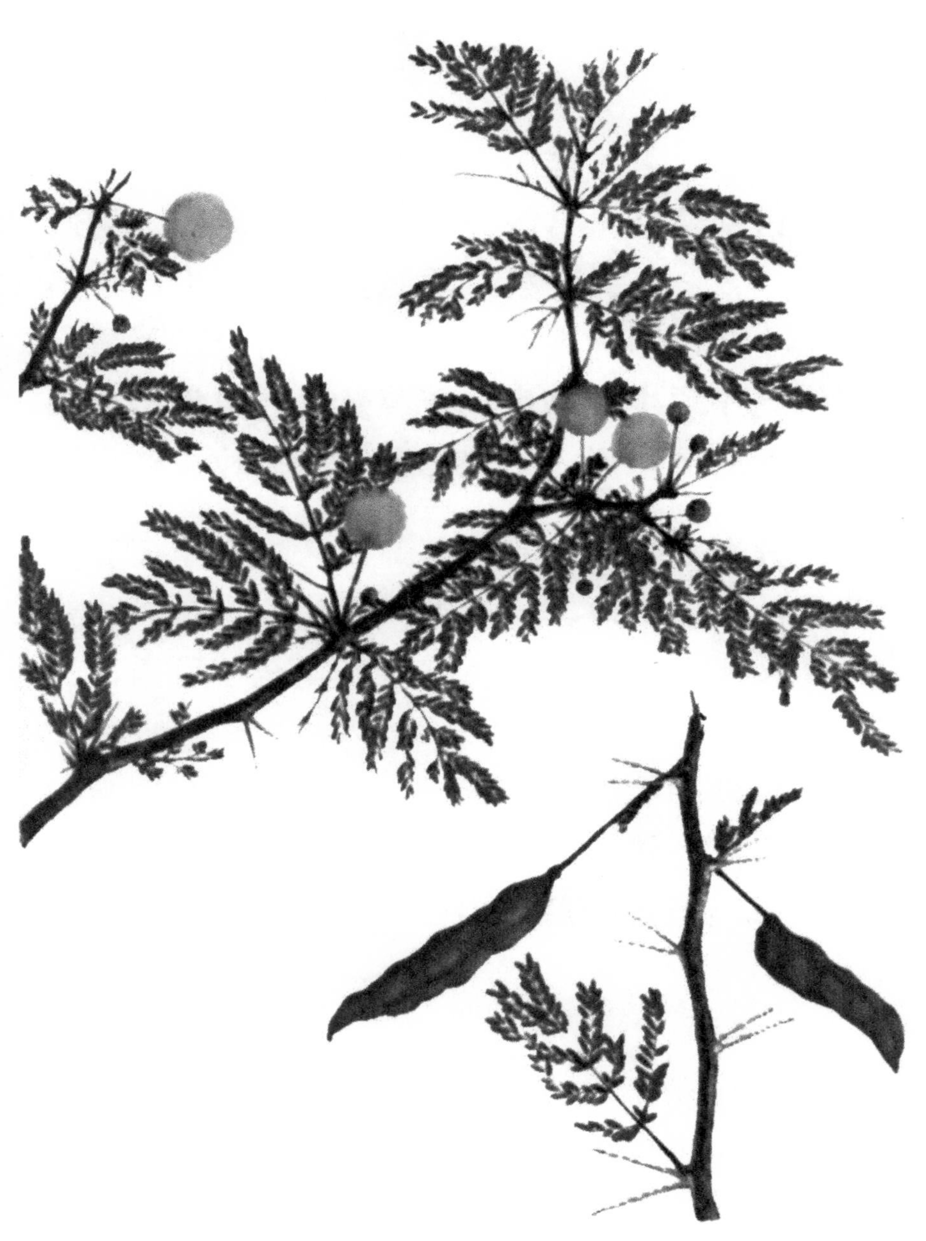

56 金钱梅

Acacia farnesiana(L.)Willd.

57 羊脆木

别　　名：羊脆骨、羊耳朵树

识别特征：常绿乔木，高5—8米，树冠密蔽，3—4叉分枝，质脆。单叶互生，常集生于小枝顶端，倒卵状披针形，全缘，革质。圆锥花序顶生或侧生，花淡黄色，芳香。蒴果圆球形或倒卵形，二裂。种子3—5枚，红色，具粘液。

分布及生境：我省南部山区。见于多石的疏林及河谷陡坡、悬崖处。

采集加工：根和树皮入药。全年可采，切片晒干备用。

性味功能：苦、辛，平。疏风解表，截疟。

用　　法：2—3钱，胡椒（或酒）引，水煎服，每日一剂。孕妇忌服。

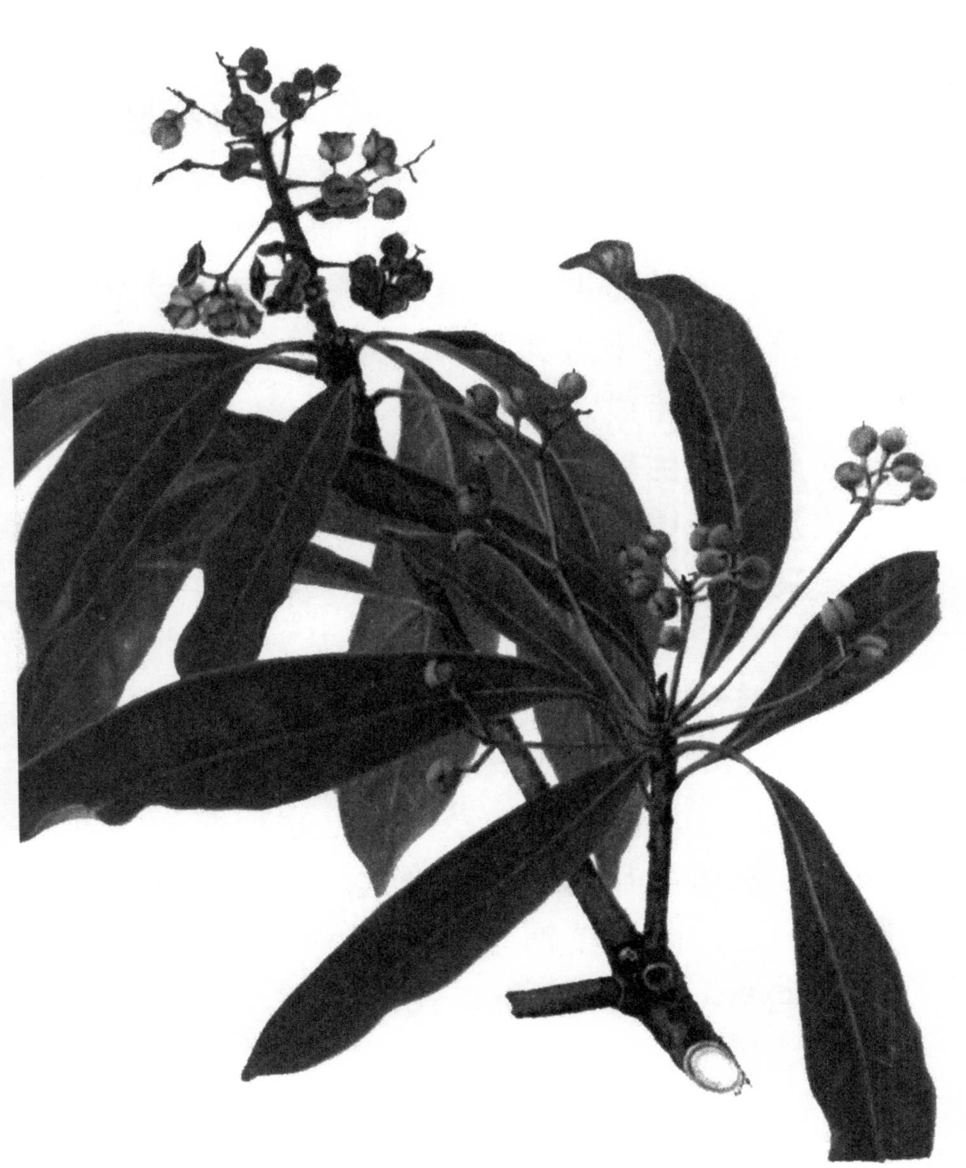

57 羊 脆 木

Pittosporum kerrii. Craib

58 白虎草

别　　名：松风草、岩椒草、在左(哈尼)。

识别特征：多年生草本，具特殊臭味。根皮黄色。叶互生，为2—3回羽状复叶，小叶倒卵形，先端微凹，具透明腺点。圆锥花序顶生，花白色，子房具长柄。果由6—8个腹裂膜质的心皮组成。

分布及生境：我省广布。生于山地林缘、箐边及灌丛中。

采集加工：全草入药。秋季采集，风干备用。

性味功能：辛、淡，寒。清热，消炎，杀菌。

用　　法：3钱，草果引，水煎服，每日一剂。或取茎叶捣细包百会穴。孕妇忌用。

附　　注：同属植物石椒(Boenninghasenia sessilicarpa Uevl.)也可代用。

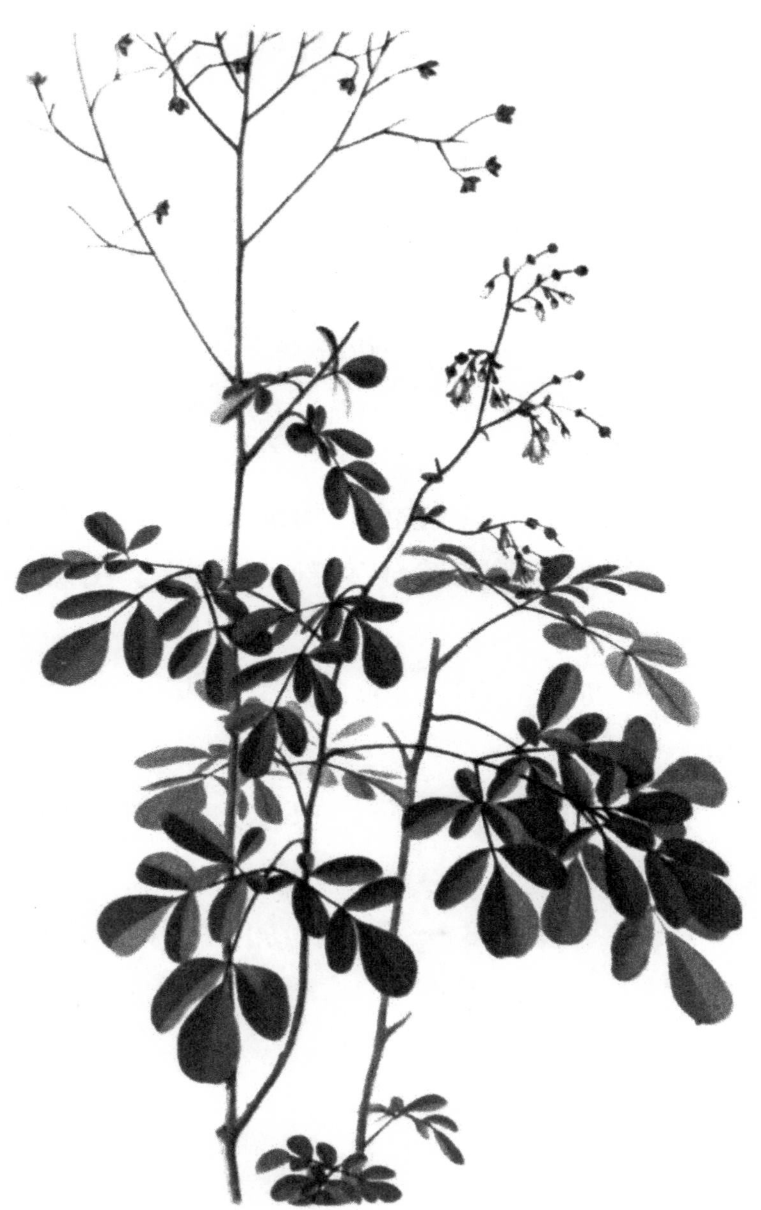

58 白虎草

Boenninghausenia albiflora (Hk. f.)Reichenb.

59　多花野牡丹

别　　名： 打破碗花、破碗掌角树、爆肚叶、雅改店（傣）。

识别特征： 灌木，高1—2米，茎密被棕色长毛。单叶对生，长椭圆形，长5—10厘米，叶面被绒毛，叶背被长柔毛，基出3—5脉。聚伞花序顶生，花大，粉红色。蒴果瓶状，成熟时横裂，果肉紫红色，可食。种子多数。

分布及生境： 我省南部。常见于山坡、荒地的灌丛中。

采集加工： 根入药。秋季采集，切片晒干备用。

性味功能： 涩，凉。收敛，杀菌，清热解毒。

用　　法： 3—5钱，加酒引，水煎服，每日一剂。孕妇忌服。

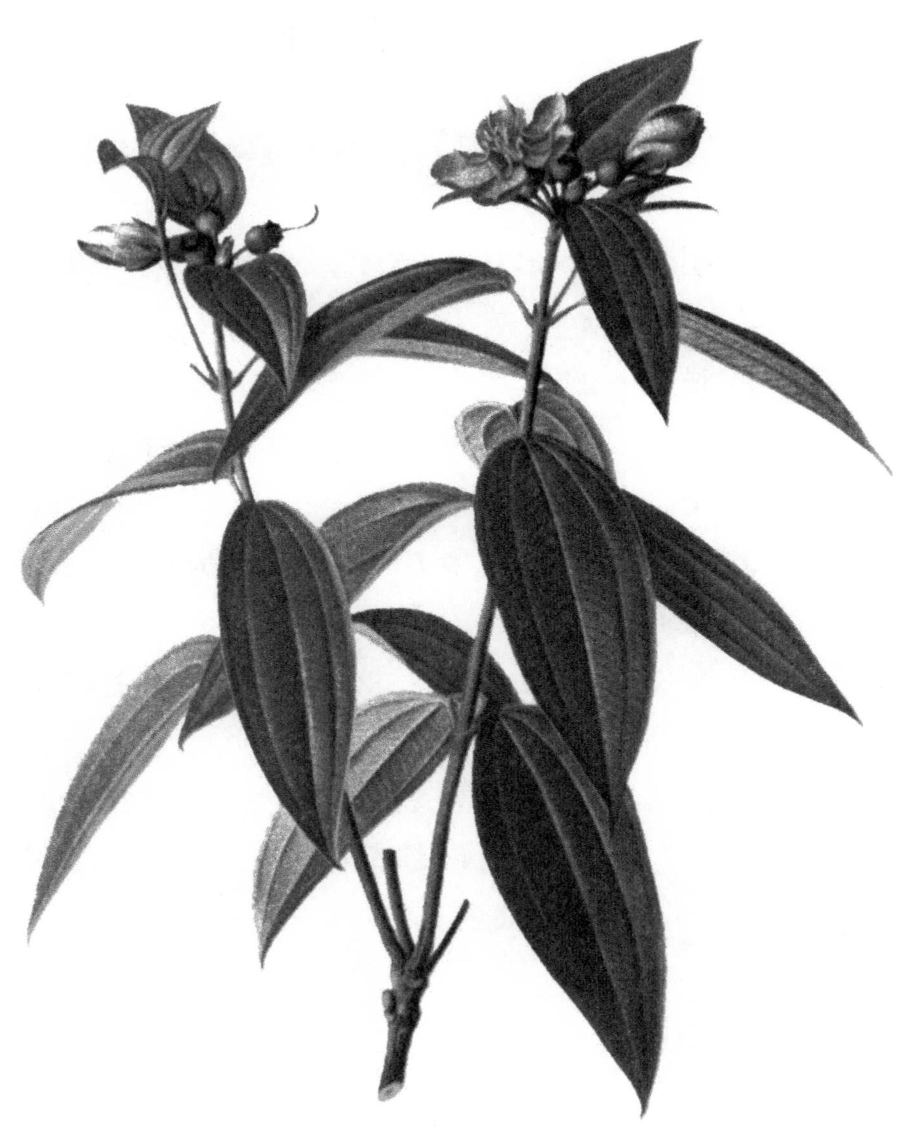

59 多花野牡丹

Melastoma polyanthum Bl.

60 下田菊

别　　名：胖婆娘、大黑青菜、猪耳朵叶、留药。

识别特征：多年生草本，高达1米，茎杆粗状，上部紫色，密生粗毛。叶对生，三角状卵形，长5—15厘米，边缘具粗锯齿。头状花序顶生，排到成稀疏的伞房状，花小，粉红色，夏秋开花。瘦果有粘液。

分布及生境：我省广布。生于沟边，田埂及路旁湿地。

采集加工：根入药。秋季采集，鲜用或晒干备用。

性味功能：淡，凉。祛风解表，消肿解毒。

用　　法：5钱，加胡椒引，水煎服，每日一剂。孕妇忌服。

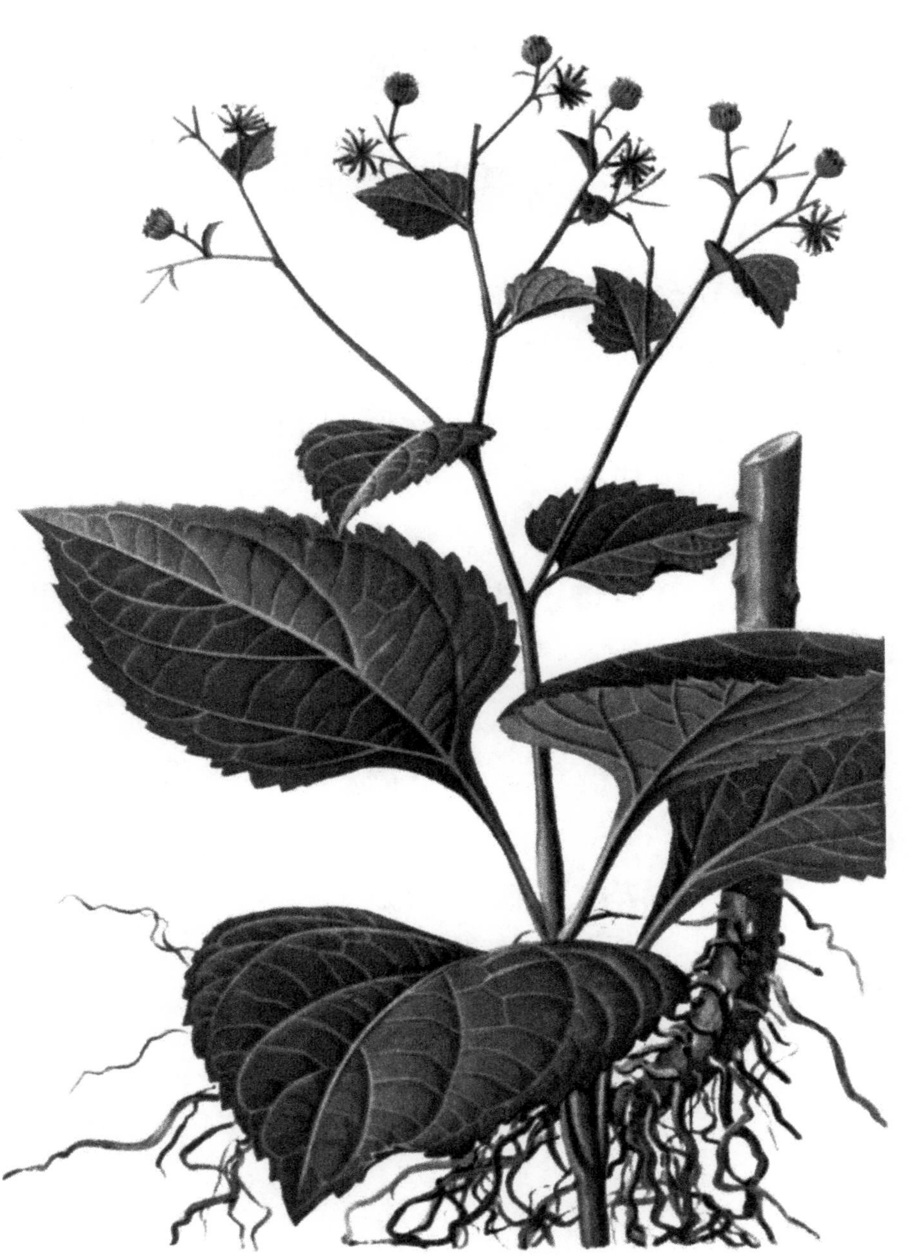

60 下田菊

Adenostemma lavenia (L.) O. Ktze.

61 黑老虎

别　　名：小黑根、金柴胡、黑升麻、脉叶旋复花。

识别特征：多年生草本，高30—50厘米，全株密被灰色刚毛。根条状，稍肉质。叶互生，倒卵形至卵状披针形，先端具粗锯齿。头状花序顶生，组成伞房状，边缘花长舌状，白色，中央花为管状、黄色。瘦果具刺状冠毛。

分布及生境：我省广布。生于山坡草地和灌丛中。

采集加工：根入药。秋季采集，风干备用。

性味功能：辛、苦，温。驱风除湿，消积止痛。

用　　法：3钱，胡椒（或酒）引，水煎服，每日一剂。孕妇忌服。

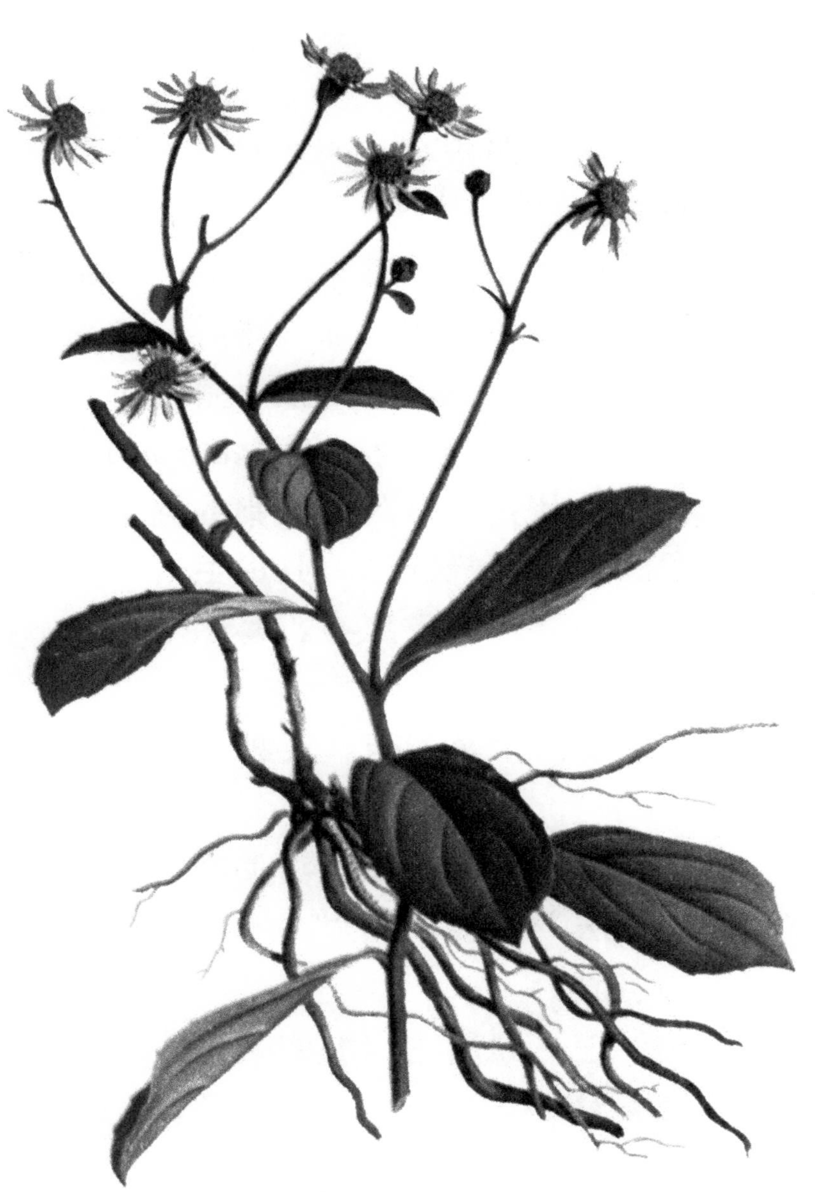

61 黑老虎

Inula nervosa Wall.

62 四棱锋

别　　名：四棱草、四棱将军、噻啉草、野辣烟棵。

识别特征：多年生草本，高50—80厘米，全株被柔毛，具粘液和特殊气味，茎杆具叶状翅四条，故名四棱锋。叶互生，基部下延，叶倒披针形，长5—10厘米，宽0.5—2.5厘米，边缘具齿。头状花序排列成密集的圆锥花序。花淡红色。瘦果长椭圆形，具白色冠毛。

分布及生境：我省广布。喜生于荒地、村边、路旁。

采集加工：全草入药。夏秋采集，鲜用或风干备用。

性味功能：辛、苦，温。消炎，镇痛，截疟。

用　　法：3钱，酒引，水煎服，每日一剂。孕妇忌服。

附　　注：同属植物臭灵丹（Laggera Pterodonta(Dc.)Benth.）也可代用。

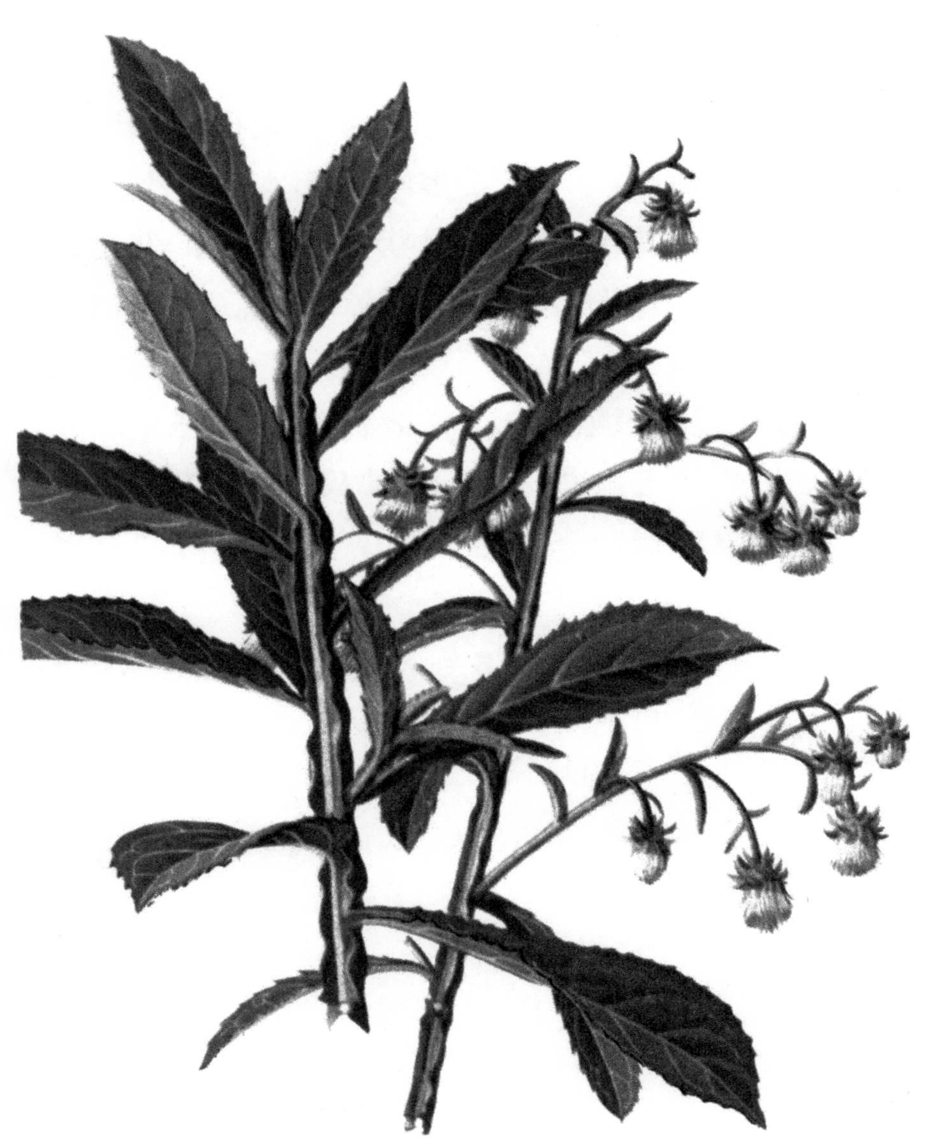

62 四棱锋

Laggera alata(Buch.-Ham.ex DC)Schultz.-Bip.

63 扁　　豆

别　　名： 春豆、野春豆、朵把蒙(壮)。

识别特征： 一年或多年生藤本。叶互生，三出复叶，具小托叶。总状花序腋生，花白色至紫红色，蝶形。荚果扁平，有喙。种子白色或紫色。

分布及生境： 我省各地。栽培或野生。

采集加工： 根入药。秋季采集，晒干备用。

性味功能： 辛、苦，温。祛风除湿，消肿解毒。

用　　法： 2—3钱，酒引，水煎服，每日一剂。孕妇忌服。

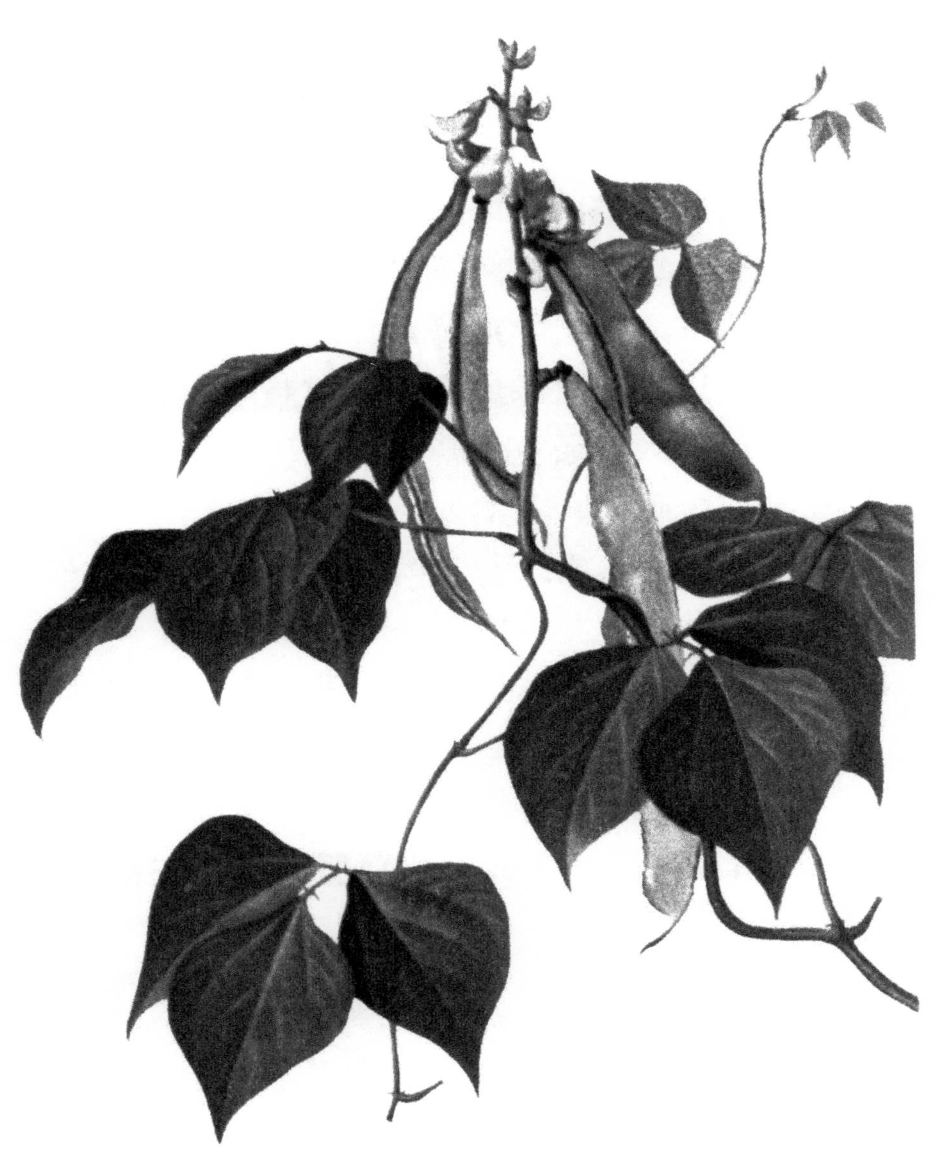

63 扁　豆

Dolichos lablab L.

64 假夜来香

别　　名：苦凉菜、帕空耸（傣）、帕格俄姆（傣）。

识别特征：落叶木质藤本，茎粗4—5厘米，长达10余米，悬垂于大树上，幼茎灰色透绿，具节，节上叶痕隆起如耳。叶对生，心脏形，长10—13厘米。伞形花序腋生，具柄，下垂，花小，淡绿色。蓇葖果双生，人字分开，长5—8厘米。花期4—5月。

分布及生境：我省南部。生于林缘、疏林及村寨附近的灌丛中。

采集加工：根茎入药。秋季采集，切片晒干备用。

性味功能：微甘，凉。清热解毒。

用　　法：2钱，水煎服，每日一剂。孕妇忌服。

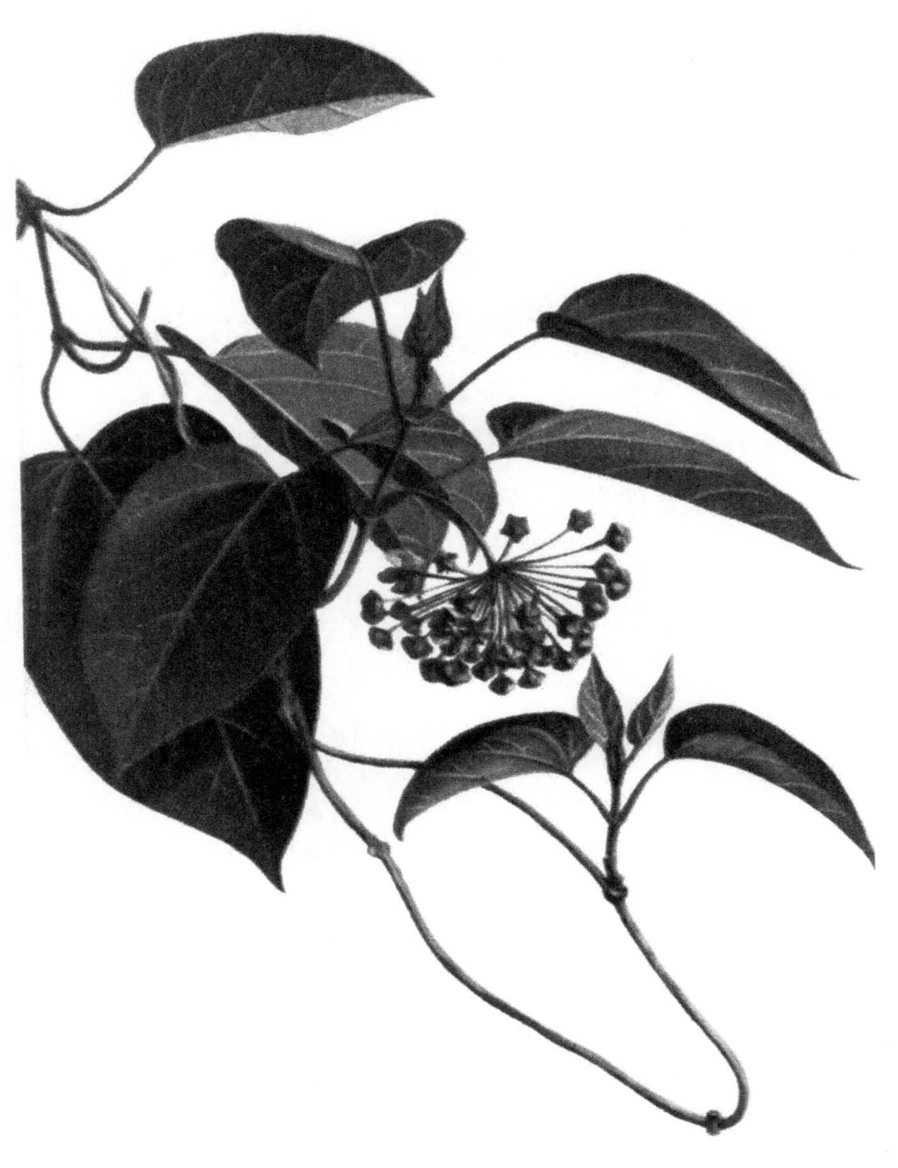

64 假夜来香

Wattakaka volubilis (L. f.) Stapf

65 杧　　果

别　　名：麻檬果、骂檬（傣）。

识别特征：常绿乔木，高10—20米，树皮灰褐色。单叶互生，椭圆状披针形，全缘，深绿色，革质，幼叶紫红色。顶生大圆锥花序，长达20厘米以上，花小，粉红色。果肾形，成熟时橘黄色，内有扁而带纤维的核一枚。

分布及生境：我省南部。为栽培或野生的热带水果。

采集加工：树皮入药。全年可采，鲜用或晒干备用。

性味功能：涩，平。清热，解毒，收敛。

用　　法：2—3钱，火药（或用草果、胡椒等）引，水煎服，每日一剂。孕妇忌服。

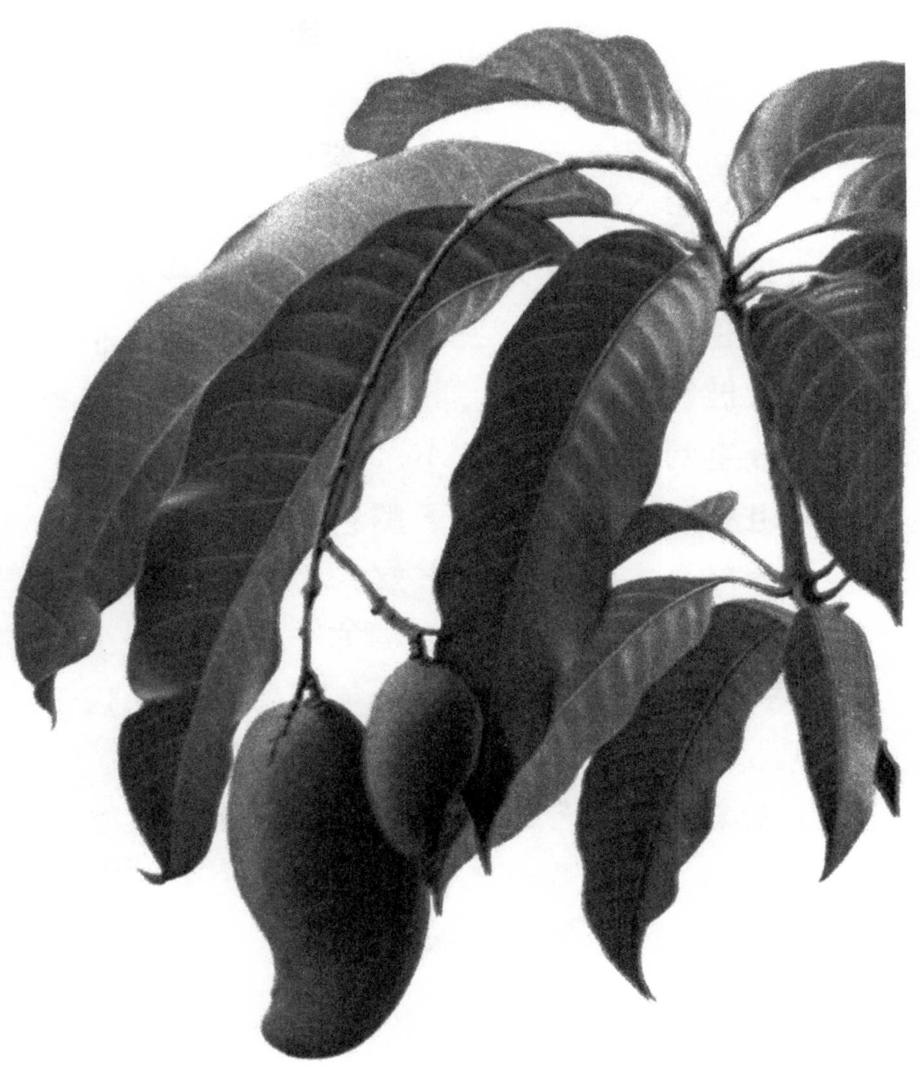

65 杧　果

Mangifera indica L.

66 小黄散

别　　名： 三叉苦、雅床真（傣）、帕三巴哈（哈尼）。

识别特征： 灌木或小乔木，高3—5米。根淡黄色。叶对生，三出复叶，具长柄，小叶椭圆状披针形，全缘，具透明腺点，揉之有香气。腋生圆锥花序，花小，淡黄色。果由4个蓇葖组成，黄绿色。种子黑色光亮。

分布及生境： 我省南部。生于山坡、村旁的杂木林或灌丛中。

采集加工： 根入药。全年可采，切片晒干备用。

性味功能： 苦，寒。清热解毒，消炎止痛。

用　　法： 3—5钱，酒或红盐引，水煎服，每日一剂。孕妇忌服。

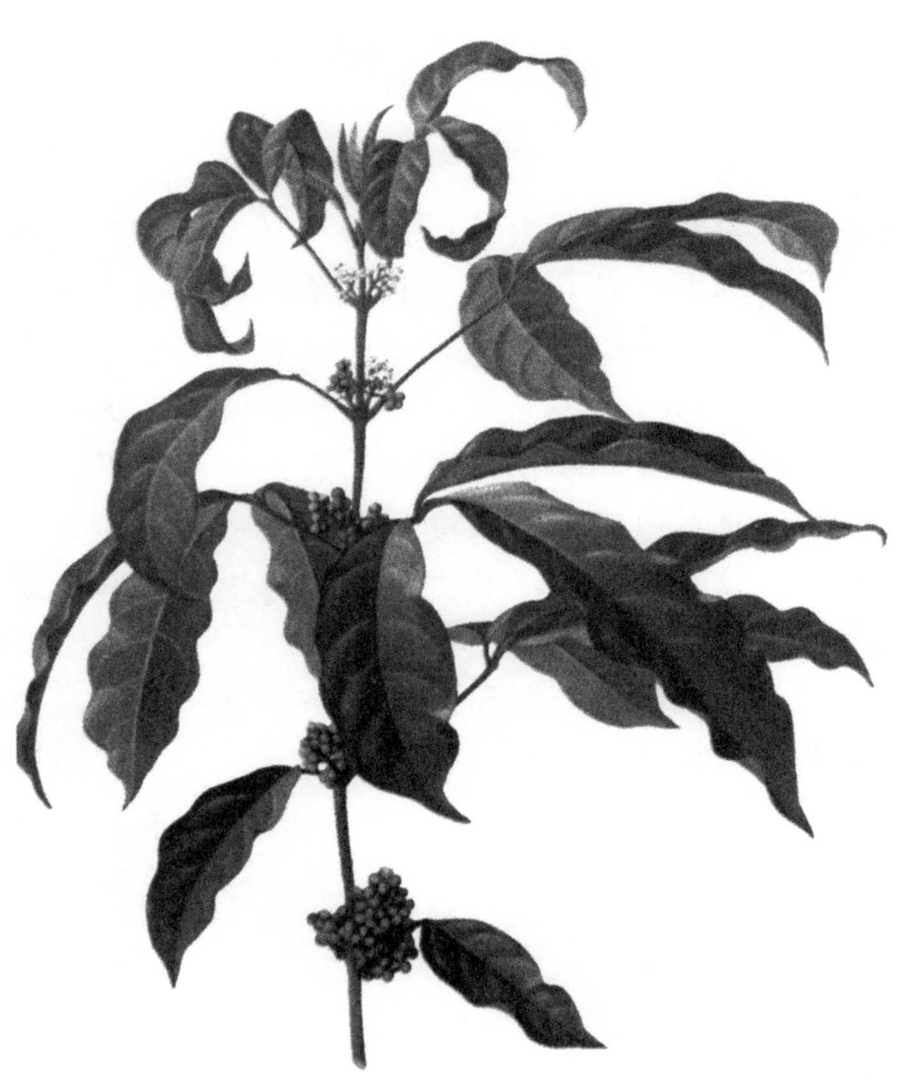

66 小 黄 散

Evodia lepta(Spreng.) Merr.

67 五桠果

别　　名：西湿阿地（僾尼）。

识别特征：乔木，高8—10米，树杆常弯曲，皮厚，浅棕色，片状剥落。叶大，互生，常集生枝顶，倒卵披针形，长20—40厘米，羽状脉平行，边缘具锯齿。花单生叶腋，大，白色。由五片肥厚宿萼组成的假果，圆球形，直径12厘米，成熟时黄绿色，味酸可食。

分布及生境：我省南部。喜生于溪畔、河谷。

采集加工：根和树皮入药。全年可采，切片晒干备用。

性味功能：酸、涩，平。收敛，杀菌。

用　　法：2钱，水煎服，每日一剂。孕妇忌服。

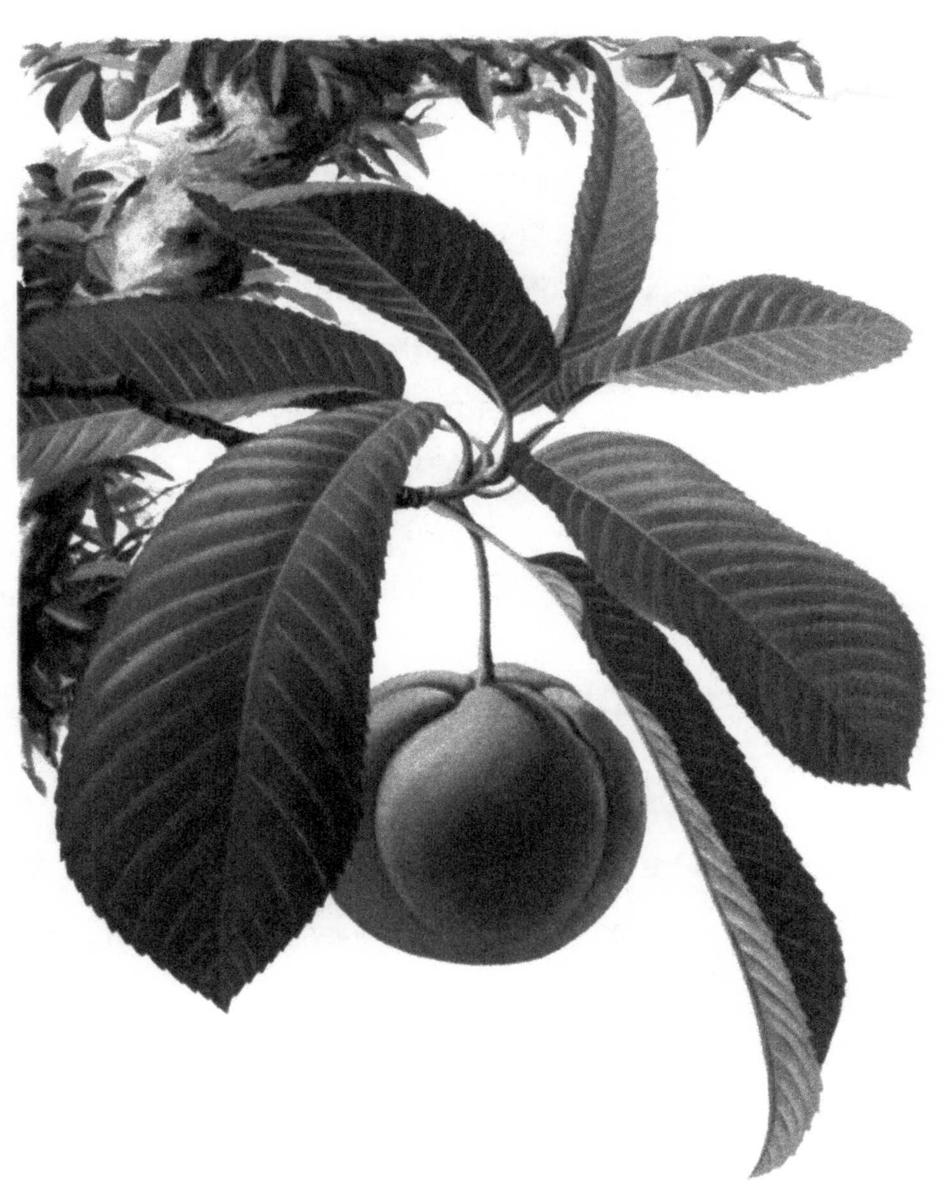

67 五桠果

Dillenia indica L.

68 洗碗叶

别　　名：假烟叶树、蒙竹叶、酱叉树、乌臼饭叶、天棚草、锅木后(傣)、望荤(傣)。

识别特征：灌木或小乔木，高2—5米，除老茎外全株被灰色星状毛。叶互生，阔椭圆形，全缘，叶背灰白色，揉之有特殊臭味。顶生聚伞花序平顶状，长12—20厘米，花白色，下垂。浆果球形，直径1厘米，成熟时黄色。

分布及生境：我省南部。见于路旁、村边及疏林中。

采集加工：根皮入药。全年可采，晒干备用。

性味功能：苦、辛，凉。有小毒。清热，止痛，截疟。

用　　法：3钱，加胡椒（或酒）引，水煎服，每日一剂。孕妇忌服。

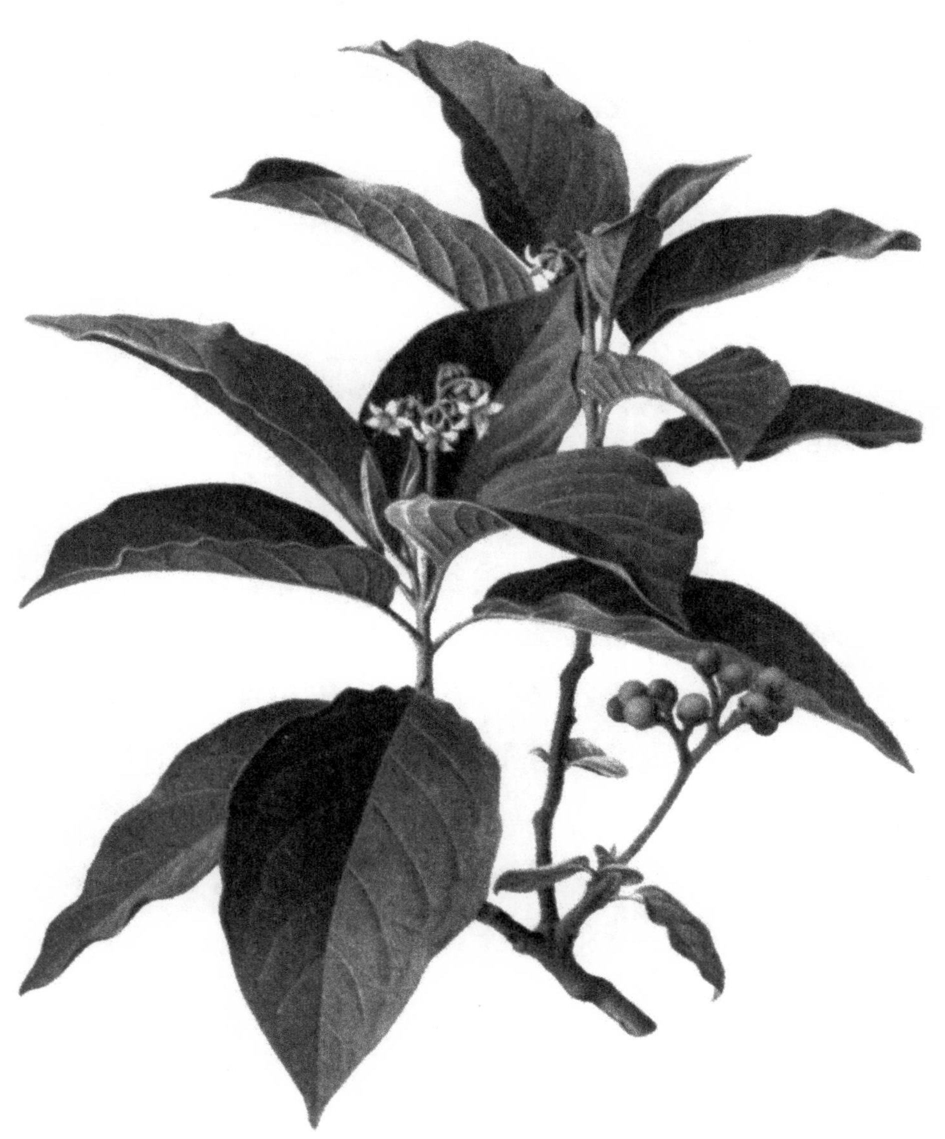

68 洗碗叶

Solanum verbascifolium L.

69 细米油珠

别　　名：切大伯、螃蟹蛋、细米果、冒勒巴（壮）。

识别特征：灌木，高0.8—1米，全株密被黄色柔毛。单叶对生，椭圆状披针形，长12—16厘米，先端具长尾，基部耳状，几抱茎，边缘具细锯齿。聚伞花序密集，腋生，花小，紫红色。浆果小，圆球形，直径2—3毫米，成熟时紫红色。

分布及生境：我省南部广布。生于山坡、路旁的杂木林或灌丛中。

采集加工：根入药。全年可采，晒干备用。

性味功能：辛、苦，平。祛风，消肿，截疟。

用　　法：3—5钱，胡椒引，水煎服，每日一剂。孕妇忌服。

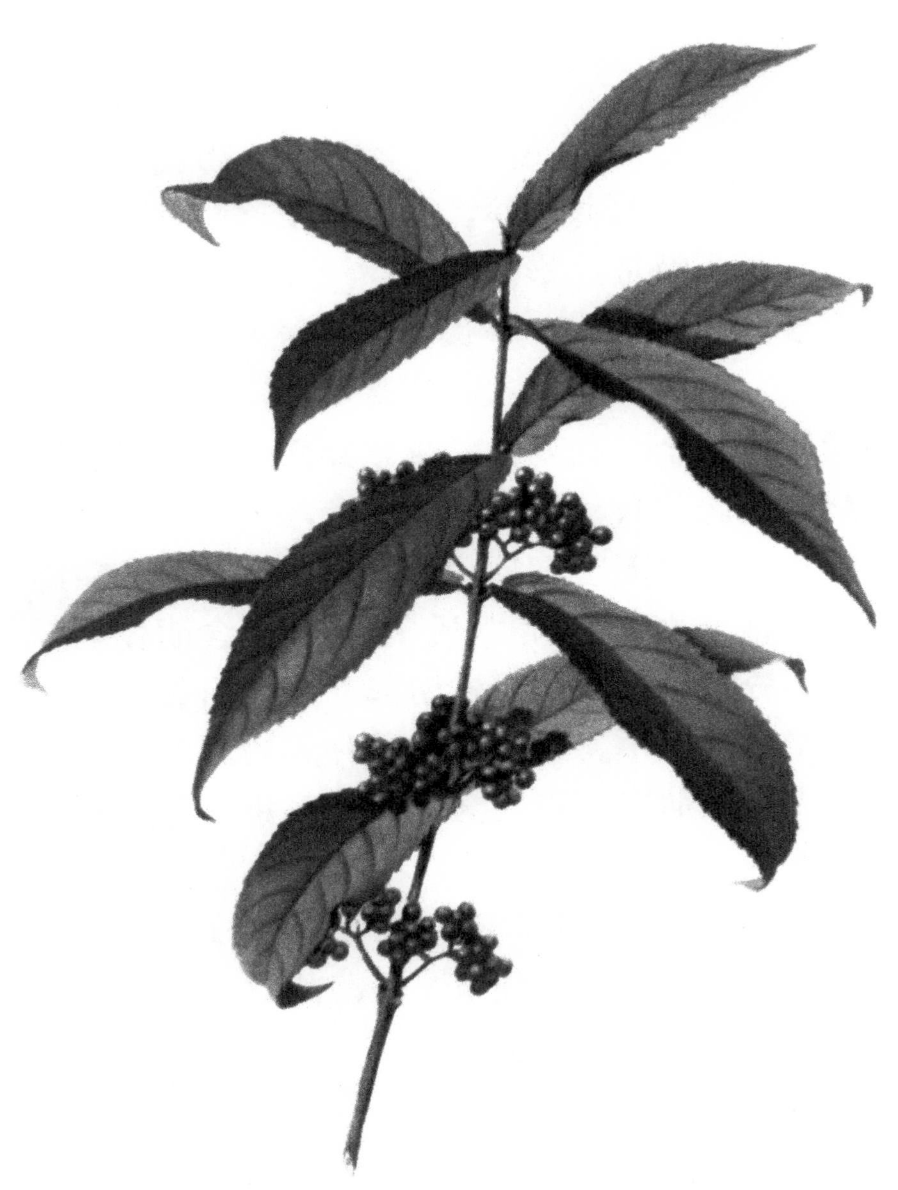

69 细米油珠

Callicarpa rubella Lindl. f. angustata Pei

70 油　　瓜

别　　名： 油渣果、猪油果、野面瓜、猴子面瓜果、吗井(傣)、渣尼咕噜(僾尼)。

识别特征： 攀援藤本，有卷须，幼茎方形，有棱。单叶互生，掌状3—5深裂、革质，有光泽，叶脉淡紫色，叶柄常弯曲，叶腋有三角状腺体一个。花单性，雌雄异株，雌花单生叶腋，雄花总状，花大，淡黄色，花冠边缘呈流苏状。果球形，直径12—15厘米，被白粉和斑点。种子六枚，种壳木质坚硬，种仁含油较多。

分布及生境： 我省南部。生于山坡、沟谷潮湿的森林中。近已栽培试种成功。

采集加工： 根入药。夏秋采集，鲜用或晒干备用。

性味功能： 苦，寒。有小毒。杀菌，催吐。

用　　法： 5分至1钱，胡椒引，水煎服，每日一剂。孕妇忌服。

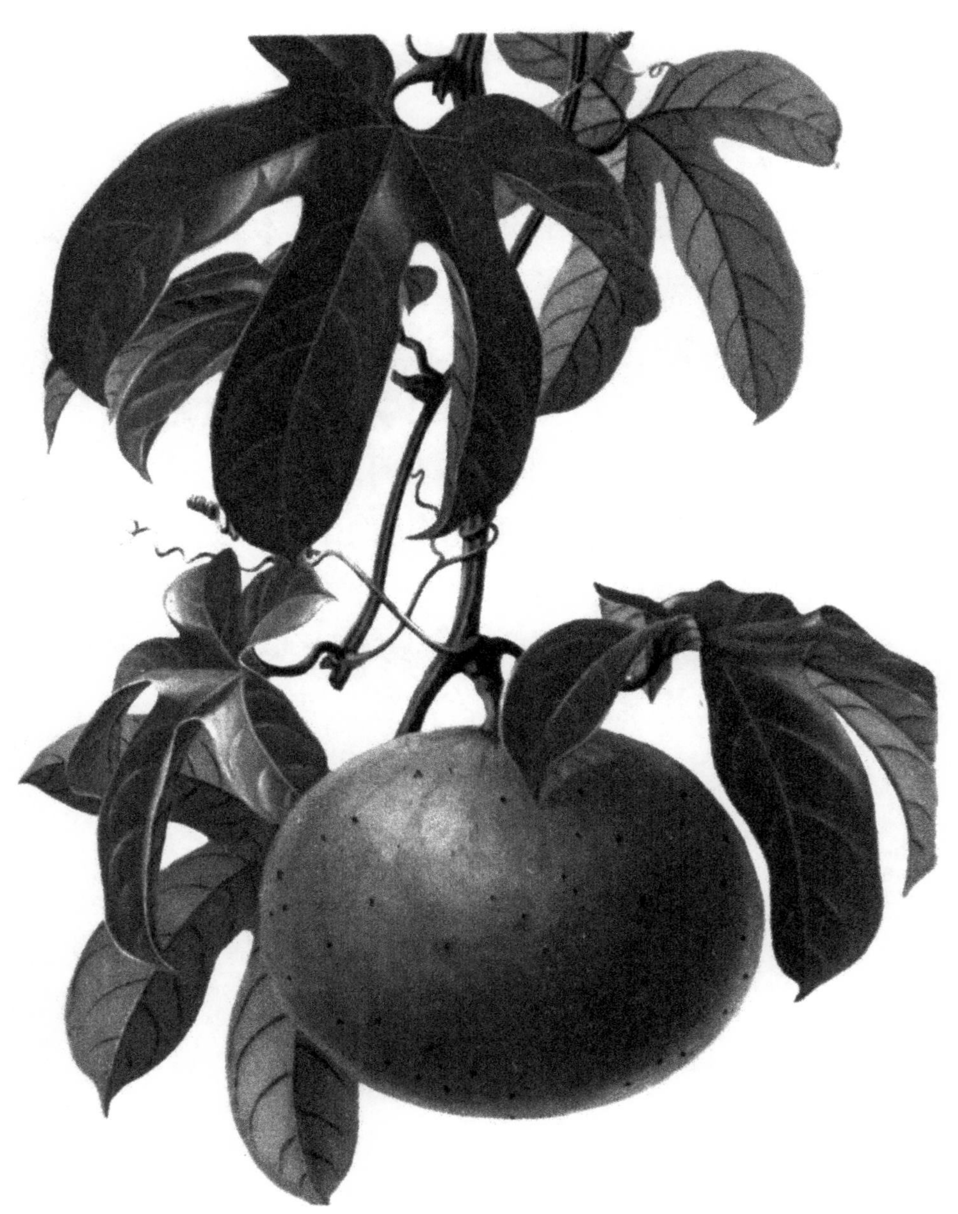

70 油　　瓜

Hodgsonia macrocarpa (Bl.) Cogn.

71　紫茎泽兰

别　　名： 解放草、细升麻。

识别特征： 多年生直立草本，高1—2米，茎杆紫色。叶对生，三角状卵形，边缘具粗锯齿，叶色深绿。头状花序组成伞房状，花小，白色微带粉红。瘦果灰黑色，具冠毛。花期2—3月，果期3—4月。

分布及生境： 我省南部山区。见于山坡、林缘的放荒地及村边路旁。

采集加工： 根入药。夏季采集，风干备用。

性味功能： 辛、苦，凉。疏风解表。

用　　法： 3—5钱，草果(或胡椒)引，水煎服，每日一剂。孕妇忌服。

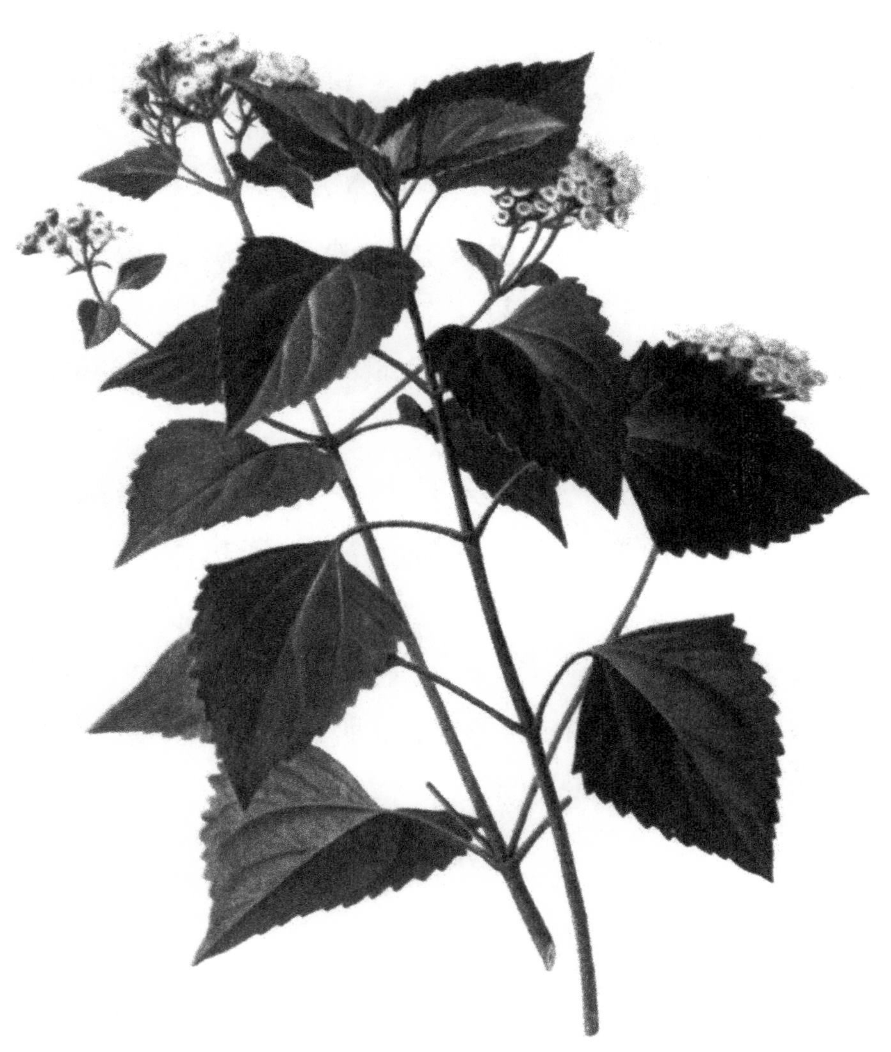

71 紫茎泽兰

Eupatorium staechadosum Hance

72　野豌豆草

别　　名：荷莲豆草、除风草、月亮草。

识别特征：多年生半匍匐草本，形似豌豆，高30—50厘米，基部常生不定根。叶对生，卵圆形，鲜绿色，揉之有豌豆气。聚伞花序，花小，白色。蒴果三裂。

分布及生境：我省广布。生于沟边、路旁潮湿地。

采集加工：全草入药。全年可采，鲜用。

性味功能：辛、微酸，凉。清热解毒。

用　　法：全草适量，加入大蒜或辣子少许，捣细，用黑狗毛托底，包于内关上。或3—5钱揉烂，开水泡服或水煎服，每日一次。孕妇忌用。

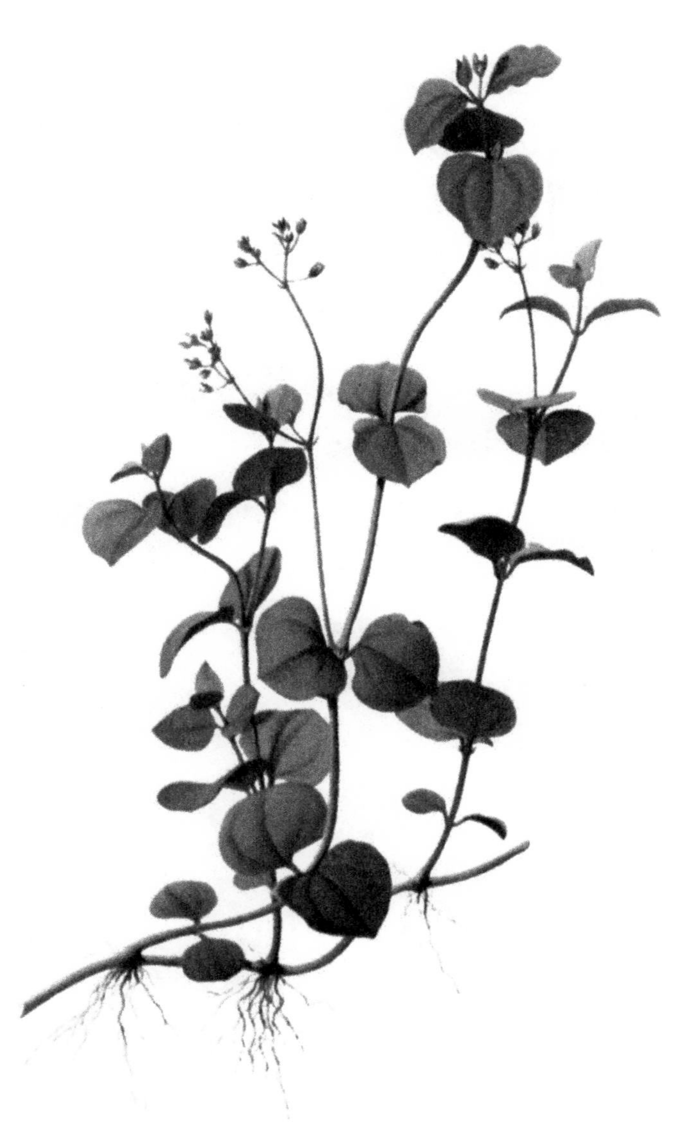

72 野豌豆草

Drymaria diandra Bl.

73 扫把草

别　　名：棕叶芦、棕叶草。

识别特征：多年生草本，高1—3米，茎中空或具髓。叶互生，叶鞘抱茎，叶片线状披针形，长达40厘米。顶生大圆锥花序长达80厘米，夏末抽穗，盛花期呈灰褐色。

分布及生境：我省南部。常见于荒坡、林缘及次生灌丛中，成丛生长。

采集加工：根、笋入药。夏秋采集，随采随用或风干备用。

性味功能：甘，凉。清热解毒，生津止渴。

用　　法：笋2—3个，切细水煎服，每日一剂。孕妇忌服。

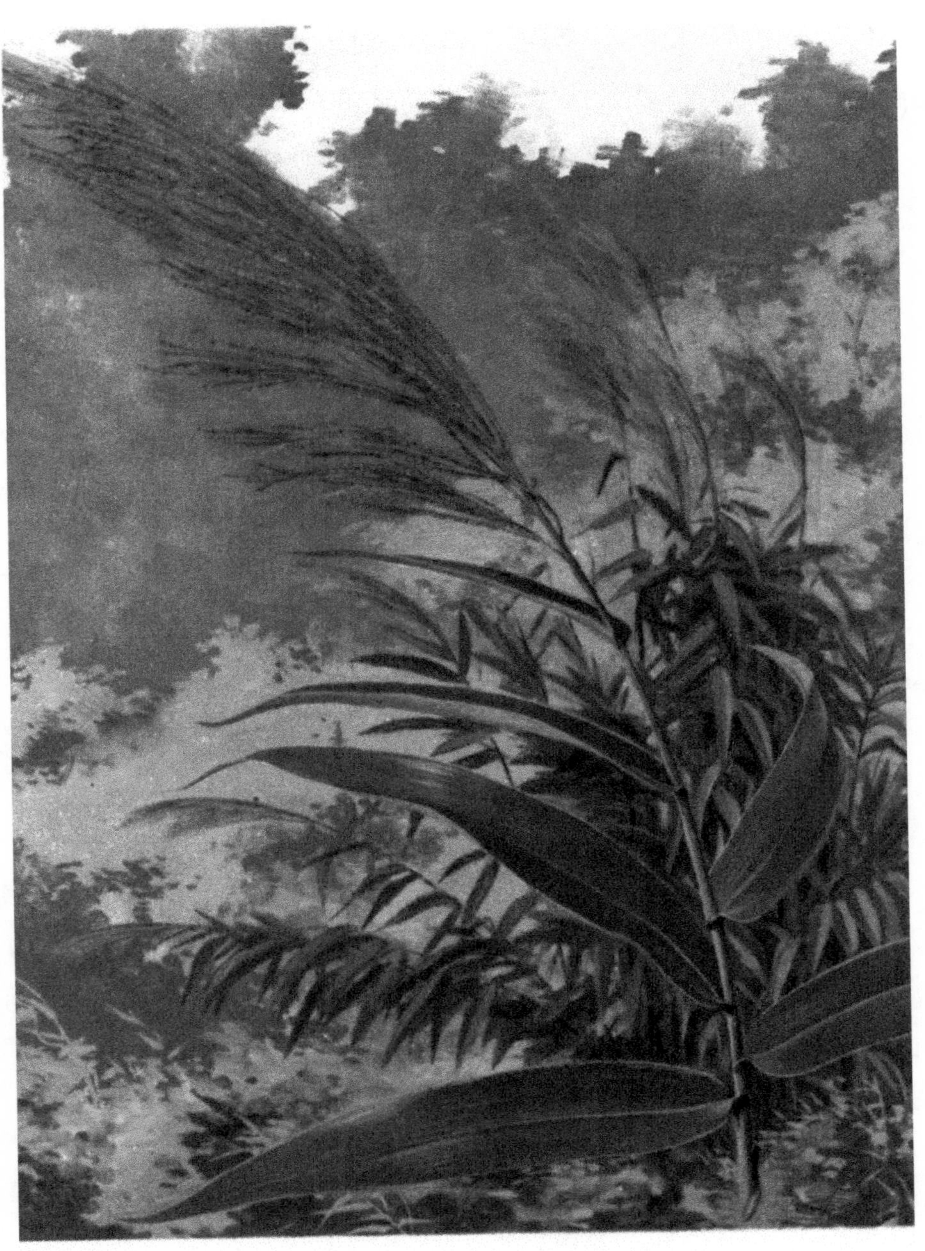

73 扫把草

Thysanolaena maxima(Roxb.) O. Ktze.

74 马蹄草

别　　名：积雪草、铜钱草、崩大碗。

识别特征：多年生匍匐草本，节生根，根系浅，须状。单叶互生或簇生，叶片圆形或肾形，表面绿色，背面淡绿色，边缘有钝齿。伞形或复伞形花序顶生，花梗短，花紫红色，夏季开放。

分布及生境：我省广布。生于山坡草地、沟边、路旁。

采集加工：全草入药。夏秋采集，鲜用或风干备用。

性味功能：微苦，凉。清热解毒。

用　　法：舂细研成食指大的丸，每服一丸，日服二次。孕妇忌服。

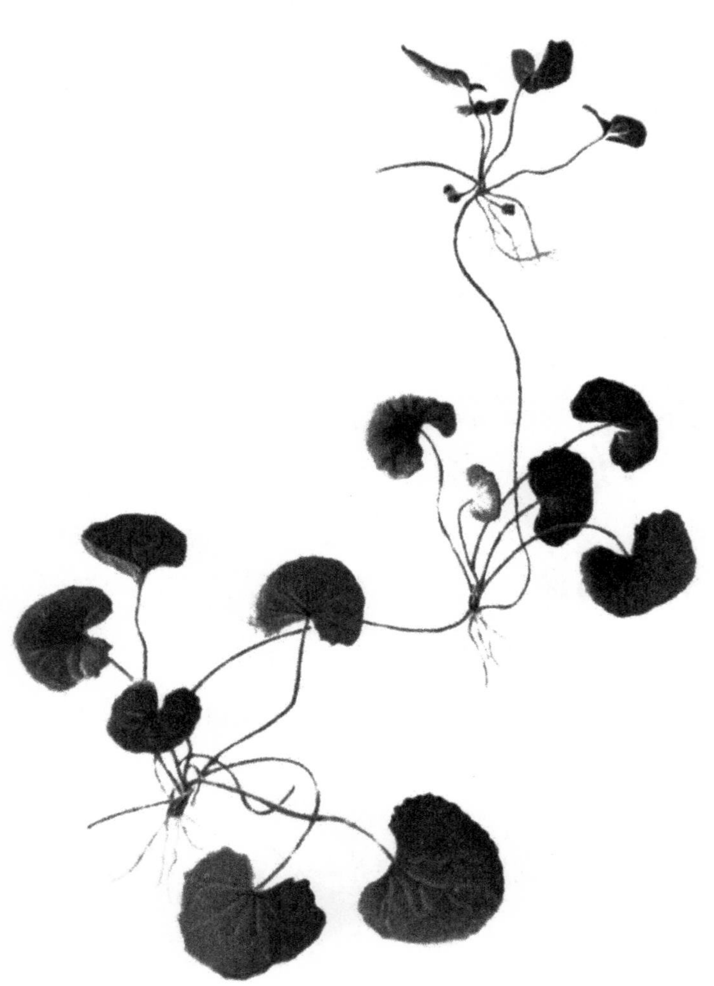

74 马蹄草
Centella asiatica(L.) Urb.

75 埋博树

别　　名：埋哥当牧（傣）。

识别特征：常绿乔木，高15—20米，树皮厚，灰褐色，深纵裂。叶椭圆形，边缘具锯齿。叶面暗绿，光亮，叶背密被绒毛，幼叶赤褐色。雄花序簇生，下垂，雌花序穗状，直立。果实扁球形，壳斗浅杯状，鳞片环状排列。

分布及生境：我省南部。生于热带山区，为常绿栎林的主要成分之一。

采集加工：树皮及壳斗入药。鲜用或晒干备用。

性味功能：苦、涩，温。涩肠止泻，解毒杀菌，截疟。

用　　法：3—5钱，水煎服，每日一剂。孕妇忌服。

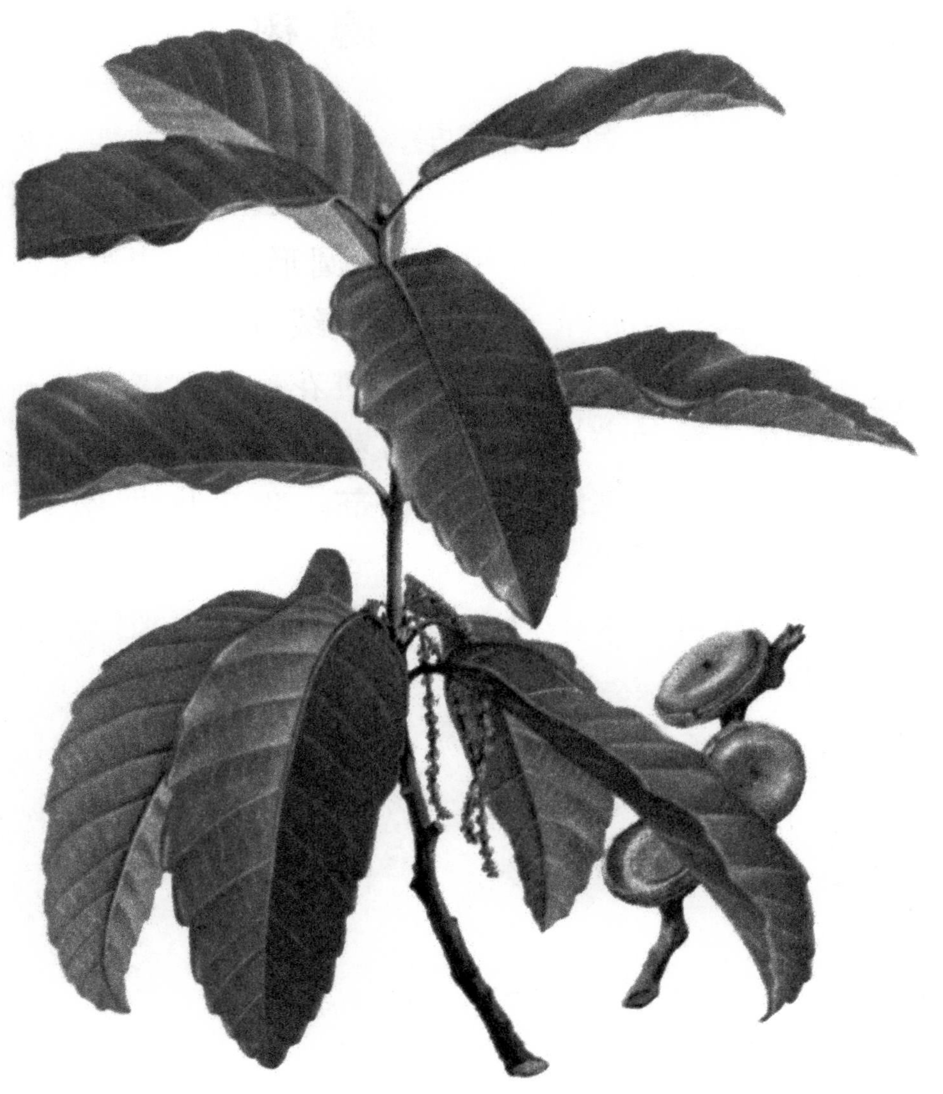

75 埋博树
Quercus kerrii Craib

76 龙胆草

别　　名：酒药花、土丁香、小苦草、青鱼胆、滇龙胆草。

识别特征：多年生草本，高20—50厘米。茎紫红色。根4—7条，淡黄色，肉质。叶对生，倒卵状披针形，无柄，全缘。花簇生上部叶腋，紫兰色，钟状。蒴果二裂。种子多数。

分布及生境：我省广布。生于山坡、灌丛、草地。

采集加工：根入药。秋季采集，晒干备用。

性味功能：苦，寒。清热，消炎，健胃。

用　　法：3—4钱，酒引，水煎服，每日一剂。孕妇忌服。

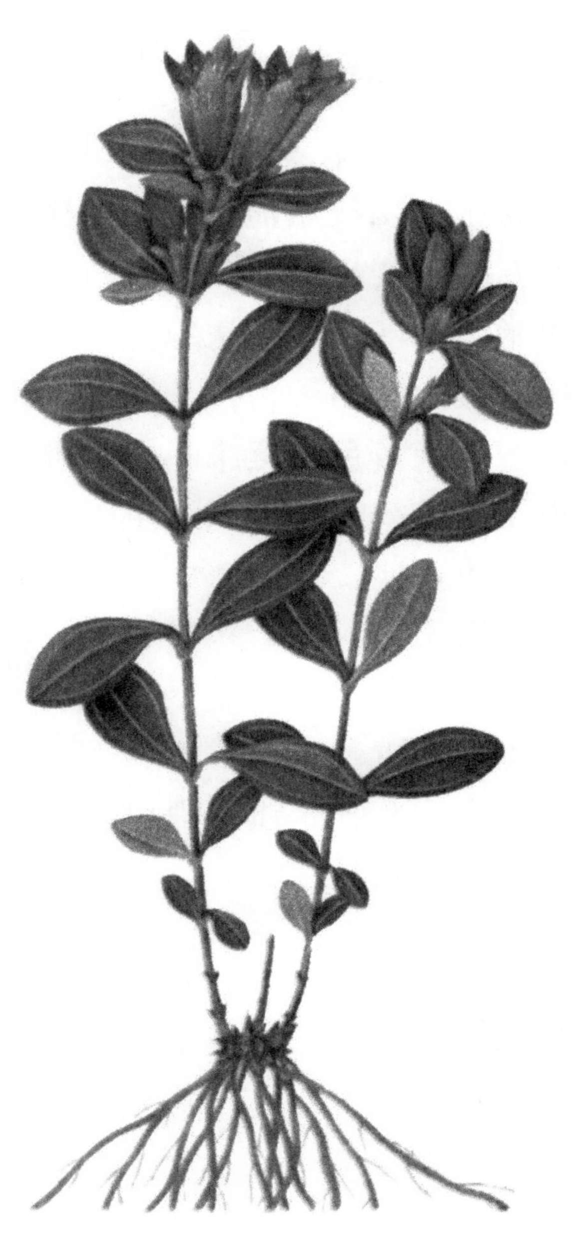

76 龙胆草

Gentiana rigescens Fr.

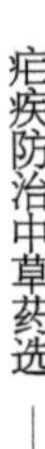

77 豆豉叶

别　　名： 马耳朵草。

识别特征： 攀援状灌木，全株密被灰色绒毛。单叶互生，阔椭圆形，长8—13厘米，宽5—7厘米，先端急尖，边缘具不规则粗锯齿，背脉明显，叶柄短粗。头状花序组成顶生圆锥花序，花淡黄色。瘦果小。冬春开花。

分布及生境： 我省南部。生于向阳山坡、放荒地和路边草地。

采集加工： 根入药。秋冬采集，风干备用。

性味功能： 微苦，平。清热，消炎，截疟。

用　　法： 2—3钱，酒引，水煎服，每日一剂。孕妇忌服。

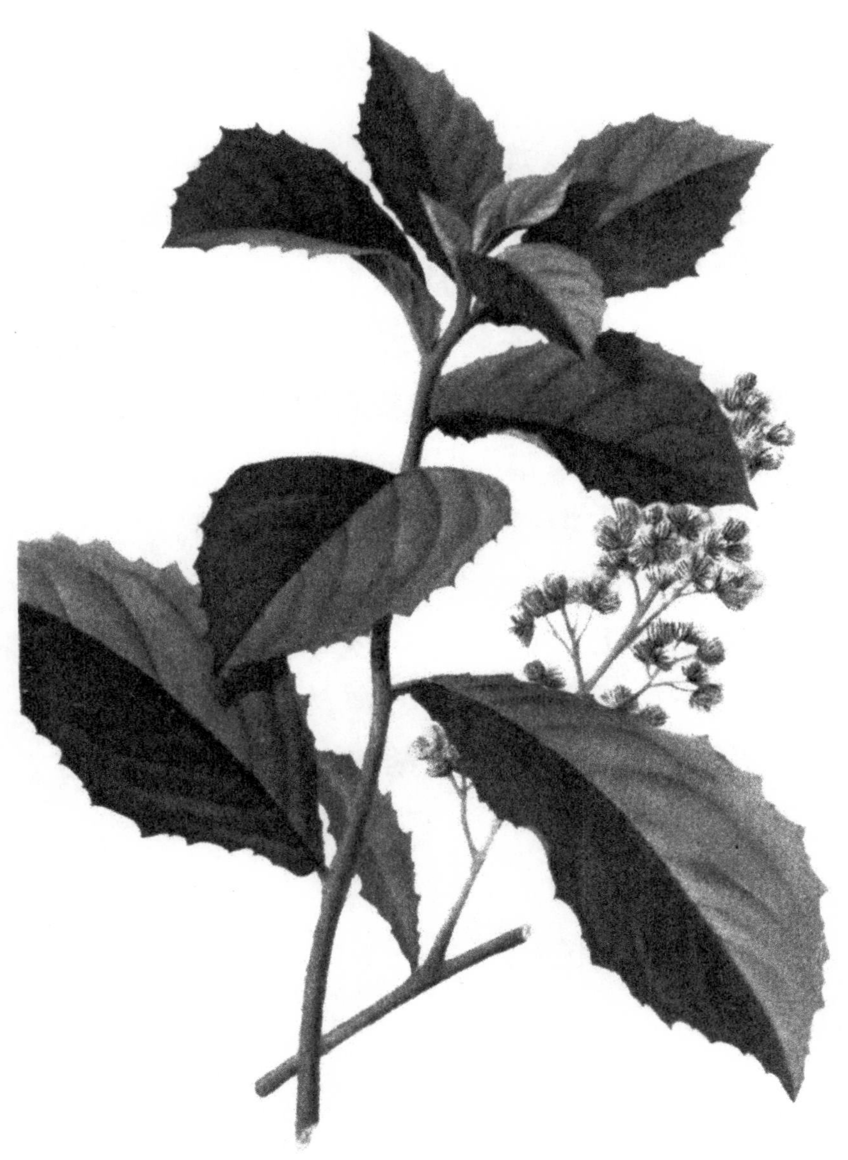

77 豆豉叶

Bi-Leveillea procera(Wall.) Van.

78 三颗针

别　　名：鸡脚黄连、大黄连刺。

识别特征：攀援有刺灌木，高2—4米。单叶互生，常3—5片集生于短枝和枝顶，倒披针形，叶缘具芒刺状齿，叶背被白粉。花数朵簇生叶腋，黄色。浆果椭圆形，成熟时被白粉。

分布及生境：我省中部和西部。生于山坡、灌丛、路旁。

采集加工：根入药，秋季采集，晒干备用。

性味功能：苦，寒。清热解毒，消炎止泻。

用　　法：3钱，胡椒引，水煎服，每日一剂。孕妇忌服。

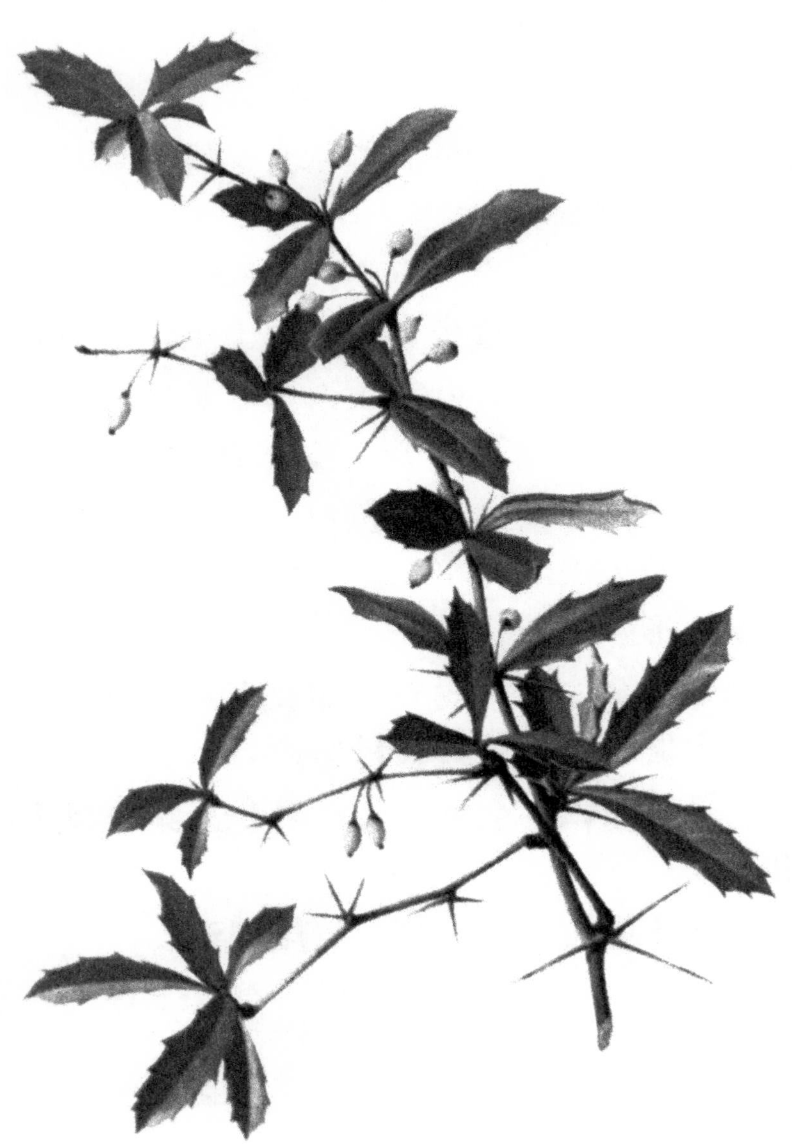

78 三颗针

Berberis pruinosa Fr.

79 野草香

别　　名：长沙、粪水药、野香薷、狗尾巴草。

识别特征：直立草本，高20—50厘米，茎方形，多分枝，微带紫红色，无毛，具芳香。根细，水平伸长。叶对生，卵状披针形，边缘有粗锯齿，两面被粗毛。穗状花序密集，顶生，长2.5—6厘米，苞片钻状，边缘具灰白色弯曲的柔毛，花小，淡紫色，唇形。小坚果倒卵圆形。

分布及生境：我省中部及南部山区。生于向阳山坡草地及路边、村旁。

采集加工：全草入药。夏秋采集，风干备用。

性味功能：辛，凉。清热解毒。

用　　法：5钱—1两，草果引，水煎服，每日一剂。孕妇忌服。

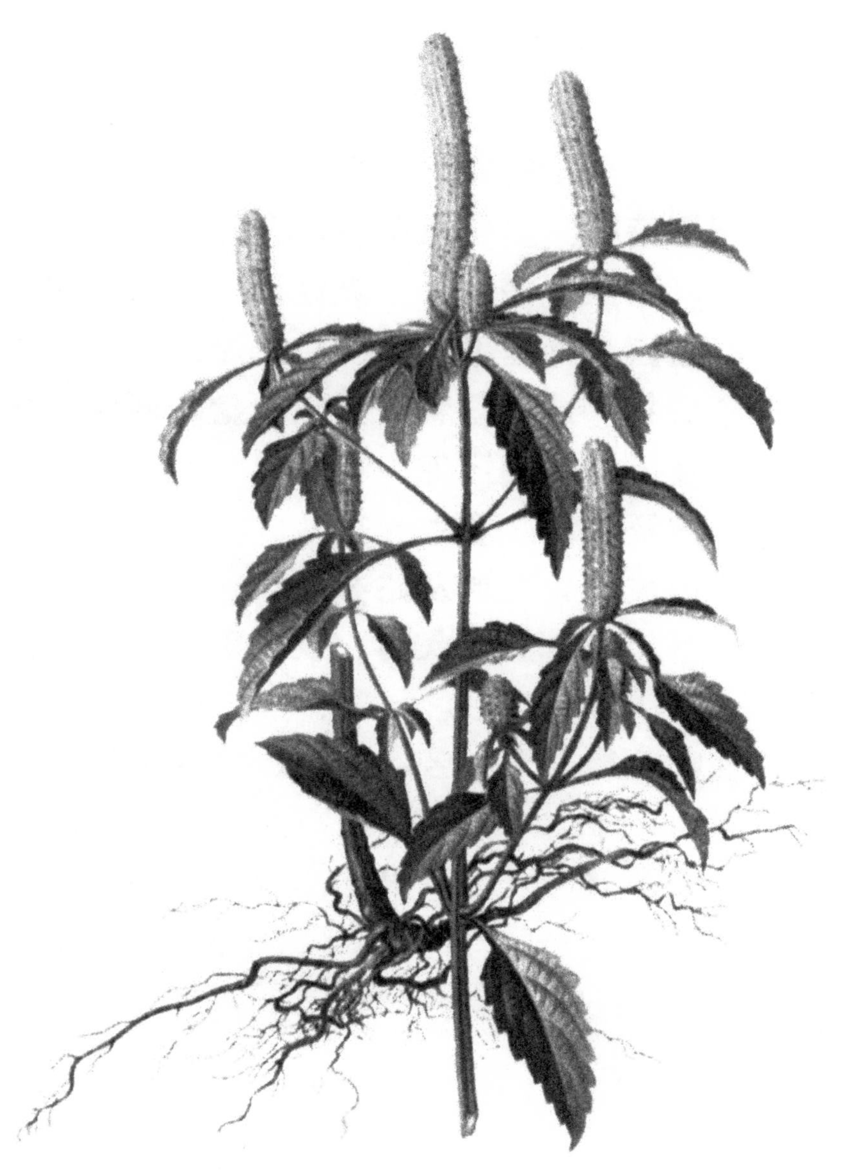

79 野草香

Elsholtzia cypriani(Pamp.) S. Chow

80 大黑蒿

别　　名：密花艾纳香、歪那（傣）。

识别特征：多年生草本，全株密被淡黄色绒毛。叶互生，椭圆形或披针形，羽状浅裂，裂片有锯齿，叶基下延。头状花序顶生、组成密集伞房状，边花管状，黄色，盘花两性，暗绿色。瘦果具白色冠毛。花期2—5月。

分布及生境：我省大部地区有分布。喜生于向阳山坡、放荒地及路旁。

采集加工：全株入药。夏秋采集，风干备用。

性味功能：辛、苦，微寒。清热解毒。

用　　法：5钱—1两，胡椒引，水煎服，每日一剂。孕妇忌服。

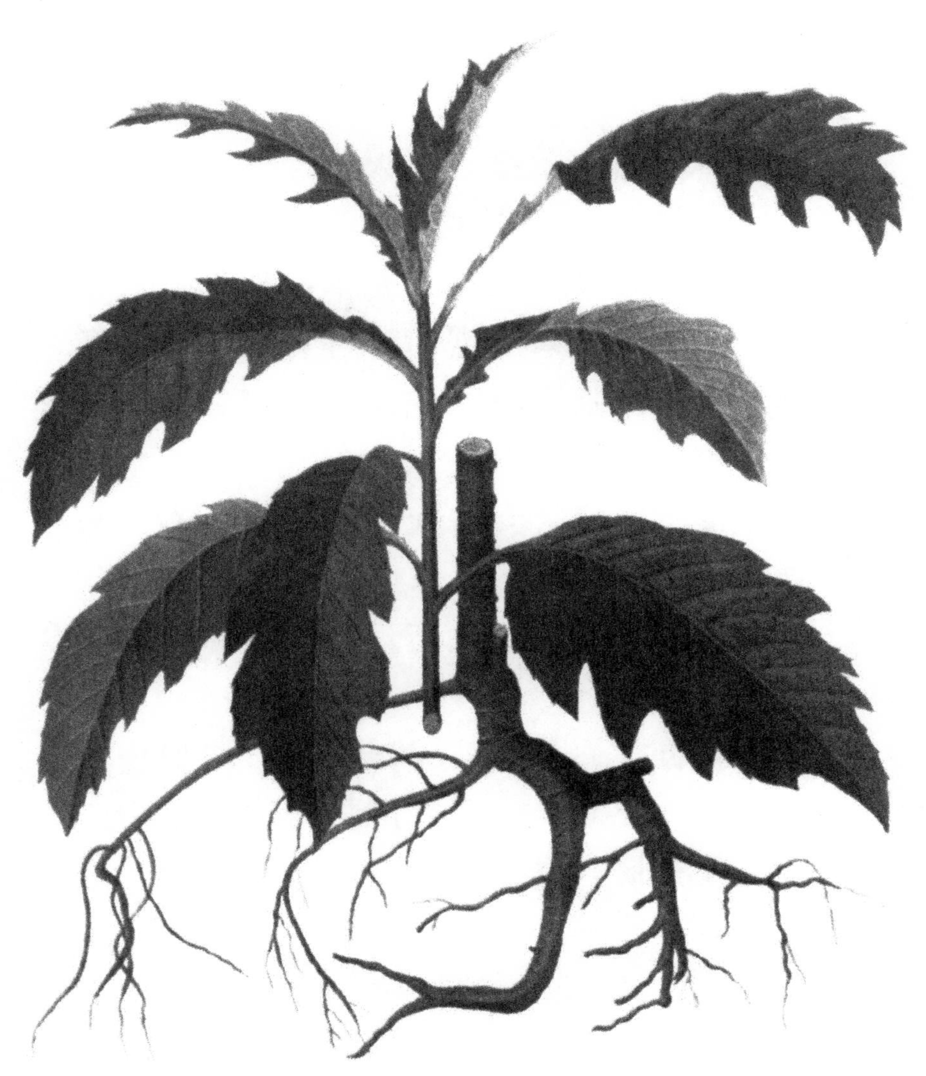

80 大黑蒿

Blumea densiflora(Heyne)DC.

81 野苞麦

别　　名： 苦草、阿火麻车多（哈尼）。

识别特征： 一年生直立草本，高5—10厘米，茎有棱。叶对生，几无柄，卵形，长1—1.5厘米，边缘具细锯齿，叶背常带紫红色。花单生叶腋或腋生总状花序，花淡紫色。蒴果膜质。花期8—10月。

分布及生境： 我省大部地区有分布。生于沟边、草地潮湿处。

采集加工： 全草入药。夏秋采集，风干备用。

性味功能： 苦，凉。清热解毒，消炎止痛。

用　　法： 2—3钱，胡椒引，水煎服，或舂细燉酒服，或开水泡服，每日一剂。孕妇忌服。

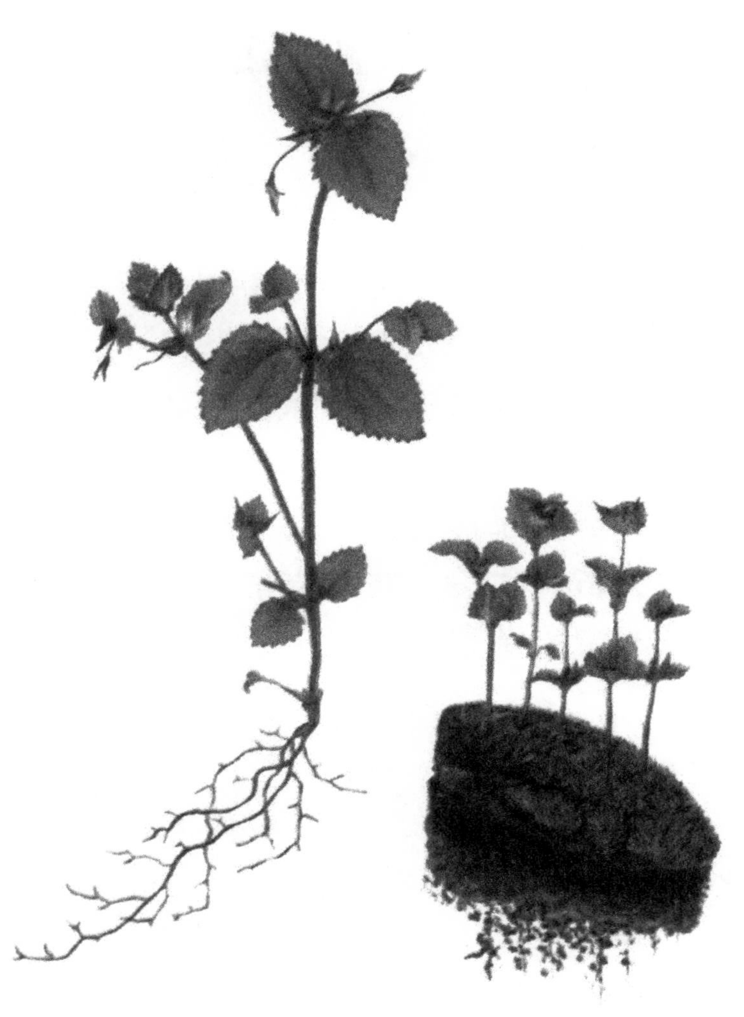

81 野苞麦

Lindernia nummularia (D.Don) Wettst.

82 胜红蓟

别　　名：藿香蓟、永稔草、重阳草、鬼点火。

识别特征：一年生直立草本，高20—60厘米，多分枝，全株被白色疏毛，芳香。叶对生，卵形，长2—4厘米，宽1—3厘米，边缘具锯齿。头状花序顶生，集成伞房状，花淡紫蓝色。瘦果黑色。

分布及生境：我省南部。为菜园、荒地、路旁的常见杂草。

采集加工：全草入药。夏秋采集，风干备用。

性味功能：辛、微苦，凉。祛风解毒，消炎，止血。

用　　法：3—5钱，水煎服，每日一剂。孕妇忌服。

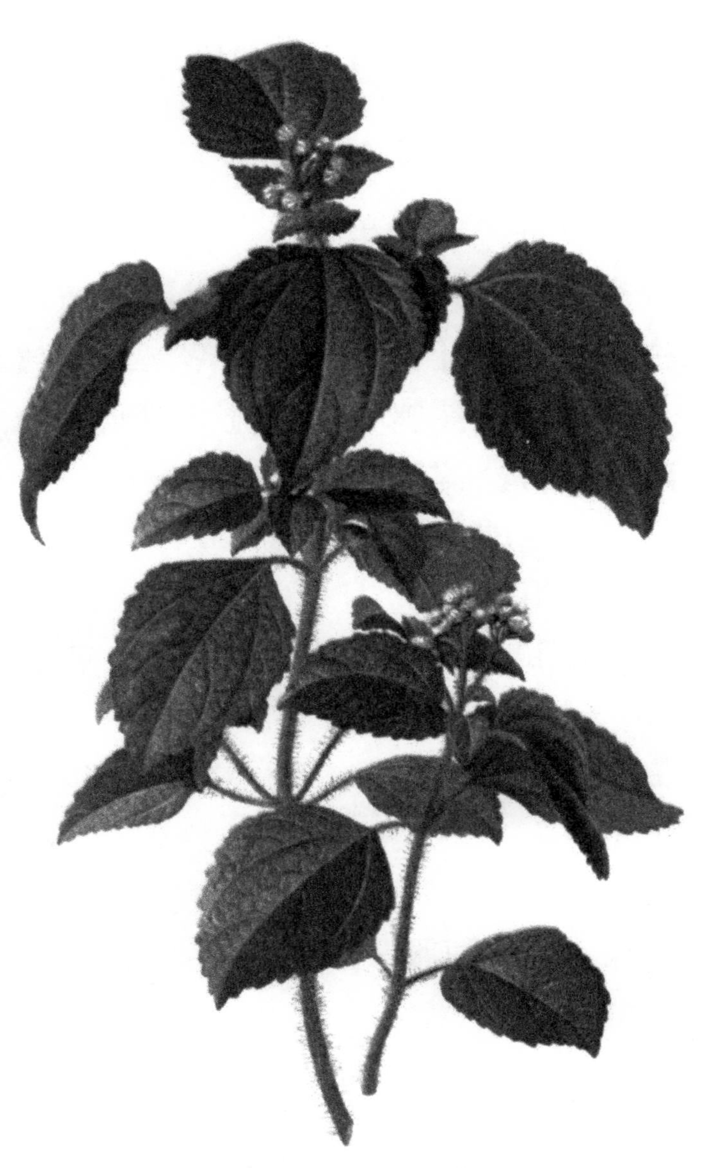

82 胜红蓟

Ageratum conyzoides L.

83 白花丹

别　　名：白花矮陀陀、必必蒿（傣）。

识别特征：多年生草本，高0.5—1米，茎有棱槽，分节，节紫红，茎髓白色疏松。单叶互生，卵状披针形，叶基抱茎。顶生穗状花序，花萼管状，被腺毛，花冠高脚蝶状，白色。蒴果膜质，盖裂。

分布及生境：我省南部。见于村旁、林缘或栽培供药用。

采集加工：全草或根入药。夏季采集，风干备用。

性味功能：苦、涩，凉。祛风除湿，散瘀消肿。

用　　法：2—3钱，胡椒引，水煎服，每日一剂。孕妇忌服。

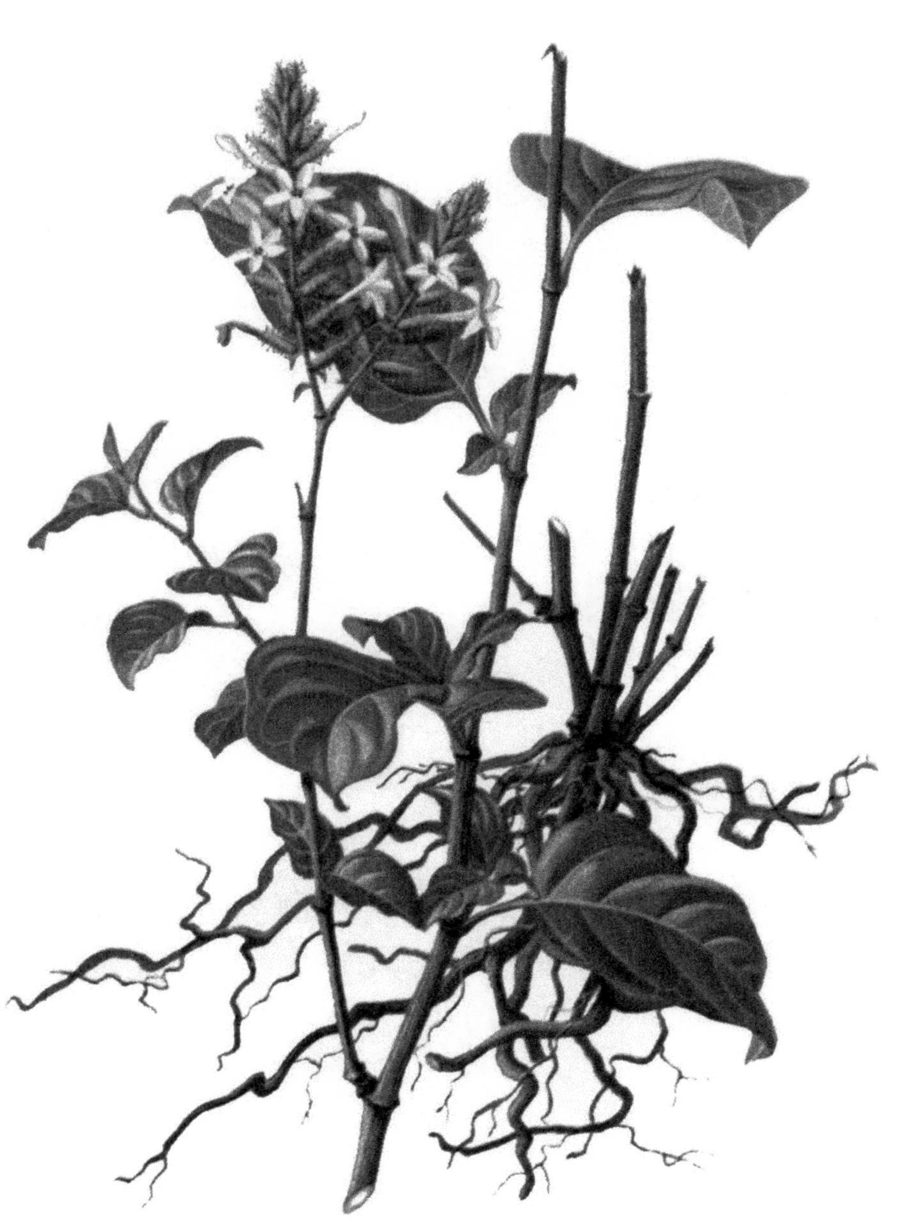

83 白 花 丹
Plumbago zeylanica L.

84 浆包藤

别　　名：大果稔珠藤。

识别特征：灌木状藤本。叶对生或轮生，矩圆形，长6—10厘米，宽3—5厘米，侧脉羽状平行，边缘网结，叶深绿色。聚伞花序腋生，花小，淡黄色。核果纺綞形，成熟时为暗绿色。

分布及生境：我省南部亚热带山区。生于沟谷潮湿林中。

采集加工：根及茎入药。全年可采，晒干备用。

性味功能：苦、涩，平。有小毒。清热解毒。

用　　法：1—2钱，用酒少量浸泡一刻后，水煎服。或加胡椒（或草果）引，水煎服，每日一剂。孕妇忌服。

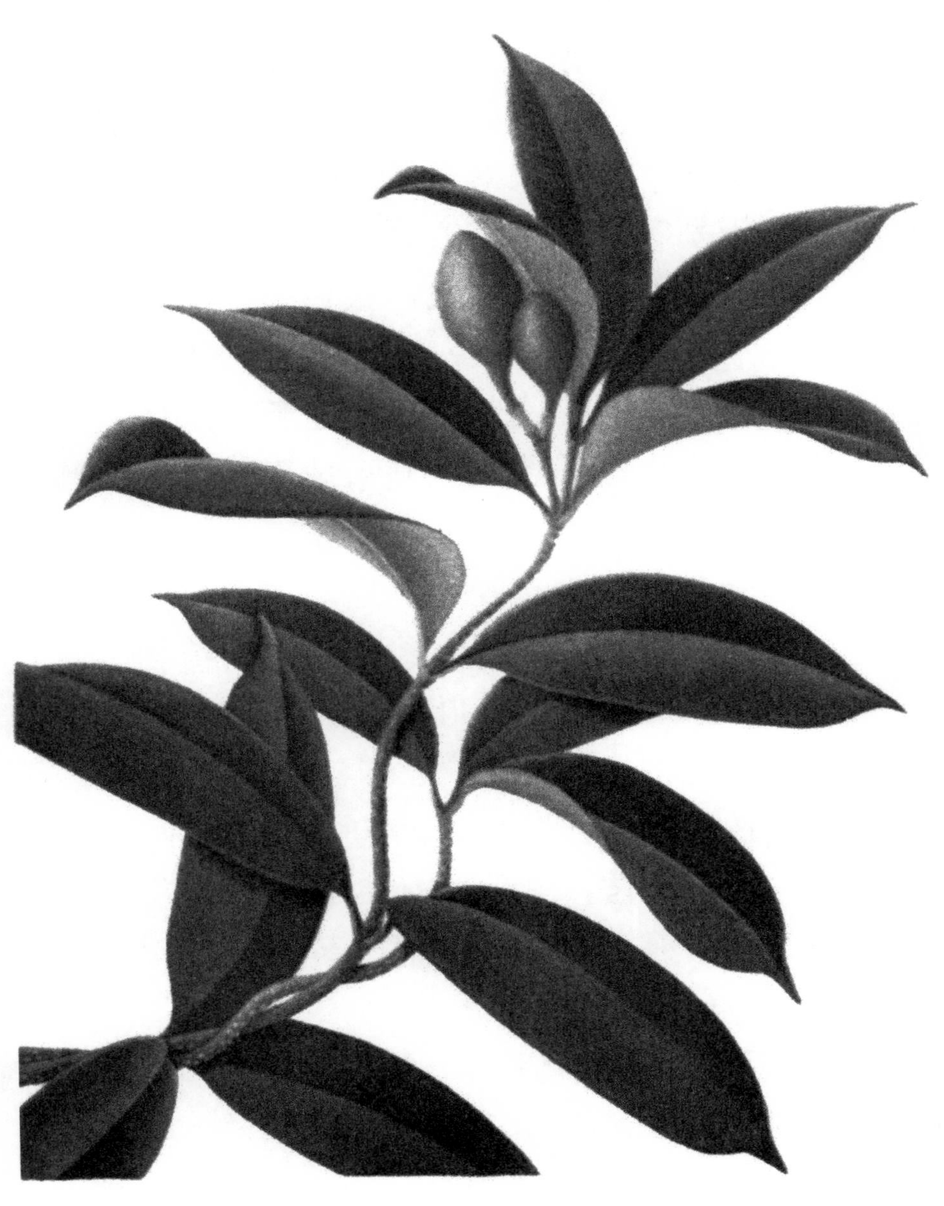

84 浆包藤

Alyxia siamensis Craib

85 蓖　　麻

别　　名：天麻子果。

识别特征：多年生灌木状植物，高2—5米，茎皮淡绿或紫红色，被白霜，茎中空。叶互生，掌状5—11裂，边缘具粗锯齿，叶柄长10—20厘，绿色或紫红色，上部具腺体。圆锥花序顶生，花淡黄色。蒴果球形，表面具刺。种子长圆形，有花纹。

分布及生境：我省各地均有分布。常见于路旁和村寨附近，广为栽培的油料植物。

采集加工：根、叶入药。夏秋采集，晒干备用。

性味功能：苦，寒。有小毒。消肿，杀菌。

用　　法：2钱，加酒引（或火药、胡椒等），水煎服，每日一剂。孕妇忌服。

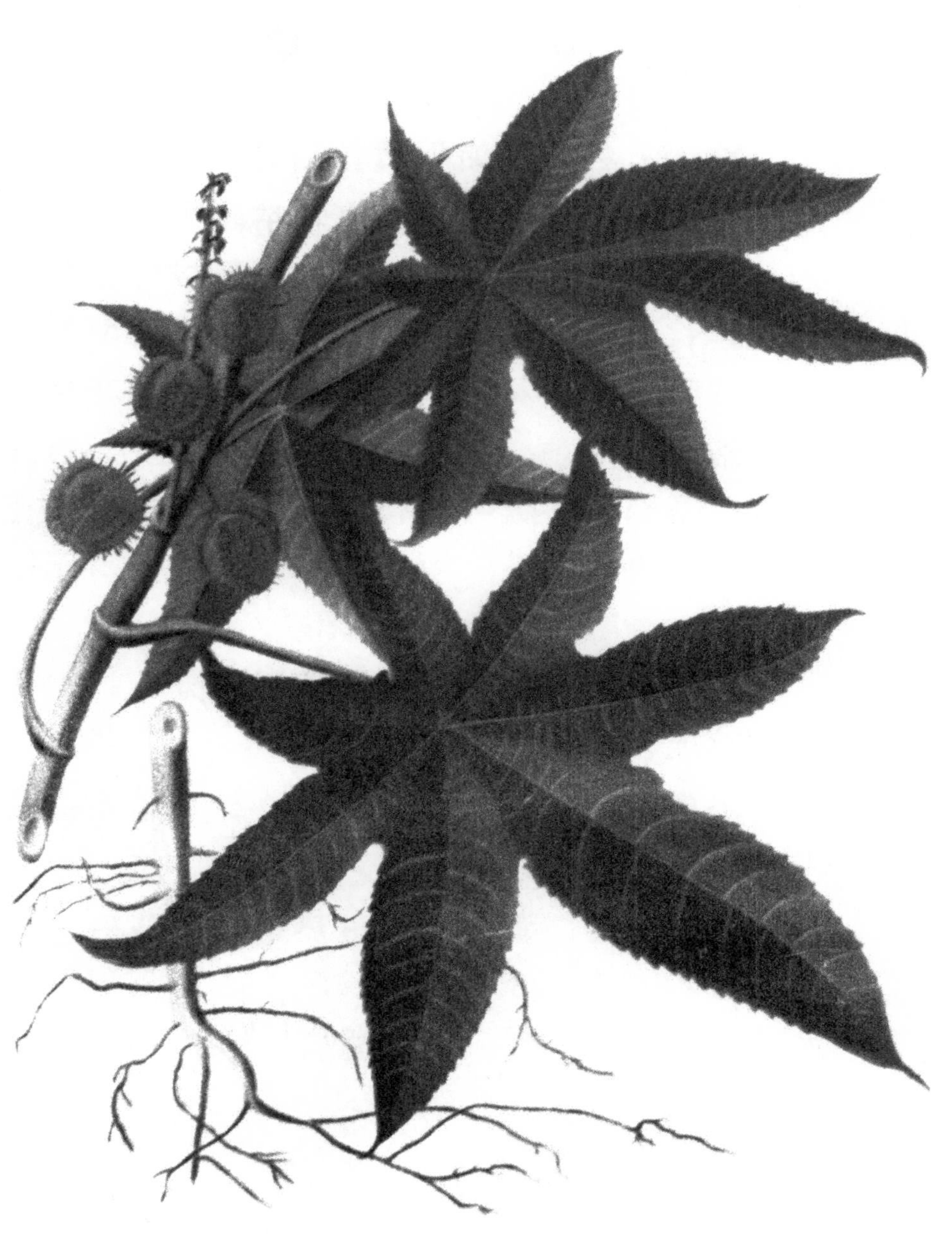

85 蓖　麻

Ricinus communis L.

86 挖耳草

别　　名： 野朝阳柄、烟管头草。

识别特征： 多年生直立草本，高40—70厘米。须根棕黄色。叶互生，椭圆形或椭圆状披针形。长7—8厘米，宽3—4厘米，两面被灰色绒毛，叶缘具疏锯齿，无柄。头状花序顶生或腋生，下垂、形似烟管头状，直径1—1.5厘米，基部具多数叶状苞片，花黄色，边缘花雌性，中央花两性。瘦果长形，有线条，无冠毛。

分布及生境： 我省大部地区有分布。生于山坡草地、灌丛、沟边、路旁。

采集加工： 全草或根入药。秋季采集，晒干备用。

性味功能： 苦、凉。清热解毒，截疟。

用　　法： 3—5钱，酒（或火药）引，水煎服，每日一剂。孕妇忌服。

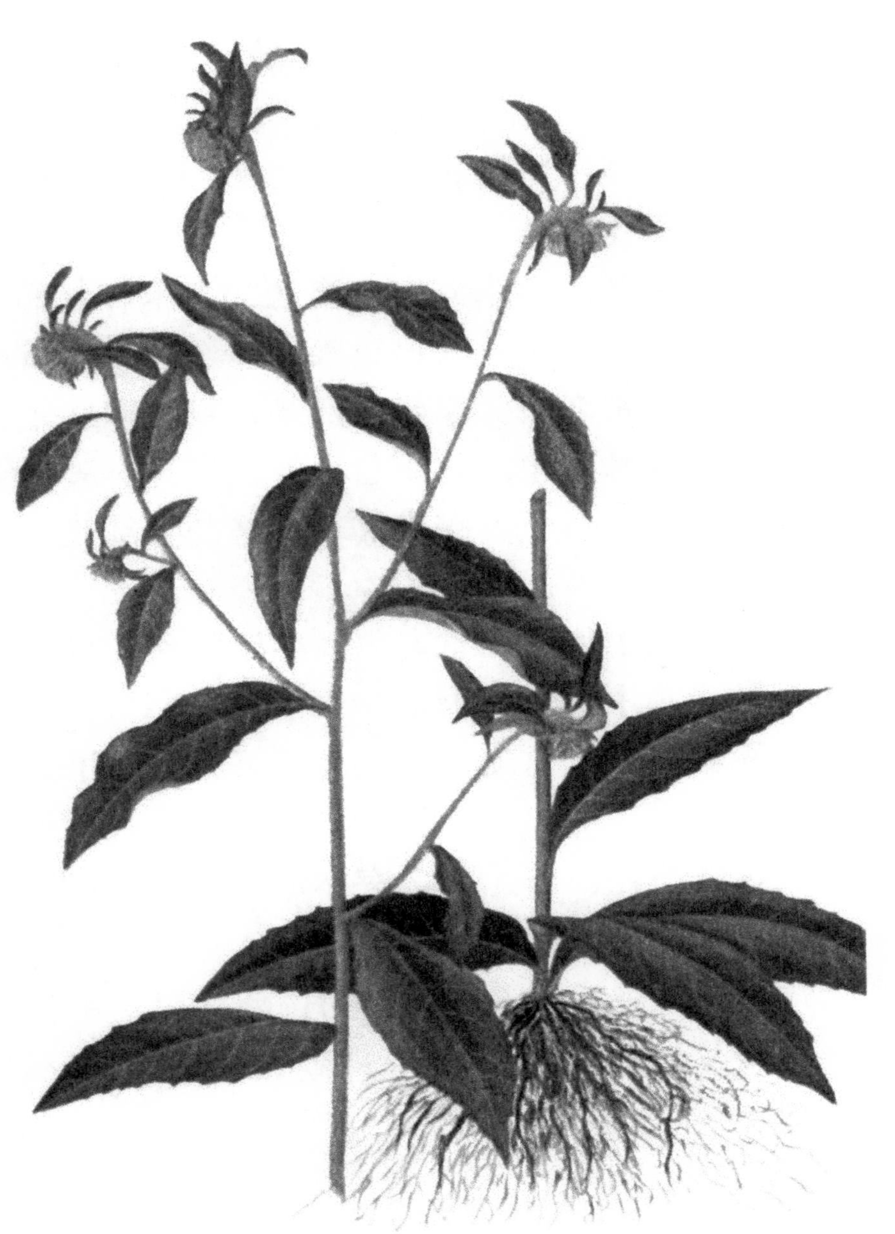

86 挖 耳 草

Carpesium cernuum L.

87　大树理肺散

别　　名：鸭脚树、大树将军、大矮陀陀、埋金别（傣）。

识别特征：常绿乔木，高达20余米，各部具白色乳液，树皮具灰白色栓皮，幼枝具淡黄色皮孔。叶常3—5片轮生，矩圆或倒卵状矩圆形，羽状脉致密，几平行，叶色深绿。聚伞花序顶生，花白色，高脚蝶状。蓇葖果细长，下垂。

分布及生境：我省南部。生于沟谷、坡地的疏林或杂木林中。

采集加工：树皮入药。全年可采，晒干备用。

性味功能：苦，凉。有小毒。止咳，消炎，截疟。

用　　法1—2钱，酒引，水煎服，每日一剂。孕妇忌服。

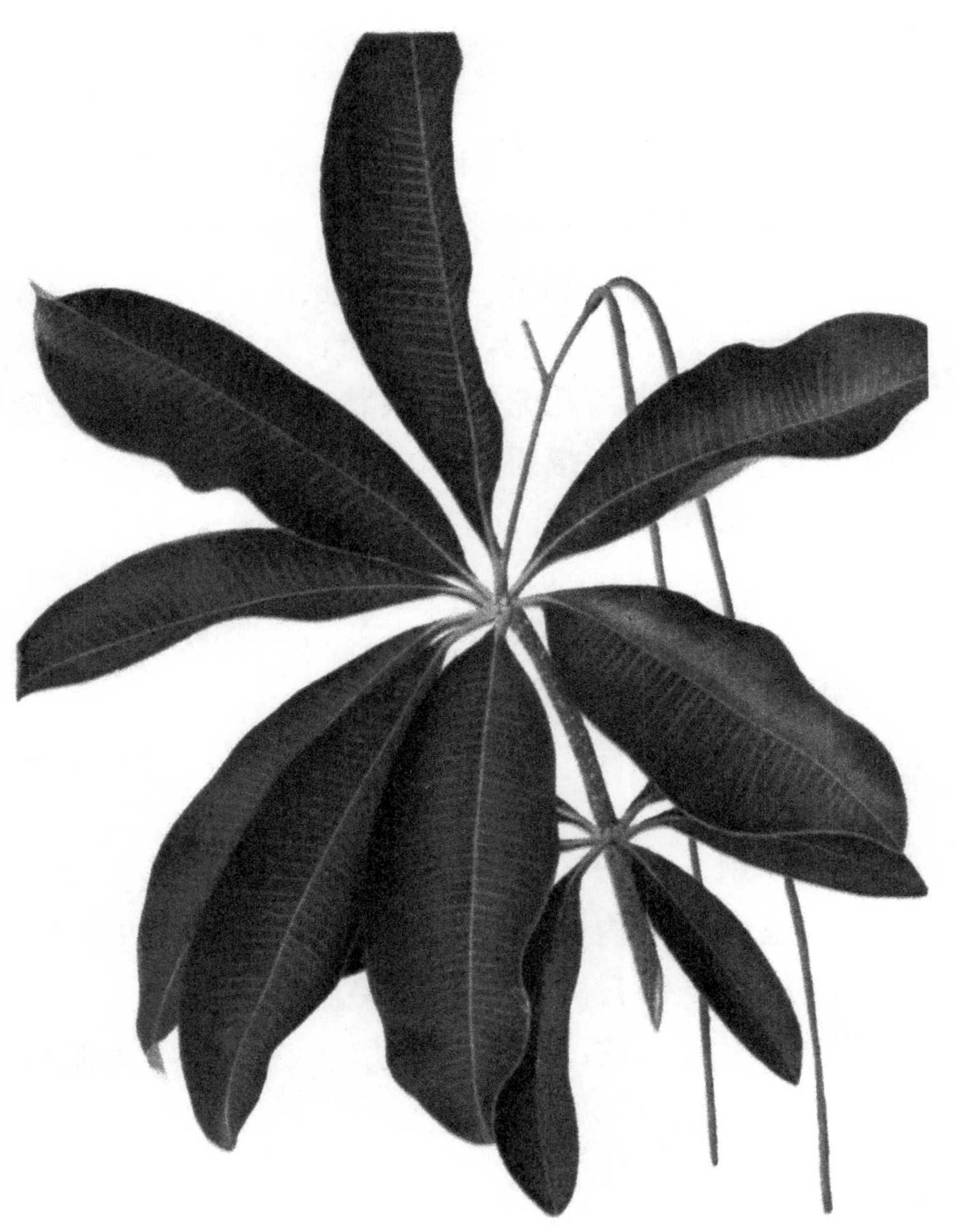

87 大树理肺散

Alstonia scholaris(L.) R. Br.

88 黄花虎掌草

别　　名：回回蒜。

识别特征：一年生草本，高30—60厘米，全株被粗毛。须根灰褐色。基生叶掌状三全裂，每一裂片又再分裂，具锯齿，叶柄微带紫色；茎生叶较小，几无柄。头状花序集成顶生伞房状，花黄色。瘦果绿色，集成圆球状。

分布及生境：全省广布。生于山坡、草地潮湿处。

采集加工：根及全草入药。夏秋采集，鲜用或晒干备用。

性味功能：辛辣，平。有小毒。清热，截疟。

用　　法：取全草适量舂细，用头发或铜板垫着包于内关处。根5分—1钱，加胡椒引，水煎服，每日一剂。孕妇忌服。

附　　注：该药多外用，毒性大，内服须慎用。

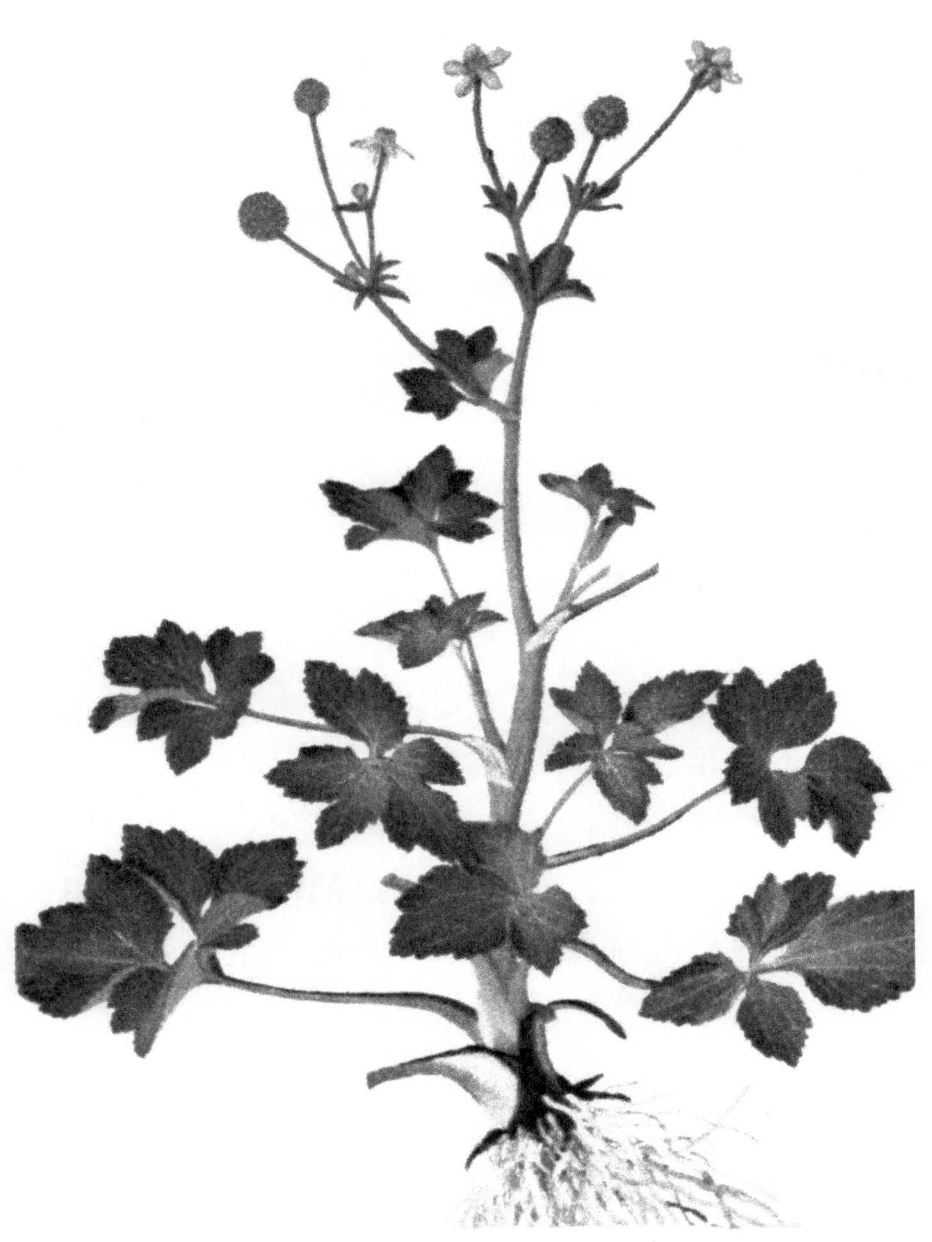

88 黄花虎掌草
Ranunculus cantoniensis DC.

89 小苦蒿

别　　名：细苦蒿、黑蒿芝、苦龙胆草、阿壳西（哈尼）。

识别特征：一年生草本，高30—60厘米，全株密被柔毛。根圆柱形。单叶互生、羽状深裂，密被柔毛。头状花序排列成圆锥状，花黄色，边花雌性，丝状，中央花两性，管状。瘦果极小，有一列冠毛。

分布及生境：我省大部地区有分布。生于荒坡、草地和疏林下。

采集加工：全草入药。秋季采集，鲜用或风干备用。

性味功能：苦，凉。清热解毒，消炎。

用　　法：1—2钱，胡椒引，水煎服，或揉碎后开水泡服，每日一剂。孕妇忌服。

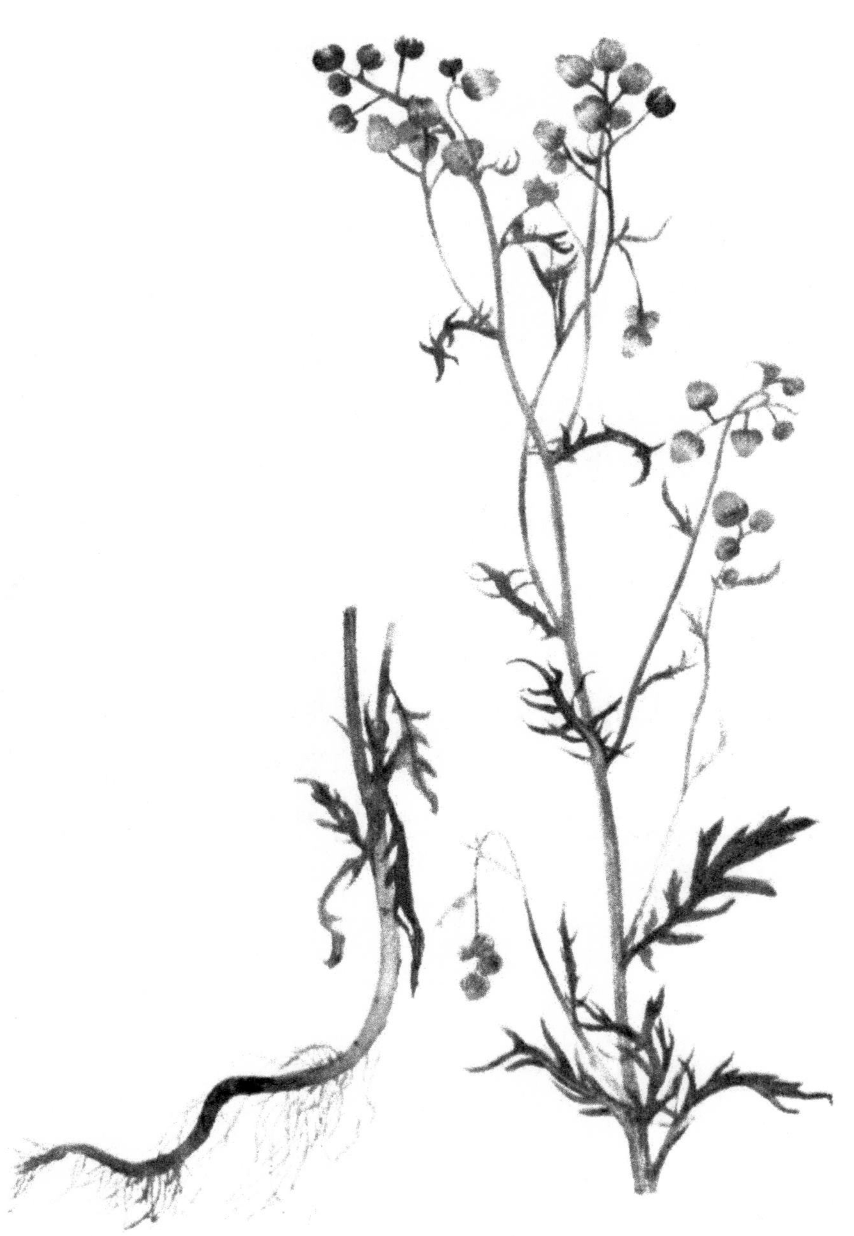

89 小 苦 蒿

Conyza blinii Levl.

90　鹅不食草

别　　名：石胡荽。

识别特征：一年生草本，高10—20厘米，匍匐状生长。叶小，互生，倒卵状椭圆形，先端3—5齿，无柄。头状花序小，腋生，无柄，花黄色，瘦果四棱。

分布及生境：我省大部地区有分布。喜生于洼地、田边潮湿处。

采集加工：全草入药。夏秋采集，风干备用。

性味功能：辛，温。祛风，解毒，截疟。

用　　法：3—5钱，酒引，水煎服，或揉碎后开水泡服，或舂细包内关，每日一剂。孕妇忌用。

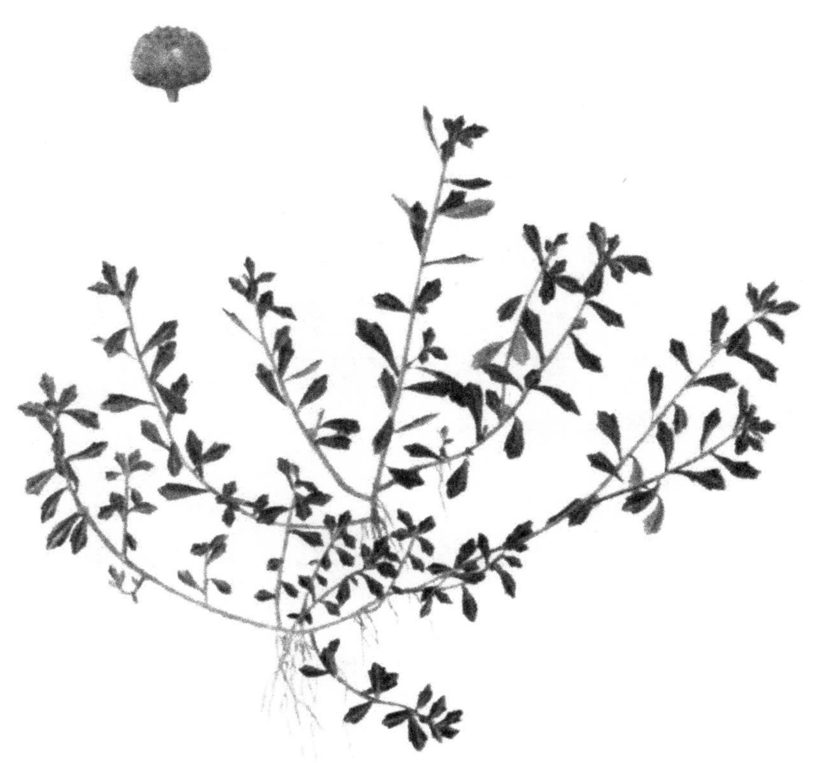

90 鹅不食草

Centipeda minima(L.) A. Br. et Aschers

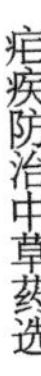

91 黄龙尾

别　　名：仙鹤草、龙芽草，马连安。

识别特征：多年生草本，高达1米，幼时全株被长毛。根条状，黄棕色。叶互生，奇数羽状复叶，小叶片大小不等，3—13片，边缘具锯齿，无柄，托叶2片，抱茎。总状花序顶生或近顶生，花黄色。瘦果卵形，宿萼钩刺状。

分布及生境：我省广布。常见于山坡草地、沟边、路旁。

采集加工：根或全草入药。夏秋采集，晒干备用。

性味功能：苦，凉。清热，收敛，止血。

用　　法：3钱，加胡椒引，水煎服，每日一剂。孕妇忌服。

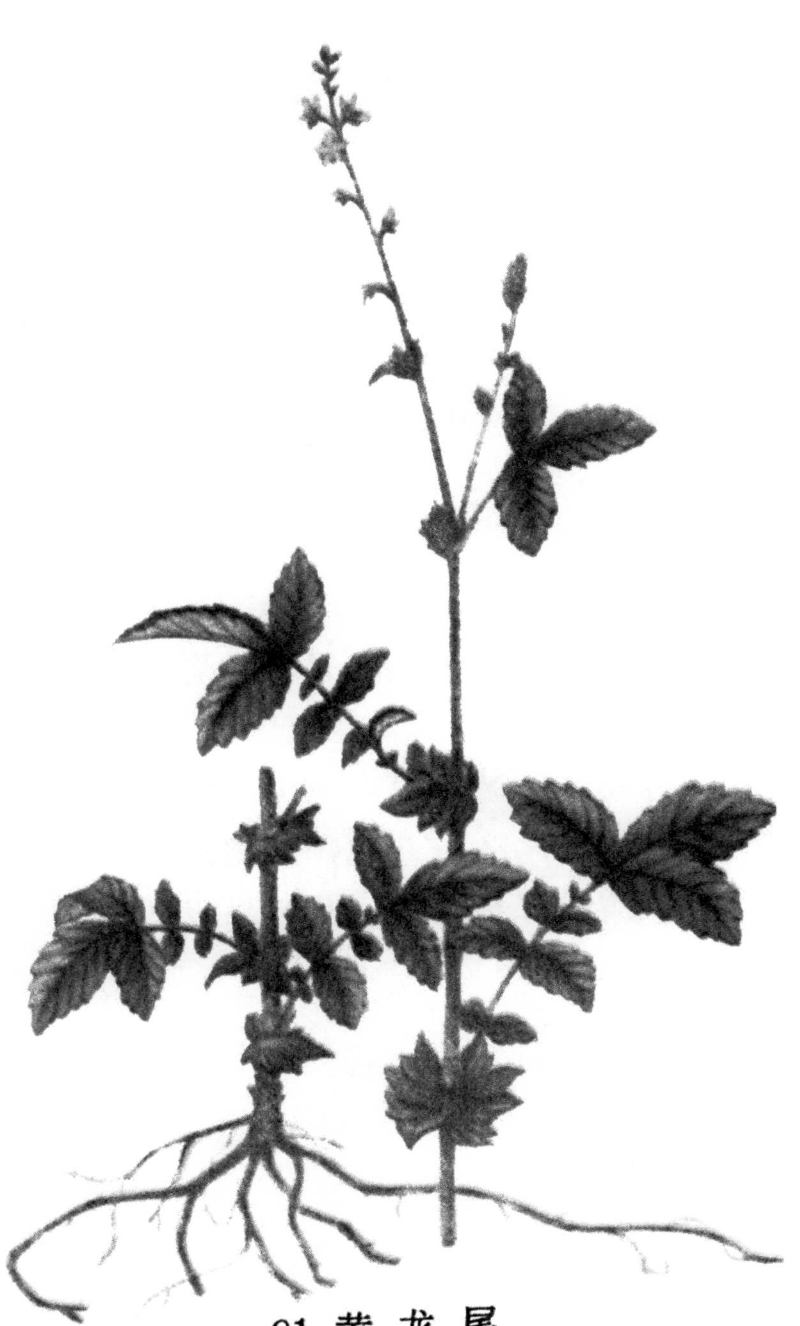

91 黄龙尾

Agrimonia zeylanica Moon.

92 盐酸树

别　　名：盐肤木、五倍子树。

识别特征：落叶小乔木，高5—8米，树皮灰褐色。叶互生，奇数羽状复叶，叶轴两侧具翅，小叶7—15片，卵形至矩圆形，几无柄，边缘具粗齿，叶背密生柔毛。顶生大圆锥花序，花小，淡黄色。核果圆球形，紫红色。

分布及生境：我省广布。常见于山坡、路旁杂木林或次生灌丛中。

采集加工：根入药。夏秋采集，切片晒干备用。

性味功能：咸，凉。消炎，解毒，止痛。

用　　法：3—5钱，加胡椒（或草果）引，水煎服，每日一剂。孕妇忌服。

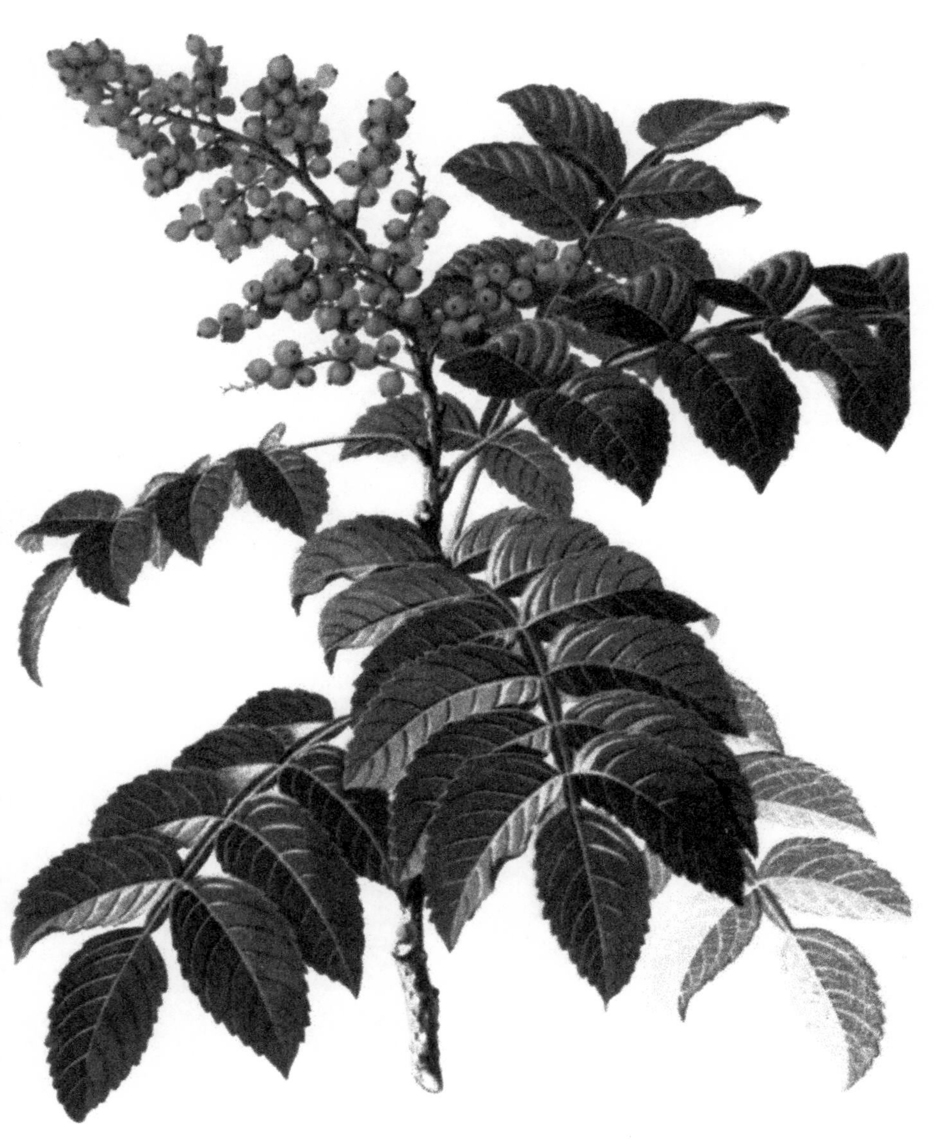

92 盐酸树

Rhus chinensis Mill. var. roxburghii(DC) Rehd.

·白页·

验　方

预防部分

1、常山5两，三台花1斤，黑冬叶5两，大黑蒿1斤，良姜半斤，老鸦枕头5两，煎大锅汤，供100人服，每日一次。

2、常山5两，野芝麻1斤，丁香2两，马鞭草2斤，煎大锅汤，供100人服，每日一次。

3、三台花1斤，常山5两，红雪柳5两，四块瓦1斤，柴胡1斤，草烟根5两，芦子半斤，良姜半斤，煎大锅汤，供100人服，每日一次。

4、三台花、大麻疙瘩、木姜子、买麻藤各1斤，煎大锅汤，供100人服，每日一次。

5、三台花1斤，三叉枇杷1斤，钻地风半斤，山乌龟半斤，草果适量，煎大锅汤，供100人服，每日一次。

6、四块瓦1斤，木姜子1斤，柴胡1斤半，豆豉叶1斤，紫茎泽兰半斤，煎大锅汤，供100人服，每日一次。

7、小花叶子1斤，四块瓦1斤，野芝麻

1斤，小脚婆半斤，三叉枇杷半斤，桃树皮5两，芦子5两，煎大锅汤，供100人服，每日一次。

8、大麻疙瘩2斤，三颗针1斤，木姜子树皮1斤半，钻地风1斤，煎大锅汤，供100人服，每日一次。

9、水蜈蚣2斤，野芝麻1斤半，地胆头1斤半，毛果算盘子半斤，煎大锅汤，供100人服，每日一次。

10、三台花1斤半，南瓜根1斤，胡椒引，煎大锅汤，供100人服，每日一次。

治疗部分

1、常山1钱，三台花2钱，草果引，水煎服，每日一剂。

2、常山1钱，三台花2钱，柴胡2钱，豆豉叶2钱，丁香5分，水煎服，每日一剂。

3、常山1钱，三台花2钱，芦竹根2钱，草果引，水煎服，每日一剂。

4、常山2钱，野芝麻3钱，菖蒲1钱，马蹄香1钱，水煎服，每日一剂。

5、常山1钱，三台花2钱，红雪柳5分，四块瓦2钱，柴胡2钱，芦子2钱，良姜2钱，水煎服，每日一剂。

6、黄鼠狼骨（焙黄碾粉）粉3—5分，常山1钱，三台花2钱煎水送服，日服二次。

7、常山2钱，四块瓦2钱，下田菊2钱，水煎服，每日一剂。

8、常山1钱，黑冬叶2钱，地胆头2钱，柴胡2钱，良姜2钱，草果引，水煎服，每日一剂。

9、常山、栝楼、三叉枇杷各2钱，胡椒引，水煎服，每日一剂。

10、常山1钱，三台花2钱，老鼠香瓜2钱，大黑蒿2钱，水煎服，每日一剂。

11、常山2钱，爵床2钱，马鞭草3—5钱，水煎服，每日一剂。

12、常山、三颗针各2—3钱，酒引，水煎服，每日一剂。

13、常山2钱，黑老虎3钱，下田菊2钱，芦子2钱，水煎服，每日一剂。

14、常山2钱，杧果2钱，青蒿2钱，水煎服，每日一剂。

15、三台花2钱，四块瓦4钱，草果3个，绿茶引，水煎服，每日一剂。

16、三台花2钱，大麻疙瘩4钱，草果引，水煎服，每日一剂。

17、三台花3钱，野饭豆1钱5分，栝楼1钱5分，草果引，水煎服，每日一剂。

18、三台花3钱，小花叶子2钱，野饭豆2钱，草果引，水煎服，每日一剂。

19、三台花3钱，野饭豆2钱，草果引，水煎服，每日一剂。

20、三台花2钱，红雪柳5分，老鼠香瓜1钱，栝楼1钱，草果引，水煎服，每日一剂。

21、三台花3钱，野芝麻3钱，野饭豆2钱，草果引，水煎服，每日一剂。

22、三台花3钱，矮地黄2钱，草果引，水煎服，每日一剂。

23、三台花3钱，羊脆木3钱，草果引，水煎服，每日一剂。

24、三台花3钱，洗碗叶2钱，羊脆木2钱，草果引，水煎服，每日一剂。

25、三台花3钱，野豌豆草2钱，瘴气藤2钱，草果引，水煎服，每日一剂。

26、三台花2钱，老草烟根5分，老茄子根1钱，老辣子根1钱，草果引，水煎服，每日一剂。

27、三台花2钱，盐酸树2钱，柴胡1钱，草果引，水煎服，每日一剂。

28、三台花2钱，马鞭草2钱，水煎服，每日一剂。

29、金刚纂根1钱，瘴气藤2钱，酒引，水煎服，每日一剂。

30、金刚纂叶一片，番石榴叶3片，揉碎

后，用开水冲泡并密闭半小时后服之，日服2次。

31、金刚纂根1钱，红雪柳5分，三台花1钱，草果引，水煎服，每日一剂。

32、红雪柳5分，四块瓦2钱，白头翁2钱，水煎服，每日一剂。

33、红雪柳5分，小花叶子1钱，三颗针1钱，胡椒引，水煎服，每日一剂。

34、红雪柳5分，黄龙尾2钱，水煎服，每日一剂。

35、红雪柳5分，兰靛1钱，舂细包于肚脐上，包24小时后取下。

36、红雪柳5分，三台花2钱，盐酸树1钱，草果引，水煎服，每日一剂。

37、野饭豆、栝楼各1钱5分，草果引，淘米水煎服，每日一剂。

38、野饭豆2钱，白头翁2钱，四块瓦2钱，胡椒引，水煎服，每日一剂。

39、野饭豆、野芝麻、三台花、芦竹根各1—2钱，水煎服，每日一剂。

40、栝楼2钱，三台花2钱，胡椒引，水煎服，每日一剂。

41、栝楼、小花叶子各2—3钱，水煎服，每日一剂。

42、栝楼、瘴气藤各2钱，酒引，水煎服，每日一剂。

43、栝楼2钱，芦竹2钱，南瓜子1钱，胡椒引，水煎服，每日一剂。

44、倒推车一个，焙黄研粉，用栝楼根3钱煎水送服，日服2次。

45、老鼠香瓜2钱，四块瓦2钱，水煎服，每日一剂。

46、老鼠香瓜、三台花、野芝麻各二钱，草果引，水煎服，每日一剂。

47、老鼠香瓜3钱，栝楼2钱，酒引，水煎服，每日一剂。

48、小花叶子3钱，柴胡3钱，胡椒引，水煎服，每日一剂。

49、小花叶子3钱，黑老虎3钱，四块瓦2钱，胡椒引，水煎服，每日一剂。

50、小花叶子、白头翁、紫木通各3钱，胡椒引，水煎服，每日一剂。

51、小花叶子、粉葛各3钱，胡椒引，水煎服，每日一剂。

52、小花叶子2钱，三台花1钱，水煎服，每日一剂。

53、小花叶子、野芝麻、三台花各2钱，水煎服，每日一剂。

54、黑冬叶、紫金龙、扁竹兰、芦子各1钱，水煎服，每日一剂。

55、黑冬叶1钱，红臭牡丹2钱，水煎服，每日一剂。

56、扁竹兰2钱，四块瓦3钱，胡椒（或草果）引，水煎服，每日一剂。

57、树头芭蕉5钱，芦竹笋1个，胡椒引，水煎服，每日一剂。

58、树头芭蕉5钱，闷竹笋3钱，秧草根2钱，胡椒引，水煎服，每日一剂。

59、树头芭蕉5钱，黄龙尾2钱，下田菊2钱，黄花虎掌草根1钱，水煎服，每日一剂。

60、树头芭蕉5钱，草烟根5分，茄子根1钱，辣子根1钱，水煎服，每日一剂。

61、野芝麻3钱，栝楼2钱，胡椒引，水煎服，每日一剂。

62、野芝麻3钱，野饭豆3钱，草果引，水煎服，每日一剂。

63、野芝麻3钱，四块瓦3钱，草果引，

水煎服，每日一剂。

64、野芝麻3钱，小花叶子2钱，黑冬叶1钱，土大黄2钱，胡椒引，水煎服，每日一剂。

65、野芝麻4钱，三叉枇杷2钱，胡椒引，水煎服，每日一剂。

66、野芝麻3钱，葫芦茶3钱，草果引，水煎服，每日一剂。

67、蓝　桉4钱，三台花2钱，紫木通2钱，水煎服，每日一剂。

68、蓝　桉3钱，挖耳草3钱，水煎服，每日一剂。

69、蓝　桉2个，焙干碾粉，用芭蕉果皮煎水送服，日服二次。

70、管兰香2钱，白虎草2钱，歪头升麻2钱，混合碾粉作丸，开水送服，每服3钱，日服2次。

71、大叶马兜铃、三台花、云南萝芙木、四块瓦各1—2钱，酒引，水煎服，每日一剂。

72、大叶马兜铃2钱，龙胆草2钱，三台花1钱，水煎服，每日一剂。

73、白枪杆3钱，洗碗叶2钱，酸橙皮

2钱，水煎服，每日一剂。

74、白枪杆3钱，野芝麻3钱，水煎服，每日一剂。

75、鸡骨常山2钱，红臭牡丹2钱，黑冬叶5分—1钱，地胆头2钱，柴胡2钱，良姜2钱，胡椒(或草果)引，水煎服，每日一剂。

76、鸡骨常山、三台花、芦竹根各2钱，水煎服，每日一剂。

77、臭亚罗椿3钱，树头菜根2钱，三台花2钱，酒(或胡椒)引，水煎服，每日一剂。

78、臭亚罗椿2钱，石菖蒲1—2钱，胡椒引，水煎服，每日一剂。

79、臭亚罗椿2钱，四棱锋2钱，小苦蒿1钱，水煎服，每日一剂。

80、臭亚罗椿2钱，红臭牡丹2钱，野豌豆草1钱，香茅草1钱，壁虱草1钱，花椒引，水煎服，每日一剂。

81、亚罗椿2钱，蔓荆子2钱，辣蓼叶1钱，青蒿叶1钱，水煎服，每日一剂。

82、亚罗椿、臭亚罗椿各2钱，水煎服，每日一剂。

83、地石榴鲜叶1钱，捣碎，加胡椒数

粒，取地石榴根、三台花、白虎草各2钱煎水冲泡上叶，停一刻后服之，日服2次。

84、地石榴、黑老虎、野草香各2钱，草果引，水煎服，每日一剂。

85、矮地黄2—3钱，夹眼皮（基氏千斤拔）2钱，草果引，水煎服，每日一剂。

86、藤霸王1钱，野芝麻2钱，酒引，水煎服，每日一剂。

87、獐气藤、三台花各2钱，草果引，水煎服，每日一剂。

88、獐气藤、黑老虎各2钱，酒引，水煎服，每日一剂。

89、獐气藤、夹眼皮（基氏千斤拔）、野芝麻各2钱，蓖麻根1钱，火药为引，用草灰水（取澄清液）煎服，每日一剂。

90、地胆头、水蜈蚣、野芝麻各2钱，水煎服，每日一剂。

91、藤苦参、黑冬叶、蔓荆子、黑老虎各1钱，混合碾粉，用甘蔗水送服，每服1—2钱，日服2次。

92、黑节草、土大黄各2—3钱，水煎服，每日一剂。

93、黑节草2钱，盐酸树3钱，水煎服，每日一剂。

94、白头翁、下田菊各3钱，草果引，水煎服，每日一剂。

95、白头翁、三台花、羊脆木各2钱，草果引，水煎服，每日一剂。

96、苦参、藤苦参、古山龙各1—2钱，水煎服，每日一剂。

97、苦参、三台花各1钱，酒引，水煎服，每日一剂。

98、蚂蚁草3钱，壁虱草1钱，桃树皮1钱，水煎服，每日一剂。

99、蔓荆子、饭盒豆、毛叶巴豆、鳢肠、藿香、生姜各2钱，胡椒（或阿魏）引，上药碾粉，用白花丹2—3钱煎水调和研丸，每服2钱，日服2—3次。

100、蔓荆子、四块瓦、白虎草、香樟树皮各2钱，酒引、水煎服，每日一剂。

101、大麻疙瘩、三颗针、钻地风各1钱，红糖、生姜引，水煎服，每日一剂。

102、四块瓦、柴胡、黑老虎各3钱，胡椒引，水煎服，每日一剂。

103、四块瓦、臭亚罗椿各2钱，水煎服，每日一剂。

104、水蜈蚣5钱，白头翁2钱，黄龙尾2钱，水煎服，每日一剂。

105、芦竹笋5钱，吊竹笋5钱，倒推车1个，分别舂细后放入碗中，冲入沸水，用碗扣住约10分钟，服其汁，日服2次。

106、芦竹笋1个，下田菊5钱，胡椒引，水煎服，每日一剂。

107、云南萝芙木2钱，细米油珠2钱，胡椒引，水煎服，每日一剂。

108、云南萝芙木3钱，四块瓦2钱，草果（或丁香）引，水煎服，每日一剂。

109、云南萝芙木2钱，三叉枇杷2钱，亚罗椿2钱，核桃树皮1钱，水煎服，每日一剂。

110、鳢肠、兰靛、焰爵床各2钱，水煎服，每日一剂。或混合碾粉，合蜜为丸，每服2—3钱，每日服2次。

111、兰靛、臭亚罗椿、夹眼皮（基氏千斤拔）、葫芦茶各2钱，水煎服，每日一剂。

112、焰爵床2钱，树头芭蕉5钱，胡椒引，水煎服，每日一剂。

113、爵床2钱，野豌豆草1钱，野草香2钱，水煎服，每日一剂。

114、裂果金花、鳢肠、洗碗叶、四棱锋、紫茎泽兰、良姜各2钱，水煎服，每日一剂。

115、玉叶金花、裂果金花各3钱，水煎服，每日一剂。

116、玉叶金花、地石榴、细米油珠各2钱，水煎服，每日一剂。

117、红臭牡丹、裂果金花、腺萼木各2钱，水煎服，每日一剂。

118、红臭牡丹、三台花、洗碗叶各2钱，草果引，水煎服，每日一剂。

119、生藤、亚罗椿、洗碗叶各2钱，酒引，水煎服，每日一剂。

120、生藤、三台花、大麻疙瘩、鱼子兰、云南萝芙木各2钱，水煎服，每日一剂。

121、虎掌草2钱，白头翁3钱，胡椒引，水煎服，每日一剂。

122、虎掌草1—2钱，挖耳草2钱，山乌龟1钱，菖蒲1钱，水煎服，每日一剂。

123、三叉枇杷3钱，刺天茄1钱，草果引，水煎服，每日一剂。

124、三叉枇杷、三台花、野芝麻各2钱，草果引，水煎服，每日一剂。

125、刺天茄2钱，野芝麻4钱，丁香5分—1钱，水煎服，每日一剂。

126、刺天茄、水茄、假绿豆、拔毒散各1钱，水煎服，每日一剂。

127、旋柄茄2钱，冷饭果根3钱，黄龙尾3钱，水煎服，每日一剂。

128、旋柄茄2钱，树头菜4钱，水煎服，每日一剂。

129、水茄1钱，亚罗椿3钱，草果引，水煎服，每日一剂。

130、鸡蛋花1—2钱，小油桐根5分，白茄子根1钱，胡椒引，水煎服，每日一剂。

131、细黄草1—2钱，白头翁2钱，构树皮1钱，水煎服，每日一剂。

132、八角枫3分，裂果金花1钱，红臭牡丹1钱，腺萼木1钱，水煎服，每日一剂。

133、散黄草3—4钱，芦竹笋1个，地榆2钱，胡椒引，水煎服，每日一剂。

134、羊脆木、夹眼皮（基氏千斤拔）各2钱，水煎服，每日一剂。

135、羊脆木、杧果树皮、臭亚罗椿各2钱，酒引，水煎服，每日一剂。

136、羊脆木、野芝麻、三台花各2钱，草果引，水煎服，每日一剂。

137、白虎草、虎掌草、云南萝芙木各1钱，酒引，水煎服，每日一剂。

138、白虎草、蔓荆子、香樟、鱼子兰各2钱，酒引，水煎服，每日一剂。

139，多花野牡丹、旋柄茄、白鹤藤根各1钱，水煎服，每日一剂。

140、下田菊5钱，狗屎花2钱，水煎服，每日一剂。

141、下田菊、兰靛、辣蓼、树头菜各2钱，草烟根5分，水煎服，每日一剂。

142、下田菊、四棱锋各3—5钱，胡椒引，水煎服，每日一剂。

143、黑老虎、四块瓦、柴胡各3钱，胡椒（或丁香）引，水煎服，每日一剂。

144、黑老虎、白茅根各3钱，胡椒引，水煎服，每日一剂。

145、四棱锋、水蜈蚣各3钱，水煎服，每日一剂。

146、四棱锋4钱，三台花2钱，水煎服，每日一剂。

147、四棱锋、亚罗椿、青蒿根各2钱，水煎服，每日一剂。

148、扁豆2钱，辣子根1钱，草烟根5分，水煎服，每日一剂。

149、假夜来香3钱，兰靛2钱，鳢肠2钱，刺天茄2钱，丁香5分，研粉，搓成三分之一丸，每服一丸，日服3次。

150、假夜来香、三台花、云南萝芙木各1钱5分，酒引，水煎服，每日一剂。

151、杧果、野芝麻各3钱，草果引，水煎服，每日一剂。

152、小黄散、番石榴、野草香各3钱，水煎服，每日一剂。

153、五桠果3钱，木贼2钱，云南萝芙木2钱，野芝麻2钱，水煎服，每日一剂。

154、五桠果3钱，兰靛2钱，茄子根1钱，辣子根1钱，水煎服，每日一剂。

155、洗碗叶3钱，白头翁2钱，臭亚罗2椿钱，水煎服，每日一剂。

156、洗碗叶、亚罗椿、生藤、蕒芝各2

钱，酒引，水煎服，每日一剂。

157、洗碗叶2钱，野芝麻2钱，茄子根1钱，草烟根5分，草果引，水煎服，每日一剂。

158、细米油珠2钱，红雪柳5分—1钱，飞龙掌血根2钱，木姜子1钱，胡椒引，水煎服，每日一剂。

159、细米油珠2钱，地胆头2钱，木姜子1钱，香茅1钱，水煎服，每日一剂。

160、油瓜5分—1钱，红雪柳5分—1钱，芦竹笋1个，草烟根5分，水久煎后服，每日一剂。

161、紫茎泽兰3钱，树头芭蕉5钱，取倒推车两个，焙黄研粉，用上二药煎水送服，日服二次。

162、紫茎泽兰、臭亚罗椿各2钱，胡椒引，水煎服，每日一剂。

163、紫茎泽兰、盐酸树各2钱，酒引，水煎服，每日一剂。

164、野豌豆草、马鞭草、血苋各3钱，水煎服，每日一剂。

165、扫把草、苦闷笋、甜闷笋各1钱，草果（或胡椒）引，水煎服，每日一剂。

166、龙胆草、云南萝芙木、草血竭各2钱，酒引，水煎服，每日一剂。

167、龙胆草3钱，三台花2钱，酒引，水煎服，每日一剂。

168、龙胆草3钱，洗碗叶2钱，小豆根2钱，水煎服，每日一剂。

169、豆豉叶3钱，三台花2钱，四块瓦3钱，白头翁2钱，水煎服，每日一剂。

170、三颗针、野豌豆草各2钱，水煎服，每日一剂。

171、三颗针3钱，野芝麻5钱，酒引，水煎服，每日一剂。

172、野草香5钱，白虎草2钱，草果（或胡椒）引，水煎服，每日一剂。

173、大黑蒿5钱，柴胡3钱，粉葛3钱，紫苏2钱，糊米适量，水煎服，每日一剂。

174、大黑蒿4钱，三台花2钱，水煎服，每日一剂。

175、野苞麦、下田菊、胜红蓟各3钱，水煎服，每日一剂。

176、胜红蓟、水蜈蚣、盐酸树各3钱，酒（或草果）引，水煎服，每日一剂。

177、胜红蓟3钱，桃树皮1钱，水煎服，每日一剂。

178、浆包藤1钱，三台花2钱，草果引，水煎服，每日一剂。

179、蓖麻、三台花各1钱5分，水煎服，每日一剂。

180、蓖麻2钱，芦竹笋1个，辣蓼2钱，冬瓜树皮2钱，捣碎后开水泡服，每日一剂。

181、挖耳草、下田菊、白头翁各2钱，水煎服，每日一剂。

182、大树理肺散、云南萝芙木各1—2钱，水煎服，每日一剂。

183、黄花虎掌草、野豌豆草各1钱，水煎服，每日一剂。

184、黄花虎掌草1钱，野芝麻3钱，水煎服，每日一剂。

185、黄花虎掌草1钱，下田菊3钱，水煎服，每日一剂。

186、小苦蒿2钱，野芝麻3钱，酒引，水煎服，每日一剂。

187、小苦蒿2钱，芦竹笋1个，胡椒引，水煎服，每日一剂。

188、黄龙尾、白虎草、枪子果根各3钱，水煎服，每日一剂。

189、黄龙尾2钱，野芝麻2钱，两面针根5分，水煎服，每日一剂。

190、盐酸树、三台花、壁虱草各2钱，草果引，水煎服，每日一剂。

贵州民间方药集

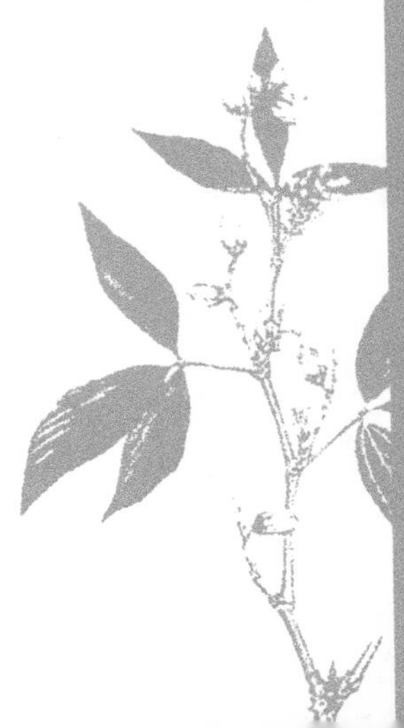

提 要

杨济秋、杨济中编著。

1978 年 8 月第 3 版第 6 次印刷。32 开本。约 16.1 万字。定价 1.80 元。共 571 页，其中说明、目录共 10 页，正文 541 页，附录 20 页。精装本，绿色塑料套封。

本书正文分为民间草药单方秘方、民间外治法、民间药草 3 篇。

第一篇为民间草药单方秘方，按照治疗疾病的临床科别分类，共分为 6 章，收录 1300 多个方。此部分涉及的都是常见病、常用药，按照主治、处方（组成）、用法 3 项对每方进行简单描述，并注明出处。有些出处是姓名，有些是地名，有些则直接标明为民间方。

第二篇为民间外治法，共分 9 章。第一章为外治法的一般治则，是从各外治法中整理出的 10 个外治法的一般原则，可作为各种外治法使用的治疗依据。第二章为药物间接疗法，间接疗法在民间的应用历史悠久、地区广泛，它简单、方便、疗效确切。如治牙痛，用大蒜一片包虎口；治鼻血（倒经），大蒜一片包脚心，一小时后即可止血、止痛。其所用穴位以任脉、督脉及手足穴位为主，经常不过 20 余穴便可治全身疾病，有推广使用的价值。第三章至第九章亦介绍外治的方法，每章又分小类，较为详细地记录了推擦、熏洗、针灸、膏药等治疗方法。

第三篇民间药草总计收入草药 496 种。对于每一药物，常有同科属品种混用的现象，如泡参（沙参）名下，就有杏叶沙参、轮叶沙参、威氏沙参、肖牧根草等多个品种，编者尽量将当时所能知道的同科属的混用品种收录到主名下。本篇按照药物功效分为 19 章，对每药按草药名、学名、产地、药用部分及效用 4 项，用表格的形式简单介绍。

正文后附有贵州民间部分药材品种混用对照表，是贵州省常用中药不同科属的混用品种。

本书使用的度量衡为公制，即克、毫克、升、毫升。为便于换算，本书增订说明中指出，按10两为1斤的旧制，“1钱”等于“5克”或“5毫升”；1斤等于16两的旧制，“1钱”等于“3克”或“3毫升”，尾数不计。

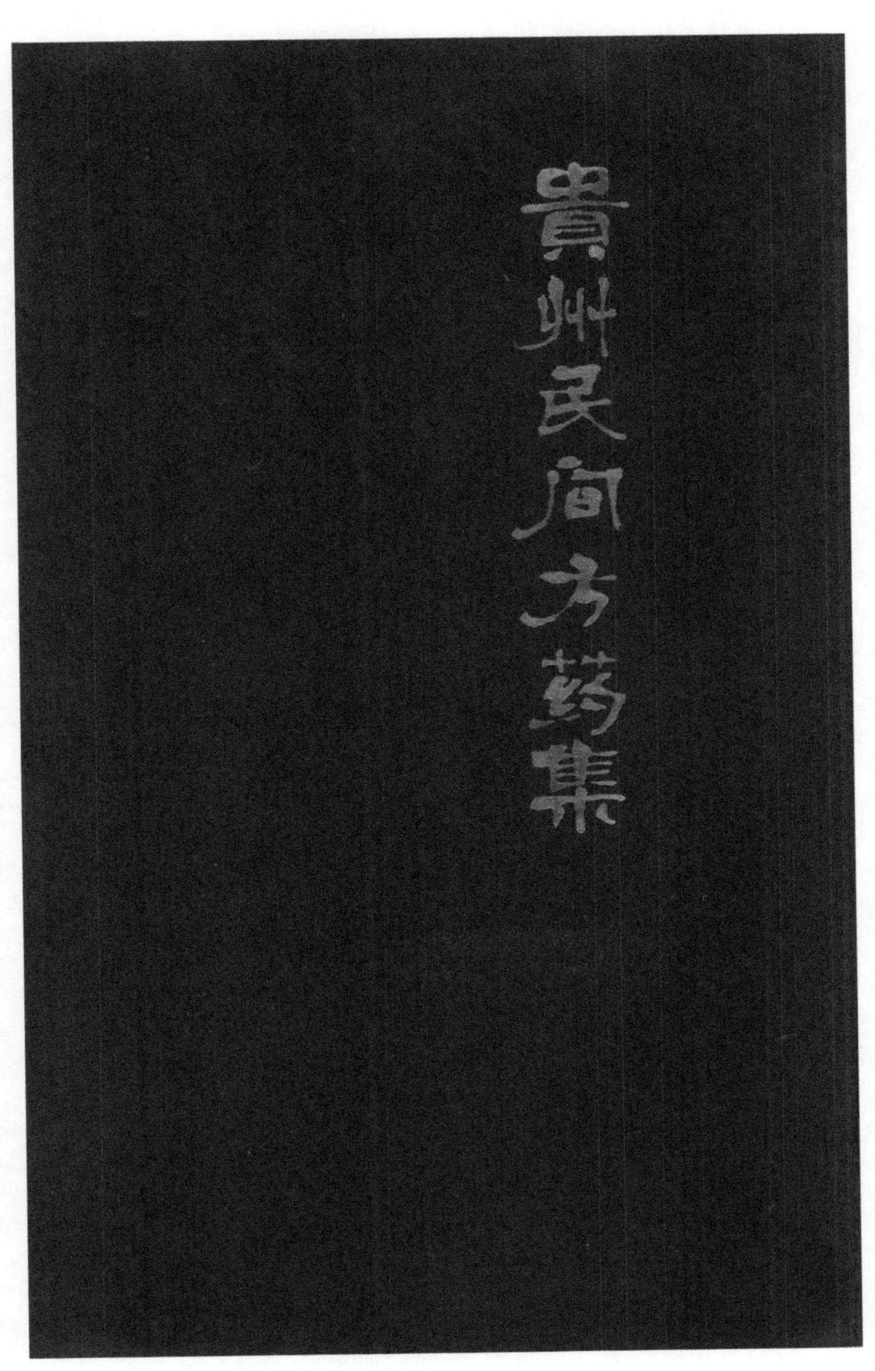
貴州民间方药集

七　虫积……(64)
八　吐血……(66)
第四节　泌尿系统病……(67)
一　遗尿……(67)
二　尿结……(68)
三　水肿、腹水……(69)
四　淋、浊……(72)
五　遗精、阳痿……(75)
第五节　循环系统病……(79)
一　心脏病……(79)
二　高血压病……(81)
第六节　运动系统病……(82)
一　风湿性瘫痪……(82)
二　中风……(85)
三　风湿疼痛……(86)
四　骨质增生……(94)
第七节　神经系统病……(95)
一　癫、痫、狂……(95)
二　眩晕……(100)
第八节　其他（滋补强壮）……(101)
第二章　外科病……(110)
第一节　跌打损伤……(110)
一　跌打肿痛……(110)
二　刀伤出血……(121)
三　正骨抖损（骨折）……(125)
四　续筋腱……(132)
五　外科麻药……(133)
六　止痛显伤……(135)
第二节　疔疮……(136)

第三节　风丹……………………………………………………………（139）
第四节　痈肿、疮毒……………………………………………………（141）
第五节　九子疡（淋巴结核）…………………………………………（148）
第六节　乳痈……………………………………………………………（151）
第七节　冻疮、漆疮……………………………………………………（153）
第八节　毒蛇咬伤、烫火伤……………………………………………（155）
　　一　毒蛇咬伤………………………………………………………（155）
　　二　烫火伤…………………………………………………………（157）
第九节　癣、癞、麻疯…………………………………………………（158）
第十节　痔疮……………………………………………………………（163）
第十一节　小肠疝气及外阴病…………………………………………（168）
第三章　五官科病………………………………………………………（173）
第一节　眼病……………………………………………………………（173）
第二节　耳病……………………………………………………………（178）
第三节　鼻病……………………………………………………………（180）
第四节　喉病……………………………………………………………（182）
第五节　牙病……………………………………………………………（185）
第六节　口腔炎…………………………………………………………（189）
第四章　妇产科病………………………………………………………（190）
第一节　月经不调………………………………………………………（190）
第二节　妊产诸病………………………………………………………（194）
第三节　催奶……………………………………………………………（199）
第四节　红崩、白带……………………………………………………（199）
第五节　月家病（子宫内膜炎、阴道炎）……………………………（205）
第六节　避孕……………………………………………………………（206）
第七节　妇女不孕症……………………………………………………（209）
第五章　儿科病…………………………………………………………（210）
第一节　小儿惊风………………………………………………………（210）

第二节　小儿疳积……………………………………………………(211)
第三节　小儿杂症……………………………………………………(213)
第六章　预防疾病……………………………………………………(216)
第一节　麻疹……………………………………………………(216)
第二节　痄疾……………………………………………………(218)
第三节　痢疾……………………………………………………(219)
第四节　时疫……………………………………………………(220)

第二篇　民间外治法

第一章　外治法的一般治则……………………………………………(223)
第一节　引泡疗法……………………………………………………(224)
第二节　开窍疗法……………………………………………………(226)
第三节　呼吸道调节疗法………………………………………………(228)
第四节　引降疗法……………………………………………………(229)
第五节　升提疗法……………………………………………………(230)
第六节　扶倾疗法……………………………………………………(230)
第七节　合围疗法……………………………………………………(231)
第八节　渗透疗法……………………………………………………(232)
第九节　反性药物疗法…………………………………………………(233)
第十节　香佩疗法……………………………………………………(235)
第二章　药物间接疗法………………………………………………(235)
第一节　头顶（百会穴）治病方剂……………………………………(240)
第二节　囟门（囟会穴）治病方剂……………………………………(241)
第三节　太阳穴治病方剂………………………………………………(242)
第四节　头额（神庭穴）治病方剂……………………………………(243)
第五节　眉心（印堂穴）治病方剂……………………………………(243)
第六节　后颈窝（哑门穴）治病方剂…………………………………(245)
第七节　背心（身柱穴）治病方剂……………………………………(245)

第八节　前心窝（鸠尾穴）治病方剂……………………（247）
第九节　脐眼（神阙穴）治病方剂……………………（249）
第十节　脐下（关元穴或气海穴）治病方剂……………（256）
第十一节　脚心（涌泉穴）治病方剂……………………（257）
第十二节　手心（劳宫穴）治病方剂……………………（262）
第十三节　五心（手心、足心、前后心）治病方剂………（263）
第十四节　寸口（列缺穴）治病方剂……………………（265）
第十五节　虎口（合谷穴）治病方剂……………………（268）
第十六节　眼部治病方剂…………………………………（269）
第十七节　鼻腔治病方剂…………………………………（270）
第十八节　耳窍治病方剂…………………………………（274）
第十九节　口腔治病方剂…………………………………（277）
第二十节　前阴治病方剂…………………………………（279）
第二十一节　肛门治病方剂………………………………（280）
第二十二节　乳头治病方剂………………………………（284）
第三章　推擦类……………………………………………（286）
第一节　推擦疗法…………………………………………（288）
第二节　滚蛋疗法…………………………………………（293）
第三节　药物烫擦法………………………………………（294）
第四节　括法………………………………………………（297）
第四章　熏洗类……………………………………………（298）
第一节　熏汽疗法…………………………………………（298）
第二节　熏烟疗法…………………………………………（299）
第三节　浴汤疗法…………………………………………（302）
第五章　膏药类……………………………………………（303）
第一节　大膏药……………………………………………（304）
第二节　黑膏药……………………………………………（305）
第三节　软膏药……………………………………………（310）

第四节　流浸膏、水糊膏……………………………………………（312）
第六章　拔筒类……………………………………………………（314）
第一节　拔筒疗法与治病原理……………………………………（314）
第二节　拔筒的分类………………………………………………（315）
第三节　使用拔筒应注意事项……………………………………（318）
第四节　拔筒的适应症和禁忌……………………………………（319）
第七章　针类………………………………………………………（320）
第一节　银针………………………………………………………（321）
第二节　砭石（瓦针）……………………………………………（322）
第三节　弩针（糖药针）…………………………………………（324）
第四节　油火针……………………………………………………（325）
第五节　硫磺针……………………………………………………（325）
第六节　植物刺针（抽打法）……………………………………（326）
第八章　灸火类……………………………………………………（326）
第一节　艾灸法……………………………………………………（326）
第二节　火酒灸法…………………………………………………（328）
第三节　辣椒灸法…………………………………………………（328）
第四节　蓖麻子灸法………………………………………………（329）
第五节　灯火灸法（烧灯火）……………………………………（329）
第九章　其他疗法…………………………………………………（331）
第一节　割瘦疳……………………………………………………（331）
第二节　打通杆……………………………………………………（331）
第三节　香佩疗法…………………………………………………（332）
第四节　其他疗法…………………………………………………（334）
一　水拍疗法………………………………………………………（334）
二　拔发疗法………………………………………………………（335）
三　精神疗法………………………………………………………（335）
四　刀烟疗法………………………………………………………（335）

五　动物分热降温疗法…………………………………………（336）
六　喷水疗法……………………………………………………（336）
七　烫指疗法……………………………………………………（336）

第三篇　民间药草

第一章　镇痛药 ……………………………………………（338）
第二章　镇痉药 ……………………………………………（346）
第三章　镇静药 ……………………………………………（351）
第四章　镇咳药 ……………………………………………（362）
第五章　催吐药 ……………………………………………（378）
第六章　健胃药 ……………………………………………（380）
第七章　泻下药 ……………………………………………（390）
第八章　驱虫药 ……………………………………………（393）
第九章　解热药 ……………………………………………（400）
第十章　驱风发汗药…………………………………………（423）
第十一章　利尿药……………………………………………（432）
第十二章　兴奋药……………………………………………（452）
第十三章　强壮药……………………………………………（458）
第十四章　调经及活血药 …………………………………（475）
第十五章　收敛药……………………………………………（491）
第十六章　止血药……………………………………………（501）
第十七章　制菌消炎药………………………………………（507）
第十八章　外用药……………………………………………（514）
第十九章　动物药……………………………………………（528）
〔附录〕　贵州民间部分药材品种
混用对照表……………………………………………（542）

· 白 页 ·

第一篇　民间草药单方秘方

第一章　内 科 病

第一节　传 染 病

一　肺 结 核

（一）

【主治】 肺痨咳。

【处方】 果上叶16克，白折耳16克。

【用法】 上药炖猪肉250克。汤肉服用，一次或二次吃完，连服三剂。

（黄富璧）

（二）

【主治】 肺痨咳、喉发痒。

【处方】 八爪金龙叶13克。

【用法】 上药炖猪肉250克。汤肉服用，连服三剂。

（黄连珍）

（三）

【主治】 痨咳、体弱无力、腰痛。

【处方】 淫羊藿全草125克，蜂蜜125克，冰糖125克，威宁梨1个。

【用法】 将淫羊藿和威宁梨切细，与糖共蒸，去渣。取汁服，日服三次，每次一汤匙。

（彭桂珍）

（四）

【主治】 痨咳、盗汗、体弱无力。

【处方】 乌骨鸡根（毛茛科植物溪畔银莲花）、阳荷根（姜科植物蘘荷）各16克。

【用法】 上药蒸猪肉200克。空腹一次吃完，连用三剂。

（张登云）

（五）

【主治】 肺痨。

【处方】 红浮漂根16克，朝天罐根16克。

【用法】 上药蒸鸡肝二付或猪肉200克。一次吃完，连吃五剂。

（蒋朝顺）

（六）

【主治】 儿童痨咳（一般指十六岁以下儿童所患童子痨）。

【处方】 生桐油树根63克（干的用31克）。

【用法】 炖猪肉250克。去渣服汤肉，三天一剂，连用三至五剂。

（王少洲）

（七）

【主治】 痨咳、盗汗、阴虚。

【处方】 对叶草（萝藦科植物徐长卿）根6克，鹿含草6克。

【用法】 各药研末，拌匀。分三次用温开水吞服，一日一剂，连服三剂。

（黄明全）

（八）

【主治】 肺痨咯血、肺穿孔。

【处方】 鲜大蓟根125克，鲜小蓟根125克。

【用法】 上药洗净、捣烂，加冷开水(一小碗)，拌匀，用纱布包好滤过取汁。汁液兑甜酒酿内服，每日三次，每次两汤匙。

（兴仁）

（九）

【主治】 肺痨咯血。

【处方】 白芨16克。

【用法】 水煎。每日服二次。

（民间方）

（一〇）

【主治】 痨咳、盗汗。

【处方】 折耳根（三白草科植物蕺菜）叶63克，猪肚子1个。

【用法】 将折耳根叶放在猪肚子内，炖烂。汤肉齐服，分三次服，每日服一次，三日一剂，连用三剂。

（陈继焜）

（一一）

【主治】 痨咳。

【处方】 折耳根31克，鸡蛋2个。

【用法】 加水一小碗煮折耳根，去渣留汁，将蛋打在汁内，煮成蛋花。一次服完，一日一次，连用多次。

（陈仲寅）

（一二）

【主治】 痨咳。

【处方】 淫羊藿16克，诸总管（百合科植物万年青）根13克，果上叶13克，兔耳风16克，臭腊梅根13克，红糖31克。

【用法】 水煎服，一日三次。

（陈仲寅）

（一三）

【主治】 肺痨。

【处方】 三颗针22克，草玉梅根10克。

【用法】 上药炕干，研成粉。开水吞服，每次10克，一日三次，连服多剂。

（晴隆）

（一四）

【主治】 肺痨。

【处方】 头晕药（蔷薇科植物草本水杨梅）全草500克。

【用法】 将药用菜油31毫升搓软后，炕干研粉。开水吞服，每次 3 克，一日三次。

（晴隆）

（一五）

【主治】 痨咳盗汗。

【处方】 狗地芽（茄科植物枸杞）根31克，灯笼草（玄参科植物婆婆纳）16克，石豇豆16克。

【用法】 水煎服，每剂分三次服用，一日一剂。

（绥阳）

（一六）

【主治】 肺痨。

【处方】 千年耗子屎（毛茛科植物紫背天葵）根31克，猪肚1个。

【用法】 药装猪肚内，煮烂去渣。吃肚和汤，一日吃完。连吃多剂。

（黔南）

（一七）

【主治】 痨咳。

【处方】 牛舌片（蓼科植物羊蹄）根、四块瓦（金粟兰科植物及己）、大乌泡（蔷薇科植物川莓）根、地苦胆（防己科植物千金藤）、巴岩龙（海棠花科植物盾叶秋海棠）、团经药（唇形科植物连钱草）、盐肤木根各6克。

【用法】 水煎服，一日一剂，分三次服。

（黔南）

（一八）

【主治】 痨嗽。

【处方】 平地木、十大功劳根（或叶）、白芨等量。

【用法】 共研末。开水吞服，每次3克，一日三次。

（正安）

（一九）

【主治】 肺痨。

【处方】 碎米柴（鼠李科植物云南勾儿茶）根、构桑（桑科植物柘树）根、艳山花（杜鹃花科植物杜鹃）根各16克。

【用法】 煎水服，每日一剂，分三次服。

（独山）

（二〇）

【主治】 肺痨。

【处方】 1.葎草、白芨各63克。2.葎草花63克。

【用法】 1方共研成粉，用蜂糖水吞服，每服5克，一日三次。2方研末，用10克泡开水当茶喝。

（独山）

（二一）

【主治】 痨咳。

【处方】 白折耳（三白草科圆叶蕺菜）19克，青杠树寄生13克，对叶草6克。

【用法】 水煎服，一日一剂。

（黄平）

（二二）

【主治】 肺痨、咯血。

【处方】 对叉菜（菊科植物鬼针草）、夏枯草、白折耳、杠板归各16克，鹿含草31克。

【用法】 水煎服，一日一剂，分三次服。

（独山）

（二三）

【主治】 肺痨咳、虚汗不收、两腋常汗。

【处方】 倒提壶（毛茛科植物云南翠雀）16—30克。

【用法】 上药研末。用鸡汤或肉汤吞服，每日二至三次，一次3克。或用10克蒸鸡吃。

（晴隆）

（二四）

【主治】 童子痨（肺结核）。

【处方】 桐子树寄生、岩豇豆各16克。

【用法】 水煎服，日服三次，每日一剂。

（清镇）

（二五）

【主治】 虚弱咳嗽。

【处方】 姜叶淫羊藿（姜科植物山姜）根、干姜、核桃仁各13克。

【用法】 各药共研末，合蒸蜂蜜31克。内服，每日一剂，分三次服。

（胡玉森）

二 流 感

（一）

【主治】 流感。

【处方】 马鞭草、六月雪、水灯芯、银花藤各16克。

【用法】 水煎服，一日一剂，分三次服。

（黎平）

（二）

【主治】 流感。

【处方】 强盗绞杆子（蔷薇科植物绣线菊）根16克，土升麻（菊科植物尖佩兰）根10克。

【用法】 水煎服，一日一剂，分三次服。

（毕节）

（三）

【主治】 流感。

【处方】 头晕药63克，管仲31克。

【用法】 水煎服，一日一剂，分三次服。

（罗甸）

（四）

【主治】 流感。

【处方】 管仲、银花藤、松针、十大功劳各16克。

【用法】 水煎服。

（松桃）

（五）

【主治】 流感。

【处方】 透骨香（杜鹃花科植物云南百珠树）、老鹳草各2500克，香椿叶3500克。

【用法】 水一百市斤，煎至八十市斤，供六十五人一天用。每人每次服药汁125毫升，一天三次。

（丹寨）

三 麻 疹

（一）

【主治】 麻疹不透。

【处方】 三月烂（罂粟科植物护心胆）1.6克。

【用法】 根研末，煮甜酒鸡蛋一个吃。

（独山）

（二）

【主治】 麻疹不透。

【处方】 穿山甲。

【用法】 取一片炮脆，研末。开水吞服。

（普安）

（三）

【主治】 麻疹不透。

【处方】 地牯牛3个。

【用法】 炕干研末。开水吞服。如系五岁以上小儿，一次服五至六个。

（普安）

（四）

【主治】 麻疹不透。

【处方】 1.红浮萍6克，三春柳3克，茴香根6克。2.阎王刺(苏木科植物云实)根内的土蚕子1个。

【用法】 1方水煎，2方研末。用1方药汁吞服2方药末，一次服完，麻疹即可透发。

（贵阳）

（五）

【主治】 麻疹不透。

【处方】 杉树尖5个，野鯵子(蓼草科植物有喙红苞薹)、姨妈菜(伞形科植物白花前胡)、芫荽、椿树皮各16克。

【用法】 水煎服，日服三次。

（普安）

（六）

【主治】 麻疹不透。

【处方】 虾子8个，朱砂0.3克。

【用法】 将虾子煎水一小杯。吞服朱砂，一次服完。

（黎平）

（七）

【主治】 麻疹不出。

【处方】 阎王刺根内土蚕1个。

【用法】 将土蚕炕干，研末。姜开水吞服。

（贵阳）

（八）

【主治】 麻疹并发肺炎。

【处方】 芦苇根31克，青蒿杆内的虫5条。

【用法】 水煎服，日服三次。

（金沙）

四 流行性腮腺炎（猴耳包）

（一）

【主治】 猴耳包。

【处方】 独脚莲(延龄草科植物七叶一枝花)。

【用法】 上药磨醋搽患处。

（开阳）

（二）

【主治】 猴耳包。

【处方】 红饭豆30粒，冰片1.5克。

【用法】 酒精浸泡一夜，捣烂敷患处。每天换一次。

（安顺）

（三）

【主治】 猴耳包。

【处方】 青黛1.5克，鸡蛋清1个。

【用法】 调敷患处。

（安顺）

（四）

【主治】 猴耳包。

【处方】 折耳根适量。

【用法】 捣烂外敷患处。

（金沙）

（五）

【主治】 猴耳包。

【处方】 土大黄、蒲公英、紫花地丁等量。

【用法】 捣烂敷患处。一日一次。

（水城）

（六）

【主治】 猴耳包。

【处方】 磨芋（天南星科植物蒟蒻）根1个。

【用法】 上药磨水加土烟屎，外搽患处。

（金沙）

五 黄疸、肝炎

（一）

【主治】 黄疸。

【处方】 糯蒿（玄参科植物软叶马先蒿）、石风丹（苦苣苔科植物被萼苣苔）、小黄草、（石斛）木贼、黄柏、鬼针草各16克。

【用法】 水煎服，每日一剂，分三次服。

（李德珍）

（二）

【主治】 急性黄疸。

【处方】 大乌泡根63克。

【用法】 水煎服，每日一剂，日服三次。三至五剂有效。

（李朝斗）

—21—

（三）

【主治】 急性黄疸。

【处方】 漆树寄生94克。

【用法】 水煎服，每日一剂，日服三次，连服三剂。

（福泉）

（四）

【主治】 急性黄疸。

【处方】 黄栀子仁 3 克。

【用法】 捣绒。兑甜酒吃，每日三次。

（赤水）

（五）

【主治】 急性黄疸。

【处方】 黄栀子16克，田基黄（金丝桃科植物地耳草）、地星宿（伞形科植物天胡荽）各31克，酸咪咪（酢浆科植物酢浆草）16克。

【用法】 水煎服，每日一剂，分三次服。

（印江）

（六）

【主治】 肝炎。

【处方】 鬼针草63克。

【用法】 将药切成寸长小节，炒黄。水煎服，每日一剂，分三次服。急慢性肝炎均有效。

（都匀）

（七）

【主治】 肝炎。

【处方】 1.赤小豆、苦参等分。2.夏枯草31克，龙胆草

6 克，包谷须31克。3.过路黄(金丝桃科植物贵州金丝桃)叶1张。

【用法】 1方研末，拌匀，取少许吹鼻孔，鼻流黄水即轻。2方煎水服。3方捣包寸口，使引泡流黄水即解毒。三方同时进行，效果特好。

(杨经国)

(八)

【主治】 全身发黄、并发水肿。

【处方】 蛇莲、茵陈蒿、臭牡丹根各16克，生姜6克。

【用法】 水煎服，一日一剂，分三次服。

(都匀)

(九)

【主治】 懒黄病。

【处方】 青矾31克，生面粉63克，制蜂蜜（与全部药粉等量)，甘遂(病重者用)13克，川芎、当归、云苓各10克，油朴、广香、小茴各13克，枳实31克(视病情增减)。

【用法】 各药研成细粉，混匀，和蜜制成如梧桐子大的丸剂。开水吞服，一日三次，每次十丸(服时不要咬碎，以免青矾损牙)。

(王锡纯)

(一〇)

【主治】 黄疸病。

【处方】 过路黄根、臭草(陆英)各16克。

【用法】 上药研末。用淘米水吞服，每次3克，一日三次。

(黄童璧)

(一一)

—13—

【主治】 黄疸病。

【处方】 大山羊粉(芸香科植物日本常山)31克，黄鳝一条(取血)，白糖63克，烧酒125毫升。

【用法】 取白糖烧酒混调，滴入黄鳝血，于酒面上点火，使酒燃烧，再加入大山羊粉搅拌，煮沸，待酒约烧去一半时熄火。取其汁，分三次内服。

(潘树恒)

(一二)

【主治】 黄疸病。

【处方】 猪苦胆1个，白糖63克。

【用法】 冷开水一小碗拌和。内服，急性期一日一次，慢性期三日一次，连服三次。

(唐华久)

(一三)

【主治】 肝炎。

【处方】 鸡矢藤(茜草科植物鸡矢藤)156克。

【用法】 水煎服。

(一四)

【主治】 懒黄病、两下肢微肿。

【处方】 商陆10克。

【用法】 上药炕干，研末，另用猪联贴(猪的脾脏)94克，煮熟。每次取联贴31克蘸商陆粉3克。内服，日服三次，每日一剂。连服三剂。

(民间方)

(一五)

【主治】 新生婴儿先天性黄疸。

【处方】 丝瓜壳皮适量。

【用法】 研末。米汤吞服，早晚各一次，每次0.3克至0.6克。

（刘世泉）

（一六）

【主治】 先天性黄疸。

【处方】 1.黄连、黄柏、黄芩、茵陈各16克。2.火硝0.3克至0.6克。

【用法】 1方煎水，冲服火硝。每日一剂，分二次服。连服七剂。

（刘世泉）

六 百日咳

（一）

【主治】 百日咳。

【处方】 蛇蜕2寸。

【用法】 放新瓦上烧存性，研细。冲姜糖水内服。

（修文）

（二）

【主治】 百日咳。

【处方】 地苦胆（防己科植物金果榄）适量。

【用法】 取药片1.6克，白糖16克，共蒸水一杯。早晚各服一次。

（赤水）

（三）

【主治】 百日咳。

【处方】 鸡苦胆(或猪苦胆)1个。

【用法】 将冰糖和苦胆汁冲开水一杯。分三次内服。

(毕节)

(四)

【主治】 百日咳。

【处方】 柿子树寄生、青鱼胆草各16克。

【用法】 水煎服,每日一剂,分三次服。

(金沙)

(五)

【主治】 百日咳。

【处方】 鹅不食草10克。

【用法】 水煎服,每日一剂,分三次服。

(贵阳)

(六)

【主治】 百日咳。

【处方】 折耳根16克。

【用法】 煎水冲白糖16克。内服,每日一剂,分三次服。

(黎平)

(七)

【主治】 百日咳。

【处方】 五匹风(蔷薇科植物蛇含)、生扯拢(牻牛儿苗科植物老鹳草)、一朵云(阴地蕨科植物阴地蕨)各10克至16克。

【用法】 水煎。冲白糖内服,每日一剂,分三次服。

(关岭)

七 疟 疾

（一）

【主治】 疟疾。

【处方】 新鲜双指甲花（凤仙花科植物重瓣凤仙花）嫩尖7个。

【用法】 捣烂。用酒吞服，疟前二小时服用。

（宋义民）

（二）

【主治】 疟疾并发高烧。

【处方】 五匹风16克，白薇 6 克，紫苏10克。

【用法】 水煎服，于疟前二小时服，一日一剂，连服三剂。

（田明德）

（三）

【主治】 疟疾。

【处方】 野叶子烟（菊科植物天明精）尖10个。

【用法】 捣烂。于疟前二小时开水冲服。

（张登云）

（四）

【主治】 间日疟。

【处方】 黄常山、草果、贝母、知母各5克。或加青皮、陈皮各 3 克。

【用法】 水煎服，于发疟前二小时服，当日一剂，次日一剂。

（陈继焜）

（五）

【主治】 间日疟。

【处方】 东南菜(天南星科植物水芋)根31克。

【用法】 水煎服，于疟前二小时服。

（罗甸）

（六）

【主治】 闷头摆(恶性疟)、间日疟。

【处方】 鹅巴掌(毛茛科植物毛茛)根6克，野叶子烟根10克。

【用法】 水煎服，于疟前二小时服。

（王名珍）

（七）

【主治】 疟疾、腹胀。

【处方】 水黄花(大戟科植物水黄花)根、老姜各10克。

【用法】 水煎。于疟前二小时服一次，一日一剂，连服三剂。

（黄明金）

（八）

【主治】 疟疾、饱胀。

【处方】 蜘蛛香(败酱科植物心叶缬草)、鱼鳅串（菊科植物马兰)各16克。

【用法】 水煎。于发疟前二小时内服一次。

（毕节）

（九）

【主治】 多年老疟疾。

【处方】 巴壁虎(又名壁钱）2个。

【用法】 炕干研末。包在烟内烧吸。

（经验方）

（一〇）

【主治】 间日疟。

【处方】 仙鹤草10克。

【用法】 炕干、研末。于发疟前二小时用酒吞服，隔日一次，连用三剂。

（胡玉森）

（一一）

【主治】 慢性疟疾，年久不愈。

【处方】 密陀僧 2 克，龟板1.6克，红糖16克。

【用法】 各药共研成粉，红糖化水。一次吞服。

（陈仲寅）

（一二）

【主治】 间日疟。

【处方】 大九龙盘（百合科植物蜘蛛抱蛋）根 6 克。

【用法】 研末。疟前二小时开水吞服。小儿减半。

（赵华堂）

八 痢 疾

（一）

【主治】 红白痢。

【处方】 苦金盆。

【用法】 研末。取1.6克，开水吞服，一日二次（装入胶囊服用最好）。

（赤水）

(二)

【主治】 红白痢。

【处方】 蓝布正、青杠树皮各13克，香樟皮10克，木姜子6克。

【用法】 水煎服。

(王文华)

(三)

【主治】 菌痢。

【处方】 三匹风(蔷薇科植物蛇莓)、生扯拢(牻牛儿苗科植物老鹳草)各31克，地苦胆1.6克。

【用法】 水煎服。

(独山)

(四)

【主治】 菌痢。

【处方】 强盗绞杆子(蔷薇科植物绣线菊)根16克。

【用法】 水煎服，分三次服。

(满镇)

(五)

【主治】 赤痢。

【处方】 天青地白(蔷薇科植物委陵菜)根10克。

【用法】 研末。烧酒吞服，饭前服，每日二次。

(王治平)

(六)

【主治】 痢疾带脓血。

【处方】 反背红(唇形科植物朱砂草)、地榆各10克，红糖31克。

—20—

【用法】 水煎。饭前服，每日二次。

（李兴全）

（七）

【主治】 赤痢。

【处方】 朱砂连（薯蓣科植物薯莨）、香樟皮各10克，大黄6克。

【用法】 各药研末，拌匀。开水吞服，每次6克，四小时一次，服完为止。

（田明德）

（八）

【主治】 白痢、消化不良。

【处方】 茨藜根、何首乌各16克。

【用法】 水煎服，每日一剂，分三次服，连用二剂。

（陈芳国）

（九）

【主治】 白痢、腹胀。

【处方】 穿心莲（毛茛科植物高乌头）10克。

【用法】 研末。烧酒吞服，每次3克，四小时一次。

（王少洲）

（一〇）

【主治】 痢疾、腹胀。

【处方】 辰砂草（远志科植物瓜子金）、骚羊古（伞形科植物杏叶防风）各3克。

【用法】 研末。开水吞服，一次服完，即可止痢。

（苟树珍）

（一一）

【主治】 痢疾、里急后重。

【处方】 黄药子(薯蓣科植物黄独)10克。

【用法】 研末。开水吞服，每次3克，一日三次。

（王金安）

（一二）

【主治】 痢疾。

【处方】 三棵针、十大功劳各10克，海蚌含珠6克，杨梅树皮3克。

【用法】 水煎服，日服三次，一日一剂。

（赫章）

（一三）

【主治】 痢疾。

【处方】 地榆、天青地白(萎陵菜)、朝天罐各10克，黄柏3克。

【用法】 水煎服，一日三次。

（赫章）

（一四）

【主治】 痢疾。

【处方】 花蝴蝶(蓼科植物缺腰叶蓼)、青藤香（卵叶马兜铃）、苦金盆各3克。

【用法】 水煎。加红糖15克冲服。

（赫章）

第二节　呼吸系统病

一　伤风感冒（上呼吸道感染）

（一）

【主治】　风寒感冒。

【处方】　岩马桑（腊梅科植物山腊梅）枝叶16克，根10克，生姜10克。

【用法】　水煎服，每日一剂，分三次服。

（印江）

（二）

【主治】　风寒感冒。

【处方】　路边姜（茜草科植物六月雪）全枝31克，生姜10克。

【用法】　水煎服，每日一剂，分三次服。

（天柱）

（三）

【主治】　风寒感冒。

【处方】　鱼鳅串（菊科植物马兰）、地星宿、生姜各10克。

【用法】　水煎服，每日一剂，分三次服。

（安顺）

（四）

【主治】　风寒感冒。

【处方】　黄豆 7 粒。

【用法】　白酒吞服（黄豆不嚼），服后，盖被子捂汗，即好。

（金沙）

（五）

【主治】 风寒感冒。

【处方】 地虱子（动物鼠妇） 7 个。

【用法】 去头足，炕干，研末。姜开水一次吞服。

（金沙）

（六）

【主治】 风寒感冒。

【处方】 万年炽（凤仙花科植物野凤仙）根16克，冰糖31克。

【用法】 蒸化，取汁一次服完。

（王金安）

（七）

【主治】 伤风、咳嗽。

【处方】 万年炽根250克，石灰63克

【用法】 取水一大碗，加石灰调成乳状。然后将万年炽泡在石灰水中，七天后取出，用清水洗净，炕干后研末。每次吞服 3 克，一日三次。

（古少清）

（八）

【主治】 风寒感冒。

【处方】 蓝布正16克，老姜10克，菜油 3 克。

【用法】 煎汤半碗。内服，一次服完。

（王金安）

（九）

【主治】 风寒感冒。

【处方】 阎王刺根（苏木科植物云实）、五匹风、蓝布正各16克。

【用法】 水煎。一次服完。

（颜正卿）

（一〇）

【主治】 风寒感冒。

【处方】 黑风藤（防己科植物轮环藤）31克。

【用法】 研成细末。开水冲服，每次 6 克。能发痃汗（粘手的汗）。

（蒙素华）

（一一）

【主治】 风寒感冒。

【处方】 金腰带干花（木犀科植物迎春） 3 克。

【用法】 研末。酒吞服，一次服完。能发汗止痛。

（胡玉森）

（一二）

【主治】 风寒感冒。

【处方】 鹅不食草31克。

【用法】 用酒125毫升泡（药温服）。每次服酒16毫升。能驱寒止痛。

（胡玉森）

（一三）

【主治】 风寒感冒。

【处方】 阳雀花（豆科植物锦鸡儿）根、雀不踏（五加科植物楤木）根各16克，生姜 3 克。

【用法】 水煮服，一日一剂，分三次服。

（陈锡彬）

（一四）

【主治】 风寒感冒。

【处方】 苕叶细辛（马兜铃科植物杜衡） 3克，蜂蜜31克。

【用法】 共蒸。取汁内服，每日一剂，连用两剂。

（钱少周）

（一五）

【主治】 风寒感冒、畏风寒、汗不出。

【处方】 阎王刺16克，牛膝10克，石南藤10克，木通6克，茴香根10克，大风藤（防已科植物青藤）16克。

【用法】 水煎服，每日一剂，日服三次。

（颜正卿）

（一六）

【主治】 中寒、缩阴、腹痛，或风寒感冒。

【处方】 骚羊古(伞形科植物杏叶防风)、蓝布正各10克。

【用法】 炕干，研末。酒水各半吞服6克，日服三次。

（杨有春）

（一七）

【主治】 风热感冒、流清涕、微汗、头身痛、烦渴。

【处方】 钓鱼杆柴胡（菊科植物一枝黄花）、排风藤（茄科植物白英）、毛盖绿（唇形科植物筋骨草）各16克，竹叶菜（鸭跖草科植物鸭跖草）10克。

【用法】 水煎服，每日一剂，分服三次。

（独山）

（一八）

【主治】 风热感冒、咳嗽。

【处方】 横地连（爵床科植物爵床）、老鹳草各16克。

【用法】 水煎服。每日一剂，分三次服。

（安顺）

（一九）

【主治】 风瘟发热、汗出过多。

【处方】 地栀子（芸香科植物日本常山）根31克，强盗绞杆子16克。

【用法】 切细，泡酒125毫升，内服16毫升至31毫升即解热收汗。

（李华秀）

（二〇）

【主治】 风热感冒、咳嗽、多汗。

【处方】 桑白皮、枇杷树寄生、柿寄生、麦冬各16克，土枸杞根10克。

【用法】 水煎服、或冲蜂蜜服。每日服三次。

（黎平）

（二一）

【主治】 伤风感冒、虚汗、鼻塞、咳嗽。

【处方】 鹿蹄草、岩白菜各16克。

【用法】 共研末。温酒吞服，每次3克。炖肉吃可补虚止汗。

（王少洲）

（二二）

【主治】 风热感冒、汗多、身体酸痛。

【处方】 夏枯草、银花、野菊花、五皮风各10克。

【用法】 水煎服，每日一剂，三次服。

（陈芳国）

（二三）

【主治】 风热感冒、高烧、便结、尿涩。

【处方】 苦参10克。

【用法】 研粉。开水吞服，每次3克，一日三次。

（马树清）

（二四）

【主治】 风热感冒。

【处方】 伸筋草（石松科植物石松）16克，狗尾草（禾本科植物光明草）、酸汤杆（蓼科植物虎杖）各10克。

【用法】 水煎服，每日一剂，日服三次。

（王金安）

（二五）

【主治】 风热感冒、口渴、头痛。

【处方】 马鞭梢（马鞭草科植物马鞭草）、鱼鳅串、白刺各16克。

【用法】 水煎服，每日一剂，日服三次。

（二六）

【主治】 风热感冒。

【处方】 野烟根、陈皮各10克，马鞭草、夏枯草各16克。

【用法】 水煎服，一日三次。

（二七）

【主治】 感冒、喘而咳。

【处方】 虎杖22克，木灵芝16克，岩豇豆31克。

【用法】 水煎服，一日三次。

（赵银嫩）

（二八）

【主治】 风热感冒、高烧。

【处方】 桑白皮、麦冬、水灯心、鱼鳅串、车前草、马鞭草各10克，随手香（败酱科植物蜘蛛香）、竹叶菜（鸭跖草科植物鸭跖草）各16克。

【用法】 水煎服，每日一剂，分三次服。

（丁增岷）

二 咳嗽、喘息

（一）

【主治】 小儿咳嗽。

【处方】 五匹风16克，展砂草、生姜各3克。

【用法】 水煎。加白糖内服，每日一剂，分三次服。

（杨济中）

（二）

【主治】 小儿夜咳。

【处方】 果上叶（兰科植物麦斛）、红糖各16克。

【用法】 共蒸成糖浆，于晚饭后一次服。

（陈锡彬）

（三）

【主治】 小儿盐吼。

【处方】 夏枯草、阳荷根（蘘荷）各16克。

【用法】 上药炖猪肉125克吃，一次吃完。

（纳雍）

（四）

【主治】 盐吼、奶吼。

【处方】 暴格蚤（冬青科植物红果冬青）根31克。

【用法】 上药切片，炖肉125克吃。

（五）

【主治】 盐吼。

【处方】 蝙蝠翅膀。

【用法】 去毛炕干，研粉。取1.6克，开水吞服，每日二次。

（独山）

（六）

【主治】 小儿水呛咳。

【处方】 水白芷（伞形科植物鸭儿芹）根、水白菜各16克。

【用法】 水煎内服。

（陈芳国）

（七）

【主治】 小儿盐吼。

【处方】 千年耗子屎（毛茛科植物天葵）根5个。

【用法】 泡入盐水中一夜，炕干研末。姜开水吞服。

（绥阳）

（八）

【主治】 风热咳嗽。

【处方】 兔耳风（菊科植物毛大丁草）、虎耳草各10克。

【用法】 纱布包药，水煎。内服，每日三次。

（杨济中）

（九）

【主治】 热咳，痰浓而黄。

【处方】 鲜佛指甲（景天科植物景天）20朵，毛青杠（紫金牛科植物毛茎紫金牛）粉6克。

【用法】 调鸡蛋1个。蒸服，一次服完。

（独山）

（一〇）

【主治】 风热咳嗽。

【处方】 野地瓜（桑科植物地瓜）藤63克，小血藤（茜草科植物茜草）10克，茅根16克。

【用法】 水煎服，每日一剂，分三次服。

（关岭）

（一一）

【主治】 风热喘咳。

【处方】 火烧尖（蔷薇科植物绣线菊）根16克。

【用法】 水煎服。

（威宁）

（一二）

【主治】 风热喘咳。

【处方】 地松（石竹科植物漆姑草）16克，棕根31克。

【用法】 水煎服，或冲蜜服，一日二次。

（都匀）

（一三）

【主治】 弱咳。
【处方】 鸡蛋花（蔷薇科植物棣棠花）10克。
【用法】 水煎。冲白糖服，一日二次。

（都匀）

（一四）
【主治】 虚弱咳嗽。
【处方】 清明菜（菊科植物鼠曲草）、蓝布正各31克。
【用法】 水煎服，每日一剂，分三次服。

（都匀）

（一五）
【主治】 肾虚咳喘、耳壳薄亮。
【处方】 毛蜡烛（香蒲科植物东方香蒲）根31克，250克小子鸡1只。
【用法】 药放入鸡腹，装在钵内，在水锅中蒸四小时（名倒汗鸡）。一次服完。

（沈静清）

（一六）
【主治】 咳累（肺心病）。
【处方】 蜘蛛香、马兜铃各16克。
【用法】 水煎服，或炖甜酒吃。

（贵阳）

（一七）
【主治】 咳嗽胸痛。
【处方】 蜘蛛香、地苦胆等量。
【用法】 研末。开水吞服，一次3克。

（遵义）

（一八）

【主治】 体虚夜咳。

【处方】 雀不踏、紫苏梗各6克，兔耳风、淫羊藿、果上叶各10克，阎王刺3克。

【用法】 水煎服，每日一剂，分三次服。

（陈锡彬）

（一九）

【主治】 老年劳伤喘咳。

【处方】 螃蟹。

【用法】 炕干，研末。酒吞服，一日二次，每次5克。

（毕节）

（二〇）

【主治】 老年喘咳、痰涌。

【处方】 走游草（葡萄科植物岩爬藤）31克。

【用法】 炕干，研末，甜酒调为丸。开水吞服，每次6克，服后痰吐出即舒畅。

（毕节）

（二一）

【主治】 老年咳喘。

【处方】 白里金梅、齐头蒿等量。

【用法】 炕干，研末。开水吞服，每次3克，一日三次。

（毕节）

（二二）

【主治】 老年喘吼。

【处方】 曼陀罗叶1张，甘草6克。

—33—

【用法】 水煎服，每日一剂，分三次服。服后多饮浓茶，以免中毒。

(正安)

(二三)

【主治】 年久喘咳（夜重昼轻）。

【处方】 麻黄根、青木香、胖血藤各16克。

【用法】 取腊肉、鲜猪肉各63克，与上药同炖。于夜间一次将汤肉吃完。一般能止喘，一月服一次。

(陈继熠)

(二四)

【主治】 老年喘咳。

【处方】 地杉桠（石松科植物千层塔）16克。

【用法】 水煎服，服后祛痰止喘。

(独山)

(二五)

【主治】 老年喘咳。

【处方】 铁筷子(腊梅科植物山腊梅)根10克或花5克，蜂蜜31克。

【用法】 将铁筷子根切细、炒黄，或将花研末，加蜂蜜共蒸。内服，一次服完。

(田明德)

(二六)

【主治】 老年喘咳。

【处方】 癞格宝1个。

【用法】 取其皮，用桐油炸后研末。酒吞服，分二次服。

(田明德)

（二七）

【主治】 老年喘咳。

【处方】 兔耳风、生柏子果各10克。

【用法】 共蒸瘦肉63克，一次吃完。

（郭伟瞻）

（二八）

【主治】 老年哮喘。

【处方】 鸽子屎10克。

【用法】 煅烧存性，研末。酒吞服，分二次服。

（郭伟瞻）

（二九）

【主治】 老年喘咳。

【处方】 枇杷花250克，花椒树寄生63克，白糖250克。

【用法】 水煎，浓缩制成1000毫升糖浆。每次内服31毫升，日服三次。

（独山）

（三〇）

【主治】 老年喘咳。

【处方】 梨树寄生63克，果上叶、岩豇豆各31克。

【用法】 水煎服，每日一剂，日服三次。

（都匀）

（三一）

【主治】 老年喘咳。

【处方】 鱼虱子（鲤鱼鳃内的寄生虫） 6 个。

【用法】 炕干，研末。甜酒吞服，分六次服。

（松桃）

—35—

（三二）

【主治】 老年喘咳。

【处方】 淫羊藿、岩飞蛾（苦苣苔科植物被萼苣苔）、抱石莲、岩马桑、朱砂连各10克。

【用法】 水煎服，每日一剂，日服三次。

（松桃）

（三三）

【主治】 老年喘咳。

【处方】 狗龙（状如四脚蛇）。

【用法】 炕干，研末。开水吞服，每次1.6克，一日二次。

（荔波）

（三四）

【主治】 劳伤咳嗽。

【处方】 鬼吹哨（忍冬科植物来色木）根63克，绣线菊、红糖各31克。

【用法】 水煎服，每日一剂，日服三次。

（威宁）

（三五）

【主治】 风寒咳嗽、喘吼。

【处方】 川椒3克。

【用法】 去核研碎。开水吞服，二次服完。

（陈芳国）

（三六）

【主治】 久咳成痨。

【处方】 鹿含草、折耳根各16克。

【用法】 炖猪肺。汤肉一同服用。

（彭润清）

（三七）

【主治】 咳喘。

【处方】 五匹风、生姜各16克，陈艾10克，红糖31克。

【用法】 水煎服，一日一剂，日服三次。

（谢荣安）

（三八）

【主治】 咳喘。

【处方】 水高粱根31克，冰糖16克。

【用法】 水煎服，一日一剂，日服二次。

（胡玉森）

（三九）

【主治】 虚咳。

【处方】 白玉簪花根16克，老君须（萝藦科植物白薇）、红牛克膝（苋科植物柳叶牛膝）各6克。

【用法】 蒸猪肉500克。汤肉服用。

（马玉珍）

（四〇）

【主治】 虚弱咳喘。

【处方】 白蜡花16克，红枣、鸡冠油各63克，糍粑糖31克。

【用法】 将白蜡花及红枣碎细，与鸡冠油及糍粑糖共蒸化。米汤冲服，每日一剂，分三次服。

（都匀）

（四一）

【主治】 肺热咳喘。

【处方】 白木耳（银耳）、竹参（鬼笔科植物竹荪）各6克，淫羊藿10克。

【用法】 先将白木耳及竹参用冷水发胀，取出，加水一小碗，冰糖、猪油适量，调和。取淫羊藿切碎，置碗中共蒸。去淫羊藿，参耳连汤内服。

（彭桂珍）

（四二）

【主治】 年久咳嗽，痰涸不出，喉痒有声，翻吐困难。

【处方】 淫羊藿、五香血藤（五味子科植物盘柱南五味子）、独活、岩五加（葡萄科植物岩爬藤）、广香、甘草各6克，岩见愁（马兜铃科植物圆叶马兜铃）、青藤香（马兜铃科植物马兜铃）、毛青杠（紫金牛科植物毛茎紫金牛）、矮陀陀（楝科植物滇黔地黄莲）各3克。

【用法】 用白酒500毫升，浸泡五天后，每日早晚各服16毫升。

（黄松阶）

（四三）

【主治】 虚弱咳嗽。

【处方】 一朵云13克。

【用法】 蒸猪肉125克，汤药一次服完。

（独山）

（四四）

【主治】 哮喘（热性者）。

【处方】 苦金盆（葫芦科植物雪胆）根。

【用法】 哮喘时，取0.3克慢咽，即止喘。

（福泉）

（四五）

【主治】 哮喘(寒性者)。

【处方】 黄荆子(马鞭草科植物黄荆的种子)。

【用法】 炕干，研末。热酒吞服，每次3克，日服三次。

（铜仁）

（四六）

【主治】 夜咳不已。

【处方】 金樱子根31克。

【用法】 切片，煎水服。每日一剂，分三次服。

（平塘）

（四七）

【主治】 多年咳喘。

【处方】 1.白茄子杆适量。2.石韦31克。

【用法】 第一日用白茄杆煎水煮石膏豆腐一块，一次连汤服完。第二日用石韦煎水煮鸡蛋二个，煮熟后去壳，再煮二小时。每次服一个，一日二次。以后二方轮流服用。

（思南）

（四八）

【主治】 喘咳胸痛。

【处方】 万年青根、马兜铃果各3克。

【用法】 煎水，当茶饮。一日一剂。

（贵阳）

（四九）

【主治】 喘咳、痰涌。

【处方】 韭菜根63克。

—39—

【用法】 捣烂，冲淘米水内服。每日一剂，分三次服。

(杜锡忠)

(五〇)

【主治】 喘咳、白痰涌出。

【处方】 生南星1个。

【用法】 在火中炮熟，阴干。喘时取0.3克，开水吞服。

(李德昆)

(五一)

【主治】 喘咳多痰。

【处方】 四块瓦(报春花科植物重楼排草)根63克。

【用法】 煎水服。

(毕节)

(五二)

【主治】 肺虚咳喘。

【处方】 水冬瓜花16克，蜂蜜31克。

【用法】 花与蜜蒸水。取汁内服，一日二次。

(铜仁)

(五三)

【主治】 哮喘(老年支气管哮喘)。

【处方】 1.岩豇豆(苦苣苔科植物吊石苣苔)全草31克。2.仙茅31克。

【用法】 以上二方，轮流取用，1方炖猪蹄服用。根据经验，先取第一方内服，十日一剂连服三剂后，再服第二方炖猪肺内服一剂。一般可基本止喘。

(叶全福)

(五四)

【主治】 哮喘。

【处方】 化红、尖贝、五味子、北细辛、陈皮各3克，生姜10克，蜂蜜16克，米泡子(煮饭时，浮在米汤上的米泡)90毫升。

【用法】 各药放在碗内，和蜜蒸服。每日一剂，分三次服。

(范文堂)

(五五)

【主治】 哮喘。

【处方】 大蒜1个，蜂蜜31克。

【用法】 共蒸熟。早晚用开水冲开服。

(贵阳)

三 肺痈(肺脓疡)

(一)

【主治】 肺脓疡、吐脓血。

【处方】 桑树上的老木菌63克，散血草16克。

【用法】 水煎服，每日一剂，分三次服。

(清镇)

(二)

【主治】 肺痈。

【处方】 虎杖、折耳根各16克。

【用法】 水煎，当茶饮。

(刘教义)

(三)

【主治】 肺痈，咳臭痰。

【处方】 独脚莲、白芨、柿霜各31克。

【用法】 上药共炕干，研末拌匀。用老鹳草煎水送服。每日三次，每次服1.6克。

（安顺）

四 咯 血

（一）

【主治】 伤后咯血。

【处方】 仙桃草、仙鹤草各10克。

【用法】 研末。开水吞服（或煎甜酒水服），日三次，每次3克。

（贵阳）

（二）

【主治】 劳伤咯血或吐血。

【处方】 秋海棠根或全草10克至16克。

【用法】 蒸酒吃。

（麻江）

（三）

【主治】 跌打损伤引起的咯血。

【处方】 家花椒根10克。

【用法】 研末。兑酒吞服。

（夏海清）

（四）

【主治】 劳伤咯血。

【处方】 虫白蜡10克。

【用法】 研末。开水吞服，一日三次，每次3克。能止血止痛。

（陈芳国）

（五）

【主治】 跌打损伤、七窍流血。

【处方】 桑树上的浆汁16克至31克。

【用法】 取下，调白酒吃。

（印江）

（六）

【主治】 肺痨咯血。

【处方】 诸总管（万年青）叶1片，白茅根、藕节各10克，红枣5个。

【用法】 水煎服，每日一剂，分三次服。

（杨济中）

（七）

【主治】 肺痨咯血或伤后咯血。

【处方】 鲜一口血（秋海棠科植物秋海棠）、鲜藕节各10克，鲜虎耳草6克。

【用法】 将上药共捣烂，用布一方，榨取汁液，冲冷开水服。

（贵阳）

（八）

【主治】 肺痨咯血。

【处方】 鲜仙鹤草、白糖各31克。

【用法】 将仙鹤草捣烂，加冷开水一小碗搅拌，榨取汁液，再加白糖，一次服用。

（胡玉森）

（九）

【主治】 肺热咯血。

【处方】 大蓟根。

【用法】 研末。开水吞服，每次 6 克。

（胡玉森）

（十）

【主治】 咳嗽、痰中带血。

【处方】 青鱼胆草(龙胆草科植物蔓龙胆)、地柏枝（中国蕨科植物乌蕨）各10克。

【用法】 蒸甜酒31克内服。

（王金安）

（一一）

【主治】 咯血、吐血。

【处方】 生侧柏叶、生艾叶、生荷叶、生地各16克，茅根31克。

【用法】 水煎服，每日一剂，分三次服。

（毕节）

（一二）

【主治】 肺痨、咯血。

【处方】 白芨156克。

【用法】 研成细粉。童便吞服，每日三次，每次 3 克。久服有效。

（都匀）

（一三）

【主治】 咯血(肺痨引起)。

【处方】 棕树根16克。

【用法】 水煎服。

（从江）

（一四）

【主治】 咯血、吐血、衄血。

【处方】 水高粱根、牛耳大黄、蒲公英各10克。

【用法】 水煎服。

（张素珍）

（一五）

【主治】 肺炎高烧、咯血。

【处方】 还魂草（卷柏）31克。

【用法】 水煎服。

（赵银娣）

五 衄 血（鼻出血）

（一）

【主治】 鼻血。

【处方】 白金条（八角枫科植物八角枫）10克。

【用法】 水煎服。

（苟定邦）

（二）

【主治】 鼻血。

【处方】 艳山红（杜鹃花科植物红杜鹃）根31克。

【用法】 水煎服。

（印江）

（三）

【主治】 鼻血。

【处方】 小血藤（茜草）、乌泡根（蔷薇科植物川莓）各31克。

【用法】 水煎服。

（清镇）

（四）

【主治】 鼻血。

【处方】 石榴花(白花)。

【用法】 研末。取少许吹鼻孔。

（遵义）

第三节 消化系统病

一 胃气痛

（一）

【主治】 胃气痛。

【处方】 骚羊古16克，广木香6克，辰砂草10克。

【用法】 研末，拌匀。开水吞服，每日三次，每次3克。

（杨济中）

（二）

【主治】 年久不愈胃气痛。

【处方】 隔山消（萝藦科植物耳叶牛皮消）、蒲黄、五灵脂各6克，野南荞（蓼科植物苦荞麦）3克，土知母（鸢尾科植物鸢尾）1.6克。

【用法】 上药共研末，拌匀。开水吞服，每日三次，每次1.5克。

（贵阳）

（三）

【主治】 胃气痛。

【处方】 穿心莲(毛茛科植物高乌头)、大青木香、青藤香、吴萸子各16克。

【用法】 各药共研末，拌匀。开水吞服，每日二次，每次 3 克。

（陈锡彬）

（四）

【主治】 胃气痛。

【处方】 胖血藤10克。

【用法】 研末。开水吞服，每次 3 克。

（王治平）

（五）

【主治】 胃气痛、消化不良。

【处方】 穿心莲、茴香子、茨梨根、桔梗各 3 克，山楂仁炭10克，鸡矢藤16克，生姜 3 片。

【用法】 各药用纱布包好，置于子鸡腹中，蒸熟。服汤肉。

（丁惠民）

（六）

【主治】 胃气痛、食后胀痛。

【处方】 穿心莲16克，弯头鸡(蓼科植物拳参)10克，香樟皮 6 克。

【用法】 水煎服。

（马玉珍）

（七）

【主治】 胃绞痛、吐酸水。

【处方】 水黄花(大戟科植物水黄花)根3克，石菖蒲6克。

【用法】 上药蒸甜酒。内服，一次服完。

(王少洲)

(八)

【主治】 胃痛、胀气、打呃。

【处方】 茴香虫、打屁虫(九香虫)各 3 个。

【用法】 研末。开水吞服，分三次服。

(邱国珍)

(九)

【主治】 胃痛、呕吐。

【处方】 老虎姜(黄精)16克，芭蕉花 6 克，生姜10克。

【用法】 煮甜酒。内服，一次服完。

(杨友三)

(一〇)

【主治】 胃痛、饱胀难受，大便不下。

【处方】 土知母粉 2 克，葱 1 根，白糖16克。

【用法】 先用开水泡葱，取其浸汁，加白糖溶化，再加烧酒 6 毫升，吞服土知母粉。一次服完。如有下泻，再用积雪草粉 3 克蒸蛋 2 个吃。

(李兴全)

(一一)

【主治】 胃痛、吐清口水。

【处方】 走马胎(樟科植物香樟)16克，瓜子金10克。

【用法】 水煎服，每日二次。

(侯银昌)

—48—

（一二）

【主治】 多年老胃病。

【处方】 隔山消63克，鸡屎藤粉16克。

【用法】 取隔山消炖猪肚脐肉（劁过卵巢的母猪肉）250克。用肉汤吞服鸡矢藤粉。分三次服完。

（胡昌岐）

（一三）

【主治】 胃胀痛。

【处方】 九月生（马兜铃科植物管花马兜铃）。

【用法】 研末。酒吞服，每次1.6克至3克。

（独山）

（一四）

【主治】 胃气痛。

【处方】 魔芋花。

【用法】 炕干，研末。温开水吞服，每次3克。

（威宁）

（一五）

【主治】 胃痛、吐酸水。

【处方】 苦檀子（豆科植物厚果鸡血藤）果实。

【用法】 炕干，研末。开水吞服，每次0.3克。

（陈芳国）

（一六）

【主治】 胃气痛。

【处方】 桃树寄生16克，芭蕉花6克，魔芋花1克。

【用法】 水煎服，每日一剂，分二次服。

（清镇）

(一七)

【主治】 胃痛、胃溃疡。

【处方】 蜘蛛香(败酱科植物心叶缬草)、骚羊古等分。

【用法】 切细。每次取3克吞服，一日三次。

(李德香)

(一八)

【主治】 胃痛。

【处方】 推屎扒(蜣螂)1个。

【用法】 炕干，研粉。开水吞服。

(正安)

(一九)

【主治】 胃气痛。

【处方】 鹿角刺根或果实、苦金盆等分。

【用法】 炕干，研粉。开水吞服，每次2克至3克。

(贵阳)

(二〇)

【主治】 胃气痛。

【处方】 朱砂连(薯蓣科植物薯莨)。

【用法】 研粉。开水吞服，每次3克。

(毕节)

(二一)

【主治】 胃气痛。

【处方】 红八角连(小蘖科植物鬼臼)。

【用法】 研末。开水吞服，每次3克。

(毕节)

(二二)

【主治】 胃气痛、吐酸水。

【处方】 苦金盆(葫芦科植物金盆)、山乌龟（防已科植物千金藤)各 3 克。

【用法】 共研末。开水吞服，分三次服完。

（毕节）

（二三）

【主治】 胃溃疡。

【处方】 蜘蛛香、苦荞头、鬼针草、青藤香、洋桃根各16克，乌贼骨31克。

【用法】 共研末。开水吞服，早晚各一次，每次 3 克。

（贵阳）

（二四）

【主治】 胃痛、呕吐、心悸。

【处方】 马桑树寄生、强盗绞杆子各10克。

【用法】 水煎服。

（清镇）

（二五）

【主治】 胃溃疡。

【处方】 玉竹94克，糯米、大米各31克。

【用法】 用玉竹熬的水煮稀饭(上为二餐量)，连吃二、三周。

（独山）

（二六）

【主治】 胃热痛。

【处方】 三月烂(罂粟科植物红花鸡距草)10克。

【用法】 研末。开水吞服，每日二、三次，一次 3 克。

(独山)

(二七)

【主治】 腹绞痛。

【处方】 麻布袋(毛茛科植物高乌头)、大风藤、胖血藤各3克。

【用法】 研末。开水吞服，每次3克。

(赫章)

(二八)

【主治】 腹隐痛。

【处方】 鹿角茨子10克(经霜后采用)。

【用法】 研末。开水吞服，每次3克，痛止停药。本方可治肠粘联的隐痛。

(黄道文)

二 积食饱胀

(一)

【主治】 积食饱胀、脾胃虚弱。

【处方】 鸡内金、酒曲、独脚莲、隔山消各3克，棬子树根(大戟科植物乌桕)1.5克。

【用法】 研末。开水吞服，每日一剂，分三次服。

(贵阳)

(二)

【主治】 胸膈饱胀、消化不良。

【处方】 鹿角茨子(鼠李科植物薄叶鼠李)适量。

【用法】 炕干研末。开水吞服，每次1.5克至3克。病愈即停，不可多服。

(马树清)

（三）

【主治】 大便不下或肠胃积食。

【处方】 广木香、陈皮、白芍各10克，槟榔、大黄、防风、桔梗各13克，巴豆（去油）26克。

【用法】 各药研成细末，制成米大丸粒，以雄黄为丸衣（名去积丸）。冷开水吞服，每次5至8粒，儿童服1至3粒，半小时后即下泻。如下泻不止，服冷米汤半碗即止泻。服药后半小时内，不能吃热食或热汤，以免引起呕吐。

（粟炳全）

（四）

【主治】 积食饱胀。

【处方】 巴豆（去油）、糊米茶（米炒焦）各125克，百草霜94克，广木香63克，陈皮31克。

【用法】 各药研成细末，制成米大的丸剂。冷开水吞服，每次用2至5粒，即可下泻。如下泻不止，服冷米汤半碗即可止泻。

（陈继焜）

（五）

【主治】 小儿积食、消化不良。

【处方】 鹅儿肠（石竹科植物大繁缕）根、鸡内金各3克。

【用法】 研末。开水吞服，一次服完。

（王桂英）

（六）

【主治】 消化不良。

【处方】 鸡屎藤、蜘蛛香等分。

【用法】 切细。开水吞服，每次3克。

—51—

（正安）

（七）

【主治】 消化不良。

【处方】 万年乔（蓼科植物苦荞头）3克，核桃仁1个。

【用法】 切细。口嚼，开水吞服。

（贵阳）

（八）

【主治】 消化不良。

【处方】 刺梨根、杨梅树皮、蛇莲（金盆）等分。

【用法】 研末。开水吞服，一日三次，每次5克。

（毕节）

（九）

【主治】 积食饱胀。

【处方】 岩白菜（苦苣苔科植物岩桐）根10克。

【用法】 煎酒内服，一次服完。下食下气。

（清镇）

（一〇）

【主治】 隔食饱胀。

【处方】 算盘子（大戟科植物算盘子）根、红子（蔷薇科植物火棘）根各16克。

【用法】 水煎浓缩一杯。内服，一次服完。

（印江）

（一一）

【主治】 积食饱胀、消化不良。

【处方】 土知母（鸢尾科植物鸢尾）根适量。

【用法】 研末。如系积食饱胀，大便不利，冷开水吞药粉 3 克，即可下泻大便。如系脾胃虚弱，消化不良，吞服 1 克，即可助消化，理气宽胸，不下泻。如多服下泻不止，喝冷米汤一小碗即止。

（贵阳）

（一二）

【主治】 大便不下。

【处方】 油桐子 1 瓣。

【用法】 以圆的一头，磨淘米水一小杯（只磨一半即可）。内服。

（王少洲）

（一三）

【主治】 食积饱胀。

【处方】 黄椒子（芸香科植物飞龙掌血）。

【用法】 取种子10至20粒，用酒送服，每日二次。

（惠水）

（一四）

【主治】 胃痛（消化不良）。

【处方】 胖血藤根31克。

【用法】 泡酒500毫升。内服，每日早晚各服一次，每次16毫升。

（毕节）

（一五）

【主治】 胸膈饱胀。

【处方】 辰砂草、青藤香等分。

【用法】 研粉。开水吞服，每次 3 克。

（贵阳）

三、痞块

(一)

【主治】 肝硬化。

【处方】 紫珠(马鞭草科植物大叶紫珠)枝及叶125克,鸡蛋4个。

【用法】 将药及蛋在锅中煮熟，去蛋壳再煮十小时。使蛋发黑。一天吃蛋二次，每次一个。连续吃蛋一百个，肝即软化而自愈。

(黎明)

(二)

【主治】 肝脾肿大。

【处方】 广木香、麻布袋(毛茛科植物高乌头)、玄胡索、仙人掌各10克，小茴香根、鳖甲粉各6克。

【用法】 各药共研末。烧酒吞服，每日三次，每次3克。

(贵阳)

(三)

【主治】 妇女痞块在腹。

【处方】 茜草、马蹄当归(紫菀)各10克，益母草、连钱草、紫苏根、月季花、红花各6克，土知母3克。

【用法】 上药泡酒500毫升。内服，一日三次，每次16毫升。

(张素珍)

(四)

【主治】 手按不能移动的痞块(俗名血包)。

【处方】 猴结3克，桃仁7粒，童便一杯约15毫升。

【用法】 将猴结研细，核仁捣烂，用童便调匀。加白酒吞服，一日一次。

（陈芳国）

（五）

【主治】 手按能移动的痞块（俗名气包）。

【处方】 巴岩姜（骨碎补）94克，香樟子16克。

【用法】 泡酒500毫升。每日服二次，每次31毫升。

（陈芳国）

（六）

【主治】 脾肿大。

【处方】 仙人掌31克。

【用法】 将药炖牛肉63克。汤肉内服，二日一剂。

（胡玉森）

（七）

【主治】 痞块。

【处方】 野棉花根16克。

【用法】 取药熬水煮甜酒服；另取药渣捣烂包患处。二日一次。

（潘树值）

（八）

【主治】 痞块。

【处方】 岩豆柴根（豆科植物铁扫把）、大蓟根各16克。

【用法】 上药煎酒水各半。内服，一日一剂，分二次服。

（赵华堂）

（九）

【主治】 硬而不痛的痞块。

【处方】 生姜、大葱各31克，大蒜1个，牙皂10克。
【用法】 共捣烂，摊布上，包患处，一日换一次。

（贵阳）

四 腹泻、肠炎

（一）
【主治】 腹泻（一日多次泻黑水者）。
【处方】 生的石菖蒲根3克。
【用法】 将药切细如小米大。冷开水吞服，一次即见效。

（杨济中）

（二）
【主治】 腹泻清水。
【处方】 木灵芝10克，鸡蛋2个。
【用法】 木灵芝研末，将药末调鸡蛋，煎服。

（赫章）

（三）
【主治】 腹泻。
【处方】 五倍子3克，鸡蛋1个。
【用法】 将五倍子炕干，研细粉，调鸡蛋，油煎炒后，加水醋各半同煮。一次服完。

（杨济中）

（四）
【主治】 腹泻。
【处方】 皂角1只。
【用法】 火煅成炭，研末。开水吞服，一日二次，每次

3 克。

（都匀）

（五）

【主治】 腹泻水多。

【处方】 枣子 5 个。

【用法】 将枣子烧成炭，研末。温开水吞服，二次服完，即愈。

（张俊卿）

（六）

【主治】 腹泻。

【处方】 弯头鸡（蓼科植物拳参）6 克，过路黄（金丝桃科植物贵州金丝桃）根 3 克。

【用法】 炕干，研末。用淘米水吞服，二次服完。

（张素珍）

（七）

【主治】 腹泻。

【处方】 蓝布正、算盘子根各16克。

【用法】 水煎服，一日一剂，分三次服。

（黄平）

（八）

【主治】 腹泻清水。

【处方】 水泻花（蓼科植物红蓼）花31克。

【用法】 炒焦。水煎服，一日二次。

（湄波）

（九）

【主治】 腹泻。

【处方】 黄荆(马鞭草科植物黄荆)子。

【用法】 炒黄，研末。开水吞服，一日三次，每次1.5克至3克。

(贵阳)

(一〇)

【主治】 慢性肠炎。

【处方】 草蛘含珠(苋科植物铁苋)31克，乌梅3克。

【用法】 水煎服，一日一剂，分三次服。

(李朝斗)

(一一)

【主治】 急性肠炎。

【处方】 朝天罐(野牡丹科植物朝天罐)根、野青菜(菊科植物野青菜)各16克至31克。

【用法】 水煎服，一日一剂，分三次服。

(贵阳)

(一二)

【主治】 急性肠炎。

【处方】 穿心莲(毛茛科植物高乌头)根、苦金盆、青藤香各等分。

【用法】 共研末，拌匀，装胶囊，每囊装0.8克。温开水吞服，一次4粒。

(赫章)

(一三)

【主治】 急性肠炎。

【处方】 绣线菊根、蜘蛛香各16克。

【用法】 水煎服，一日一剂，分三次服。

—60—

（赫章）

（一四）

【主治】 急性肠炎。

【处方】 朝天罐、万年荞（蓼科植物野荞麦）根、刺梨根、蜘蛛香各10克。

【用法】 共研末。开水吞服，一日三次，每次3克。

（赫章）

五 肠风（大肠下血）

（一）

【主治】 大肠下血、便后出血。

【处方】 大鹅儿肠10克，青藤香6克。

【用法】 上药和猪肉250克炖服。

（马树清）

（二）

【主治】 大肠下血。

【处方】 仙鹤草31克。

【用法】 上药泡酒250毫升。早晚各服16克。

（胡玉森）

（三）

【主治】 大肠下血。

【处方】 黄精31克，鲜红牛皮菜（藜科植物红渗菜）250克。

【用法】 上药炖猪大肠250克。汤肉服用，一至二次服完。

（晋德云）

（四）

【主治】 大肠下血。

【处方】 大夜关门（豆科植物羊蹄甲）根、巴蕉根各31克，糜根、黄精各16克，皂角刺6克。

【用法】 上药炖猪大肠内服。

（毕节）

（五）

【主治】 大肠下血。

【处方】 羊奶奶根、倒触伞根各31克。

【用法】 水煎。加酒少许内服，一日三次。

（独山）

（六）

【主治】 大肠下血。

【处方】 花蝴蝶（蓼科植物缺腰叶蓼）根16克，茜草6克。

【用法】 水煎（加甜酒半小碗同煮）内服，每日一剂，分三次服。

（贵阳）

（七）

【主治】 大肠下血。

【处方】 见肿消（商陆科植物商陆）根16克。

【用法】 上药炖猪大肠250克内服。

（贵阳）

六 脱 肛

（一）

【主治】 脱肛。

【处方】 千里光、万年青各31克，五倍子 6 克。

【用法】 将千里光、万年青加水煮汁。另将五倍子研成细粉。用药汁洗患处，五倍子敷患处。

（张素珍）

（二）

【主治】 脱肛。

【处方】 八角莲根10克。

【用法】 将药切细，用甜酒煎熬。内服，一次服完。

（蒋朝顺）

（三）

【主治】 脱肛。

【处方】 马耳杆（罂粟科植物博落回）根63克。

【用法】 将药研细末，用菜油调拌。水洗患处后，将药搽之。 一日二次。

（黄平）

（四）

【主治】 脱肛。

【处方】 滚山珠 5 个。

【用法】 炕干研粉，调菜油搽患处。

（赤水）

（五）

【主治】 脱肛。

【处方】 蓖麻根16克。

【用法】 上药炖肉60克，汤肉内服。

（罗甸）

（六）

—63—

【主治】 脱肛。

【处方】 刺猬皮、磁石各6克，上桂、别甲各10克。

【用法】 上药研末。开水吞服，日服三次，每次3克。

(毕节)

(七)

【主治】 脱肛。

【处方】 羊屎条(忍冬科植物黑汗条)叶13克。

【用法】 炕干，研末。兑淘米水服，一日三次，每次3克。

(金沙)

(八)

【主治】 脱肛。

【处方】 椿桊树上的老木菌31克。

【用法】 炖猪大肠94克吃。

(福泉)

七 虫 积

(一)

【主治】 蛔虫引起腹痛。

【处方】 白杨树皮6克。

【用法】 研粉，加鸡蛋一个，煮成蛋花，早晨空腹服，一日一剂，连服二次。

(钟国安)

(二)

【主治】 蛔积。

【处方】 川楝子、使君子(去壳)、荆芥各16克。

【用法】 川楝子及使君子研末，另将荆芥煎水吞药粉。饭前服，每次 6 克。小儿减半。

（陈芳国）

（三）

【主治】 蛔积痛。

【处方】 核桃果皮16克，苦楝根皮、红糖各156克。

【用法】 水煎苦楝根及红糖，核桃果皮研粉。用汤药吞核桃果皮 5 克。每日早晨空腹服，连服三次。

（陈芳国）

（四）

【主治】 蛔积腹痛。

【处方】 天泡果（茄科植物假酸浆，又名木瓜子）63 克。

【用法】 水煎。每日早饭前服一次。

（赫章）

（五）

【主治】 蛔积腹痛。

【处方】 苦楝皮、火草（菊科植物山荻）各16克。

【用法】 水煎。加糖内服。又可照比例制成驱蛔糖浆。每次服31毫升，于早饭前服。

（赫章）

（六）

【主治】 蛔积腹痛。

【处方】 苦楝皮16克，大风藤10克，川芎 6 克。

【用法】 水煎服。可止痛，并下蛔虫。

（赫章）

八 吐 血

(一)

【主治】 吐血，下血。

【处方】 杨梅树根白皮63克。

【用法】 上药炖猪肉500克。汤肉一至二次吃完。

(福泉)

(二)

【主治】 吐血。

【处方】 散血莲(蓼科植物缺腰叶蓼)根31克。

【用法】 煎酒服，每日二次。

(镇远)

(三)

【主治】 吐血。

【处方】 桐油树根31克。

【用法】 泡酒500毫升。内服，每日早晚各服16毫升。

(王俊夫)

(四)

【主治】 吐血。

【处方】 岩豇豆63克。

【用法】 水煎服。

(贵阳)

第四节　泌尿系统病

一　遗　尿

（一）

【主治】　小儿遗尿。

【处方】　新鲜双肾草（兰科植物长距兰）63克。

【用法】　炖猪肉500克（或猪尿泡一个）内服。

（僧果丰）

（二）

【主治】　小儿遗尿。

【处方】　大夜关门（豆科植物羊蹄甲）根31克，血人参（豆科植物茸毛木蓝）、大九龙盘（百合科植物蜘蛛抱蛋）、夜交藤、沙参、白玉簪花根各16克。

【用法】　水煎服，一日一剂，分三次服。

（平塘）

（三）

【主治】　遗尿。

【处方】　益智仁24粒，桑螵蛸5个，仙茅16克。

【用法】　炖猪肉吃或水煎服。

（王治平）

（四）

【主治】　夜尿多。

【处方】　红薯500克（去皮）。

【用法】　炖狗肉500克服（低盐）。

（赤水）

（五）

【主治】 夜尿多。

【处方】 核桃1个，五味子5粒。

【用法】 每夜睡前，将核桃及五味子口嚼，用盐开水一次吞服。

（邓淑芬）

（六）

【主治】 夜尿多。

【处方】 吉祥草、五星黄（报春花科植物金爪儿）各31克。

【用法】 炖猪尿泡一个内服，三日一剂，连服三剂。

（李朝斗）

（七）

【主治】 夜尿多。

【处方】 丹皮10克。

【用法】 研末。每次取药粉3克煎鸡蛋一个内服，一日三次。

（谢胜朝）

二 尿 结

（一）

【主治】 尿结。

【处方】 走马胎（樟科植物樟树）皮、赤茯苓、胆草、天泡果（茄科植物酸浆）各3克，车前草一兜。

【用法】 水煎服，每日一剂，分三次服。

（杨济中）

（二）

【主治】 尿结。

【处方】 蟋蟀 2 个。

【用法】 去翅去足，捣烂，酒数滴调匀。开水吞服，一日二次，每次一个。

（郭伟瞻）

（三）

【主治】 尿结。

【处方】 猪鬃草、谷精草、石韦各16克。

【用法】 水煎服，每日一剂，分三次服。

（陈仲寅）

（四）

【主治】 尿结。

【处方】 续随子 3 克。

【用法】 研末。分二次用盐开水吞服，一日服完。

（冯有才）

三 水肿、腹水

（一）

【主治】 水肿。

【处方】 鹿角茨（鼠李科植物薄叶鼠李）根31克，拳参16克。

【用法】 水煎服，每日一剂，分三次服。

（易文轩）

（二）

【主治】 水肿。

【处方】 水高粱根31克，杨柳树须根16克。

【用法】 水煎服，每日一剂，分三次服。

（杨济中）

（三）

【主治】 水肿。

【处方】 水高粱、水冬瓜根皮各31克，水菖蒲、商陆各10克。

【用法】 水煎服。

（田明德）

（四）

【主治】 水肿。

【处方】 八爪金龙6克，五匹风、水灯芯、木通各16克。

【用法】 水煎服，每日一剂，分三次服。

（张素珍）

（五）

【主治】 水肿。

【处方】 绣线菊根63克，三棵针、八爪金龙、木通、夏枯草、车前草、香樟根、马鞭草各31克，四块瓦（金粟兰科植物及已）、萹蓄、天花粉各16克，老萝卜根1个。

【用法】 水煎服，分三次服。一剂水肿即消。

（傅德全）

（六）

【主治】 水肿。

【处方】 构皮麻（桑科植物楮实）根、臭草（忍冬科植物陆英）根各31克。

—70—

【用法】 水煎服（或水煎煮豆腐一块），一日一剂，分三次服，连服三剂。

（张兴臣）

（七）

【主治】 水肿。

【处方】 水仙桃草（玄参科植物水苦荬）果实、杜仲树果实各16克。

【用法】 泡酒500毫升。内服药酒，一日二次，每次16毫升至31毫升。

（汪天福）

（八）

【主治】 腹水。

【处方】 水黄花根 6 克，蜂蜜31克。

【用法】 将水黄花根去木心，捣烂或研末，和蜂蜜调匀。冷开水吞服。服后三小时即下水。下水后，每次服维B_1 7 粒（10公丝），一日二次。连服百粒。

（郭伟瞻）

（九）

【主治】 腹水。

【处方】 水黄花根31克。

【用法】 水煎服，分二次服，一日服完，即可下水。服冷粥半碗即止泻。

（唐青云）

（一〇）

【主治】 腹水。

【处方】 透骨消（唇形科植物连钱草）、车前草、朝天一柱香（菊科植物云南兔耳风）各31克。

【用法】 水煎服，一日一剂，分三次服。

（王金安）

（一一）

【主治】 腹水、水肿。

【处方】 十大功劳、包谷须、茅草根、海金沙藤、车前草各16克。

【用法】 水煎服。（韦锦波）

四 淋、浊

（一）

【主治】 淋症血尿。

【处方】 佛顶珠（报春花科植物点地梅）、苦竹叶、白糖各31克。

【用法】 水煎。冲白糖内服，每日一剂，分三次服。

（黄邓氏）

（二）

【主治】 淋症血尿。

【处方】 万年青3克，萹蓄、老火草（菊科植物山萩）各16克。

【用法】 水煎服，每日一剂，分三次服。

（马玉珍）

（三）

【主治】 淋症血尿。

【处方】 水高粱、马鞭草、萹蓄、车前子各16克。

【用法】 水煎服。

（马玉珍）

（四）

【主治】 淋症血尿。

【处方】 青鱼胆草（龙胆科植物蔓龙胆）31克。

【用法】 水煎服，每日一剂，分三次服。

（邹炳权）

（五）

【主治】 淋症血尿。

【处方】 豇豆米（豆科植物豇豆） 6 克。

【用法】 研末。冷开水吞服，每日一次。

（陈继焜）

（六）

【主治】 淋症血尿。

【处方】 阎王刺（苏木科植物云实）根16克，车前草31克。

【用法】 切细泡白酒 250 毫升。每日内服一次，每次 31 毫升。

（杨玉珍）

（七）

【主治】 淋症血尿。

【处方】 野青菜（菊科植物野青菜）31克。

【用法】 煮甜酒水。内服，一日二次。

（侯银昌）

（八）

【主治】 淋症血尿。

【处方】 夏枯草16克，千里光、萹蓄各10克。

【用法】 水煎服，每日一剂，分三次服。

（马玉珍）

（九）

【主治】 淋症血尿。

【处方】 桃仁7粒，人中白3克。

【用法】 研末。开水吞服，每日一次。

（陈继焜）

（一〇）

【主治】 淋症血尿。

【处方】 小金钱草（旋花科植物马蹄金）、满天星（伞形科植物天胡荽）各16克。

【用法】 水煎服，每日一剂，分三次服。

（一一）

【主治】 淋症血尿。

【处方】 经霜后的向日葵杆心、竹叶菜、苦葫芦各31克。

【用法】 水煎。加红糖内服，每日一剂，分三次服。

（沿河）

（一二）

【主治】 淋症血尿。

【处方】 打碗子（旋花科植物篱天剑）根63克。

【用法】 捣烂。兑淘米水一碗内服。如是白浊，用酒煎服。

（绥阳）

（一三）

【主治】 淋症血尿。

【处方】 侧柏树的果31克。

【用法】 水煎服，每日一剂，分三次服。

（绥阳）

（一四）

【主治】 淋症白浊。

【处方】 白果（银杏科植物银杏） 5 个，鸡蛋 1 个。

【用法】 将蛋壳穿一洞，白果肉装入蛋中，白纸封口，在饭锅上蒸熟。内服，一日一次。

（清镇）

（一五）

【主治】 淋症白浊。

【处方】 黄荆条根、海金沙根、野地瓜根各16克。

【用法】 捣烂。蒸甜酒水内服，一日一次。

（贵阳）

（一六）

【主治】 淋症白浊。

【处方】 猪蹄叉（水龙骨科植物鹅掌金星）根31克。

【用法】 煮甜酒一碗内服，一日一次。

（王金安）

五　遗精、阳痿

（一）

【主治】 梦遗。

【处方】 仙茅根、三月泡（蔷薇科植物茅莓）根各16克，五味子 3 克。

【用法】 水煎服，每日一剂，分三次服。

（贵阳）

（二）

【主治】 遗精。

【处方】 五味子15粒。

【用法】 每晚睡前用盐开水吞服，一次服完。

（杨济中）

（三）

【主治】 遗精。

【处方】 白果肉31克，秋石10克，猪油15克。

【用法】 共捣碎。蒸熟内服，一日一次，连服三剂。

（陈继焜）

（四）

【主治】 遗精。

【处方】 蓝布正根31克，胡椒十五粒。

【用法】 上药蒸小子鸡一只内服，一次服完。

（张登云）

（五）

【主治】 无梦遗精。

【处方】 韭菜子31克，五味子16克。

【用法】 炒后研末。盐开水吞服，每夜服一次，每次3克。

（易文轩）

（六）

【主治】 梦遗。

【处方】 螺蛳肉、何首乌各16克，猪外肾（雄猪鞭）一副。

【用法】 共捣烂。炖汤内服，一次服完。

（田堉修）

（七）

【主治】 梦遗。

【处方】 刺老包（五加科植物楤木）根皮、大毛香（菊科植物羊耳菊）根各16克，鸡内金一个。

【用法】 水煎服，每晚于睡前服一次。

（独山）

（八）

【主治】 梦遗。

【处方】 梦花（瑞香科植物结香）根、黄精、黄柏、八角连、猪鬃草、大夜关门、夜合欢皮各16克。

【用法】 泡酒1000毫升。每晚服16毫升。

（遵义）

（九）

【主治】 滑精（昼夜自出不觉者）。

【处方】 红牡丹根、地榆、八爪金龙、小夜关门（豆科植物截叶胡枝子）各10克。

【用法】 炖羊肉 250 克。内服，三日一剂。三剂有效。

（付德全）

（一〇）

【主治】 阳痿早泄。

【处方】 梦花根、韭菜根各10克，金樱子16克。

【用法】 水煎服，每日一剂，分三次服。

（贵阳）

（一一）

【主治】 阳痿早泄。

【处方】 蜻蜓93克。

【用法】 去翅去脚，炕干研末。油汤吞服，一日三次，每次3克。吃完为止。

（赫章）

（一二）

【主治】 阳痿早泄。

【处方】 山栀茶（海桐花科植物海桐）根皮250克。

【用法】 切细泡酒1000毫升。内服药酒，一日二次，每次16毫升。

（遵义）

（一三）

【主治】 阳痿。

【处方】 骚羊古（伞形科植物杏叶防风）根31克，狗肾1付。

【用法】 二物同炖。内服。

（王绍新）

（一四）

【主治】 阳痿。

【处方】 淫羊藿、仙茅、小夜关门、蜜蜂房、蜘蛛香（败酱科植物心叶缬草）各16克。

【用法】 共研末。酒吞服，每日二次，每次3克。

（贵阳）

（一五）

【主治】 阳痿。

【处方】 淫羊藿、仙茅、韭菜子、八月瓜果、地马蜂

（拳参）、蓝布正、骚羊古各16克。

【用法】 泡酒1000毫升。每晚内服药酒31毫升。

（静章）

（一六）

【主治】 阳痿。

【处方】 苦蒜果63克。

【用法】 炖猪肉250克内服。

（李朝斗）

（一七）

【主治】 阳痿（精冷）。

【处方】 猪鬃草（铁线蕨科植物铁线蕨）94克。

【用法】 泡酒500毫升。每晚服酒16毫升。

（洪涛）

第五节 循环系统病

一 心脏病

（一）

【主治】 心力衰竭。

【处方】 红花夹竹桃叶1.6克，万年青叶3克，小杆子（姜科植物和山姜）、女贞子、山栀茶、夜交藤各10克，大血藤16克，水杨柳（景天科植物扯根菜）6克。

【用法】 水煎服。一剂好转即停服。

附注：如是风湿性心脏病者上方再加白金条、大风藤各6克；有恶心呕吐状者，第二剂则减去万年青及白金条。

（印江）

（二）

【主治】 心力衰竭。

【处方】 万年青根10克，冰糖31克。

【用法】 一次蒸服。

（安龙）

（三）

【主治】 心区痛（冠心病）。

【处方】 花椒树寄生16克。

【用法】 水煎取汁，煮鸡蛋 2 个吃。

（赫章）

（四）

【主治】 心律过速。

【处方】 大种鹅儿肠（石竹科植物狗筋蔓）根16克。

【用法】 炕干研末。开水吞服，每次1.6克至 3 克。

（贵阳）

（五）

【主治】 心律不齐。

【处方】 公鸡头（叉蕨科植物贯众）31克

【用法】 水煎服，一日三次。

（贵阳）

（六）

【主治】 风湿性心脏病。

【处方】 花椒树寄生 6 克，辰砂 3 克，远志10克。

【用法】 研末。炖猪心一个内服，连服三剂。

（威宁）

（七）

【主治】 风湿性心脏病。

【处方】 樟树寄生63克。

【用法】 水煎服，一日一剂。

（福泉）

二 高血压病

（一）

【主治】 高血压。

【处方】 苦丁茶（木樨科植物日本女贞）适量。

【用法】 泡开水，经常吃。

（贵阳）

（二）

【主治】 高血压头晕。

【处方】 野油菜、夏枯草各16克。

【用法】 切细。调鸡蛋蒸吃。

（龙里）

（三）

【主治】 高血压头晕。

【处方】 臭牡丹根及叶、蓝布正各31克，阳雀花根16克。

【用法】 水煎，煮青壳鸭蛋二个，煮熟去壳，再煮一刻钟。吃汤和蛋，每日一次。吃二次即降压。

（独山）

（四）

【主治】 低血压。

【处方】 香樟根、鸡血藤、徐长卿、木灵芝、山枧茶、油麻血藤、血人参、淫羊藿各16克。

【用法】 泡酒1000毫升。每日服三次，每次16毫升。

（独山）

（五）

【主治】 高血压。

【处方】 小管仲、蓝布正、歪头草（豆科植物歪头草）各16克，柳树寄生31克。

【用法】 水煎服。

（贵阳）

（六）

【主治】 高血压、内出血。

【处方】 地米菜（十字花科植物荠菜）31克。

【用法】 水煎服，每日一剂，分三次服。

（贵阳）

（七）

【主治】 高血压。

【处方】 野菊花、桑枝各16克，青木香6克，水芹菜31克。

【用法】 水煎服，每日一剂，分三次服。

（贵阳）

第六节　运动系统病

一　风湿性瘫痪

（一）

【主治】 风瘫。

【处方】 九龙藤（豆科植物龙须藤）根、黄葛根各16克，三角风（五加科植物常春藤）31克，香樟皮25克，粘气丹

（葡萄科植物岩爬藤）19克。

【用法】 水煎服，每日一剂，分三次服。

（姜华）

（二）

【主治】 风瘫。

【处方】 风骚蛇（乌骚蛇）63克，桐子寄生、勾藤根各31克。

【用法】 用菜油将蛇炸酥，加入各药同炖。一次服完。

（杨洪顺）

（三）

【主治】 风瘫。

【处方】 枫香寄生、杉寄生、桑寄生、油桐寄生、常春藤各16克。

【用法】 上药泡酒1000毫升。早晚各服16毫升。又用上药煎水常洗患处。

（清镇）

（四）

【主治】 风瘫。

【处方】 小刺桑（桑科植物小刺桑）根63克，良姜、九点梅（唇形科植物十二槐花）根、追风伞（报春花科植物伞叶排草）、大四块瓦（报春花科植物重楼排草）、毛青杠（紫金牛科植物毛茎紫金牛）各31克，蟑螂（去头、脚、翅） 2个。

【用法】 上药泡酒1000毫升。一日服二、三次，每次16克。

（陈奉新）

（五）

【主治】 风瘫。

【处方】骨碎补、台乌、大血藤（大血藤科植物大血藤）、血飞（芸香科植物飞龙掌血）舒筋（萝藦科植物杠柳）、活血（唇形科植物散血草）、老鹳草、黄龙须（桑科植物黄葛）各16克，龙骨、虎骨、狗骨、牛膝、肉苁蓉各10克，川乌、草乌各3克。

【用法】上药泡酒1000毫升。一日服三次，每次16毫升。

（赤水）

（六）

【主治】风瘫。

【处方】八月瓜（木通科植物白木通）果125克，猪蹄1只（250克）。

【用法】炖烂。一次服完。多剂有效。

（王美珍）

（七）

【主治】风瘫。

【处方】刺老包（五加科植物楤木）根、红禾麻根、毛青杠、血飞、五香血藤、岩爬藤、八角风、铁快子、仙桃草、佛顶珠、香樟皮、杠柳、草乌、八爪金龙、枫香果、桑寄生各3克，东莨菪、闹羊花（杜鹃花科植物黄杜鹃）根各0.3克，常春藤10克，麻布袋、山乌龟各1.6克。

【用法】上药泡酒1000毫升。早晚各服16毫升。多剂有效。又内服外搽，治重伤不起。

（杨济中）

（八）

【主治】风瘫。

【处方】九斯马（紫金牛科植物大叶紫金牛）根31克，

油麻血藤19克，行杆（姜科植物山姜）、座杆（姜科植物良姜）、乌药各16克，追风伞22克。

【用法】 水煎服，每日一剂，分三次服。也可泡酒常服。

（洪涛）

二 中 风

（一）

【主治】 中风手抖颤。

【处方】 石韦、羊奶奶根各16克，勾藤根19克，葛根10克。

【用法】 水煎或泡酒内服。

（杨济中）

（二）

【主治】 中风。

【处方】 大风藤（防己科植物青藤）根、八爪金龙各3克。

【用法】 分别研末。开水先吞服大风藤粉，隔十分钟，再服八爪金龙粉，一日二次。

（蒙素华）

（三）

【主治】 中风。

【处方】 大夜关门根、追风伞各31克，野棉花根10克，苍耳子根、半荷枫（五加科植物半荷枫）根各16克。

【用法】 水煎服，酒为引，每日一剂，分三次服。

（天柱）

（四）

【主治】 中风或脑震荡。

【处方】 葛根、豨莶草、贯众各16克，玉竹19克，黄耆、丹参、赤芍、川芎、桃仁、红花各10克，八角风1.6克，勾藤3克。

【用法】 水煎服，每日一剂，分三次服。

（杨济中）

三 风湿疼痛

（一）

【主治】 风湿关节痛。

【处方】 香樟根31克，松节、当归各16克。

【用法】 泡酒500毫升。早晚各服16毫升。

（杨济中）

（二）

【主治】 风湿麻木。

【处方】 何首乌63克，路边姜（茜草科植物六月雪）根31克，防风10克。

【用法】 上药炖猪肉250克内服。

（马树青）

（三）

【主治】 风湿麻木。

【处方】 白金条（八角枫科植物八角风）10克，虎骨1.6克。

【用法】 蒸小子鸡1只内服。

（田明德）

（四）

【主治】 手足麻木。

【处方】 五麻汤、升麻、园麻根、红禾麻根、火麻根、绿禾麻各10克。

【用法】 水煎服，酒为引。每日一剂，分三次服。

（张兴臣）

（五）

【主治】 风湿疼痛。

【处方】 红丝线（蔷薇科植物绣线菊）根、小枯栊（桑科植物小刺桑）根、大素药（芸香科植物日本常山）根各16克。

【用法】 上药泡酒。早晚各服16毫升。

（黎光亮）

（六）

【主治】 风湿疼痛。

【处方】 大山羊（芸香科植物日本常山）根16克。

【用法】 炖猪肉250克内服。开水吞亦可，每次3克。

（王金安）

（七）

【主治】 风湿疼痛。

【处方】 香樟根、大风藤各16克。

【用法】 水煎服，一日一剂，分三次服。又可熏洗痛处。

（欧云程）

（八）

【主治】 风湿麻木。

【处方】 伸筋草、大血藤、大风藤、牛膝、云钩莲（蓼科植物胖血藤）、茴香根、红禾麻、石菖蒲各10克。

【用法】 上药泡酒500毫升。早晚各服16毫升。

（王金安）

(九)

【主治】 游走疼痛。

【处方】 走游藤(葡萄科植物岩爬藤)、爬山虎（葡萄科植物爬山虎)、毛青杠、地柑子(紫金牛科植物朱砂) 根、五香血藤、杠柳、豨莶草、血当归(菊科植物土三七)、川牛膝、茜草、石南藤、破骨风(木樨科植物光清香藤)、见血飞、香樟根、大风藤、紫荆血藤(五味子科植物风沙藤)各10克，狗核桃(茄科植物曼陀罗)根 3 克。

【用法】 泡酒1000毫升。早晚各服16毫升。

(遵义)

(一〇)

【主治】 关节冷痛。

【处方】 黑骨藤(萝藦科植物杠柳)、山栀茶、苦荞头、泽兰各16克，倒竹伞(蔷薇科植物大乌泡)根、淫羊藿各10克，枫香果(路路通)三个，吊干麻(卫矛科植物南蛇藤) 6 克。

【用法】 水煎服(服后四肢发热)。

(遵义)

(一一)

【主治】 风湿冷痛。

【处方】 八角枫须根 3 克。

【用法】 炖猪肉 250 克内服，一次服完。服后，四肢松弛，须卧床休息十二小时，即可恢复。本药一次用量，不能超过 6 克，否则中毒有生命危险。本方一剂即效。

(易文轩)

(一二)

【主治】 风湿疼痛。

【处方】 八角枫根皮60克。

【用法】 泡酒500毫升。早晚各服16毫升。

（古少清）

（一三）

【主治】 鹤膝风。

【处方】 八角枫根上的节巴16克，松节、红白牛膝各10克。

【用法】 泡酒服，早晚各服16毫升。又可搽患处。

（黄明全）

（一四）

【主治】 鹤膝风。

【处方】 大鹅儿肠（石竹科植物大繁缕）、红牛膝（苋科植物柳叶牛膝）、红禾麻根、大风藤各16克。

【用法】 切细，泡白酒500毫升。早晚各服16毫升。又可外搽痛处。

（张素珍）

（一五）

【主治】 妇女分娩时感受风湿。

【处方】 大风藤、阎王刺、紫苏、石南藤、三角风各6克，红禾麻、淫羊藿各10克，地瓜藤、白金条各3克。

【用法】 水煎服，每日一剂，分三次服。

（马玉珍）

（一六）

【主治】 风湿肿痛。

【处方】 杨柳根须31克，黑骨头（杠柳）16克。

【用法】 水煎服，每日一剂，分三次服。又可煎水洗患处。

(吴修贞)

(一七)

【主治】 风湿寒痹。

【处方】 红浮萍(紫背浮萍)40朵。

【用法】 先取红浮萍20朵，捣烂炒热，包在痛处。包后用银针刺患处周围，减轻疼痛。另取20朵捣烂，煮甜酒内服。

(蒋朝顺)

(一八)

【主治】 年久风湿。

【处方】 苍耳子10克，白龙须3克。

【用法】 炖猪蹄1只内服。

(王明珍)

(一九)

【主治】 关节冷痛。

【处方】 香樟根粉6克，生姜63克，糯米草灰、葱头各31克。

【用法】 共捣烂，调匀，炒热。外敷患处。

(古少清)

(二〇)

【主治】 风湿疼痛。

【处方】 三角风、透骨香(杜鹃花科植物云南百珠树)、千里光、八角风、红禾麻、伸筋草、鬼灯檠、白芨各31克。

【用法】 上药共熬成浸膏，涂纱布上，敷痛处。

(赵银娣)

（二一）

【主治】 风湿疼痛。

【处方】 儿多母苦（百合科植物羊齿天冬）63克。

【用法】 水煎服，每日一剂，分三次服。

（赵银娣）

（二二）

【主治】 风湿疼痛。

【处方】 白龙须、阎王刺根、马鞭草各10克，三角风、血当归、刺五加各16克，狗核桃（茄科植物曼陀罗）根6克，大血藤31克。

【用法】 上药泡酒500毫升。早晚各服16毫升。

（赫章）

（二三）

【主治】 风湿疼痛。

【处方】 香樟皮、木通、厚朴各16克，川芎、八爪金龙、猴结各6克，木瓜、当归各10克。

【用法】 上药泡酒500毫升。日服三次，每次16毫升。

（吴银仙）

（二四）

【主治】 风湿疼痛。

【处方】 茴香根、土牛膝、五香血藤、香附子、青木香、石菖蒲、见血飞、土白芷各10克，香樟根13克，红禾麻、铁筷子、川芎、茜草各6克，鸢尾、朱砂莲、草乌、白龙须各3克。

【用法】 上药泡酒750毫升。日服三次，每次16毫升。

（孙炳奎）

(二五)

【主治】 风湿疼痛。

【处方】 巴岩姜63克，附子、牛膝、松节各16克，木瓜、防风、独活各10克，虎骨(油酥)31克。

【用法】 虎骨用油酥后放药中，泡酒1000毫升。日服三次，每次16毫升。

(易文轩)

(二六)

【主治】 风湿麻木。

【处方】 红禾麻根、青禾麻根、火麻根各31克，水边杨柳根须、八角风须根各10克。

【用法】 上药泡酒1000毫升。早晚各服一次，每次16毫升。

(陈仲寅)

(二七)

【主治】 风湿疼痛。

【处方】 萝花根、羊奶奶根、茜草根、石菖蒲各31克，赤葛、山大山羊各16克。

【用法】 上药泡酒1000毫升。早晚各服16毫升。

(古少清)

(二八)

【主治】 风湿麻木。

【处方】 豨莶草、黄草(石斛)、黄精、百味参(百合科植物宝铎草)各63克。

【用法】 上药泡酒。日服二次，每次16毫升。

(都匀)

（二九）

【主治】 急性风湿关节炎、跌打红肿疼痛。

【处方】 黄柏10克，白矾 6 克，鸡蛋 2 个。

【用法】 上药研末，调鸡蛋清。外敷患处。

（周素坤）

（三〇）

【主治】 急性风湿关节炎。

【处方】 苦賈菜（菊科植物山苦菜）适量。

【用法】 上药炕干，研末。用醋调敷患处，一日一次。

（王发耀）

（三一）

【主治】 急性风湿关节炎。

【处方】 松树寄生31克，桐树寄生、铁筷子（腊梅科植物山腊梅）各10克，见血飞、红禾麻、赤葛、一口血（海棠花科植物秋海棠）根各16克。

【用法】 水煎服，每日一剂，分三次服。

（贵阳）

（三二）

【主治】 预防风湿。

【处方】 拐枣（枳椇子的肉柄）500克，土槿皮63克。

【用法】 拐枣酒炒后，加土槿皮泡酒1500毫升。每日服药酒二次，每次16毫升。

（刘安东）

（三三）

【主治】 急性风湿关节炎。

【处方】 红龙须（杨柳生在水边的须根、有红色的）16克至31克。

【用法】 水煎服，一日一剂，分三次服。又煎水洗患处。

（李朝斗）

（三四）

【主治】 急性风湿性关节炎、局部红肿。

【处方】 赤葛（葡萄科植物台氏山葡萄）30克，大山羊、红禾麻、野苦李根各16克。

【用法】 水煎服，每日一剂，分三次服。

（贵阳）

（三四）

【主治】 急性慢性风湿性关节炎。

【处方】 生三栀茶种子31克，冬天蜂蜜63克。

【用法】 共装瓶内泡十四天。用蜜外搽痛处，再用烤热的草纸盖在药上，一日一次。

（韦锦波）

四　骨质增生

（一）

【主治】 骨质增生。

【处方】 九龙藤根、铁筷子、拳参、野荞麦根、当归各31克，岩五加、鳖甲各25克，六月雪、虎杖各28克，藜芦1.6克，虎骨、三七各10克，川芎22克，地骨皮、土别、枸杞各16克，红花13克。

【用法】 上药泡酒1500毫升。早晚各服16毫升。

（姜华）

(二)

【主治】 骨质增生。

【处方】 白龙须10克，骨碎补31克，黄杜鹃根、万年巴各3克，凤仙花杆16克。

【用法】 上药泡酒1000毫升。早晚各服16毫升。能止痛。

(杨济中)

第七节 神经系统病

一 癫痫狂

(一)

【主治】 脏躁病、老年妇女忧郁引起的喜怒失常、精神错乱。

【处方】 红枣、小麦粉、红糖各250克，甘草125克。

【用法】 各药研细，共煮成粥。多次分服，一日一剂，连服三剂。

(陈继焜)

(二)

【主治】 疯癫症、神经失常。

【处方】 翻天印(藜芦)、广木香各31克，厚朴63克。

【用法】 各药研成细末。开水吞服，每次3克。服后吐出痃痰为好。

(民间流行)

(三)

【主治】 精神病。

【处方】 翻天印须根0.3克。

【用法】 开水吞服。服后即发生呕吐现象。如吐过度，服油汤一碗即解。

（王洽平）

（四）

【主治】 痼症(母猪疯)。

【处方】 白矾3克，生姜汁一杯（6毫升）。

【用法】 姜汁冲开水，吞白凡粉。

（贵阳）

（五）

【主治】 痼症。

【处方】 荆芥穗31克，白矾16克。

【用法】 共研成细粉。发病时，姜开水吞服，一日三次，成人每次3克，小儿减半。

（贵阳）

（六）

【主治】 痼症(母猪疯)。

【处方】 漆树寄生、香椿树的种子、棕树子、公栀子各6克。

【用法】 上药共研粉。开水吞服，一日三次，每次3克。

（独山）

（七）

【主治】 痼症(母猪疯，发病时，有喉鸣声，口吐沫)。

【处方】 蛇莓叶63克。

【用法】 水煎服，一日三次。发病时服用。

（黔南）

（八）

【主治】 羊癫疯(发病时手足抽，喉声如羊鸣)。

【处方】 骚羊古94克。

【用法】 泡酒250毫升。早晚各服16毫升。

（蒋安平）

（九）

【主治】 母猪疯（发病时口吐沫涎，牙关咬紧，头后仰，四肢颤抖，喉出响声）。

【处方】 弯头鸡（拳参）粉10克。

【用法】 甜酒吞服，发病后连服三次，每次 3 克。

（田明德）

（一〇）

【主治】 母猪疯。

【处方】 天青地白（蔷薇科植物委陵菜）根（去心）31克，白凡 3 克。

【用法】 用酒250毫升泡三天后，温热内服。连发连服。

（张兴臣）

（一一）

【主治】 癫症。

【处方】 金耗子屎（毛茛科植物天葵）根 3 克。

【用法】 研细末。用酒吞服，每日三次，一次 3 克，发病前后均可内服。

（范超君）

（一二）

【主治】 母猪疯。

【处方】 大山羊 6 克，蓝布正、追风伞、石菖蒲、辰砂草、拳参、苏子、牛耳大黄各10克，仙鹤草、委陵菜各16克，白术、苕叶细辛各 3 克。

【用法】 水煎服，每日一剂，分三次服。连服有效。

(杨济中)

(一三)

【主治】 母猪疯。

【处方】 白果(银杏)31克。

【用法】 白果烧成炭，研末。白酒吞服，发病后，一日三次，每次3克。服完为止。

(杨济中)

(一四)

【主治】 母猪疯。

【处方】 竹叶柴胡、郁金、勾藤各31克，胆凡、甘草各16克。

【用法】 水煎服，每日一剂，分三次服。

(蒋安平)

(一五)

【主治】 夜游症（夜半起床打闹，过半小时后即安静回床。夜夜如此，翌日一无所知)。

【处方】 仙鹤草31克，萱草根(用圆头根入药有效)10克。

【用法】 上药炖小鸡1只内服，二次服完。隔五日一剂。数剂有效。

(杨济中)

(一六)

【主治】 癫狂。

【处方】 倒足伞(蔷薇科植物插田泡)根156克。

【用法】 水煎服，每日一剂，分三次服。

(毕节)

（一七）

【主治】 癫症。

【处方】 蓖麻子根31克，醋少许，鸡蛋3个。

【用法】 水煎药汁，加蛋煮二小时，再加醋同煮，一次吃蛋一个，一日三次。连吃三天。

（一八）

【主治】 神经官能症。

【处方】 羊奶奶根1000克。

【用法】 水煎1500毫升，浓缩成500毫升，加白糖制成糖浆。一日服三次，每次31克。

（黔西）

（一九）

【主治】 神经官能症。

【处方】 山栀茶、蓝布正、郁金、兰花根各16克。

【用法】 炖猪肉250克。汤肉一次吃完，三日一剂。连服三剂。

（贵阳）

（二〇）

【主治】 神经分裂症。

【处方】 松树（云南松）上的老木菌63克，八角风须根、兰花根、对口菌各16克。

【用法】 上药共研末。开水吞服，一日三次，每次3克。连续服用有效。

（独山）

二 眩晕

(一)

【主治】 虚弱眩晕、眼黑、耳鸣。

【处方】 鹅不食草(菊科植物石胡荽)10克，白糖31克。

【用法】 研细末。白糖开水送服，一日三次，每次3克。

(黄童璧)

(二)

【主治】 虚弱眩晕。

【处方】 观音莲(观音座莲台)、芭蕉心各16克。

【用法】 炖猪肉250克，汤肉服用。

(马玉珍)

(三)

【主治】 虚弱头晕、耳鸣心悸。

【处方】 臭牡丹根皮16克，黑糯米面31克。

【用法】 将臭牡丹皮研制成粉，同黑糯米面调猪油加适量白糖，开水冲调内服，一日一次。

(杨济中)

(四)

【主治】 头晕。

【处方】 头晕药(蔷薇科植物水杨梅)31克。

【用法】 炖猪肉吃，一次吃完。

(谈佩筠)

(五)

【主治】 头目眩晕。

【处方】 白玉簪花根(去须根)6克。

【用法】 蒸瘦肉吃。

（沿河）

（六）

【主治】 眩晕（美尼耳氏综合症）。

【处方】 透骨香（杜鹃花科云南百珠树）16克。

【用法】 煮水熬甜酒吃，一日一次，四、五剂有效。

（洪涛）

（七）

【主治】 心悸眩晕。

【处方】 朱砂1.5克，白蜡3克，水竹叶7片，水灯草16克，伏龙肝10克。

【用法】 水煎服，一日二次。

（清镇）

第八节 其他（滋补强壮）

（一）

【主治】 肾虚腰痛。

【处方】 小血藤、毛药（川牛膝）各10克，川芎6克，红牛膝16克。

【用法】 上药泡酒250毫升。日服三次，每次16毫升。

（周元成）

（二）

【主治】 肾虚腰痛。

【处方】 何首乌、八月瓜各10克，双肾草16克。

【用法】 水煎服，每日一剂，分三次服。

（马玉珍）

（三）

【主治】 肾虚腰痛。

【处方】 阳雀花（豆科植物锦鸡儿）根、大刀豆各16克，杜仲10克。

【用法】 上药炖猪肉250克。汤肉一次服。

（古少清）

（四）

【主治】 脾肾两虚、食差、腰痛。

【处方】 水皂角（豆科植物山扁豆）、蓝布正、鸡屎藤各16克。

【用法】 上药炖肉，汤肉一次服。

（吴银仙）

（五）

【主治】 肾虚腰痛。

【处方】 杜仲 6 克，羊腰 1 对。

【用法】 杜仲研末，将羊腰剖开，药放在中心，蒸熟，一次服。

（杨济中）

（六）

【主治】 肾虚腰痛。

【处方】 地石榴（檀香科植物百蕊草）16克。

【用法】 炖猪肉内服。

（邹道仙）

（七）

【主治】 肾虚腰痛。

【处方】 万年荞（蓼科植物野荞麦）根、老松树里皮各

31克。

【用法】 先将万年荞水煎约63克，加酒31克煮至无酒味时，再加松树皮及水同煎。内服，每日一剂，分三次服。

（王炳奎）

（八）

【主治】 肾虚腰痛、劳咳。

【处方】 姜叶淫羊霍（姜科植物山姜）、淫羊霍、石韦、肺经草、山楂、石豇豆、岩白菜、茨藜根、白前、四块瓦（及己）、倒竹伞、马蹄当归各6克。

【用法】 水煎服，每日一剂，分三次服。

（马玉珍）

（九）

【主治】 肾虚腰痛。

【处方】 血人参（豆科植物绒毛木兰）根31克，大红袍（紫金牛科植物小铁子）根16克。

【用法】 上药炖猪肉，汤肉一次服。

（古少清）

（一〇）

【主治】 肾虚腰痛。

【处方】 佛顶珠（抱春花科植物点地梅）全草适量。

【用法】 上药研末。用油汤吞服，每次1.6克。

（贵阳）

（一一）

【主治】 阴虚盗汗。

【处方】 五香血藤、茜草、黄精、玉竹、观音座莲各16克，红刺老包根3克。

【用法】 上药炖猪肉服（男子）或炖子鸡加姜1片服（女子）。

（马正清）

（一二）

【主治】 肾虚盗汗。

【处方】 萱草根10克，头晕药（蔷薇科植物蓝布正）、臭牡丹根、吉祥草各16克。

【用法】 炖猪肉，汤肉内服。

（罗荣洲）

（一三）

【主治】 骨蒸盗汗。

【处方】 蓝布正、地骨皮、臭牡丹根各3克。

【用法】 上药蒸倒汗鸡内服。

（陈芳国）

（一四）

【主治】 童子痨弱、骨蒸盗汗。

【处方】 蓝布正16克，水皂角10克，红牛膝6克，八角莲3克。

【用法】 蒸小鸡1只内服。

（古少清）

（一五）

【主治】 阴虚盗汗。

【处方】 蓝布正、土地骨皮、吊干麻（卫矛科植物南蛇藤）各6克。

【用法】 蒸小鸡1只内服。

（张素珍）

（一六）

【主治】 阴虚盗汗、心悸。

【处方】 大鹅儿肠根16克，公鸡头（小贯众）31克。

【用法】 水煎服，每日一剂，分三次服。

（张素珍）

（一七）

【主治】 阴虚盗汗、痨咳。

【处方】 鹿含草、夜汗苏（姜科植物姜花）各16克。

【用法】 上药炖肉250克。汤肉内服。

（陈芳国）

（一八）

【主治】 阴虚盗汗。

【处方】 蓝布正16克，田鸡（青蛙） 2个。

【用法】 蒸服。

（王少洲）

（一九）

【主治】 阴虚盗汗、心悸、失眠。

【处方】 野毛茄（茄科植物龙葵）16克。

【用法】 用猪心一个，剖开，药放中心。蒸熟内服。

（陈锡彬）

（二〇）

【主治】 阴虚贫血。

【处方】 九斯马（紫金牛科植物大叶紫金牛）根、木本见风蓝（爵床科植物紫云菜）、血人参各31克，岩豆藤（鸡血藤）、九点梅（唇形科植物十二槐花）各16克。

【用法】 上药炖猪肉250克。汤肉内服。

—105—

（洪涛）

（二一）

【主治】肾虚痨弱。

【处方】土洋参（蓼科植物金不换）根63克。

【用法】上药炖猪心肺内服。

（陈裕顺）

（二二）

【主治】阴虚盗汗。

【处方】大毛香（菊科植物绵毛旋覆花）根31克。

【用法】上药蒸子鸡一只内服。

（绥阳）

（二三）

【主治】阴虚盗汗。

【处方】倒竹伞（蔷薇科植物白刺）根63克。

【用法】上药炖猪肉250克。汤肉内服。

（贵阳）

（二四）

【主治】病后虚弱。

【处方】土茯苓63克，团鱼（鳖鱼）1只。

【用法】上药共炖内服。

（郭进新）

（二五）

【主治】病后虚弱、心悸自汗。

【处方】狗牙瓣（景天科植物垂盆草）、公鸡头各16克。

【用法】炖猪肉内服。

（张兴成）

（二六）

【主治】 病后虚弱。

【处方】 阳雀花根、萱草根、花脸荞（蓼科植物缺腰叶蓼）、桑白皮、百尾参（百合科植物宝铎草）各16克。

【用法】 上药蒸白毛乌骨小子鸡一只内服。

（陈芳国）

（二七）

【主治】 病后虚弱、浮肿。

【处方】 夜汗苏10克，猪尾巴（紫草科植物大琉璃草）根16克。

【用法】 上药炖猪肉内服。

（黄童壁）

（二八）

【主治】 产后虚弱。

【处方】 十样错（百合科植物玉竹）、百解药（防己科植物轮环藤）、骨碎补、黄精各16克。

【用法】 上药炖猪蹄内服。

（威宁）

（二九）

【主治】 肾虚色弱。

【处方】 野棉花根、黄花草（毛茛）根各16克。

【用法】 上药炖五花肉，久炖六小时，使药毒性挥发。汤肉服用，有大补元气作用。

（张兴成）

（三〇）

【主治】 肾虚色弱。

【处方】 米洋参（兰科植物绶草）根10克，豇豆根、大豆刀、四方盒子草（玄参科植物狼头草）各16克。

【用法】 上药共蒸子鸡一只内服。

（沈莲清）

（三一）

【主治】 病后虚弱。

【处方】 土高丽参（马齿苋科植物栌兰）根31克。

【用法】 上药蒸乌骨鸡一只内服。

（都匀）

（三二）

【主治】 病后虚弱。

【处方】 万年烟（凤仙花科植物野凤仙）根 6 克。

【用法】 上药蒸鸡一只内服（蒸时忌与铁器接触）。

（胡昌岐）

（三三）

【主治】 病后气血两虚、心悸、多汗。

【处方】 绣线菊根、红嬢妈菜（菊科植物红艾）根、羊耳菊各 3 克，小夜关门、兰花根、血人参各 6 克。

【用法】 上药炖猪肉内服。

（洪涛）

（三四）

【主治】 劳伤虚弱。

【处方】 地蜂子（蔷薇科植物白里金梅）根16克。

【用法】 上药蒸子鸡一只，汤肉一次服（半夜服药最好）。

（王治平）

（三五）

【主治】 发落不生。

【处方】 何首乌、麦冬全草、伏龙肝（灶心土）各31克，吴萸10克。

【用法】 水煎服，每日一剂，分三次服。连服十剂。另用巴岩姜磨醋搽头，一日三次。

（莫云湘）

（三六）

【主治】 少年白发。

【处方】 熟地31克，千张纸13克，黄芪、白芷、荆芥穗、首乌、肉桂、附片、赤芍、羌活、鹿胶（酒化分次冲服）、炮姜各10克。

【用法】 将附片先煎二小时，再加其他药同煎。每日一剂，分三次服。连服十剂。

（莫云湘）

（三七）

【主治】 少年白发。

【处方】 首乌、棕树根各31克，天青地白（菊科植物细叶鼠曲）6克。

【用法】 水煎服，每日一剂，分三次服。连服十剂。

（刘世泉）

（三八）

【主治】 少年白发。

【处方】 川椒94克，骨碎补63克，生姜皮31克。

【用法】 将上药泡酒1000毫升。十日后，将酒汁放手中搽白发，一日二至三次。发自然转黑。年老白发效差。

（杨济中）

—109—

第二章 外科病

第一节 跌打损伤

一 跌打肿痛

（一）

【主治】 新旧伤痛。

【处方】 红龙须（腊梅科植物山腊梅）须根、黄龙须（黄葛）、青龙须（海金沙根）、乌龙须（大乌泡根）、黑龙须（杠柳）、白龙须（八角枫须根）、铁龙须（棕树根）各16克。

【用法】 上药共研末，制成水丸或散剂。伤痛时，酒吞服，一日二次，每次3克。

（陈中奎）

（二）

【主治】 新旧伤痛。

【处方】 过山青（杜鹃科植物南烛）叶3片

【用法】 口嚼内服，即止痛。

（洪涛）

（三）

【主治】 新旧伤痛。

【处方】 一支箭（菊科植物毛大丁草）根、五加皮、六厘麻（杜鹃花科植物羊踯躅）、白花丹（蓝雪花科植物白花丹）各10克，二郎箭（菊科植物鹅不食草）13克，三百棒

（马兜铃科植物杜衡） 3 克，四块瓦（金粟兰科植物及已）、七叶莲（木通科植物野木瓜）、八爪金龙（紫金牛科植物朱砂根）、九龙盘（百合科植物蜘蛛抱蛋）、十大功劳、红刺老包（五加科植物波缘楤木）各16克。

【用法】 上药共研末，制成水丸。伤痛时，用酒吞服 3 克。

（汪天福）

（四）

【主治】 新旧伤痛。

【处方】 闷头花（杜鹃花科植物黄杜鹃）、大汗（毛茛科植物西南乌头）、三分三（茄科植物东莨菪）、紫金标（蓝雪花科小角柱花）根各 3 克，水泡子（水旋窝中的泡沫） 6 克，乳香、没药各10克，朱砂1.5克，寸香0.3克。

【用法】 上药共研末，装瓶备用。伤痛时，取药0.2克，酒吞服。

（威宁）

（五）

【主治】 新旧伤痛或痞块痛。

【处方】 龟板。

【用法】 研末。伤痛时，酒吞 3 克，或和伤药水吞服。

（王治平）

（六）

【主治】 新旧伤痛。

【处方】 白龙须16克，玉枇杷（菊科植物白背三七）10克，小种三七（景天科植物土三七） 3 克。

【用法】 上药分别炕干研末，拌匀。伤痛时，白酒吞服

3克。

(王桂英)

(七)

【主治】 新旧伤痛。

【处方】 虫白蜡。

【用法】 研末。开水吞服，每次3克。

(陈芳国)

(八)

【主治】 新旧伤痛。

【处方】 土一支蒿（菊科植物蓍草）、生半夏各6克，生白芷16克。

【用法】 上药共研末拌匀。开水吞服，每次0.9克。

(陈锡彬)

(九)

【主治】 新旧伤痛。

【处方】 老厕所中的瓦块一片6克，玄胡索3克。

【用法】 老瓦片一块，洗净后，烧红，醋淬，反复七次，取6克研末，加玄胡索粉3克拌匀。酒水各半吞服，每次3克。又治重伤疼。

(陈锡彬)

(一〇)

【主治】 新旧伤痛。

【处方】 紫金标根0.9克。

【用法】 口嚼，酒吞服，每日二次。

(王治平)

(一一)

【主治】 新旧伤痛。

【处方】 姜制草乌（姜汁煮）16克，泽兰、威灵仙、红牛膝、茜草、盐炒杜仲各31克。

【用法】 共制成粉末，用姜汁制成丸剂。开水吞服，每次 3 克。

（徐和清）

（一二）

【主治】 重伤后吐血。

【处方】 一口血（海棠花科植物秋海棠）、强盗绞扦子根各 3 克。

【用法】 共研末。酒水吞服，分二次服。

（张松甫）

（一三）

【主治】 伤重吐血。

【处方】 大血藤（大血藤科植物大血藤）63克，柏子果50粒。

【用法】 大血藤泡酒250毫升，柏子果水煎。合混各半内服(每次酒和药水各31毫升)。

（黄明全）

（一四）

【主治】 新旧伤痛。

【处方】 园麻根，金线草（蓼科植物 金 线 草）、马蹄金、野棉花根、石龙芮各16克。

【用法】 上药泡酒。每次口服16毫升。新伤痛加童便一小杯兑服。

（杨济中）

(一五)

【主治】 新旧伤痛。

【处方】 茜草、爬山虎、赤葛各16克。

【用法】 上药泡酒。伤痛时内服16毫升至31毫升。

(胡玉森)

(一六)

【主治】 新旧伤痛。

【处方】 何首乌31克，弥猴桃根16克。

【用法】 泡酒。早晚各服16毫升。

(张登云)

(一七)

【主治】 新旧伤痛。

【处方】 赤葛（葡萄科植物裂叶葡萄或台氏山葡萄）根31克。

【用法】 上药煮甜酒服，一日一剂，分二次服。

(邓百川)

(一八)

【主治】 新旧伤痛。

【处方】 朱砂莲（薯莨）、红牛膝、红姑娘（酸浆草）各6克，一口血根2个，野凤仙花根16克，商陆3克，大血藤、茜草各10克。

【用法】 上药泡酒。伤痛时内服16毫升至31毫升。

(张松甫)

(一九)

【主治】 新旧伤痛。

【处方】 猫儿伞根（南天竹）、野棉花根各16克，地星宿31克。

【用法】 泡酒。伤痛时口服16毫升。

（王金安）

（二〇）

【主治】 新旧伤痛。

【处方】 曼陀罗叶 2 片，磁碗片 3 克，抱母鸡的抱鸡蛋壳 1 个。

【用法】 上药分别研成极细的粉末，尤其是磁碗片必研成面粉细。先将曼陀罗叶水煎，将磁碗粉及蛋壳粉拌匀分为三份，分三次一日服完。曼陀罗水吞送。

（赵华堂）

（二一）

【主治】 新旧伤痛。

【处方】 白菊125克，川芎、红花各16克，甘草13克。

【用法】 上药泡酒1000毫升。日服三次，每次16毫升。

（丁惠民）

（二二）

【主治】 新旧伤痛。

【处方】 白地莓（蔷薇科植物三叶委陵菜）、通花根、臭草根、血当归、斑鸠窝（大戟科植物地锦）、指甲花根各10克。

【用法】 上药泡酒 1000毫升。服日三次，每次 16 毫升。

（陈芳国）

（二三）

【主治】 重伤难起。

【处方】 活土别5个，自然铜10克，麝香0.9克。

【用法】 先将自然铜醋淬九次后，与其他各药共研末，拌匀备用。重伤欲绝时，用烧酒吞服3克。有起死回生之妙。

（经验方）

（二四）

【主治】 重伤难起。

【处方】 万年炮、虫白蜡各等分。

【用法】 先将万年炮醋煮半小时，炕干研末，配等分的虫白蜡粉。伤重时，酒吞3克，日服三次。

（洪涛）

（二五）

【主治】 重伤难起。

【处方】 山螃蟹、牛蚊子（虻虫）各7个。

【用法】 牛虻去头足翅，和螃蟹共捣烂。用酒63毫升冲服，取渣包伤处。

（杨光明）

（二六）

【主治】 重伤疼痛。

【处方】 白毛夏枯草（唇形科植物筋骨草）、太素药各16克。

【用法】 炕干研末。酒吞服，每次3克。又可外敷伤肿处。

（独山）

（二七）

【主治】 伤后心悸。

【处方】 公鸡头63克，大鹅儿肠根31克。

【用法】 泡酒内服。

（吴银仙）

（二八）

【主治】 新伤肿痛。

【处方】 生蚂蝗、蜂蜜各31克。

【用法】 酒泡。搽伤处，一日三次。

（王治平）

（二九）

【主治】 新伤肿痛。

【处方】 韭菜叶 6 克，童便制的乌头1.5克。

【用法】 共研末，混匀。用酒一次吞服。可立刻止痛。

（万秀珍）

（三〇）

【主治】 重伤难起。

【处方】 三月烂（紫堇科植物护心胆）、毛莲（马兜铃科植物大叶马兜铃）、八角莲、山乌龟、独脚莲、定海神针（唇形科植物紫背连钱草）各16克。

【用法】 上药泡酒。内服、外搽并用。

（独山）

（三一）

【主治】 重伤难起。

【处方】 佛顶珠（点地梅）、仙桃草（玄参科植物蚊母草）、蓍草各等分。

【用法】 共研末，拌匀。酒吞服，一日三次，每次 5 克。

—117—

（王绍新）

（三二）

【主治】 重伤难起、吐血。

【处方】 黄胆草（马蹄金） 6 克，秋海棠根 3 克。

【用法】 上药口嚼，酒吞服。

（马玉珍）

（三三）

【主治】 新伤肿痛。

【处方】 生川乌、生草乌、生南星、生白芷、生半夏各10克，姜汁10毫升，酒适量。

【用法】 各药研末，加姜汁和酒调匀，外敷痛处。

（朱锡廉）

（三四）

【主治】 重伤后发寒。

【处方】 八角枫皮10克，细辛 3 克，阎王刺根 6 克，老姜10克。

【用法】 水煎服，每日一剂，分三次服。

（黄明金）

（三五）

【主治】 重伤疼痛。

【处方】 螃蟹壳、乳香各10克。

【用法】 将乳香用皂角水煮后，共炕干，研末。用酒吞服，日服三次，每次 6 克。

（周元成）

（三六）

【主治】 重伤疼痛。

【处方】 蓖麻子。

【用法】 炕干研末。开水吞服，每次0.15克。

（陈仲寅）

（三七）

【主治】 新伤肿痛。

【处方】 酸咪咪（酢浆草科植物酢浆草）、连钱草各31克。

【用法】 捣烂，加酒糟，包患处。

（杨济中）

（三八）

【主治】 新伤肿痛。

【处方】 鲜泽兰、鲜玉枇杷、赤葛、漆姑草各16克。

【用法】 捣烂，酒炒拌，包患处。

（陈裕顺）

（三九）

【主治】 新伤肿痛。

【处方】 白花丹（蓝雪科植物白雪花）根94克。

【用法】 泡酒1000毫升。外搽伤痛处。

（望读）

（四〇）

【主治】 新伤痛。

【处方】 扁担七（石蒜科植物白花石蒜）根10克，鳔鲜草64克，续断31克。

【用法】 泡酒1000毫升。内服，每日三次，每次16克。

（天柱）

（四一）

【主治】 新伤疼痛。

—119—

【处方】 血当归(菊科植物鲜三七)、韭菜根各等分。

【用法】 捣烂，醋炒，包患处(如红肿，冷后包)。

(黎平)

(四二)

【主治】 新伤肿痛。

【处方】 黄栀子6克，鸡蛋1个。

【用法】 将栀子研末，加适量面粉，用鸡蛋清调拌。外敷伤处。

(贵阳)

(四三)

【主治】 各肿疼痛。

【处方】 扁担七叶1片。

【用法】 火上烤软，揉包伤处。

(张玉峰)

(四四)

【主治】 伤后高烧。

【处方】 大鹅儿肠31克。

【用法】 酒、水各半煎服。

(张素珍)

(四五)

【主治】 新伤肿痛。

【处方】 水白菜1兜。

【用法】 捣烂，加茶汁调成糊状。外包伤处。

(马玉珍)

(四六)

【主治】 新伤肿痛。

【处方】 生牛耳大黄、生草乌、生栀子、赤葛、生泽兰、生姜各3克。

【用法】 共捣烂，拌酒糟，炒热。外包伤处。

（段钟荣）

（四七）

【主治】 新伤肿痛。

【处方】 三颗针、胆草、独脚莲、天明精各16克。

【用法】 水煎。外搽伤处。如加防腐剂，可作外伤消毒药水。

（赫章）

（四八）

【主治】 新旧伤痛。

【处方】 看园老（大戟科植物续随子）果实2个。

【用法】 将药打碎，先在患处推揉，随即将药包在痛处。可止痛。

（丹寨）

（四九）

【主治】 伤后筋腱收缩不能行动。

【处方】 水冬瓜根、茨梨根各63克，伸筋草31克。

【用法】 水煎熏洗患处，一日一次，多次自愈。

（荔波）

二 刀伤出血

（一）

【主治】 刀伤流血。

【处方】 大汗（毛茛科植物西南乌头）。

【用法】 炕干研末。外敷刀伤。止血块。

(纳雍)

(二)

【主治】 伤口出血。

【处方】 见血飞6克，冰片3克。

【用法】 研末混匀。外敷伤口。

(黄明全)

(三)

【主治】 外伤出血。

【处方】 韭菜、大黄各31克。

【用法】 以石灰汁泡韭菜后，取出阴干研末，加等量的大黄粉，研细。外敷伤口。

(易文轩)

(四)

【主治】 刀伤出血。

【处方】 生的银花叶适量。

【用法】 口嚼，敷伤口。

(杨济中)

(五)

【主治】 刀伤出血。

【处方】 白芷适量，小老鼠(未生毛的)1个。

【用法】 用石灰汁泡小老鼠(泡一天)，取出炕干，研末，配等量的白芷粉拌匀。外敷伤口。

(易文轩)

(六)

【主治】 刀伤出血。

【处方】 见血飞、铁筷子各等分。

【用法】 上药炕干，研细拌匀。先用矾水洗伤口，后用药粉敷伤口。

（吴银仙）

（七）

【主治】 刀伤出血。

【处方】 草乌适量。

【用法】 先用绿豆水煮制（每次煮半小时），干后再煮，连煮三次后阴干，炕干研成粉。外敷伤口。

（万秀珍）

（八）

【主治】 刀伤出血。

【处方】 小石韦的根16克，金毛狗脊的毛3克。

【用法】 研成细粉。外敷伤口。

（张义荣）

（九）

【主治】 刀伤。

【处方】 千日青（木樨科植物破骨风）叶适量。

【用法】 研末。外敷伤口。能止血、止痛。

（独山）

（一〇）

【主治】 刀伤。

【处方】 芙蓉花叶适量。

【用法】 炕干，研末。外敷伤口。能止血消炎。

（贵阳）

（一一）

【主治】 刀伤出血。

【处方】 旱莲草适量。

【用法】 研末。外敷。

(荔波)

(一二)

【主治】 刀伤出血。

【处方】 绿花菜(紫草科植物大琉璃草)叶适量。

【用法】 口嚼外敷伤口。愈后无疤。

(贵阳)

(一三)

【主治】 刀伤出血。

【处方】 滑榔树(榆科植物榔榆)皮250克,仙鹤草63克。

【用法】 上药熬成浓汁胶水,过滤后装瓶备用。外搽伤口,能止血消炎。

(赫章)

(一四)

【主治】 伤口出血。

【处方】 老陈石灰188克,生大黄、粉甘草各63克,冰片31克。

【用法】 将石灰研粉,将大黄、甘草水浸泡一天后,取药水炒老石灰粉成桃花色,放在地下退火。用时,取制好的石灰粉31克,兑冰片粉 3 克,拌匀应用,如遇一切生伤,流血不止,将石灰粉撒在伤口上,可立刻止血。

(杨锡龄)

(一五)

【主治】 刀伤出血。

【处方】 毛秀才(唇形科植物风轮草)叶适量。

【用法】 口嚼外敷。

(贵阳)

(一六)

【主治】 刀伤出血。

【处方】 大血藤根皮适量。

【用法】 研末。外敷伤口。

(张登云)

(一七)

【主治】 刀伤出血。

【处方】 梧桐叶适量。

【用法】 研末。外敷伤口。

(杨济中)

(一八)

【主治】 刀伤出血。

【处方】 小金钱草(马蹄金)、冬青叶等分。

【用法】 捣烂外敷。

(马玉珍)

三 正骨抖损(骨折)

(一)

【主治】 骨折伤(闭合性者)。

【处方】 酢浆草31克，苎麻根、花脸荞各16克。

【用法】 正骨前，先服生姜开水一杯，以表寒气(因伤后易受寒)。再服酢浆草粉6克，用酒吞送。然后将折骨复位。最后将上方各药捣烂，拌酒糟冷包患处，上夹板固定。

（蒋朝顺）

（二）

【主治】 骨折。

【处方】 岩五加（葡萄科植物台氏山葡萄）根31克，地蜂子（蔷薇科植物白里金梅）10克。

【用法】 上药捣烂，加酒62毫升调拌。取酒汁内服。正骨后，将药渣包患处，上夹板固定。二日换药一次。

（王治平）。

（三）

【主治】 骨折。

【处方】 1.绵马贯众63克，鹅不食草10克，山螃蟹（动物）3个。2.山螃蟹5个，捣烂泡酒1000毫升。

【用法】 正骨后，将1方药捣烂和酒糟，外包患处，夹板固定。包药后，即将2方药酒，尽量饮醉。两天换药一次，每次饮药酒31毫升。

（陈锡彬）

（四）

【主治】 骨折。

【处方】 韭菜63克，生姜、弥猴桃根各16克。

【用法】 正骨后，将上药捣烂，酒拌。外包患处。

（易文轩）

（五）

【主治】 骨折。

【处方】 水冬瓜、巴岩姜各31克。

【用法】 共捣烂，酒调。外包患处。

（王明珍）

（六）

【主治】 骨折。

【处方】 鹅不食草、蜘蛛香、白金条、满天星、酢浆草各16克。

【用法】 正骨后，将上药捣烂，包伤处。

（罗金荣）

（七）

【主治】 骨折。

【处方】 1.酢浆草、鹅不食草、泽兰各等分。2.鬼针草63克。

【用法】 先将鬼针草煮酒125毫升，尽量饮至微醉，将骨复位（此酒服后，投骨不痛）。再将 1 方药捣烂，加适量面粉和拌成糊状，包伤处。

（聂文轩）

（八）

【主治】 骨折。

【处方】 透骨消（凤仙花根）、水冬瓜皮各16克，大黄10克，栀子仁 6 克，麦面63克。

【用法】 各药研末，和麦面水调成饼。外包患处。

注：水冬瓜过量易起泡，加大黄、栀仁有调节作用。

（甘玉清）

（九）

【主治】 骨折。

【处方】 水冬瓜（山茱萸科植物瓔鞘柄木）皮 25 克，泽兰、土大黄各31克，巴岩姜、赤葛、茜草、草乌各16克，生姜 6 克。

—127—

【用法】 上药共捣烂，酒糟拌匀，正骨复位后，将药包患处。夹板固定。两天换药一次。

（段钟荣）

（一〇）

【主治】 骨折。

【处方】 犁头菜（紫花地丁）、马蹄金、酢浆草、瓜米菜（番盆草）、山当归（杏叶防风）、小种三七（景天科植物土三七）、水冬瓜皮各6克，山螃蟹1个。

【用法】 共捣烂，酒拌或炒。正骨后，包伤处。

（马玉珍）

（一一）

【主治】 骨折。

【处方】 1.内服方：山当归、红牛膝、老鹳草各16克，酢浆草31克。2.外用方：推屎爬（蜣螂）5个，地牯牛5个，麻根63克，生半夏10克。

【用法】 1方泡酒内服。2方捣烂包患处。

（古少清）

（一二）

【主治】 骨折。

【处方】 岩百合、岩五加（葡萄科植物蛇葡萄）各1.9克，泽兰根3克，生马钱子（用尿泡后去壳去毛）1克，熟马钱子（炒熟去壳去毛）1克（本方名扯骨丹或跳骨丹）。

【用法】 各药研末，拌匀。于夜静时，将病人移至静处床上平卧。正骨后先用夹板固定患处，即用扯骨丹开水吞服。盖被子不露风，静卧数小时，伤者即抽搐震颤，促使骨缝密合正位。抽搐后如不苏醒，可服冷米汤或冷粥一碗即解。

注：马钱子服后抽搐，过量可以致死，列为剧毒药品。用者宜谨慎。

（王治平）

（一三）

【主治】 骨折。

【处方】 马钱子(炒焦，去毛去壳)适量，牛膝3克。

【用法】 将马钱子切细，小儿0.8克起、成人1.9克起，投骨复位后，固定夹板。再用冷开水吞服马钱子粉，吞时每次配牛膝粉1.6克至3克。二日吞服一次。不外包药。

（赵华堂）

（一四）

【主治】 骨折。

【处方】 1.外用方：称杆柴(虎耳草科植物锥形绣球)根94克，约500克小公鸡1只。2.内服方：土别、乳香、没药、干姜、桂枝、滚山猪(球马陆)各16克。

【用法】 1方将小鸡去肠杂及毛，同药捣烂。正骨后，药包伤处。包二十四小时，伤处发痒即去药(过时将影响骨形)。去药后，伤处夹板固定，此后不再包药。2方研末后装瓶备用。每日口服三次，每次3克。

（冯有才）

（一五）

【主治】 骨折。

【处方】 1.白果(银杏)树里层皮、杨梅树根皮各等量。2.滚山猪多个。

【用法】 1方药捣烂，酒炒。投骨复位后，将药外包伤处，二十四小时去药。休息三天再照上方包药一次。二次去药后不再包药。随时注意固定夹板，不使移动。开水吞服2方滚山猪粉，每日二次，每次0.6克。至好为止。

（杨济中）

（一六）

【主治】 骨折。

【处方】 马桑树嫩尖、滕乌（毛茛科植物西南乌头）各31克。

【用法】 共捣烂，酒拌包患处。

（纳雍）

（一七）

【主治】 骨折。

【处方】 1.红牛膝31克，泡酒250毫升。2.马钱子用沙炒焦，去毛，研粉。3.杏仁、大黄、生川乌、生草乌、密陀僧、制好的马钱子各6克。泡酒500毫升。

【用法】 正骨后，固定夹板，放安静处平卧，按病人年龄计算，每周岁吞2方马钱子粉0.03克。只服一次，抽搐后骨即复位。即用1方药酒内服，每日三次，每次31毫升。另用3方药酒外搽患处，每日三次。

（林树云）

（一八）

【主治】 骨折。

【处方】 马耳杆（罂粟科植物博洛回）根、叶各31克。

【用法】 上药捣烂，酒拌，正骨后包伤处。二日换药一次。

注：博洛回有大毒，但止痛作用强，不宜内服。

（贵阳）

—130—

（一九）

【主治】 加速骨折的愈合。

【处方】 石菖蒲6克，尿制草乌3克。

【用法】 上药共研末，烧酒吞服。每日二次，每次1.6克。与外包药配合应用。

（潘树恒）

（二〇）

【主治】 胸骨受伤下陷。

【处方】 生水蛭、蜂蜜各31克。

【用法】 共捣成糊状，摊纱布上，包在陷骨处。每日一换。可提起陷骨。

（王治平）

（二一）

【主治】 胸骨折伤下陷。

【处方】 小锯锯藤（茜草科植物猪殃殃）9克。

【用法】 将药捣烂，酒调成糊状，敷在陷骨处。以陷下部位大小为主，不可过宽。包药后二十四小时，如感到伤处突然扯痛即为有效，可去药检验，是否已将骨提起，如未提起，继续包药。每日一换，以骨提起复原为止。

（陈根福）

（二二）

【主治】 骨折。

【处方】 1.外用方：黄胆草（马蹄金）、到老嫩（荨麻科植物赤车使者）各等分。2.内服方：羊九（毛茛科植物草玉梅）根16克，续断根、佛座（唇形科植物佛座）各31克。

【用法】 1方药捣烂，酒炒，外包伤处。2方药水煎服。

一日一剂，分三次服。

（绥阳）

（二三）

【主治】 粉碎性骨折。

【处方】 荞麦粉250克，土别16克，鹿角霜26克，桑白皮125克。

【用法】 上药共研末。用药末醋调成稀糊状，炒微温，厚敷碎骨上，二十四小时后，骨即软化，再用手细细推摸复位。并有消肿、止痛作用。粉碎性骨折，碎骨不平，难于复位，上药外包可使碎骨软化，以便整复。

（贵阳）

四 续 筋 腱

（一）

【主治】 筋腱被砍断。

【处方】 蚂蝗（水蛭）适量。

【用法】 将蚂蝗炕干，研末。如筋被砍断，先将患处消毒，筋的两端亦清洗干净，出现如白丝线状的两条筋，将两个已断的筋头靠接，撒上蚂蝗粉，筋头即可相接。

（杨济中）

（二）

【主治】 筋断。

【处方】 生蚂蝗10条，冬苋菜（锦葵科植物冬葵）6克。

【用法】 上药捣烂，包在断筋处。一次有效。

（杨成富）

（三）

【主治】 筋断。

【处方】 三匹风（蔷薇科植物蛇莓）、酢浆草各16克。

【用法】 捣烂，酒糟拌。外包患处。

（陈仲寅）

（四）

【主治】 筋断。

【处方】 水葵花（菊科植物旋覆花）根、泽兰各16克。

【用法】 共捣烂取汁，涂断筋处。取药渣固定外围不移动，数日自接。

（唐玉珍）

（五）

【主治】 筋断。

【处方】 杨梅树里皮、杜仲皮等分。

【用法】 炕干研细末，拌匀。先洗筋头，两头相接，用药粉撒在断头处，固定好。数日自接。

（清镇）

五 外科麻药

（一）

【主治】 骨折疼痛。

【处方】 雷公捶（茄科植物曼陀罗）根及花各16克，生草乌10克。

【用法】 上药泡酒250毫升。正骨时，患者饮药酒16毫升至31毫升，半小时后即沉醉不痛，使人投骨复位，没有痛苦。投好后，以冷水一碗内服即醒。

（梁锦芳）

—133—

（二）

【主治】 外伤疼痛。

【处方】 川乌、草乌、生南星、生半夏、土一枝蒿各3克。

【用法】 各药泡酒250毫升。疼痛时服酒16毫升。

（吴修珍）

（三）

【主治】 骨折疼痛。

【处方】 凤仙花的花、月季花的花等分。

【用法】 炕干，研末。投骨时，将花粉3克，用酒吞服。一小时后，患者麻木即可投骨复位。另用药粉31克，泡酒250毫升，服酒31毫升，亦可使患处麻木。

（黄松阶）

（四）

【主治】 局部疼痛。

【处方】 茉莉花根、川椒根皮、川椒、川乌、草乌、生半夏、生南星、细辛各3克，樟脑1.6克。

【用法】 上药泡酒250毫升。骨折伤处疼痛 投骨时，用药酒连续搽揉。至痛止后，即作复位手术。

（恩南）

（五）

【主治】 预防跌打疼痛。

【处方】 乳香（去油）、没药（去油）、木别子（去油）、地龙骨、无名异（锰矿土）、紫背天葵各6克，白蜡10克。

【用法】 各药共研末，用蜂蜜炼成蚕豆大的丸子。临用时，取10丸，温酒送下。服后全身麻木。任跌打不痛。

（王治平）

（六）

【主治】 全身疼痛。

【处方】 白芷、川乌、木别子、牙皂、乌药、紫荆皮、当归各6克，大茴、小茴、草乌、木香各16克，乳香、没药各10克。

【用法】 上药共研末，拌匀。热酒吞服，每次3克至6克。服后全身麻木，疼痛即止。服冷水一碗即解。

（经验方）

（七）

【主治】 跌打身痛。

【处方】 艳山红（杜鹃花科植物红杜鹃）种子。

【用法】 研末。酒吞3克，即可止痛。

（黄兴臣）

六　止痛、显伤

（一）

【主治】 损伤疼痛。

【处方】 骨碎补（去毛）31克，炒玄胡索10克，赤芍、白芷、酒炒当归、青木香各10克，甘草5克（名寻痛散）。

【用法】 各药研末，拌匀。温酒吞服，每次3克，可止痛。

（验方）

（二）

【主治】 隐伤不显。

【处方】 梧桐根皮63克。

【用法】 上药和饭31克，捣烂，外敷痛处。如是暗伤，即现青色瘀块。

（王治平）

（三）

【主治】 隐伤不显。

【处方】 生南星、生半夏、生草乌、生川乌、北细辛、川椒各6克，土一枝蒿10克。

【用法】 泡酒125毫升。用酒搽痛处，如是暗伤或有瘀血，即现紫斑瘀块。

（朱锡廉）

（四）

【主治】 隐伤不显。

【处方】 百草霜、山栀仁各5克，酒曲0.6克，麦粉1克。

【用法】 共研末，加酒糟拌匀。敷痛处，即显出紫黑色瘀斑。继续包敷，能祛瘀止痛。

（验方）

（五）

【主治】 隐伤不显。

【处方】 韭菜根、刺老包（五加科植物楤木）根皮、生姜各31克。

【用法】 共捣烂。酒调，外包痛处。如有瘀血，即现瘀斑。从瘀斑出现的颜色深浅，可测定伤势的轻重。

（谢荣安）

第二节 疔 疮

（一）

【主治】 疔疮发烧（有时昏厥）。

【处方】 鹅儿肠、大山羊各 6 克，倒生根10克。

【用法】 水煎服。同时取巴豆 1 粒研成细粉，调鸡蛋清少许，敷在心窝上，可拔除热毒。

（王少洲）

（二）

【主治】 指头疔(瘭疽)。

【处方】 木灵芝适量。

【用法】 研末。酒调包患处，一日一次，二次即消。

（方健龄）

（三）

【主治】 指头疔瘭(疽)。

【处方】 木姜花、豆豉等分。

【用法】 共捣烂，包患处。

（刘德香）

（四）

【主治】 飞疔。

【处方】 牛虻一个。

【用法】 研末。调水外搽患处，一日三次。

（谢胜朝）

（五）

【主治】 疔疮肿毒。

【处方】 野青菜(菊科)31克。

【用法】 捣烂。外包患处。又可水煎内服。

（侯银昌）

（六）

【主治】 疔疮红肿。

【处方】 白菊花叶、地黄瓜（墓菜科植物卜地墓）等分适量。

【用法】 捣烂敷患处。又可内服。 （杨济中）

（七）

【主治】 疔疮(乌疔)。

【处方】 葱31克，蜂蜜16克(名阳和膏)。

【用法】 上药捣烂拌匀。敷患处。

（侯银昌）

（八）

【主治】 疔疮红肿。

【处方】 黄豆十余粒。

【用法】 嚼烂。外敷患处。

（民间流行）

（九）

【主治】 火疔。

【处方】 蒲公英、夏枯草、酸咪咪各等分。

【用法】 捣烂。外包患处。

（周赛坤）

（一〇）

【主治】 一切疔癀(飞疔、水疔、火疔等，特别以舌上生疔有效)。

【处方】 随手香(天南星科植物钱蒲)鲜叶十余片。

【用法】 患者口嚼药，将药汁吞下。取渣外敷患处。

（陈琨仑）

（一一）

【主治】 疔疮肿毒。

【处方】 蘑芋花或叶适量。

【用法】 捣烂。外敷患处。又可水煎内服。

（杨有春）

（一二）

【主治】 红丝疔(静脉炎)。

【处方】 溏鸡屎(鸡稀屎)。

【用法】 先用灯草蘸菜油点燃,在红丝的尽头处烧二壮。再用溏鸡屎搽疔的四周(须留顶口不搽)。红丝即回头自灭。

（民间方）

（一三）

【主治】 硬包化软。

【处方】 雪上一支蒿、川乌、草乌各1.6克。

【用法】 上药共研粉，泡酒31毫升，用棉花浸药酒，蘸潮脑少许，棉花上点火燃烧，吹熄趁烈急压在硬包上，覆压半小时。疮包即变软如棉，既便开刀，又便治疗。

（何海全）

（一四）

【主治】 阴疽转阳症。

【处方】 红糖、生姜适量。

【用法】 生姜捣绒。先用红糖水拍患处,使患处发红,再用生姜包患处,促使阴疽疡化。再用治痈法治疗,提早痊愈。

（吴文皋）

第三节 风　　丹

（一）

【主治】 全身红疹发痒。

【处方】 僵蚕3克，全蝎3个。
【用法】 共研成细粉。甜酒吞服。

（张登云）

（二）
【主治】 风丹发疹。
【处方】 马尾黄连（毛茛科植物唐松草）根63克。
【用法】 水煎。外洗、内服，一日三次。

（郭伯章）

（三）
【主治】 蛇串丹（带疹）。
【处方】 走游草（葡萄科植物岩爬藤）62克。
【用法】 取31克泡酒内服。31克捣烂加酒外搽患处。

（郭伯章）

（四）
【主治】 鹅掌风、手掌脱皮癞发痒。
【处方】 半截烂（天南星科植物麻脚狼毒）适量。
【用法】 磨醋搽患处。

（张纯荪）

（五）
【主治】 风丹。
【处方】 虎耳草、苦葫芦炭各10克。
【用法】 上药熬甜酒内服。

（胡玉森）

（六）
【主治】 过敏性皮炎、一身痒（顽固难愈者）。
【处方】 荆芥、防风、银花、连翘、生地、木通、丹参、牛夕、黄柏、苍术、甘草、苦参各10克，土茯苓31克，首乌、白鲜皮各16克，苍耳子、夏枯草各12克。

【用法】 水煎服，每日一剂，分三次服。服第三次后煎水洗患处。

（贵阳）

（七）

【主治】 小儿丹毒。

【处方】 马齿苋、头晕药各16克，白僵蚕10克。

【用法】 煮甜酒吃。

（陈仲寅）

（八）

【主治】 风丹发痒。

【处方】 木姜花（唇形科植物木姜花）16克。

【用法】 捣烂。用白酒31毫升同蒸服，早晚各蒸服一次。一剂即可止痒。

（贵阳）

（九）

【主治】 黄水疮。

【处方】 黄连、黄柏、黄芩各3克，雄黄、硫黄各1.6克。

【用法】 共研末。调鸡蛋清外搽患处。

（赫章）

第四节　痈肿、疮毒

（一）

【主治】 毒疮。

【处方】 见血飞（芸香科植物飞龙掌血）根皮、雄黄各3

克，冰片1.6克。

【用法】 各药研末，调蛋黄油，外搽疮毒。或将见血飞粉放在膏药中，贴疮，可提脓。

注：蛋黄油的熬法：先煮熟鸡蛋数个，去壳及蛋白，将蛋黄切碎，放在菜油锅中煎炸。菜油不可过多，以能炸煎半个蛋黄即可，逐渐煎炸，蛋黄油即渐加多，去掉蛋渣，即成蛋黄油。此油有杀菌、消炎作用，如霉菌阴痒，抹即止痒。

（陈魁焜）

（二）

【主治】 久陷大疮，不易收口。

【处方】 莽草叶。

【用法】 于清明前后取莽草嫩叶，晒干（忌火烧），研末。撒疮口，数次有效。

注：此叶毒大，如将粉末3克包在肉食内，放在山中野兽吃之即毙。又能杀鼠。制剂火炕者无效。

（李德珍）

（三）

【主治】 无名肿毒。

【处方】 油桐子一个。

【用法】 磨水成浆，外搽患处。

（杨济中）

（四）

【主治】 无名肿毒。

【处方】 韭菜叶适量。

【用法】 捣烂。外敷毒包。如和桐油共捣，可治红疹。

（王金安）

（五）

【主治】 无名肿毒。

【处方】 首乌叶、赤葛根等分。

【用法】 捣烂。外敷患处。

（张登云）

（六）

【主治】 无名肿毒及九子痒。

【处方】 糯米藤（荨麻科植物糯米团）根适量。

【用法】 捣烂。外敷。

（蒋朝顺）

（七）

【主治】 寸耳癀。

【处方】 独脚莲（[illegible]娄）。

【用法】 磨醋搽患处。

（民间流行）

（八）

【主治】 痄腮。

【处方】 牛舌片（菊科植物山苦荬）适量。

【用法】 捣烂，酒炒。外包患处。

（贵阳）

（九）

【主治】 骨结核、淋巴结核。

【处方】 毛箭（菊科植物山苦荬）适量。

【用法】 捣烂外敷。初敷时，患处要起小子，以后渐包断好。另：治小儿贲门结核，每日取毛箭16克至31克，水煎服。

（赫章）

(一〇)

【主治】 背瘩。

【处方】 冬苋菜(锦葵科植物冬葵)叶适量。

【用法】 加冷饭少许，口嚼，外敷患处。一日一次。

(贵阳)

(一一)

【主治】 背瘩(背疽)。

【处方】 夏枯草、丝瓜络炭等分。

【用法】 加甜酒糟捣烂，包患处。

(毕节)

(一二)

【主治】 肚痈。

【处方】 桑树上老木菌63克，赤葛16克，杉树寄生31克。

【用法】 水煎服。

(李德香)

(一三)

【主治】 小儿奶癣疮(小儿头部湿疹)。

【处方】 黄水芋(罂粟科植物血水草)根适量。

【用法】 晒干，研末，调菜油。外搽。

(梵净山)

(一四)

【主治】 疮肿溃疡。

【处方】 三匹风(蛇莓)、灰藋菜(藜菜)等分。或取其中一药。

【用法】 捣烂，敷患处。

(杨济中)

（一五）

【主治】 全身红肿。

【处方】 绿豆31克，甘草10克，大蒜2个。

【用法】 炖五花肉内服。

（王桂英）

（一六）

【主治】 痄腮初起。

【处方】 小血藤、牛耳大黄、赤葛适量。

【用法】 捣烂，敷患处。

（张素珍）

（一七）

【主治】 痄腮。

【处方】 蓝靛适量。

【用法】 调水外搽。

（民间流行）

（一八）

【主治】 溃烂疮毒。

【处方】 芙蓉花叶适量。

【用法】 研末，或生的捣烂。外包患处。

（陈锡彬）

（一九）

【主治】 无名肿毒。

【处方】 野茄菜（茄科植物龙葵）叶适量。

【用法】 捣烂，敷患处。一、二次即好。

（张兴臣）

（二〇）

【主治】 疮毒肿痛。

【处方】 狗牙瓣(景天科植物垂盆草)适量。

【用法】 捣烂，调蛋清(或调醋)搽患处。

(冯有才)

(二一)

【主治】 臁疮。

【处方】 消黄散(鼠李科植物云南勾儿茶)根10克，甘草3克。

【用法】 研末合调麻油。外敷患处。未敷药前，每次用杨梅树皮煮水先洗患处。 (陈仲寅)

(二二)

【主治】 臁疮。

【处方】 牛蹄壳一个。

【用法】 烧存性，鸡蛋黄油调药，搽患处。

(毕节)

(二三)

【主治】 黄水疮。

【处方】 地黄瓜(蔓茎堇菜)3克，枯矾1.5克。

【用法】 地黄瓜烧存性与枯矾共研成末，撒在患处。

(张兴臣)

(二四)

【主治】 白口疮。

【处方】 白顶草(菊科植物鱼眼菊)适量，枯矾少许。

【用法】 将白顶草捣烂取汁，调枯矾，搽口腔。

(贵阳)

(二五)

【主治】 白癜风。

【处方】 多年土叶烟、萱草根各63克，白矾31克，硫磺16克。

【用法】 先将土叶烟及萱草放在锅中加水熬浓汁一碗，次放白矾在药水中溶化，硫磺先研成末，加在药水中调拌，加火继续煎熬，趁热用棉花蘸药汁搽患处。一天四、五次，以好为度。连搽十余日即好转。

（洪涛）

（二六）

【主治】 骨髓炎。

【处方】 一窝蛆（百合科植物粉条儿菜）根适量，水银少许。

【用法】 一窝蛆捣绒，加水银拌匀。外敷，二日一次。

（黎光亮）

（二七）

【主治】 久溃瘘疮。

【处方】 水银少许。

【用法】 用胶管插入疮口内部，将水银注入管内，封疮口。几小时后，疮脓自然流出。再用炉甘石、冰片油膏治之。

（冯有才）

（二八）

【主治】 脚丫烂（香港脚）。

【处方】 臭菜（藜科植物土荆芥）叶少许。

【用法】 捣揉脚丫，并包在患处。

（安顺）

（二九）

—147—

【主治】 多骨疽。

【处方】 化香(胡桃科植物短翼枫杨)叶适量。

【用法】 取叶500克，捣烂，泡在冷水中，搅浓，将患处泡在水中，或取渣包患处。数小时后，多骨退出，用镊子取出多骨后，再用药水洗疮口。一日数次，自然收口。

(望谟)

(三〇)

【主治】 神经性皮炎。

【处方】 南星1个。

【用法】 磨煤油搽患处。

(贵阳)

(三一)

【主治】 灰指甲。

【处方】 白凤仙花的花2朵。

【用法】 揉敷灰指甲。一日一次。

第五节　九子疡(淋巴结核)

(一)

【主治】 初生九子疡。

【处方】 1.地柏枝31克。2.瓜子金、鱼别金星(水龙骨科植物伏石蕨)各16克。

【用法】 1方捣烂，外敷患处。2方水煎服。

(杨德芳)

(二)

【主治】 九子疡。

【处方】 夏枯草、断肠菜(罂粟科植物紫堇)各10克。

【用法】 水煎。取汁外搽，一日多次。

（张义荣）

（三）

【主治】 九子疡。

【处方】 夏枯草、蒲公英、银花、茨老包、红泡木（延肤木）、九子连环草（虾脊兰）、老君须（白薇）各10克。

【用法】 水煎。内服、外洗。

（易文轩）

（四）

【主治】 已溃的九子疡。

【处方】 生的花脸荞（蓼科植物缺腰叶蓼）根63克，八角莲6克。

【用法】 1.花脸荞叶捣烂敷患处。2.上药炖猪肉吃（低盐）。

（王治平）

（五）

【主治】 九子疡。

【处方】 1.地瓜藤（桑科）31克。2.土知母(鸢尾)根。

【用法】 1方水煎服（治已溃者）。2方磨醋搽患处（治未溃者）。

（袁远永）

（六）

【主治】 九子疡。

【处方】 野毛辣（茄科植物龙葵）叶、桃树皮各10克。

【用法】 各药研成细粉，麻油调匀。搽患处。

（王桂英）

—149—

（七）

【主治】 九子疡。

【处方】 何首乌适量，凤仙花叶10片。

【用法】 何首乌炕干研末内服。一日三次，每次吞3克。连服半月。另：每天用凤仙叶捣烂包患处。

（彭桂珍）

（八）

【主治】 九子疡。

【处方】 隔山消（耳叶牛皮消）、草乌、铁锈各3克，刘寄奴（贵州金丝桃）叶10克。

【用法】 共研成细末，麻油调。外搽。

（易文轩）

（九）

【主治】 九子疡。

【处方】 1.排风藤（茄科植物白英）31克。2.蘘荷根16克。

【用法】 1方炖猪耳朵一只吃。五日一次，连服三次。2方捣烂包患处。一日一次。

（古少清）

（一〇）

【主治】 九子疡。

【处方】 鲜山栀茶叶31克，天葵16克。

【用法】 山栀茶叶捣烂包患处。天葵炖肉吃。

（遵义）

（一一）

【主治】 九子疡。

【处方】 1.朝天罐31克。2.糯米藤31克。
【用法】 1 方炖猪肉吃。2 方糯米藤捣烂包敷患处。
（张兴臣）

第六节　乳　痈

（一）
【主治】 乳痈初起，发高烧。
【处方】 1.独脚莲10克，生姜 3 克。2.折耳根粉适量。
【用法】 1 方水煎，内服。2 方调蛋清外包。一日一次。
（杨济中）

（二）
【主治】 乳痈。
【处方】 1.仙鹤草、黄柏各 6 克。2.天葵16克。
【用法】 1 方捣烂外敷。2 方将天葵放碗中捣烂。水酒各半煎服。
（胡玉森）

（三）
【主治】 乳痈。
【处方】 岩莲花（景天科石上莲花）16克。
【用法】 捣烂敷患处。
（王治平）

（四）
【主治】 乳吹肿痛。
【处方】 苦荬菜（菊科）62克。
【用法】 用31克煮甜酒吃。另用31克捣烂敷患处。
（曾桂贞）

（五）

【主治】 乳痈初起。

【处方】 绿花菜(紫草科植物大琉璃草)63克。

【用法】 煮甜酒吃。另用渣外敷患处。

（晴隆）

（六）

【主治】 乳痈。

【处方】 水黄花（大戟科植物草茴茹）根16克。

【用法】 捣烂，拌甜酒，外敷患处。

（郭伟瞻）

（七）

【主治】 乳痈。

【处方】 生金针花根（萱草）31克，芹菜16克。

【用法】 捣烂外包患处。

（杨济中）

（八）

【主治】 乳痈红肿。

【处方】 鹅不食草、芙蓉叶等分。

【用法】 捣烂外敷患处。

（陈锡彬）

（九）

【主治】 乳痈。

【处方】 夏枯草适量。

【用法】 捣烂。取汁兑酒服。用渣外包患处。

（夏玉珍）

（一〇）

【主治】 乳痈。

【处方】 白玉簪花根适量。

【用法】 捣烂，兑甜酒包患处。二日一次，一、二次即愈。

（袁比贵）

（一一）

【主治】 乳结、乳痈初起（有硬结块，发热，疼痛难忍）。

【处方】 刺通（豆科植物海桐皮）树皮63克，红沙糖适量。

【用法】 水煎内服。一日一剂，分二至三次服，数剂即消。上方再加蒲公英、夏枯草、银花、连翘、荆芥、防风各10克，水煎服，效果更佳。

（刘凤珍）

第七节 冻疮、漆疮

（一）

【主治】 冻疮发痒。

【处方】 萝卜皮适量。

【用法】 用火烤烫，趁热敷患处，每日反复使用数次，或用萝卜皮煮水烫患处。

（民间流行）

（二）

【主治】 冻疮红肿痒胀。

【处方】 干辣椒适量。

【用法】 煮水，趁热泡洗患处。

（民间方）

（三）

【主治】 冻疮溃烂。

【处方】 干茄子（或茄杆）适量。

【用法】 煮水洗患处（或用茄根烧存性，研粉、调蛋黄油搽）。

（赤水）

（四）

【主治】 漆疮。

【处方】 韭菜、漆姑草各63克。

【用法】 捣烂取汁外搽。

（民间方）

（五）

【主治】 漆疮痒痛。

【处方】 苦参叶适量。

【用法】 捣烂，醮菜油搽患处。

（毕节）

（六）

【主治】 漆疮。

【处方】 岩莲花适量。

【用法】 捣烂取汁外搽。

（张登云）

（七）

【主治】 漆疮。

【处方】 1.野青菜根63克。2.苦楝子63克。

【用法】 1 方水煎服。2 方煎水洗。

（罗名珍）

第八节　毒蛇咬伤、烫火伤

一　毒蛇咬伤

（一）

【主治】　毒蛇咬伤。

【处方】　万年青根、地星秀各16克。

【用法】　捣汁。一半用酒吞服，一半外搽伤口。

（民间流行）

（二）

【主治】　毒蛇咬伤。

【处方】　新鲜臭蒿（菊科植物黄花蒿）31克。

【用法】　捣烂，外敷伤口。

另：捕蛇者嚼服臭蒿6克，雄黄1.6克，再用臭蒿揉搽手掌，蛇不敢咬。

（易文轩）

（三）

【主治】　毒蛇咬伤，发肿发亮。

【处方】　老火草（菊科植物山萩）、到老嫩（赤车使者）各31克。

【用法】　水煎服。另用雄黄3克，调蜂蜜外搽伤口。

（田明德）

（四）

【主治】　毒蛇咬伤。

【处方】　野慈姑16克。

【用法】　捣烂，外敷伤口。日敷二次，常用药水使外敷药滋润。另用一剂水煎服，日服三次。

（杨德镛）

（五）

【主治】 毒蛇咬伤。

【处方】 雪上一枝蒿适量。

【用法】 磨水成浆汁，外搽伤口。

另：捕蛇时，口含一支蒿，如被咬，可吐出唾液搽伤口，即消肿止痛。

（易文轩）

（六）

【主治】 毒蛇咬伤。

【处方】 刺老包（五加科植物楤木）根皮、野葡萄藤根各10克。

【用法】 上药适量，嚼烂，外敷。另用一剂水煎，内服。

（陈锡彬）

（七）

【主治】 毒蛇咬伤。

【处方】 单枪一支箭（瓶尔小草）16克。

【用法】 捣烂，外敷伤口。又用漆姑草、海金沙（藤叶）各31克，水煎服。

（陈芳国）

（八）

【主治】 毒蛇咬伤。

【处方】 米洋参（兰科植物绶草）16克。

【用法】 口嚼，吸汁。另用药渣外敷伤口。此方又能预防蛇咬伤，上山时可内服。

（都匀）

二　烫火伤

（一）

【主治】　烫火伤。

【处方】　水白菜10克，冰片 3 克。

【用法】　共研末，加菜油调敷伤处。

（张登云）

（二）

【主治】　烫火伤。

【处方】　桐油63克，蜂蜜31克。

【用法】　调匀，外搽伤处。一日多次，可立刻止痛解火毒。

（正安）

（三）

【主治】　烫火伤。

【处方】　朱砂连（薯莨）31克。

【用法】　水煎浓汁，外搽患处。小面积烫伤效果好。

（方健龄）

（四）

【主治】　烫火伤。

【处方】　新鲜鸡血。

【用法】　外搽伤处。

（徐元青）

（五）

【主治】 烫火伤。

【处方】 八月瓜(白木通)根及藤94克。

【用法】 水煎，煮开后，挑泡末外搽。

(沈廷炯)

(六)

【主治】 烫火伤。

【处方】 新石灰31克，鸡蛋1个。

【用法】 将石灰泡水，搅拌，澄清后，将石灰面上的水倒在碗中，再加入鸡蛋清搅匀，自成乳状溶液，搽患处，一日多次。

(民间流行)

(七)

【主治】 烫火伤。

【处方】 川大黄适量。

【用法】 将大黄研成粉，调菜油搽伤处。

(杨锡龄)

(八)

【主治】 烫火伤。

【处方】 燕子窝泥16克，冰片3克。

【用法】 研末，调麻油外搽伤处。

(经验方)

第九节 癣、癞、麻疯

(一)

【主治】 疥疮。

【处方】 马鞭草、千里光、三角风（常春藤）各等分适量。

【用法】 煮水洗浴。

（民间流行）

（二）

【主治】 疥疮。

【处方】 雄黄、白矾等分。

【用法】 研末。麻油或菜油调敷患处。

（经验方）

（三）

【主治】 脓疱疮。

【处方】 吴萸、花椒、硫磺、白芷各6克，蛇蜕(龙衣)3克。

【用法】 炕干，共研末。调菜油搽患处。

（经验方）

（四）

【主治】 脱皮癞。

【处方】 瓜子金、旱莲草、车前草、蛇倒退(杠板归)各等分适量。

【用法】 水煎洗患处。

（三穗）

（五）

【主治】 牛皮癣。

【处方】 断肠菜(罂粟科植物紫堇)31克。

【用法】 捣烂，加盐少许拌匀。敷患处。

（谈佩筠）

（六）

【主治】 牛皮癣。

【处方】 骨碎补16克，雄黄6克，大蒜1头。

【用法】 共捣烂，加酒、醋各31毫升，浸泡三天左右。取汁外搽患处。

（民间流行）

（七）

【主治】 牛皮癣。

【处方】 醋精250克，鸡蛋1个。

【用法】 将醋精泡蛋，七天后取出打破，调醋精等量，搽患处。

注：冰醋酸加百分之五十的水稀释叫醋精。

（王绍新）

（八）

【主治】 牛皮癣。

【处方】 虎耳草适量。

【用法】 捣烂，泡淘米水。搽患处。

（伍忠良）

（九）

【主治】 小儿癞头。

【处方】 石灰、马齿苋适量。

【用法】 石灰泡水，澄清后洗头。再用马齿苋捣烂，敷患处。

（清镇）

（一〇）

【主治】 剪发虫(头发一夜突然脱落)。

【处方】 蜘蛛香(心叶缬草)适量。

【用法】 捣烂，醋泡。擦患处，一日三次。

（彭桂珍）

（一一）

【主治】 癞头。

【处方】 蛋黄油16克，橄榄核的粉6克，铁锈、五倍子各3克。

【用法】 各药研细后和蛋黄油调匀。外敷患处。

注：蛋黄油的熬法见142页。

（易文轩）

（一二）

【主治】 铜钱癣。

【处方】 新鲜白折耳根31克。

【用法】 在火上熏烤发软，搓揉成团(以有汁出为度)。先用热水清洗患处，再将药团搓揉患处。多次自愈。

（陆仙珍）

（一三）

【主治】 肾囊风。

【处方】 芙蓉花2朵，川椒10克。

【用法】 川椒炕干，研末，与芙蓉花共捣。调菜油搽患处。

（冯有才）

（一四）

【主治】 牛皮癣及癞头。

【处方】 桐油31克，食盐16克。

【用法】 用火熬桐油溶化后，加食盐再熬，以成软膏为度。然后将头发削去，用油膏搽患处。

（曾运新）

（一五）

【主治】 麻疯。

【处方】 水银、槟榔、冰片、肉豆蔻、火硝各10克，银朱、硫磺各3克，生黑糯米粉63克，红糖16克。

【用法】 共捣烂（反复用力捣四、五小时，使细腻稠匀成饼，由黑色转绿色，由绿色转红色为止）。将此药分成丸子九粒，第一次吃三丸，服后二十四小时，毒性大发，身肿，吐血，拉血。此时即用大羊桃（弥猴桃）根31克捣汁，冲黄泥浆水，内服一碗，可解此毒。隔两天后再服三粒，即不大反应，此为毒已散尽。十日后再服三粒。

（杨洪顺）

（十六）

【主治】 麻疯初起（大眼角上吊，眉毛未落者）。

【处方】 大风子16克、滚山猪（马陆科植物球马陆）3个、篦子虫（马陆）1个，蜈蚣1个，苍耳子31克。

【用法】 上药泡酒500毫升。日服三次，一次10毫升。如服用过多，恶心呕吐时，可用偷油婆煮水内服解之。

（马玉珍）

（十七）

【主治】 麻疯皮痒。

【处方】 天南星。

【用法】 磨酒外搽患处。

（邓玉伦）

（十八）

【主治】 麻疯初起。

【处方】 红浮漂16克。

【用法】 研成细粉，甜酒吞服。一天一次，每次3克。又水煎洗浴，洗时，先取药汁兑酒16毫升内服，使毒外发。

（蒋朝顺）

（十九）

【主治】 麻疯初起。

【处方】 苦参、常春藤、八角风、酸汤秆、白芷、贝母、露蜂房、丹皮、香樟、苍耳子、白薇、马鞭草、茜草、石菖蒲、天明精各6克，大风藤31克。

【用法】 水煎服。一日一剂，分三次服。多剂自好。

（侯银昌）

（二〇）

【主治】 麻疯。

【处方】 飞娥七（酢浆科植物山酢浆草）、八面风（菊科植物凤毛菊）、苍耳子、红浮萍各等分。

【用法】 水煎，常服。又煎水洗澡。

（李德珍）

（二一）

【主治】 稻田性皮炎。

【处方】 旱莲草1把。

【用法】 搓手足患处，搓至皮肤发黑，干后即下田。

（独山）

第十节 痔 疮

（一）

【主治】 痔疮初发。

【处方】 过山龙（桑科植物地瓜藤）根63克。

【用法】 水煎，熏洗患处。

（王治平）

（二）

【主治】 痔疮出血。

【处方】 漆黄（漆树上的老木菌）31克。

【用法】 蒸酒或炖猪肉吃。

（清镇）

（三）

【主治】 痔疮疼痛。

【处方】 生香附63克。

【用法】 炖猪肉内服。

（清镇）

（四）

【主治】 痔疮出血。

【处方】 地米菜（十字花科植物荠菜）63克。

【用法】 水煎服。

（独山）

（五）

【主治】 痔疮疼痛。

【处方】 无花果（桑科） 3 个。

【用法】 炖猪大肠250克吃，五日一次，连服三剂。能消炎止痛。

（贵阳）

（六）

【主治】 痔疮疼痛。

【处方】 独脚莲适量。

【用法】 研末。酒吞服，一日二次。每次服药末1.6克。

（毕节）

（七）

【主治】 痔疮疼痛。

【处方】 棕树上的老木菌适量。

【用法】 研末。酒吞服，一日二次，每次3克。

（正安）

（八）

【主治】 痔疮疼痛。

【处方】 刺猬皮、鳖甲各10克，肉桂6克，磁石3克。

【用法】 研末。内服，一日二次，每次0.2克。

（清镇）

（九）

【主治】 痔疮。

【处方】 刺猬皮16克。

【用法】 烧炭存性。开水吞服，每次3克。

（清镇）

（一〇）

【主治】 痔疮出血。

【处方】 苍耳草、千里光各63克。

【用法】 水煎。内服，一日一剂，日服三次。同时洗患处。

（绥阳）

（一一）

【主治】 痔疮出血。

【处方】 土大黄嫩叶30克，猪联贴（胰脏）63克。

【用法】 油炒，内服。

(独山)

(一二)

【主治】 内痔出血。

【处方】 八月瓜根63克。

【用法】 水煎。内服、外洗。

(陈宽方)

(一三)

【主治】 痔血及大肠下血。

【处方】 败竹子花适量。

【用法】 上药阴干，研成细末。开水吞服，每次 3 克。

(蒋朝顺)

(一四)

【主治】 外痔。

【处方】 血当归（菊科植物鲜三七）叶、千里光各16克。

【用法】 捣烂。外敷患处。

(王治平)

(一五)

【主治】 外痔。

【处方】 刺老包（楤木）根皮63克。

【用法】 炖猪肉250克，一次吃完。

(陈锡彬)

(一六)

【主治】 年久痔疮。

【处方】 烟骨头、陈艾、水菖蒲各10克，千里光31克，大蒜杆16克，辣椒2个。

【用法】 水煎。趁热熏洗。

（王治平）

（一七）

【主治】 痔瘘。

【处方】 皂角刺（去尖）125克，篦子虫（马陆）5条。

【用法】 将皂角刺加水煎汤，将篦子虫加酒125毫升蒸汁。内服皂角刺煎汤，服后则流黄水。待黄水流尽，休息二日，内服篦子虫酒，服后则流青水。待流尽后，取出蒸过之篦子虫，捣烂敷患处，即愈。

（张兴臣）

（一八）

【主治】 痔瘘。

【处方】 倒生根（蔷薇科植物川莓）、苦蒿各3克，烟屎少许。

【用法】 捣烂。外敷患处。

（蒋朝顺）

（一九）

【主治】 痔血。

【处方】 小锯锯藤（茜草科植物猪殃殃）、黄瓜根各31克。

【用法】 水煎服。

（陈仲寅）

（二〇）

【主治】 外痔。

【处方】 小豆柴（豆科植物铁扫把）根16克。

【用法】 白酒125毫升浸泡，在滚水中热蒸。每日晚临睡时服一次，每次10毫升。

（二一）

（古少清）

【主治】 内外痔。

【处方】 青果核30个，蜂蜜31克。

【用法】 将青果核煅成炭，研粉，和蜂蜜调服。以少许外搽患处。

（兴义）

（二二）

【主治】 痔瘘有管。

【处方】 千年耗子屎（毛茛科植物天葵）根适量。

【用法】 捣烂或磨桐油搽敷患处。

（松桃）

（二三）

【主治】 痔疮出血。

【处方】 蓝布正、岩枇杷（苦苣苔科植物被萼苣苔）叶等分。

【用法】 炕干研末，调麻油，敷患处。

（平坝）

第十一节　小肠疝气及外阴病

（一）

【主治】 小肠疝气、缩阴、坠桃、走子。

【处方】 双肾草（兰科植物阔叶长距蓝）根16克，野地瓜藤31克。

【用法】 水煎，内服。另取一份，用盐炒，捣烂包脐眼。

（马玉珍）

（二）

【主治】 小肠疝气、阴囊肿大。

【处方】 茴香根31克，茴香子、凤凰壳（抱母鸡蛋壳）炭、花椒根各3克。

【用法】 将茴香子及蛋壳炭共研末，茴香根、花椒根水煎汤，吞服药粉。一日二次，一次3克。

（唐青云）

（三）

【主治】 坠桃。

【处方】 双肾草、广木香、肉桂各6克。

【用法】 研末，酒吞服。每次3克。

（易文轩）

（四）

【主治】 坠桃、走子。

【处方】 双肾草、樱桃核、骚羊古各等分。

【用法】 研末，开水吞服。每次3克至6克。

（吴银仙）

（五）

【主治】 疝气（睾丸鞘膜积液）。

【处方】 续断、吴萸子、通草根、茴香根各10克。

【用法】 水煎，煮甜酒吃。

（张甫仁）

（六）

【主治】 偏坠。

【处方】 万年青根适量。

【用法】 磨醋，搽痛处或患处。另用玄胡、川楝子、香附各10克，小茴、广木香各16克，水煎服。

(黎光亮)

(七)

【主治】 小儿走子(狐疝)。

【处方】 白敛(葡萄科)16克。

【用法】 水煎。酒为引，内服。一日二次。

(铜仁)

(八)

【主治】 小儿气泡卵。

【处方】 芭蕉根、天冬各16克，乌药13克。

【用法】 水煎，内服。

(陈仲寅)

(九)

【主治】 阴囊肿胀或睾丸水肿。

【处方】 水仙桃草、水仙桃果实各8克，樱桃核、萹蓄、肺筋草(粉条儿菜)、荔枝核各10克，茴香根8克，车前子10.6克，花椒根10克。

【用法】 泡酒500毫升。内服，一日三次，每次16克。

(汪天福)

(一〇)

【主治】 疝气痛。

【处方】 川椒根、草果各6克。

【用法】 炖猪肉吃。

(刘梦益)

（一一）

【主治】 疝气痛。

【处方】 小夜关门（豆科植物截叶铁扫帚）3克。

【用法】 研末。蒸鸡蛋1个内服。一日一次，多次有效。

（陈焰春）

（一二）

【主治】 膀胱疝气。

【处方】 蘑芋花。

【用法】 研末。每次1.5克至3克兑甜酒吞服，一日二次。

（松桃）

（一三）

【主治】 盘肠气痛。

【处方】 皂角米7粒，苦荞头根16克。

【用法】 皂角米烧炭存性，研末。用苦荞头水煎吞服。

（清镇）

（一四）

【主治】 睾丸炎。

【处方】 左转藤（海金沙）根、八月瓜根、棕根、算盘子根、阳雀花根各16克。

【用法】 水煎服。

（正安）

（一五）

【主治】 阴囊盗汗，常湿不干。

【处方】 凤凰衣（母鸡抱蛋壳里的薄膜）数个。

【用法】 贴在阴囊上。一夜贴一次，贴满囊为度。连续数次即好。

(李朝斗)

(一六)

【主治】 盘肠气痛。

【处方】 打碗子(旋花科植物离天剑)根31克，野棉花根10克。

【用法】 水煎服。一日一剂，分三次服。

(石阡)

(一七)

【主治】 睾丸肿大。

【处方】 粘娘娘(紫草科植物大硫璃草)63克。

【用法】 水煎洗患处。并取渣捣烂包患处。

(威宁)

(一八)

【主治】 睾丸肿大。

【处方】 天泡果(茄科植物酸浆)、八月瓜根、五香血藤各16克，天葵子10克。

【用法】 水煎服。

(雷大炳)

(一九)

【主治】 阴囊潮湿。

【处方】 黄柏、苍术各10克，花椒40粒。

【用法】 水煎至成浸膏状，洗患处。

(李明黍)

第三章　五官科病

第一节　眼　　病

（一）

【主治】　眼翳（角膜炎）。

【处方】　山青菜叶及茎3克。

【用法】　蒸蜂蜜，点眼患处。

（正安）

（二）

【主治】　眼翳初起。

【处方】　佛顶珠（报春花科植物点地梅）果内浆汁。

【用法】　滴入患眼内。

（龙奶武）

（三）

【主治】　眼翳。

【处方】　大乌泡（蔷薇科植物川莓）嫩叶尖31克。

【用法】　捣烂，取汁与等量人乳和匀，点患处，一日二次。另取嫩叶16克，和人乳少许，捣拌后于睡时敷患眼皮上。

（杨惠琳）

（四）

【主治】　眼翳。

【处方】　路边姜（茜草科植物六月雪）枝茎1枝。

【用法】　取一小枝在清油灯上烧成白灰，点翳，一日一次。

（欧阳达）

（五）

【主治】 眼翳(年久者)。

【处方】 土狗崽1个。

【用法】 取尾部的浆汁，点眼翳处。

（绥阳）

（六）

【主治】 眼翳遮眼。

【处方】 茜草叶3克，蜂蜜15克。

【用法】 共泡在碗中，半日后，纱布包叶及蜂蜜，挤出蜜汁，用灯草蘸汁点患处，一日二次。

（莫云湘）

（七）

【主治】 老眼起蒙皮。

【处方】 新鲜白果1个。

【用法】 取果浆调蜂蜜，点患处。

（绥阳）

（八）

【主治】 起蒙皮。

【处方】 大蜘蛛1个。

【用法】 去头去脚，炕干，研末。兑乳汁点患眼，一日二次。

（陈德秀）

（九）

【主治】 火眼(结合膜炎)、麦粒肿。

【处方】 千里光适量。

【用法】 熬浸膏，点眼角。一日二次。 （赫章）

(一〇)

【主治】 火眼、麦粒肿。

【处方】 十大功劳根或三棵针根31克。

【用法】 熬浸膏，点眼。

(思南)

(一一)

【主治】 火眼。

【处方】 一枝黄花(菊科植物)适量。

【用法】 熬浸膏，点眼角。

(杨文仪)

(一二)

【主治】 火眼。

【处方】 蚂蝗10条，蜂蜜16克。

【用法】 共泡瓶内，取蜜点眼角。

(杨成富)

(一三)

【主治】 火眼。

【处方】 猪苦胆汁适量。

【用法】 用胆汁溶化枯矾一小粒。取汁点眼，一日三次。

(贵阳)

(一四)

【主治】 眼雾不明。

【处方】 水皂角(豆科植物山扁豆)63克。

【用法】 炖猪蹄250克，内服。

(贵阳)

—175—

（一五）

【主治】 眼雾不明。

【处方】 枸杞94克。

【用法】 每次取枸杞5粒，盐开水吞服，一日三次。食完即好。

（黎明）

（一六）

【主治】 鸡朦眼(夜盲症)。

【处方】 马尾松叶94克。

【用法】 水煎内服。每日一剂，分三次服。

（独山）

（一七）

【主治】 夜盲。

【处方】 田基黄、辰砂草等分。

【用法】 共研末。取1.5克至3克，蒸鸡肝或鸡蛋2个内服。一日一次。

（罗常名）

（一八）

【主治】 夜盲。

【处方】 淮山药、地星宿各16克，鸡肝3只。

【用法】 上药阴干，共研末。开水吞服，一日二次，每次3克。

（马树清）

（一九）

【主治】 夜盲。

【处方】 一篼鸡(羊齿天冬)63克，萝花根6克。

【用法】 炖猪肉或蒸猪肝94克内服。

（铜仁）

（二〇）

【主治】 烂眼睑（睑缘炎）、风眼流泪。

【处方】 茜草、乌泡尖适量。

【用法】 共捣烂。取汁兑人乳点眼或擦睑缘。

（汪天福）

（二一）

【主治】 风眼流泪。

【处方】 嫩桑树的树浆。

【用法】 取汁擦眼皮。一日二次。

（贵阳）

（二二）

【主治】 青光瞎。

【处方】 牛肝子188克。

【用法】 取牛肝片放在滚开水内烫，半生半熟低盐内服。一日二次，每次94克。再用鸡矢藤嫩枝，折断，取汁点眼角，一日二次。

（陈福高）

（二三）

【主治】 挑针（麦粒肿）。

【处方】 桑树上的老木菌适量。

【用法】 磨水搽患处。

（余庆）

（二四）

【主治】 挑针（麦粒肿）。

【处方】 白芨适量。

【用法】 磨人乳，涂患处。

（普安）

（二五）

【主治】 麦粒肿、睑缘炎、火眼。

【处方】 鲜水案板（眼子草科植物眼子草）叶。

【用法】 取一片贴在眼皮上，干后即换。

另取水案板、蒲公英、青鱼胆草各10克，水煎服。又可洗眼。

（张素珍）

第二节 耳 病

（一）

【主治】 耳鸣头胀。

【处方】 老虎芋（天南星科）根6克。

【用法】 磨菜油成浆汁，滴少许入耳内。

（潘树恒）

（二）

【主治】 中耳炎。

【处方】 小锯锯藤（茜草科植物猪殃殃）的果实适量。

【用法】 压取果汁滴耳心。一日三次。

（冷龙顺）

（三）

【主治】 中耳炎。

【处方】 野葡萄藤适量。

【用法】 切断，取汁滴耳心。 （罗甸）

（四）

【主治】 中耳炎。

【处方】 雄黄、枯凡、五倍子各等分，寸香少许。

【用法】 研细，拌匀。取少许卷纸筒吹耳心。

（侯银昌）

（五）

【主治】 中耳炎。

【处方】 蚯蚓 2 条。

【用法】 洗净，焙干研末，加菜油调泡，油滴耳内。

（王治平）

（六）

【主治】 中耳炎。

【处方】 新鲜虎耳草适量。

【用法】 捣烂，取汁滴耳内。

（民间方）

（七）

【主治】 中耳炎。

【处方】 芭蕉汁适量。

【用法】 取有节的小竹筒一个，在无节一端用刀削成斜口。将竹筒斜插入丰满的芭蕉茎上，使芭蕉液汁流入筒内，十余分钟，液汁满筒。取汁滴入耳内。

（民间方）

（八）

【主治】 急性耳聋（因病骤然耳聋）。

【处方】 香附、莱菔子各等分。

【用法】 炒脆研末。开水吞服，一日三次，每次 3 克。

(松桃)

（九）

【主治】 突然耳聋。

【处方】 水皂角、响铃草(豆科植物假地兰)、泡参、党参各63克，小叶三点金(豆科)、地榆、红花各16克，猪耳朵1对。

【用法】 将药切碎，猪耳朵和药放在锅中煮烂内服。三日一剂，三剂有效。

(兴仁)

（一〇）

【主治】 锈耳疮(耳壳烂)。

【处方】 穿山甲1片。

【用法】 穿山甲炮制研末。调菜油外搽。

(张开士)

第三节 鼻 病

（一）

【主治】 鼻䘌（即鼻子已蚀陷，逐渐腐烂）。

【处方】 五心黄（金丝桃科植物金爪儿）31克。

【用法】 捣烂，外敷患处。同时用31克泡醋，加鸡蛋1个同泡，经常用鼻闻。又用捣烂的药塞患处，或口含嚼，随时换药。

(张素珍)

（二）

【主治】 鼻炎、鼻塞。

【处方】 鹅不食草适量。

【用法】 揉绒塞鼻。

（陈锡彬）

（三）

【主治】 酒糟鼻（鼻尖红如火）。

【处方】 雄黄、白矾、苦丁茶膏（日本女贞）各3克，盐水适量。

【用法】 先用盐水洗患处，再将茶膏用水稀释调雄黄、白矾粉，外搽鼻尖红块处。

（杨济中）

（四）

【主治】 鼻炎。

【处方】 木姜花（唇形科）叶适量。

【用法】 研末，取少许吹鼻孔内，手揉孔下，打喷嚏为好。一日数次，多次自愈。

（王文华）

（五）

【主治】 鼻炎。

【处方】 白蜡树（木樨科植物女贞）叶63克，冰片、硼砂各1.5克。

【用法】 将白蜡树叶煎水，浓缩31克，再将冰片、硼砂溶化药水中，装瓶备用。每次用滴管取药水数滴，滴入鼻孔内。一日三次。

（赵银娣）

（六）

【主治】 鼻炎。

【处方】 满坡香（唇形科植物 东 紫 苏）1.5 克，冰 片

—381—

0.3克。

【用法】 共研末，用少许吹鼻孔，以打喷嚏为好，即停药。

（王发耀）

第四节 喉 病

（一）

【主治】 喉火。

【处方】 八爪金龙、虎杖各3克。

【用法】 研末，口噙。每次0.3克。

（王名珍）

（二）

【主治】 喉火。

【处方】 开喉箭（紫金牛科植物少花信筒子）适量。

【用法】 研末，口噙。每次0.3克。

（李德香）

（三）

【主治】 喉火、蛾症。

【处方】 青鱼胆（青鱼的胆）1粒（如米大）。

【用法】 含咽慢吞，使喉部常有苦汁。

（都匀）

（四）

【主治】 甲状腺肿。

【处方】 昆布63克，白矾10克，蜂蜜31克。

【用法】 白矾研末，水煎昆布，冲蜂蜜吞白矾3克。一日三次。

（松桃）

（五）

【主治】 单纯性甲状腺肿大。

【处方】 天葵根1克。

【用法】 研末。酒吞，一日三次，每次0.3克。

（松桃）

（六）

【主治】 甲状腺肿大。

【处方】 黄药子（黄独）、毛青杠（鬼灯檠）、对叉菜（鬼针草）各31克。

【用法】 泡酒。内服、外搽。经常用，以好为度。

（经验方）

（七）

【主治】 扁桃腺炎。

【处方】 毛青杠（紫金牛科植物毛茎紫金牛）、地苦胆（防己科植物金果榄）各3克。

【用法】 炕干，共研末。取少许吹咽喉，一日多次。

（独山）

（八）

【主治】 喉炎疼痛。

【处方】 秋海棠根125克。

【用法】 捣烂，加冷水调，去渣取汁，多次含漱。

（胡玉森）

（九）

【主治】 喉火肿疼。

【处方】 反背红（唇形科植物朱砂根）适量。

【用法】 捣烂，加淘米水冲服。 （王金安）

—181—

(一〇)

【主治】 喉火。

【处方】 青鱼胆草（龙胆科植物蔓龙胆草）16克。

【用法】 水煎，含咽慢服。一日数次。

（易文轩）

（一一）

【主治】 蛾症（喉痹）。

【处方】 水莴苣（水车前）16克。

【用法】 阴干，研末。取少许吹喉内，即消炎止痛。

（蒋朝顺）

（一二）

【主治】 咽喉肿痛。

【处方】 射干3克，山豆根6克。

【用法】 共研成粉末，拌匀。取少许吹喉内，一日数次，以消肿止痛为度。同时取甘草、桔梗各10克，水煎内服，一日三次。

（杜银州）

（一三）

【主治】 喉肿痛。

【处方】 八爪金龙、山豆根、麦冬、桔梗、薄荷、甘草各6克。

【用法】 水煎，内服。

（梁炳全）

（一四）

【主治】 蛾症。

【处方】 木姜花（唇形科）适量。

【用法】 炕干，研末。吹喉部，蛾即破裂，消肿止痛。

（杨洪顺）

（一五）

【主治】 喉炎、口腔炎。

【处方】 山慈菇（防己科植物金果榄）、冰硼散等分。

【用法】 共研末，拌匀。取少许吹喉部（如系口腔炎吹口内）。

（赫章）

第五节 牙 病

（一）

【主治】 牙痛。

【处方】 地星宿适量。

【用法】 捣烂，加食盐少许调匀，外敷腮部。

（杨济中）

（二）

【主治】 牙痛（虫牙）。

【处方】 地松（石竹科植物漆姑草）6克。

【用法】 捣烂，加菜油及井底泥少许，外敷痛牙腮上。一日一次。

（杨济中）

（三）

【主治】 虫牙（龋齿）。

【处方】 辰砂草（瓜子金）根少许。

【用法】 塞痛处。

（贵阳）

(四)

【主治】 牙周炎(火牙)。

【处方】 龙胆草根1条。

【用法】 塞痛处。

(贵阳)

(五)

【主治】 牙痛。

【处方】 仙鹤草根适量。

【用法】 塞痛处。

(张松甫)

(六)

【主治】 牙痛。

【处方】 蔓陀罗子适量。

【用法】 研末。土坏中装一红炭火,于火上撒药末。用竹筒对准发生的浓烟,口吸熏烤牙痛处。

(民间流行)

(七)

【主治】 齿动或龋齿。

【处方】 红土茯苓94克。

【用法】 炖杀口肉250克吃。一季一次,可保齿坚固。

(冯有才)

(八)

【主治】 拔牙疼痛。

【处方】 急性子15粒,白砒1粒(与急性子1粒等大)。

【用法】 共研细,拌匀。以一粒量的药粉,放在牙痛处,十几分钟后，即可拔牙不痛。

（洪涛）

（九）

【主治】 牙痛。

【处方】 八爪金龙3克。

【用法】 研末，含在痛牙处。一至二次即好。

（黄连珍）

（一〇）

【主治】 牙龈肿痛。

【处方】 鹅巴掌（毛茛科植物毛茛）根1条。

【用法】 塞于痛牙缝内。数分钟后即止痛。

（易文轩）

（一一）

【主治】 牙痛。

【处方】 生南星1小粒。

【用法】 塞在痛牙处。

（杨玉珍）

（一二）

【主治】 牙痛。

【处方】 苦参1小粒，马鞭草16克。

【用法】 马鞭草水煎服。同时将苦参塞痛处。

（侯银昌）

（一三）

【主治】 牙痛。

【处方】 野青菜（菊科植物野青菜）根16克。

【用法】 水煎，内服。

（张素贞）

（一四）

【主治】 风火牙痛（牙周炎）。

【处方】 防风、龙胆草、甘草各10克，细辛3克，白芷6克，川椒1.6克。

【用法】 水煎，含漱。

（苟定邦）

（一五）

【主治】 风火牙、牙龈肿痛。

【处方】 野薄荷（唇形科植物留兰香）根适量。

【用法】 塞痛处。

（彭桂珍）

（一六）

【主治】 虫牙（龋齿）。

【处方】 去油巴豆1粒，花椒10粒。

【用法】 研成细末，混匀，用小块纱布包好，塞患处。

（彭桂珍）

（一七）

【主治】 牙陷（牙龈）。

【处方】 木通皮、豇豆壳各3克，冰片1.5克。

【用法】 木通皮及豇豆壳煅存性，研末，和冰片混匀。搽患处。

（陈仲寅）

（一八）

【主治】 牙痛。

【处方】 丝瓜瓤6克，冰片1.5克，烟叶1片，明雄黄适量。

【用法】 丝瓜瓤煅存性，和冰片研细合擦患处。同时用土烟叶包雄黄，吸烟入口后闭口，使牙受烟熏较长时间，痛即止。

（颜孝忠）

（一九）

【主治】 牙痛。

【处方】 冰片少许，苦金盆0.3克。

【用法】 共研末，棉花球沾起，塞痛处，即止痛。

（张登云）

（二〇）

【主治】 牙痛。

【处方】 岩百合根3片。

【用法】 口嚼含咽，即止痛。

（王树屏）

第六节 口腔炎

（一）

【主治】 口腔炎。

【处方】 天明精叶、鱼眼菊、香薷各6克，冰片、白矾、硼砂各1.5克。

【用法】 上药共研成粉末，装瓶中备用。每次取0.15克至0.3克撒口腔上。

（赫章）

（二）

【主治】 口腔炎。

【处方】 龙衣（蛇蜕）3克，冰片1.5克，牙刷草（唇形科植物东紫苏）6克。

【用法】 炕干研末，搽口腔。一日二次。

（赫章）

第四章 妇产科病

第一节 月经不调

（一）

【主治】 月经不通。

【处方】 小血藤（茜草）、大血藤（五味子藤）各10克，看园老（续随子）3个。

【用法】 泡酒94毫升。内服，每次16克。

（田培修）

（二）

【主治】 经期腹痛。

【处方】 小血藤3克，益母草、连钱草、水菖蒲、紫苏梗、红花、月月红（月季花）花各6克。

【用法】 泡酒内服。

（张素贞）

（三）

【主治】 虚弱停经。

【处方】 何首乌、当归各16克，红枣5个，马蹄当归（菊科植物橐吾）10克。

【用法】 水煎服。

（黄章鳌）

（四）

【主治】 痛经。

【处方】 紫金标(兰雪科植物小角柱花)6克，黑骨藤(杠柳)13克，见血飞19克，刺五加16克，丹皮10克。

【用法】 泡酒500毫升。七天后，每日早晚各服10毫升。

(威宁)

(五)

【主治】 月经不调。

【处方】 对月草(萝藦科植物徐长卿)、仙桃草(玄参科植物蚊母草)各10克。

【用法】 水煎熬甜酒或炖肉吃。

(彭润清)

(六)

【主治】 腹内血包疼痛。

【处方】 铁筷子、红花、檫木各10克，红浮漂、薄荷各3克。

【用法】 水煎服，一日三次。二剂有效。

(陈芳国)

(七)

【主治】 月经不调(提前错后)。

【处方】 对月莲(元宝草)16克，大苋菜(商陆)10克。

【用法】 上药共泡酒250毫升。每日早晚各服16毫升。

(王俊夫)

(八)

【主治】 经闭。

【处方】 四块瓦(及已)63克，香附31克。

【用法】 泡酒500毫升。每日早晚各服16毫升。

（织金）

（九）

【主治】 经闭。

【处方】 七叶一枝花根适量。

【用法】 研末，酒吞服。每次3克。

（黎平）

（一〇）

【主治】 经闭。

【处方】 红刺老包根皮16克，小血藤10克，鸡冠花6克。

【用法】 蒸酒78毫升，一次内服。

（王美珍）

（一一）

【主治】 产后血包。

【处方】 马鞭草、元宝草各16克。

【用法】 水煎内服。

（杨玉珍）

（一二）

【主治】 月经不调、干血痨症。

【处方】 小锯锯藤（茜草科植物猪殃殃）全草19克。

【用法】 研末，烧酒吞服。一日三次，每次6毫升。连用三剂。

（陈仲寅）

（一三）

【主治】 月经推迟。

【处方】 小血藤、红牛膝各10克，爬山虎（葡萄科）根6克。

【用法】 经期将上药泡酒125毫升，温热服。一日二次，每次16毫升。

（胡玉森）

（一四）

【主治】 经前小腹疼痛。

【处方】 小血藤、香附子、石南藤各10克（如发寒，可加阎王刺根10克）。

【用法】 水煎服。

（马玉珍）

（一五）

【主治】 月经不调。

【处方】 韭菜、大血藤各10克，钩藤6克，枇杷壳3克。

【用法】 水煎服。一日一剂。连服二剂。

（陈芳国）

（一六）

【主治】 经期腹痛。

【处方】 大风藤16克，石菖蒲10克，连钱草、红花各6克。

【用法】 水煎内服。

（陈芳国）

（一七）

【主治】 月经不通。

【处方】 青鱼胆草、水案板各10克。

【用法】 切细，酒125毫升泡三天。内服，每日一次，每次31毫升。

（田明德）

(一八)

【主治】 月经不调(来时腹胀，色先淡后黑)。

【处方】 益母草、车前草各10克，陈艾、鹅儿肠（石竹科植物繁缕)、团经药(唇形科植物连钱草)、木通各6克，紫菀、阎王刺根、紫苏、小血藤各3克，红糖31克。

【用法】 水煎，内服一剂，分三次服。

（马玉珍）

(一九)

【主治】 经期腹痛。

【处方】 对月草(元宝草)根10克，月月红6克，川芎3克。

【用法】 切细，泡酒125毫升。每日早晚各服一次。

（吴银仙）

(二〇)

【主治】 经来过多或恶露不尽。

【处方】 血余炭3克。

【用法】 研末，酒吞服。

（杨济中）

(二一)

【主治】 月经不调。

【处方】 月月红、杜仲、红鸡冠花、水菖蒲各3克。

【用法】 蒸酒125毫升内服。

（王美珍）

第二节 妊产诸病

(一)

【主治】 孕妇高烧。

【处方】 青鱼胆草16克，竹叶菜(鸭跖草)19克，狗地芽(土地骨皮嫩尖)10克。

【用法】 水煎内服。

(张登云)

(二)

【主治】 吊茄(子宫下垂)。

【处方】 野茄杆(茄科植物刺茄)、家茄杆各31克，木贼250克。

【用法】 用野茄杆及家茄杆煎水内服。另用木贼煎水洗患处。

(张兴臣)

(三)

【主治】 吊茄(子宫下垂)。

【处方】 滚山猪(球马陆)数个。

【用法】 炕干，研末，菜油调搽患处。二日一次。另用姜水吞 3 克。

(关岭)

(四)

【主治】 产后腹胀。

【处方】 朱砂莲(薯莨)10克。

【用法】 煮甜酒吃。另用16克泡酒吃。

(袁素文)

(五)

【主治】 产后血气痛。

【处方】 折耳根16克，当归10克。

【用法】 水煎服。

（清镇）

（六）

【主治】 产后瘀血停滞。

【处方】 三匹风10克，核桃（半生半炒）8个，续随子3克。

【用法】 共研末，酒水各半吞服，每次3克。

（张治修）

（七）

【主治】 产后血漏。

【处方】 茜草、续断各10克。白皮纸一尺见方，烧成炭。

【用法】 茜草、续断水煎，吞白皮纸炭末。

（杨有春）

（八）

【主治】 恶露不止。

【处方】 独脚莲1个。

【用法】 磨酒，内服，每次3克。可当生化汤。

（清镇）

（九）

【主治】 产后寒（产褥热）。

【处方】 水案板、童便各16克。

【用法】 蒸甜酒吃。

（王全安）

（一〇）

【主治】 产后寒。

【处方】 野烟根、青藤细辛（防己科植物轮环藤）、地米菜（荠菜）各10克。

【用法】 蒸甜酒服。

（张登云）

（一一）

【主治】 产后风瘫。

【处方】 九斯马（大叶紫金牛）、八爪金龙、钩藤根各16克，五香血藤13克，枫荷桂（五加科植物半枫荷）10克。

【用法】 泡酒500毫升。内服，每次16毫升。

（独山）

（一二）

【主治】 胎位不正。

【处方】 胎盘坐正草（海金沙的茎叶）、艾叶各16克。

【用法】 炖猪肉吃。三天一次，三剂有效。

（赵华堂）

（一三）

【主治】 产后流血过度、失血体虚。

【处方】 千年耗子屎、蓝布正、野青菜、小血藤、仙鹤草各16克，大血藤31克，益母草10克，陈艾 3 克。

【用法】 泡酒500毫升。内服，一日二次，每次16毫升。

（张兴臣）

（一四）

【主治】 血包血块。

【处方】 鼻涕虫（蛞蝓虫）5 个。

【用法】 炕干，研末。酒吞一次服。

（纳雍）

（一五）

【主治】 难产。

【处方】 佩兰嫩尖7个。

【用法】 捣烂，同鸡蛋2个煮成荷包蛋吃。吃后便觉气力倍增，催生有力，并可安全分娩。

（肖朝珍）

（一六）

【主治】 难产。

【处方】 冬苋菜(冬葵)16克。

【用法】 水煎浓汁，打鸡蛋2个吃。

（民间流行）

（一七）

【主治】 子宫下垂。

【处方】 水白菜(水鳖科植物水车前)31克。

【用法】 捣烂，调菜油敷患处，下垂三度亦可收效。

（王力休）

（一八）

【主治】 子宫下垂或阴痒。

【处方】 蛇不过(蓼科植物杠板归)31克。

【用法】 炕干研末，水调，炒热，包敷患处。

（陈根福）

（一九）

【主治】 产后发烧。

【处方】 夏枯草、马鞭草、益母草、野烟根、柚子壳各6克。

【用法】 水煎服。

（张兴臣）

第三节 催　　奶

（一）

【主治】 奶不足。

【处方】 天花粉31克，阳雀花根16克。

【用法】 炖猪蹄吃。

（周素华）

（二）

【主治】 奶少。

【处方】 韭菜根、南瓜根各16克。

【用法】 炖猪蹄吃。

（吴银仙）

（三）

【主治】 奶少。

【处方】 阳雀花根31克，象耳朵根（大力子）16克。

【用法】 炖猪蹄吃。

（陈芳国）

（四）

【主治】 缺奶。

【处方】 黄花（萱草）、通草各10克，穿山甲3片，黄豆125克。

【用法】 黄花、黄豆、通草炖猪肉吃，用汤吞泡穿山甲粉1.6克。一日三次。

（杨济中）

第四节　红崩、白带

（一）

【主治】 红崩、白带。

【处方】 羊奶奶根、阳雀花根各16克(如治白带,另加棉花子16克。)

【用法】 共研成末。开水吞服，每次3克至6克。

（钟国安）

（二）

【主治】 红崩。

【处方】 何首乌63克，鸡屎藤31克，珍珠菜16克。

【用法】 炖猪肉250克吃。

（王金安）

（三）

【主治】 红崩。

【处方】 弯头鸡(拳参)、朱砂莲各16克，大蒜1头，红糖31克。

【用法】 水煎服。

（马玉珍）

（四）

【主治】 红崩。

【处方】 阳雀花根10克，刺老包根16克。

【用法】 蒸甜酒吃。

（彭润清）

（五）

【主治】 红崩。

【处方】 梨寄生、杨柳树皮各6克，夜关门3克，海漂硝、鸡冠花各10克。

【用法】 海漂硝研末，将其他各药水煎吞服，一日三次，每次3克。

（陈芳国）

（六）

【主治】 红崩、白带。

【处方】 马齿苋10克，胭脂花（紫茉莉）根16克（治红崩用红胭脂花根，治白带用白花的根。）

【用法】 炖猪肉250克吃。

（邹玉伦）

（七）

【主治】 月经后白带过多。

【处方】 干芙蓉花适量。

【用法】 研成细末，白糖水吞服。每次6克。

（马玉珍）

（八）

【主治】 血崩。

【处方】 皂角树上老木菌、陈棕各10克。

【用法】 共烧成炭，研末拌匀，酒吞服。

（独山）

（九）

【主治】 红崩。

【处方】 藤五加（葡萄科植物蛇葡萄）根适量。

【用法】 水煎服。

（何朝科）

(一○)

【主治】 血崩。

【处方】 益母草31克，鸡冠花63克，醋炒香附16克。

【用法】 水煎服。

(贵阳)

(一一)

【主治】 血崩。

【处方】 荠菜、红鸡冠花、仙鹤草各31克。

【用法】 水煎服。

(正安)

(一二)

【主治】 红崩。

【处方】 红艳山花根31克，白酒63毫升。

【用法】 将药切成细片，浸泡在酒中，即点火燃烧，使药烧成焦黑状时，将火吹熄，加水煎汤。内服。

(黄童璧)

(一三)

【主治】 白带。

【处方】 白艳山花根31克。

【用法】 将药切细，与半肥瘦猪肉250克，用文火煨炖。内服。

(黄童璧)

(一四)

【主治】 白带。

【处方】 白胭脂花根63克(赤带用红胭脂花根)。

【用法】 炖猪脚吃。

（民间流行）

（一五）

【主治】 赤白带。

【处方】 白玉簪花根63克，蓝布正31克。

【用法】 炖猪肉吃。

（金沙）

（一六）

【主治】 白带气臭。

【处方】 水牛角。

【用法】 削取细末，酒吞服，每次1.6克。

（欧阳达）

（一七）

【主治】 白带。

【处方】 五匹风31克，白矾3克。

【用法】 水煎服。

（洪涛）

（一八）

【主治】 宫颈糜烂及阴道炎。

【处方】 排风藤（白英）、养鸡草（垂盆草）各63克。

【用法】 水煎服。每日一剂，分三次服。

（独山）

（一九）

【主治】 白带。

【处方】 硫磺粉1克，胡椒粉3粒量，鸡蛋1个。

【用法】 将鸡蛋穿一孔，胡椒、硫磺放在蛋孔内，蒸熟吃。一日二次，连吃三天。

（务川）

（二〇）

【主治】 白带。

【处方】 白蜡花16克，鸡蛋2个。

【用法】 白蜡花研末，煎鸡蛋吃。

（松桃）

（二一）

【主治】 白带。

【处方】 倒扎花根（菊科植物雅葱）、白鸡冠花各16克。

【用法】 水煎服。

（王俊夫）

（二二）

【主治】 霉菌性或滴虫阴道炎。

【处方】 见血飞、白芨、朱砂莲（薯莨）、硼砂、冰片各等分，蛋黄油3克。

【用法】 将上药研末，调蛋黄油，浸透棉花棒一个，作塞药，塞阴道内。一次止痒，二、三次即愈。

（杨济中）

（二三）

【主治】 霉菌性阴痒。

【处方】 雄黄、枯矾各16克，冰片6克。

【用法】 共研末，放阴道内。

（毕节）

（二四）

【主治】 滴虫病。

【处方】 黄丹、花椒、雄黄、白矾等分。

【用法】 研末放阴道内。一日一次。

第五节 月家病（子宫内膜炎、阴道炎）

（一）

【主治】 干血痨、月经不调或停经、干咳、瘦弱无力、饮食不纳、神经衰弱。

【处方】 金针花(萱草)根16克，毛芹菜（伞形科植物毛川芎）10克。

【用法】 将药放在子鸡肚内，蒸熟。半夜吃，十天一次。连服三剂。

（沈莲清）

（二）

【主治】 月家病。

【处方】 海棠花根16克。

【用法】 将药放童便内泡七天，炕干，制成细末，泡酒125毫升。内服，每次16毫升。

（黄连珍、王金安）

（三）

【主治】 月家病。

【处方】 白龙须10克。

【用法】 研末，用酒吞服，每次1.6克。

（马玉珍）

（四）

【主治】 月家病。

【处方】 地黄瓜、野棉花根各10克。

【用法】 炖猪肉吃。

（杨允中）

（五）

【主治】 月家病。

【处方】 干漆、地牯牛各10克。

【用法】 共研末，酒吞服。一日三次，每次3克。

（梁炳全）

（六）

【主治】 盆腔炎。

【处方】 排风藤、刺老包、柿子根、蛇不过、朝天罐各16克，稀莶草、艾叶、牡蛎各10克。

加减：血多加仙鹤草16克；白带多加兰草根、排风藤各10克；炎症重加千里光、野菊花各16克；腹痛加香樟根10克，骚羊古6克。

【用法】 水煎服。一日一剂，分三次服。

（印江）

（七）

【主治】 干血痨（月经不调、白带多或经闭）。

【处方】 何首乌125克，鸡蛋6个。

【用法】 将鸡蛋用针在四方各穿一小孔。与药同在砂锅内煮熟，煮时，以蛋壳变黄为度，煮好后，每次吃一个，一日二次，三日吃完。隔十天后，照上方再吃一剂。

（贵阳）

第六节 避 孕

（一）

【主治】 避孕。

【处方】 出蚕的子壳10克。

【用法】 烧成炭末，酒吞服。须在经前服 3 克、经后服 6 克，连服三个月。

（丁惠民）

（二）

【主治】 避孕。

【处方】 刺五加、岩五加（岩爬藤）、藤五加（蛇葡萄）、地五加（蛇含草）各16克，地肤子、凤尾草各31克。

【用法】 泡酒1000毫升。每晚服25毫升，经常服。

（古少清）

（三）

【主治】 避孕。

【处方】 血管鹅毛（带血的鹅毛管）（烧炭）3 克，百草霜 3 克。

【用法】 共研末，一次酒吞服。经后每天一次，连服三次。

（陈仲寅）

（四）

【主治】 避孕。

【处方】 蚕蛾蛋纸（蛋数在1000个以上）。

【用法】 烧存性，研末。酒吞服，于经后一次用。

（李文孝）

（五）

【主治】 避孕。

【处方】 梅子。

【用法】 生吃或泡盐水后吃，经常吃，不受孕。

（苏荣娥）

（六）

【主治】 避孕。

【处方】 射干、土知母(鸢尾科植物鸢尾)、搬倒甑（菊科植物尖佩兰）各16克。

【用法】 水煎或炖猪肉250克吃。经前经后各服一次。一月一次，连服三月。

（李守长）

（七）

【主治】 避孕。

【处方】 海金沙藤125克。

【用法】 泡酒500毫升。经后服用，每晚31毫升。

（仁怀）

（八）

【主治】 避孕。

【处方】 轻粉、朱砂、明雄黄、白矾、硇砂等分。

【用法】 共研末，拌匀，于性生活前、后各服0.3克，开水吞。连服三至五次，可避孕。

（任子谦）

（九）

【主治】 避孕。

【处方】 刺五加、铁扫帚(地肤子)各31克，泽兰（菊科植物佩兰）16克。

【用法】 上药用酒500毫升泡三天，于月经来后，每次口服10至16毫升，一日三次。服完为止。

（张兴臣）

—208—

第七节　妇女不孕症

（一）

【主治】　妇女不孕(月经不调者)。

【处方】　鹅儿肠(石竹科植物大繁缕)10克，红牛膝6克，月月红(蔷薇科植物月季花)3克。

【用法】　水煎服。隔日一剂，分三次服。连用多剂，以月经正常为止。

（夏肖氏）

（二）

【主治】　久婚不孕。

【处方】　益母草250克，当归、川芎、赤芍、广木香各31克。

【用法】　将药切细，装瓶，用烧酒、甜酒各500克浸泡三至五天。每晚服酒一次，每次约25毫升，服完为止，百日可孕。

（民间流行）

（三）

【主治】　久婚不孕。

【处方】　当归5克，知母、川芎各6克，甘草3克，红枣2个。

【用法】　水煎服。每月于经前服用，连服三剂。

（黄邓氏）

（四）

【主治】　妇女不孕。

【处方】　苡仁米、团经药各10克，对月莲(元宝草)、益母草、萱草根各16克，月月红花6克，枣子根皮6克。

【用法】 将上药切细，泡酒500毫升。三天后，早晚服25毫升。

（张兴臣）

（五）

【主治】 久婚不孕。

【处方】 白花益母草156克。

【用法】 泡酒1000毫升。每晚服25毫升，服完为止。

（汪天福）

第五章 儿科病

第一节 小儿惊风

（一）

【主治】 小儿脐风。

【处方】 地柏枝（乌蕨）10克。

【用法】 捣烂，泡开水一小杯，和等量人奶。滴入患儿口中，十分钟一次，每次二十滴。

（遵义）

（二）

【主治】 急惊风。

【处方】 大风藤、银花各10克，阎王刺、阳雀花根、荷叶、九头狮子草各6克，白菊3克。

【用法】 水煎服。十分钟一次，每次一调匙。以好为止。

（陈芳国）

（三）

【主治】 急惊风。

【处方】 车前子、勾藤、兔耳风、黄芩、半夏、升麻、葛根、桔梗各6克，排风藤、追风伞各10克。

【用法】 水煎服。每二十分钟一次。以好为止。

（郭玉珍）

（四）

【主治】 小儿撮口风。

【处方】 辰砂草（远志科植物瓜子金）10克。

【用法】 研末。开水吞服，一日三次，每次1.6克。

（张登云）

（五）

【主治】 慢惊风（属虚寒者）。

【处方】 大风藤、辰砂草、阎王刺各3克。

【用法】 水煎服。每二十分钟一次。以好为止。

（张登云）

（六）

【主治】 慢惊风。

【处方】 五匹风10克，全蝎、僵蚕各1个，朱砂粉1.6克。

【用法】 研末吞服。一次1.6克。

（王名珍）

第二节 小儿疳积

（一）

【主治】 小儿疳积。

【处方】 鹅不食草3克。

【用法】 研末，蒸鸡肝吃。

（胡玉森）

（二）

【主治】 小儿疳积、消化不良。

【处方】 萹蓄、小夜关门根各16克。

【用法】 蒸鸡肝（或猪肝）内服。

（贵阳）

（三）

【主治】 小儿疳积、消化不良。

【处方】 隔山消（萝藦科植物耳叶牛皮消）、山楂、蜘蛛香各6克，见风青（毛茛科植物草玉梅）根3克，刺梨果3个。

【用法】 水煎服。每日一剂，分三次服。多剂有效。

（方健龄）

（四）

【主治】 小儿疳积。

【处方】 香蓼（蓼科植物粘毛蓼）、雨点草（天胡荽）、大酒药花（马钱科植物大叶醉鱼草）花、木贼、粉条儿菜各6克，大过路黄（金丝桃科植物贵州金丝桃）叶、地柏枝（乌韭）、党参、砂仁、金线草（蓼科植物金线草）根各3克，甘草1.6克。

【用法】 上药共研末，每次取6克蒸羊肝或猪肝63克内服。十日一次，二至三次即好。

（饶之充）

（五）

【主治】 小儿疳积、蛔积腹痛。

【处方】 杨梅500克，酸梅45克，麸醋或酒醋500毫升。

【用法】 上药共泡一瓶。如遇小儿蛔积，或胆道蛔虫，腹绞痛，取泡药的酸醋30毫升内服，片刻止痛。

（野马川）

（六）

【主治】 小儿疳积。

【处方】 斑鸠窝（大戟科植物地锦）、地星宿（伞形科植物天胡荽）各16克，细叶夜合欢根白皮10克。

【用法】 上药阴干，切细，蒸鸡肝或猪肝或猪油内服。

（韦锦波）

（七）

【主治】 小儿疳积、蛔积。

【处方】 苦瓜林（葫芦科植物王瓜）根适量。

【用法】 将根切如黄豆大，炒焦，酒喷。取1粒研细，开水吞服，每日一次。大人有蛔积者，内服2粒至3粒。

（莫云湘）

第三节 小儿杂症

（一）

【主治】 小儿麻痹后遗症。

【处方】 吉祥草、石韦、五味子、血藤各31克，东菊（菊科植物金盏花）、水龙胆（龙胆科植物獐牙草）、当归、赤芍、川芎、熟地、黄耆各16克，八角风根皮8克，黑牵牛（石竹科植物狗筋蔓）根3克。

—213—

【用法】 上药共泡酒1000毫升。内服，一日三次，每次3毫升（冲等量白糖服）。

（饶之充）

（二）

【主治】 小儿麻痹。

【处方】 1.桑寄生10克，勾藤3克，五加皮、淫羊藿各6克。2.透骨香（杜鹃花科植物云南百珠树）根156克。

【用法】 1方水煎服。一日一剂，分三次服，连服十剂。另用2方药煎水外洗患处。并取渣捣烂包患处关节，二日一次。

（戴永生）

（三）

【主治】 小儿麻痹。

【处方】 川芎、当归、赤芍、熟地、桃仁、红花、勾藤、五加皮、淫羊藿各3克。

【用法】 水煎服，一日一剂，分三次服。后用水煎本药洗患处，一日一次。

（三都）

（四）

【主治】 小儿麻痹。

【处方】 白尾参（百合科植物宝铎草）、党参、水案板、散血草各16克。

【用法】 上药炖猪肉125克内服，二日一剂，连服五剂。

（正安）

（五）

【主治】 小儿麻痹。

【处方】 威灵仙、五加皮、水冬瓜(叨里木)根皮等分。

【用法】 上药共研末。用木瓜3克水煎吞服药粉，一日三次，每次1.6克。

（赤水）

（六）

【主治】 小儿麻痹。

【处方】 青杠树寄生13克，勾藤3克，五加皮6克。

【用法】 蒸甜酒酿63克内服。每日一剂，分三次服。

（织金）

（七）

【主治】 小儿流涎、口水过多。

【处方】 吴萸子3克，梨子1个。

【用法】 水煎服，一日一剂，分三次服。

（清镇）

（八）

【主治】 小儿夜啼。

【处方】 蝉蜕1个。

【用法】 去头、尾、翅，炕干研末。开水吞服，一夜一次，连服三夜。

（贵阳）

（九）

【主治】 小儿肚寒、夜啼。

【处方】 陈艾1团。

【用法】 炒热，包脐眼。一夜一次。

（晴隆）

（一〇）

—215—

【主治】 小儿呕吐。
【处方】 鸡内金1个，姜10克。
【用法】 鸡内金煅炭存性，研末。取0.3克，姜开水吞服。

（李德昆）

（一一）
【主治】 月内婴儿咳嗽。
【处方】 米泡沫1小杯，蜂蜜3克。
【用法】 共蒸服。一日二次。

（李德昆）

（一二）
【主治】 婴儿尿布疹。
【处方】 老鹳草（牻牛儿苗科植物老鹳草）5根。
【用法】 上药炕干，研末，调菜油外擦患处。

（黎明）

（一三）
【主治】 婴儿绣耳疮（流黄水者）。
【处方】 虎耳草、野油菜等分适量。
【用法】 捣汁洗患处。再将药炕干，研末，撒患处。

（莫云湘）

第六章 预防疾病

第一节 麻 疹

（一）
【主治】 预防麻疹。

【处方】 贯众根31克。

【用法】 于麻疹流行季节，水煎服，二剂有效。

（沿河）

（二）

【主治】 预防麻疹。

【处方】 半老丝瓜 1 个。

【用法】 切片晒干，于麻疹流行季节，水煎服。三至五岁小儿，每日用10克，小于三岁或大于五岁的酌增酌减。连用三至五次。

（滕跃章）

（三）

【主治】 预防麻疹。

【处方】 白芨、银花藤、一朵云、车前草、水三七（蒟蒻薯科植物裂果薯）各10克。

【用法】 于麻疹流行时，水煎服，连服三剂。

（罗世元）

（四）

【主治】 预防麻疹或麻疹不透。

【处方】 穿山甲16克，野红稗（莎草科植物有喙红苞苔）（炒焦）10克。

【用法】 于麻疹流行时，取一剂水煎，分三次服。

（王邦云）

（五）

【主治】 预防麻疹。

【处方】 黑豆根、黄豆根、绿豆根各16克。

【用法】 水煎服。 （雷大炳）

（六）

【主治】 预防麻疹。

【处方】 苦楝子6克。

【用法】 于麻疹流行期水煎服。一日一次，连服三剂。

（邱志明）

（七）

【主治】 预防麻疹。

【处方】 棕树根31克。

【用法】 水煎服。

（孙海清）

（八）

【主治】 预防麻疹。

【处方】 地虱子、滚山猪各3克。

【用法】 水煎服，一日一次，连服二剂。

（班玉清）

第二节　疟　　疾

（一）

【主治】 预防疟疾。

【处方】 野烟根（天明精） 7个。

【用法】 水煎服，每年四季之初，各服一次。

（张能安）

（二）

【主治】 预防疟疾。

【处方】 车前草根16克。

【用法】 切细，于疟疾流行期，用甜酒水或开水吞服。

又可治疟疾。

（吕安群）

（三）

【主治】 预防疟疾。

【处方】 蛇蜕适量。

【用法】 煅存性，研末。用1.6克，酒吞服。

（王仲贤）

第三节 痢　疾

（一）

【主治】 预防痢疾。

【处方】 野烟根、鱼鳅串（菊科植物鸡儿肠）、朱砂莲（薯莨）各10克。

【用法】 水煎服。于每年四季之初各服一剂。

（晋德云）

（二）

【主治】 预防痢疾。

【处方】 小贯众16克至25克，苦楝树根皮25克，野烟根16克，鱼鳅串63克。

【用法】 水煎服。

（张能安）

（三）

【主治】 预防痢疾。

【处方】 雀雀菜（十字花科植物荠菜）适量。

【用法】 水煎服。于七八月间，痢疾发生时，内服一剂。

（张海云）

（四）

【主治】 预防痢疾。

【处方】 委陵菜、地榆各6克，虎杖10克，甘草3克。

【用法】 水煎服。

（织金）

第四节 时　　疫

（一）

【主治】 预防温病、中暑。

【处方】 黑狗脊根16克。

【用法】 水煎或泡水内服。

（二）

【主治】 预防时症、流感。

【处方】 见阳红（毛茛科植物草玉梅）根31克。

【用法】 于时症流行时，水煎服。

（石品高）

（三）

【主治】 预防感冒。

【处方】 羊屎条根（忍冬科植物黑汗条）31克。

【用法】 于感冒流行时，煎水内服。

（麻江）

（四）

【主治】 春温。

【处方】 红色车前草（隔年采集）31克。

【用法】 于初春时，水煎当茶饮。

（冉儒海）

（五）

【主治】 预防中暑。

【处方】 鱼鳅串、苦丁茶、朱砂莲各10克，银花藤16克。

【用法】 暑天时，水煎服。一日一剂，连服三剂。

（毕节）

（六）

【主治】 预防中暑。

【处方】 苦丁茶、银花藤、香樟叶各10克，野薄荷（唇形科植物留兰香）、大马蹄（伞形科植物积雪草）各16克。

【用法】 于暑期，水煎服。每日一剂，连服三剂。

（剑河）

（七）

【主治】 预防流感。

【处方】 银花、贯众、鱼鳅串、前胡、蜈蚣草（水蜈蚣）、大毛香（菊科植物羊耳菊）各16克。

【用法】 于流感期，水煎服。一日一剂，连服三剂。

（凯里）

（八）

【主治】 预防流感。

【处方】 马鞭草、鱼鳅串、银花藤、车前草各等分。

【用法】 制成水丸内服。每次3克。一日三次，连服三日。

（松桃）

（九）

【主治】 预防流感。

【处方】 强盗绞杆子（蔷薇科植物绣线菊）、土升麻各16克至31克。

【用法】 于流感期，水煎服。一日一剂。

（毕节）

（一〇）

【主治】 预防流感。

【处方】 土升麻、贯众、木贼各16克，生姜6克。

【用法】 水煎服。一日三次。又治感冒。

（赵银娣）

（一一）

【主治】 防治流感及感冒咳嗽。

【处方】 阎王刺、水灯芯草各16克，贯仲31克。

【用法】 水煎服。日服三次。

（郭连举）

第二篇　民间外治法

外治法就是人体患了病，不必吃药，而从病人体表部位用治疗工具或药物治病。例如：针、灸、拔筒；膏药、中草药等在外表上加以刺激而治疗各种疾病。这种治病方法就叫做外治法。它是从“痛则手揉，痒则爪搔，唾可抹毒，溺可疗伤”的简单外治法发展到针、灸、敷贴、熨、熏、浸、洗、盦、擦、导引、嗜、嚏、缚、括痧、火罐、推拿、按摩、吐纳等各种有效的外治法。外治法有直接疗法和间接疗法两类。

民间外治法就是上述各种外治法长期以来，经过劳动人民的广泛应用，并结合民间风俗习惯的特点，创造性的发展了许多民族风格的治疗经验。

贵州是多民族地区，各种外治法流行在民间，历史悠久，具有独特的风格，方法简单、方便，疗效显著。贵州的民间外治法主要有各种推擦法、各种熏洗疗法、各种膏药疗法、各种拔筒疗法、各种针类、灸火类疗法以及药物间接疗法等。

第一章　外治法的一般治则

外治法有药物治疗、工具治疗和手法治疗等不同的应用。在作用上有直接疗法和间接疗法的区分。各种方式千变万化，但在治则上都有一定规律可循。“金元四大家”之一的张子和曾说："1.引涎、取嚏、追泪、凡上行者皆吐法也。2.熏、蒸、澡、洗、熨、烙、针、砭射、导引、按摩，凡解表者皆汗法也。3.催生、下乳、磨积、逐水、破经、泄气，凡下行者皆下法也。"这就说明内治法和外治法的医理，不外达到汗、吐、下三个治疗目的。"外内虽殊，医理无二。"推而广之，外治法就是要达到中医的"八法"，即汗、吐、下、和、消、温、清、补八个治疗的目的。为了灵活的运用各种外治法，以期达到八法的治疗目的，必须了解它的治疗规律，才有医理的根据。经我们研究和统计，大约有下面十个类型。如：引泡疗法、开窍疗法、呼吸道调节法、引降疗法、升提疗法、扶倾疗法、合围疗法、渗透疗法、反性药物疗法、香佩疗法等。

第一节　引泡疗法

本法是在患者皮肤上放药，引起皮肤发赤、充血，以至起泡。主要目的是为清热解毒或温阳，达到八法中的汗、清、温等作用。应用本法时，必须注意两个方面：第一，选择有刺激的药物如白芥子、毛茛、斑蝥、天胡荽、石胡荽等。这些药物有刺激皮肤、充血、引泡的作用。第二，选用敏感性最强的穴位如合谷、寸口等处，能调整全身经络。现将与本法有关的药理和医理的一些资料列述于后，阐明引泡疗法的道理，俾供参考。

（1）《神效方》："治疗阴毒伤寒，用白芥子末调新汲水成膏、贴脐上、汗出为效。"这是应用引泡药不引泡而能发汗驱寒的效例。

（2）《理瀹骈文》："斑蝥去足头翅，装蚬壳内、罨痛处，过夜起泡、挑破，此拔毒法也。贴患处能引病外出；贴腿足能引病下行也。”这是引泡法的拔毒作用。如贴患处能引病外出，这是直接疗法的作用。如病在上，贴腿下能引病下行，又是间接疗法的作用。

（3）刘寿山等编辑的《中药研究文献摘要》，其中芥子脱脂法：“将芥子粉末除去脂肪，使之不引泡只充血，用冷水压法脱脂，在50°C以下的温度来干燥，加入适宜的基质制成硬膏，用微温的水润透后，敷贴于皮肤上，在五分钟内，即发生温热感，并使皮肤发红，其作用系诱导血被入皮肤表层的血管，以减轻患者内部的充血。此法可贴在患者胸背部，治疗支气管炎。并可适用于风湿神经痛的外表皮层。”这是说明引泡法能导制祛瘀、充血、驱风、止痛等作用。

（4）周志林编《本草使用研究》：“如用芥末与鸡蛋白相调，便不患其峻烈，便不发泡。如治牙痛敷颊；患走游风、脚气症敷患处。若脏腑内发痛，须按部位敷之；如头上作痛，或发炎及癫痫症宜敷脚心；又如伤风头痛及患风湿症，用芥末调水浸脚。”这是说明引泡法变为不引泡的治疗数例。

（5）民间应用经验中，如治游走性风毒和风湿，芥末调蛋清外敷；治身体麻木，芥末调醋或酒外敷；治疗劳伤，芥末调酒外敷；治疗痈肿热毒，芥末调胆汁或油脂外敷。以上是说明引泡法改变剂型的各种用法。

（6）拔筒疗法是变形的引泡法。其作用在于使患处肌表局部充血，与引泡法同一作用。

（7）灸火疗法亦是变形的引泡法。是使热力作用于皮肤，引起局部充血、发赤。故李时珍《本草纲目》“毛茛”药物中载有“天灸”之说，以为用毛茛引泡治疗，等于不用

—225—

灸火的灸火法，所以叫做“天灸”。故灸火疗法和引泡疗法是同一个治疗的法则。

以上诸说，是阐述引泡疗法的治疗法则和治疗范围。

第二节 开窍疗法

本法主要是利用药物或工具刺激九窍，使其兴奋，达到通关利窍、改变病机之目的。例如张子和说的“引涎”就是开口窍，“取嚏”是开鼻窍，“追泪”是开眼窍，“下乳”是开乳窍，“催生、逐水、破经、磨积、溲气”等皆是开前后阴窍的治法。如果应用这些开窍的方法，就能达到通关利窍、改变病机、恢复机体功能。比如“引涎”可以祛痰、催吐；“取嚏”可以兴阳发汗；“追泪”可以清热明目；“磨积”可以导便；“逐水”可以利湿；“下乳”可以强精；“催生”可以引产；“破经”可以逐瘀调经。所以民间流行的开窍法，是一个重要而常用的外治法。现将各种开窍疗法分别介绍于后：

一 开鼻窍法 本法是用药物“嗜鼻”。将药粉吹进鼻腔，使鼻腔发生兴奋，经络畅通，痰涎涌泄，或使汗腺兴奋，达到驱风祛寒、发汗解表的作用。也有下焦神经麻痹，如子宫脱垂、脱肛，或产后子肠不收等病，用开鼻窍法治疗，引起鼻腔打喷嚏，使上焦振奋，下焦亦牽引而兴奋以达到升提的目的。这就是“病在下、取之上”的一种治病方法。故《理瀹骈文》特别提出：“大凡上焦之病，以药末嗜鼻，取嚏发散为第一捷法，不独通关急救用闻药，连嚏数十次则腠理自松，即解肌也；涕泪痰涎并出，胸中闷恶亦宽，即吐法也；一嚏而兼汗吐二法，不必服药。前贤治伤寒、中风、时疫、温症、喉风、赤眼、牙疼等症，亦使病在上者从上出也。”又云：“上窍开而下窍亦利也”这是用开鼻窍治疗上下各病的经验。又如：鹅不食草为嗜鼻主药，为粘膜惹激药，用于鼻道，可治肥厚性鼻炎、鼻息肉；嗜鼻可促眼翳吸收，并治头痛、喘息、疟疾等。故开鼻窍为药物外治内法中重要疗法之一。本篇鼻窍治病方剂很多，可供开鼻窍治病的研究。

二　开口窍法　本法是用药物入口腔中，打开口窍，可以开噤，可以退热。吹喉可治喉痹，喝烟可祛痰止喘。这是开口窍直接疗法的治例。但病在下亦可取上，作为诱导疗法。如治小便不通，用吐法以开提肺气，使上窍通而下窍亦通。以上这些疗法，就是开口窍疗法的应用。本篇药物外治法中口腔治病方剂很多，可供临床应用。

三　开眼窍法　本法是将药汁或药粉塞眼角，使眼受到刺激，引起流泪，促使经络兴奋，通利关窍，达到清热止痛、祛风散寒的目的。张子和曾说：追泪属于上行吐法的应用。方贤的《奇效良方》说：“夫眼者，乃五脏六腑之精华，……其首尾眦属心，其满眼白睛属肺，其乌睛圆大属肝，其上下肉胞属脾，而中间黑瞳一点如漆者肾实主之，是随五脏各有证应。”故吴师机说：“因眼主五脏，流通甚捷。”故开眼窍可以使五脏流通。既能治眼部的病，又能治全身的病。如：翳子、衄血、牙痛、感冒、心腹痛、腰痛、温病及痧气痛等。本篇药物间接疗法中开眼窍治病方剂，可作本法参考。

四　开耳窍法　本法是用药塞耳道，用药汁滴耳道，用药粉吹耳道，或用药烧烟熏耳道等治病的方法。为什么开耳窍能治病？张介宾《类经》说：“肾气通于耳，故肾之善恶，验于耳而可知也。”吴师机说：“塞耳。耳属肺肾肝。又与鼻口相通，故鼻衄、齿衄、牙痛及疟疾者每治耳。”本篇药物简receives疗法中，用耳窍去治疗耳聋、耳鸣、牙痛、眼翳、高烧、乳痈等疾病，都是开耳窍的治病经验。

五　开阴窍法　本法是将药物塞入肛门或阴道，或治疗男女尿道，使关窍开通，经络畅达，从而调整病机，达到治病的目的。开阴门及肛门之法又名“坐法”。《理瀹骈文》曾总结开阴窍治病的经验说：“坐法治肾者也，可以决下焦之渎，通地气而流行卫气，以司开阖。故坐法治下者即可以治里。”“下焦之病，以药包于身下为第一捷法。”“有下窍利而上窍亦开也，即浊阴降而清阳自升之谓，如大便行而头晕及耳目诸病自愈者。”这就是开阴窍治病的经验和道理。民间外治法用阴道坐药可导血瘀，治经带之病，并能暖宫、引产；尿道入药可治淋病；肛门坐药可导便秘、治痢疾、虫积及肠梗阻等。此外还有熏洗法、敷药法、灌肠法及会阴部位的针灸治疗，均可列入此法之内。

第三节　呼吸道调节疗法

本法是利用鼻呼吸道来调节病机的治疗方法。一般伤风感冒，邪气首先侵犯上呼吸道，多数疾病，常由上呼吸道感染引起。所以利用上呼吸道来调节病机也是合理的疗法。《医学启源》中说：“药气借火气从鼻孔中而直达肺腑，通经贯络，透彻周身，卒病沉疴，从症用之，以助药之所不及，是熏烟之用也”。这是说明呼吸道调节疗法的医理。因此在治疗方法上用药塞鼻，用烟熏鼻，用药汁滴鼻，用药水的蒸气熏鼻，甚而在鼻腔外贴药等等疗法，均能利用呼吸道的病理机制，调节脏腑的寒热和虚实。

此法和“开鼻窍法”的作用形同而质异。因“开鼻窍法”的目的在将已被抑制或麻痹了的神经机能，借喷嚏的作用引起兴奋，达到恢复病机的目的，而“呼吸道调节法”的目的，则在使呼吸系统相关的机能，转为抑制的作用。本法一般专治热性病及感染性的病疾。如“麻黄蒸气吸入鼻管，使鼻粘膜收缩，减轻冒寒、鼻窦炎、枯草热，并有抗过敏作用，故又可治荨麻疹。”(丘晨波编：《中药新编》)。最近有人采用蒜汁滴鼻治疗伤风，又可预防感冒。黄连水滴鼻能防治流感。苍术烧烟熏鼻可治中风不语。诸如此类的外治法，都是属于“呼吸道调节法”的治疗范围。本篇鼻腔治病的验方很多，可供参考。

第四节 引降疗法

本法是在患者的手心或脚心，或在病灶下位，用药包敷，或用针灸去刺激，均能使上部的病邪得从上引下而治愈。《内经五常政大论》中说：“气反者，病在上，取之下，病在下，取之上，病在中傍取之。”主要原因是经脉的病气已发生“气反”的现象时，就出现上下阴阳不平衡的疾病。邪气实在上，就应采用“引降疗法”，使上部的病邪从上引下。所以，《药治通义》曾分析“气反”的病理以说明“引降疗法”的作用。它说：“引治者病在下而上引之（即升提疗法），病在上而下引之（即引降疗法）也。如人虚火沸腾于咽喉口齿间，用寒凉之药入口稍快，少顷又甚，再用凉药则腹泻肚痛，而热益炽，欲用热药凉饮而病人不信，不肯轻治，改用外治之法引而愈之。”这就是说明病人已不能再经受服药之苦，或服药已无效，只有用外治法中的引降疗法，才能治好疾病。《理瀹骈文》中也叙述有引降法的经验，“腿肚三里穴，西医治肺病，有白芥贴腿肚引下法也。足心涌泉穴凡治下部肝肾之病皆宜贴足心，又引热下行，如衄血、吐血、水泻、噤口痢、赤眼、牙痛、耳病、喉风、口疳等症。”凡是病在上，皆可从下部的穴位如足心或足三里引下治疗。这就是引降疗法的方法。部位已定，只是药物不同而已。

第五节　升提疗法

本法是由于“气反”者，病在下，取之上的应用。它与引降疗法相反，是病在下而上引之的治疗方法。是利用在头部、面部，或较病灶稍高的穴位进行刺激，使下陷的病气得以升提，使上虚转实，上寒转热，使上下的精气得以平衡，以达到“阴平阳秘”，从而使下部的疾患得以治愈。这就是“病在下而上取之”以及“上窍开而下窍亦利”的病理应用。例如：子宫下垂、脱肛、胎动、血崩、乳痈、腹痛、腰痛、肝胆区痛、尿闭等病皆是从下引上的病例。本篇药物间接疗法中的升提疗法如头顶诸穴治病的方剂，可供参考。

第六节　扶倾疗法

本法是病在左侧，治疗右侧，病在右侧，治疗左侧的外治方法。《内经》中《离合真邪论》说：“经气之盛衰，左右倾移，以左调右，以右调左。”治疗的目的在使已倾移的经气，恢复平衡。《内经》《缪刺论》篇说：“邪客于经，左盛则右病，右盛则左病。”“胶刺奈何，左取右，右取左”。吴师机说：“病中傍取，谓病在中而经络行于左右，灸针熨药旁取之。如病腰取腘（委中）”。“背心、前后心相应，病多从俞穴入，故有擦背法及心背两面夹贴之法”。以上是说明左右倾移的病理。这是祖国医学的阴阳学说，是以机体内在的矛盾信息——阴与阳的对立，反映为基础的缘故。而这种对立的矛盾，携带着控制论的统一调节原理，在于协助机体内环境调节机制，使机体向有利于动态平衡——即“阴平阳秘”的方向发展，使病气倾移在一侧的现象，得到扶正、驱邪、恢复平衡。故叫扶倾疗法。

此外另有一种“扶倾疗法”叫做“男左女右”的疗法，农村现仍盛行，古书亦有记载。《内经》《玉版论要》篇说：“色见于上下左右，各在其要。上为逆，下为从；女子右为逆，左为从；男子左为逆，右为从”。换句话说，女子发生的病色，表现在右侧的叫做逆方，即知预后不良；病色表现在左侧的叫做顺方，即知预后良好。反之，男子的病色在左侧的叫逆方，右侧叫顺方。所以治疗时，男女各异方向，都要从逆方先治疗，即泻逆方可以补顺方，就是扶倾疗法的意义。故应用外治法去治疗男子的病时，先治其逆，即从左方先施治；治女子时治其逆方，即从右侧先施治。所以同一病理，如治高血压病，用药包脚时，男子包左脚，而女子则包右脚。近人马秀棠著点穴疗法一书，曾说：“近人根据病历统计，患半身不遂者，一般男多左侧，女多右侧”。是否符合医理，尚待实践来证明。本篇保存此说，用以解释古今很多方剂。

第七节　合围疗法

本法是用针、灸、药物、推擦等法，在患者的五心（即手心、脚心、前心、后心。有些加上眉心及顶心等部位）同时进行治疗，扩大刺激面积，加强治疗作用，使患者体温得以即时调整，达到滋阴、清热的目的。因为阴虚潮热的病，多表现为"五心潮热"，因人的五心部位是人体温度的敏感点。如休克的人五心先发寒；外感的人，手心先发寒，手背先发热；患内伤阴虚的人，手心先发热；患阳虚的人，背心、脚心先发寒；患肾阴虚的人，脚心先发热；患心热病的人眉心先发热。故"五心"部位是全身寒热的反应点，也是疾病内伤与外感的诊断点。所以"五心"同时进行施治，起到分剎病势的作用。即内经所谓："热共五十九刺，所以分剎其势也，症虽重，得此分剎其势，其病亦减"。民间采用"五心"同时施治的"五心合围疗法"，就是分剎病势的治法，这说明调节的原理，在祖国医学中普遍存在。

第八节　渗透疗法

渗透疗法是使皮肤借药物的热力，渗透肌体，从而调节经络和脏腑，达到治疗的效果。这种疗法方式很多。有膏贴法、敷药法、熏蒸法、熏烟法、淋浴法、滚蛋法。

徐洄溪在《医学源流》中说："盖人之疾病，由外入内，其流行于经络脏腑者，必服药乃能驱之；若其病既有所定，在于皮肤筋骨之间可按而得者，用膏贴之，闭塞其气，使药性从毛孔而入其腠理，通经贯络，或提而出之，或攻而散之，较之服药尤有力，此至妙之法也。"这是膏药的渗透作用，达到"从毛孔而入其腠理，通经贯络"的作用。此外还有《药治通义》所说的："渍浴（洗澡）法所以宣通形表，散发邪气。"《内经》所说："其有邪者，渍形以为汗"。《本草衍义》所说："热汤助阳气，行经络；患风冷气痹人，多

—232—

以汤渫脚至膝上，厚覆之使汗出周身。”以上这些说法都是渗透疗法的理论基础，达到汗、和、温、补等法的应用，主要的方式就是从“渗透”入手。凡本篇所载的膏药疗法、缚药法、熏洗法、淋浴法、热熨法、滚蛋疗法、药物推擦法等等都属“渗透疗法”的范畴，方剂很多，可供参考。

第九节　反性药物疗法

本法是利用药物相反的药性，互相控制、互相斗争或激化的作用来治病的方法。中草药中反性药的资料很多，如《十八反歌》及《十九畏歌》，这些都是古人在临床实践中积累起来的经验和教训。但畏药和反药的应用，古今都有不同的看法和用法。如李濒湖说：“药有七情：独行者单方不用辅也。相须者同类不可离也。相使者我之佐使也。相恶者夺我之能也。相畏者受彼之制也。相反者两不相合也。相杀者制彼之毒也。”而陶隐居又说：“相恶相反者服之不为害。”因此古今用药的人，对相反药性的服用，未闻有用反性药而受毒害者，反而相反相成，相得益彰。《金匮要略》《心典》篇有“甘遂半夏汤”，其中说：“甘草与甘遂相反而同用之，盖欲一战而留饮尽去，因相激而相成也。”吴师机说：“中风（伤风）吐痰，用皂角、细辛、藜芦、明矾嗜鼻；或以人参、藜芦并用。一取其相反为用；一取其攻补兼施、虚人宜之，又斟酌活变之法也。”这是用反性药而促使效用更好的范例。历代以来，流传在民间的外治法，专用反性药取得奇效者很多。它的操作方法也很复杂。比如第一，同时利用两个不同的孔窍，使用两种相反的药物，如肾虚耳聋，将磁石粉和铁砂粉等分，各装一包，将磁石粉包塞患耳，铁砂粉包塞好耳，多次应用，自然通窍。第二是将两种相反的药合为一处，敷贴一个部位，如治疟疾，将甘遂和甘草等分研粉，放膏药中心，于疟前贴在患者肺俞穴。如治遗精，将上药调猪油贴脐眼。如治耳聋，用上药粉入葱管吹入耳中。第三，选择一个部位外敷反性药一味，另用一味水煎慢咽。如治颈淋巴结核，先用甘遂粉调醋搽患处，再用甘草水煎服。如治狐臭，将甘遂3克，冰片0.3克水调敷腋窝嗅腺上，再用甘草等分水煎服。第四，集中反性药于一处。如治赘疣肿瘤，将甘草60克熬成膏，先在肿瘤四周边缘用笔蘸甘草膏遍涂三次，留出中心，然后用芫花、大戟、甘遂各22克，约等于甘草量，研末，调醋，涂在甘草膏药圈的中心，以不接近甘草膏为好。一日一次，多次自然收缩，最后焦枯消除。

以上这些是反性药应用的资料，对药理机制还不太清楚。根据《中草药汇编》记载芫花与甘草合用的药理试验，芫花原是利水药，加甘草后，则使芫花失去利水作用，并使甘草毒性增大。这个试验是比较科学的说明。从这一点相抗的药理作用来看，中药十八反、十九畏的经验，是有一定道理的。所以很多反性药方剂的应用，都是依据“藻戟遂芫皆战草，诸参辛芍反藜芦”来进行的。此外还有一些草药是在反作用的情况下应用的。如贵州谚语说：“若要死得凶，蜂糖拌分葱（吃）”、“若要死得快，团鱼（鳖鱼）煮苋菜（吃）”。在这两句经验中，确创造了不少的外治法。如葱蜜调拌名阳和膏，敷乌疔特效，敷脐眼能下蛔积，并治小便不利，如塞肛门，可导大便。又苋菜和团鱼同熬膏内服外包可消痞块。曾有人治宫颈癌，十日吃团鱼一次，一月后煮苋菜内服一次。照法连服二、三月，癌症可以缓解。又治破伤

—234—

风，用火葱、蜂蜜、甘遂、甘草各等分同研细捣绒，加面粉调成饼，包伤口，被盖发汗后即愈。上药外敷急性风湿关节炎也有特效。以上所云，实为古人毒药治大病的经验。反性药物的治疗应用，有发扬提高的必要。本篇收载资料甚多，可供参考。

第十节　香佩疗法

本法是将药物制成各种剂形，如膏、丹、丸、散，将药装成小包，佩带身边或患处，可以防治各种疾病。《理瀹骈文》曾说："古方时行疫疠，佩紫金锭；洗冤录以苏合香丸即成香佩；今苏州同仁堂刊送辟瘟散，佩方皆岐伯咽金丹，解疫法也，盖咽而为佩矣。"华佗《中藏经》即载有佩法："安息丸治传尸、肺痿、骨蒸鬼疰、卒心腹疼、霍乱吐泻、时气瘴疟、五利、血闭、玄癖、丁肿、惊邪诸疾……以绛囊子盛一丸如弹大，悬衣辟邪、毒魍魉甚妙。"这是香佩疗法较早的治例。这种治病方法叫香佩疗法。最近民间应用此方亦多，如心神不安，用辰砂3克，布袋装好，载于患者头顶上，多时自安。如阳痿者佩小夜关门（豆科植物铁扫帚）。眼翳者佩毛茛。小儿夜啼时，用井口边草垫床，与儿同卧。这些都是民间香佩疗法的治例。

第二章　药物间接疗法

药物间接疗法，是应用药物治病时，不口服药，仅将少数药物外敷在穴位或孔窍上。如病在上部，用药敷下部；病在下部，用药敷上部，就能把疾病治好。这种治疗方法，叫做药物间接疗法。它显示了机体内环境的自调功能。

它和针灸学上的"病在上取之下，病在下取之上"的医理是一致的。此法同针灸一样，流传民间已数千年，积累了很多治疗经验，散载在各家医书中，尚无专籍作系统的记录。如要很好掌握药物间接疗法治疗疾病，首先要掌握它的治疗法则：

（1）药物间接疗法的医理同针灸学一样，是建立在经络学说基础上的，其差异点是药物代替针灸。

（2）针灸学应用十四经络穴位治病。药物间接疗法只应用"督脉和任脉"的少数穴位，加上少数四肢的穴位，常用的穴位不过十五、六个，请参考药物间接疗法部位图，即可了解。

（3）药物间接疗法的穴位名称都是通俗的名称。如合谷称虎口，列缺称寸口，劳宫称手心，涌泉称脚心，百会称头顶，鸠尾称前心，身柱称后心，神阙称脐眼，哑门称后颈窝。由此可见，药物间接疗法是从民间发展起来的。

（4）针灸学上很少利用"九窍"（双眼、双耳、双鼻孔、口、前阴、肛门）来治病。药物间接疗法多用"九窍"治病。

（5）针灸治病取穴，一般有主穴和配穴。药物间接疗法，每次只用一个部位或孔窍。特殊情况下才有配穴，如"五心合围法"。

根据以上这些与针灸之不同点，我们就了解到药物间接疗法，是利用药物的作用，在患者的九窍和十多个任督二脉的一些穴部，如：头顶（百合）、囟门（囟会）、眉心（印堂）、太阳、后颈窝（哑门）、后心（身柱）、脐下（关元或气海）、脐眼（神阙）、前心（鸠尾）及四肢的手心（劳宫）、脚心（涌泉）、寸口（列缺）、虎口（合谷）等穴位，按照外治法的治疗法则治疗各种内科病，故又叫做“药物外治内法”。因它有别于外科直接治疗，多是用上治下，用下治上，故名为“药物间接疗法”。

为什么药物间接疗法用十多个穴位就能治疗内科的疾病呢？据《中医基本理论》（中山医学院《新医学》编辑组编，一九七二年版）说：“奇经八脉虽然没有和脏腑直接联系，但可通十二经脉，发生间接的联系，特别是任脉、督脉与人体的生理、病理关系密切。”“督脉临床上多用以治疗神经系统的疾病。命门以下的俞穴多用于治疗肠道系统、生殖系统的疾病。”“任脉本经临床上多用以治疗生殖系统、泌尿系统、胃肠道、胸部、舌及咽喉等疾病”。古代的“针经”也对任脉与督脉下了结论：“督脉统诸阳，任脉统诸阴”。所以全身阴阳不调的病变，均可由任、督二脉的穴位来治疗，而任、督二脉在机体动态上有互相自控的调节作用，是一个高度灵敏的自动调节系统的物质基础。这个机体的内环境的自动调节机制，把整体与局部连串成了一线，反映了机体微观运动的综合效应。所以药物间接疗法，应用任、督二脉的穴位来治疗全身的疾病，是符合医理的。

我们对这个尚未纳入医疗轨道的新的药物间接疗法，进行研究、试验，以便它更好的为人民健康服务。现在把使用各个穴位和“九窍”的“药物间接疗法”的有效方剂，重点介绍于后。

—237—

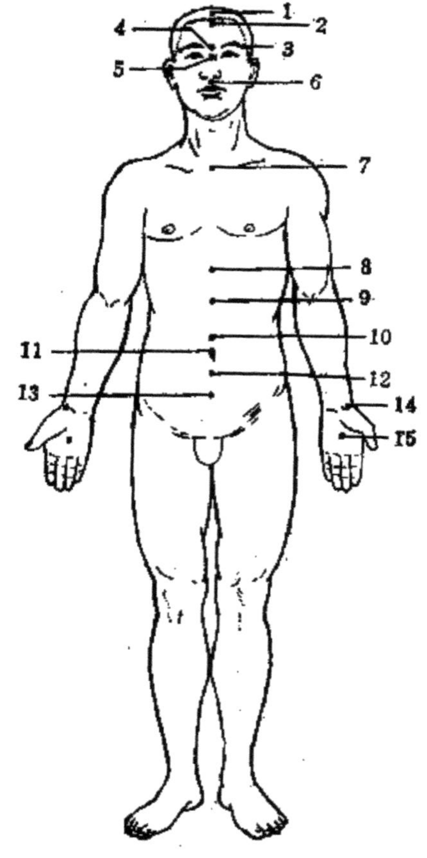

药物间接疗法部位正面图

1.囟门(囟会) 2.头额(神庭) 3.太阳 4.眉心(印堂) 5.山根 6.人中 7.天突 8.前心(鸠尾) 9.上腹(中脘) 10.脐上(水分) 11.脐眼(神阙) 12.丹田(气海) 13.小腹(关元) 14.寸口(列缺) 15.手心(劳宫)

—238—

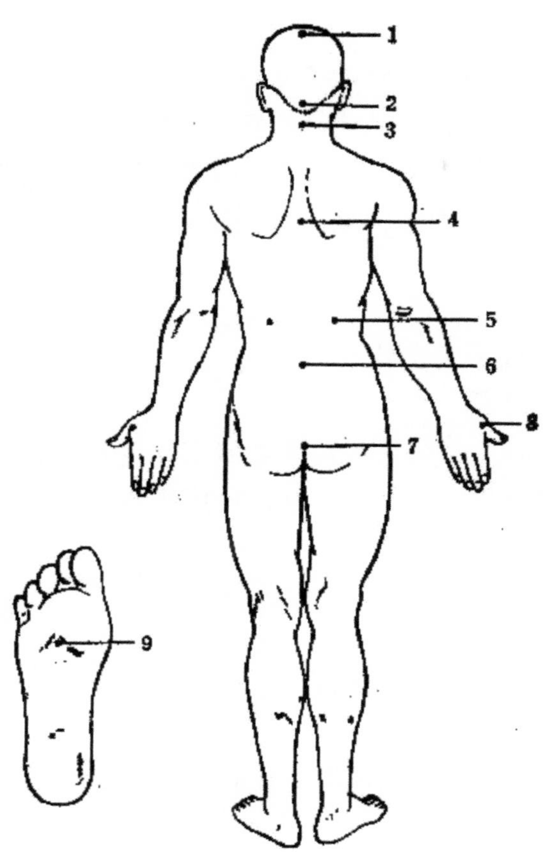

药物间接疗法部位背面图

1.头顶（百会）　2.后脑（风府）　3.后颈窝（哑门）　4.背心（身柱）　5.精宫（京门）　6.命门　7.尾脊（长强）　8.虎口（合谷）　9.脚心（涌泉）

—239—

第一节　头顶（百会穴）治病方剂

（一）

【主治】　流行性脑脊髓膜炎。

【处方】　吴萸叶、臭牡丹叶各125克。

【用法】　上药捣烂，先在头顶及双太阳穴上用瓦针轻刺出血，将药包在头顶及太阳穴上。

（黔西）

（二）

【主治】　牙周炎。

【处方】　斑蝥1个。

【用法】　去头脚翅后，炕干、研末，用0.03克左右加白酒少许，放在头顶上搓揉一分钟。一次止痛。如未奏效，再做二次。

（大方）

（三）

【主治】　功能性子宫出血。

【处方】　蓖麻叶1张。

【用法】　捣烂，包在患者头顶上，一日换药二次，即止血。

（兴义）

（四）

【主治】　脱肛或胃下坠。

【处方】　鸭脚板（伞形科植物鸭儿芹）根、蓖麻仁各10克。

【用法】　共捣烂，包头顶，三日换药一次，多次自收提。

（毕节）

—240—

（五）

【主治】 癫痫。

【处方】 黄花菜（萱草）全草、野苏麻（唇形科植物疏花荠苧）、茜草全草各16克，荸荠5个。

【用法】 患者发病时，趁其未醒前，用三棱针刺破头顶皮肤，再用桐油少许抹在穴上，用棉花薄片铺上，火点燃烧，顷刻用手灭火，再烧再灭，不要烧伤皮肤。三次即停。醒后，用上药煎水内服，一日一剂，分三次服，连用三剂，即可控制或好转。

（松桃）

第二节 囟门（囟会穴）治病方剂

（一）

【主治】 小儿高烧。

【处方】 生地骨皮16克。

【用法】 捣烂，水调，包囟门。

（赤水）

（二）

【主治】 小儿感冒。

【处方】 葱头7个，生姜1片，淡豆豉7粒。

【用法】 共捣烂蒸熟，微热时贴在小儿囟门穴上，贴后有发汗反应。一次即愈。

（都匀）

（三）

【主治】 赤眼。

【处方】 淡豆豉31克。

【用法】 捣包患者囟门穴。

（吕中秋）

（四）

【主治】 龋齿痛。

【处方】 斑蝥粉0.03克。

【用法】 先在囟门刺出微血，将药粉放在出血点，二十分钟止痛。

（郑潮）

第三节 太阳穴治病方剂

（一）

【主治】 角膜溃疡。

【处方】 千年耗子屎（毛茛科植物天葵）根5个。

【用法】 捣烂，贴患侧太阳穴，起泡后去药，放药时，将一有眼的纸片先贴在穴上，以免损伤皮肤过大面积。

（贵阳）

（二）

【主治】 吐血。

【处方】 大路边站（锦葵科植物肖梵天花）叶、小路边站（锦葵科植物小叶黄花稔）叶各16克。

【用法】 上药捣烂或研末，包两太阳穴及头额（神庭）。另取上药一剂水煎服。

（罗甸）

（三）

【主治】 头风。

【处方】 雄黄3克，鸡蛋1个。

【用法】 将雄黄粉调蛋清，敷两太阳穴及头顶。

（威宁）

第四节 头额（神庭穴）治病方剂

（一）

【主治】 脱阳、大汗不止。

【处方】 牡蛎、陈仓米各10克。

【用法】 上药共煅存性，研末，包在患者额上，其汗自止。

（刘如贤）

（二）

【主治】 孕妇胎动不安。

【处方】 蓖麻仁12粒。

【用法】 捣烂，贴在孕妇额上，安定后去药。

（贵阳）

（三）

【主治】 小儿风热感冒。

【处方】 苦参、米饭各16克。

【用法】 将苦参研末，同饭共捣成饼，包在患儿额上，一次退热即好。

（马树清）

第五节 眉心（印堂穴）治病方剂

（一）

【主治】 鼻血。

【处方】 龙骨 6 克。

—243—

【用法】 研末，泡醋，浸草纸，贴眉心。

（唐孟初）

（二）

【主治】 口腔炎。

【处方】 生的老鹳草叶 3 克。

【用法】 捣烂，加盐少许，调匀。取一半包眉心，一半塞鼻孔。

（贵阳）

（三）

【主治】 牙痛。

【处方】 毛茛 1 蔸。

【用法】 取叶 1 片，揉细塞牙痛处。取根捣成饼，敷在眉心上。

（贵阳）

（四）

【主治】 大舌(重舌)。

【处方】 巴豆半粒，饭 5 粒。

【用法】 共捣成饼，取黄豆大 1 粒，贴眉心，起泡后去药即好转。

（贵阳）

（五）

【主治】 视神经萎缩或眼球萎缩入内。

【处方】 老姜31克。

【用法】 姜炮热，捣烂，包眉心。一日一次。

（杨昌文）

—244—

第六节 后颈窝（哑门穴）治病方剂

（一）

【主治】 眼球突出。

【处方】 鱼腥菜31克，田螺3个。

【用法】 共捣烂，包在后颈窝，一日一次，眼球自然收缩。

（艾维金）

（二）

【主治】 吐血、鼻血。

【处方】 白术、莪术各10克，熟地19克。

【用法】 共研末，调水敷后颈窝。

（王开寿）

（三）

【主治】 哮喘。

【处方】 毛茛叶6片。

【用法】 捣烂，取蚕豆大一粒贴后颈窝或大椎穴，可止喘。喘止去药。如起泡，注意消毒防感染。

附：漆姑草、野棉花、鹅不食草、毛茛等药均可按上法治哮喘。

（印江）

第七节 背心（身柱穴）治病方剂

（一）

【主治】 哮喘。

【处方】 白芥子156克，白芷10克，轻粉6克。

【用法】 共研末，加蜜在铜锅内煎成饼。包贴在背心第三脊椎骨处。如觉心中难受，是药有反应，即去药。五日贴药一次。至愈为止。

（张玉峰）

（二）

【主治】 呕吐。

【处方】 生姜1块。

【用法】 捣烂，推擦患者背心，并包在背心上。另用灯心1克、灶心土(伏龙肝)10克水煎服。

（广顺）

（三）

【主治】 乳腺炎(未溃者)。

【处方】 小棉花菜(菊科植物细叶鼠曲草)31克。

【用法】 捣烂，包在患乳对侧肩甲骨背心处。

（独山）

（四）

【主治】 小儿感冒。

【处方】 生姜1块。

【用法】 打碎研末，撵纸上，贴在患儿背心。一日一次。

（正安）

（五）

【主治】 伤风发烧。

【处方】 生青蒿、萝卜菜、沙糖各16克。

【用法】 共捣烂，包在背心。一日一次。二次即好。

（纳雍）

—246—

（六）

【主治】 百日咳。

【处方】 麻黄粉1.5克，面粉、甜酒各10克。

【用法】 制成药饼，贴在背心第三脊椎骨背心处。一日换药三次。

（贵阳）

（七）

【主治】 胃痛。

【处方】 新鲜毛茛叶5片，红糖等量。

【用法】 共捣烂，包在胃俞穴及背心。自觉包药处有蚁行感时，即去药。如起泡，不刺破，任自吸收。如不起泡，三日包药一次，数次痛止。

（验方）

第八节 前心窝（鸠尾穴）治病方剂

（一）

【主治】 胃痛。

【处方】 折耳根全草31克。

【用法】 切细，桐油炒热，包前心窝。十分钟即止痛。

（荔波）

（二）

【主治】 胃痛。

【处方】 射干、蜘蛛香各16克。

【用法】 共捣烂包前心窝，冷痛热包，热痛冷包。立刻止痛。

（金沙）

（三）

【主治】 结核性腹膜炎。

【处方】 鸡矢藤根皮、两面针(芸香科植物竹叶椒)根皮各31克。

【用法】 共捣烂，加甜酒拌匀，包前心窝及痛处。一日一次。

（余庆）

（四）

【主治】 大便秘结。

【处方】 大苋菜(商陆)根10克。

【用法】 研末，水调，敷前心窝。

（毕节）

（五）

【主治】 喘咳。

【处方】 白矾 3 克，蜂蜜 6 克。

【用法】 将蜜调白矾粉，擦前心窝。一日三次。

（贵阳）

（六）

【主治】 小儿高烧。

【处方】 鸡蛋 1 个，桐油16克。

【用法】 取桐油调蛋清，摊纸上，敷在患儿前心窝，数小时即退烧。

（金沙）

（七）

【主治】 小儿肺炎。

【处方】 百草霜(或柴灰)、燕窝泥各31克。

【用法】 醋(或酸水)调饼，敷患儿前胸窝，数小时即退热。

（金沙）

（八）

【主治】 肝硬化。

【处方】 阿魏10克，薄荷油适量。

【用法】 研末调油，摊布上，贴痛处。一日换药一次。

（验方）

第九节 脐眼（神阙穴）治病方剂

（一）

【主治】 气痞腹痛。

【处方】 蜘蛛香16克。

【用法】 捣烂，研末，包脐眼。每日一次，数次可消。

（贵阳）

（二）

【主治】 妇女血气痛、腹胀成痞块。

【处方】 鳖甲、土烟杆各31克。

【用法】 炕干，研末，酒炒，包脐眼。

（谭子清）

（三）

【主治】 痞块。

【处方】 鳖鱼(团鱼) 1 个，苋菜1000克。

【用法】 将苋菜煎水浓缩，再与鳖鱼熬成浓膏，取适量摊纸上，贴脐眼或痛处。

（贵阳）

(四)

【主治】 疝气。

【处方】 爬地黄(报春花科植物金爪儿)叶1小把。

【用法】 捣烂，装在小酒杯内，盖覆在患者脐眼。每日换药二次。

(贵阳)

(五)

【主治】 疝气。

【处方】 酢浆草、天胡荽各16克。

【用法】 上药加热饭16克，共捣烂包脐眼。每日换药二次。

(独山)

(六)

【主治】 肝脾肿大。

【处方【 阿魏、硼砂各31克。

【用法】 共研末，白酒调敷脐眼，外用布带捆紧。敷药后，尿量增加。三日换药一次。

(铜仁)

(七)

【主治】 水肿。

【处方】 大蒜3头，螺蛳3个，车前子10克。

【用法】 共捣烂，炒热包脐眼。

(贵定)

(八)

【主治】 水肿。

【处方】 甘遂、甘草各31克。

【用法】 将甘遂研末，水调涂脐眼。另用甘草水煎服。一日一剂。

（符功模）

（九）

【主治】 尿闭。

【处方】 甘遂31克，苡仁米16克。

【用法】 炕干，研末，水调成膏，敷脐眼。数小时后排尿。

（毕节）

（一〇）

【主治】 尿闭。

【处方】 红商陆根16克，寸香1粒（米粒大小）。

【用法】 先将寸香放在脐眼内，盖纸一层，再将捣烂的商陆粉敷在纸上。数小时尿自利。

（张志锋）

（一一）

【主治】 小儿隔食发烧。

【处方】 土知母（鸢尾科植物鸢尾）根31克，鸡蛋1个。

【用法】 将药捣烂，调蛋清，敷患儿脐眼。数小时烧退食消。

（祝大富）

（一二）

【主治】 隔食发烧。

【处方】 鸡矢藤63克。

【用法】 捣烂包脐眼。

（汪天福）

（一三）

【主治】 腹泻。

【处方】 细辛、荠子粉各3克。

【用法】 共研制成蚕豆大的丸子。将药丸放脐眼，纱布盖上，固定好。一次止泻。

（独山）

（一四）

【主治】 婴儿腹泻。

【处方】 胡椒粉、花椒粉各0.3克。

【用法】 上药包患儿脐眼内，固定。一次止泻。

（独山）

（一五）

【主治】 红白痢。

【处方】 黄瓜藤16克。

【用法】 煅存性，研末，酸水调成饼，包脐眼。

（杨进潮）

（一六）

【主治】 蛔积。

【处方】 火葱31克，蜂蜜16克。

【用法】 共捣烂包脐眼，每日一次，蛔虫自下。

（王显章）

（一七）

【主治】 蛔积。

【处方】 梧桐树皮63克，吴萸树根皮16克。

【用法】 捣烂，包脐眼。蛔虫由大便下，包时不得超过二小时，否则有损中气，引起惊厥。

（贵阳）

（一八）

【主治】 蛔积。

【处方】 白杨树皮、石蒜各31克。

【用法】 共捣烂，包脐眼。

（陈焰春）

（一九）

【主治】 蛔积。

【处方】 花椒16克，贯众、苦楝皮各31克。

【用法】 加水熬成浓膏，外包患儿脐眼。即下蛔虫。

（赫章）

（二〇）

【主治】 小便失禁。

【处方】 当归31克，丁香10克。

【用法】 研末，水调成饼，包脐眼。本方尤宜于妇女的小便失禁。

（朱宗福）

（二一）

【主治】 遗精。

【处方】 甘草、甘遂各3克，膏药1张。

【用法】 共研末，拌匀。放在脐眼上，将膏药固定在药粉上。二日一换。多次自愈。

（杨海林）

（二二）

【主治】 盗汗、遗精。

【处方】 文蛤（五倍子）3克。

【用法】 炕干，研末，用自己唾液调药成饼，贴脐眼。

—253—

一夜一次。

附：上方加等量的首乌粉，包脐眼，治结核性的盗汗。上方加等量的白矾粉，包脐眼，治高烧。

（贵阳）

（二三）

【主治】 急性黄疸。

【处方】 黄栀子16克，鸡蛋1个，面粉6克。

【用法】 栀仁研末，调蛋清与面粉成饼，包脐眼。每日换药一次。

（赤水）

（二四）

【主治】 阳萎。

【处方】 大附子1个(约重46克)，五味子、炙黄蓍、硫磺各6克，穿山甲2片，寸香0.3克，白酒250毫升。

【用法】 先将大附子挖空后，将五味子等药共捣细，纳入大附子中，加白酒用微火煮大附子至酒干，取出大附子捣如膏。先将寸香放在脐眼内，再将附子膏盖在寸香上，包好固定。三天后取下。十日一次，三次有大效。

（贵阳）

（二五）

【主治】 小儿肺炎。

【处方】 葱白、艾叶各6克。

【用法】 共捣烂，包患儿脐眼。另取一份，在虎口上刺出微血后将药包上。烧退即去药。

（李家清）

（二六）

【主治】 小儿肺炎。

【处方】 白毛夏枯草、青蒿各31克。

【用法】 捣烂包脐眼，热退后去药。

（镇远）

（二七）

【主治】 白喉。

【处方】 苕叶细辛（马兜铃科植物杜衡）、米饭各16克。

【用法】 共捣烂包脐眼。

（赤水）

（二八）

【主治】 痛经。

【处方】 白芷、五灵脂、青盐各6克，生姜1片。

【用法】 共研末，将脐眼消毒后，取药粉3克放脐眼上，盖上生姜，用艾灸之，以自觉脐内有温热感为度。二日一次。三次可愈。

（验方）

（二九）

【主治】 人工流产。

【处方】 虎耳草（虎耳草科植物虎耳草）125克。

【用法】 将生虎耳草捣绒，加酒少许，敷在孕妇脐眼周围。用纱布包扎好，一夜之间，可使胎儿流产。此方只适用于怀孕百日内者有效。

（开阳）

第十节 脐下(关元穴或气海穴)治病方剂

（一）

【主治】 腹水（水臌）。

【处方】 巴豆13克，水银6克，硫磺3克。

【用法】 共捣成饼。放在脐眼下面，用棉花纱布扎好。一小时后，水从小便下。肿消后，即用桑白皮31克（或皂角树皮31克）水煎服，可预防腹肿。然后进以补剂。

（李春秋、黎用章）

（二）

【主治】 小便不利。

【处方】 鲜车前叶31克，盐1.6克。

【用法】 捣烂，加盐炒热，包脐下。

（广顺）

（三）

【主治】 心脏性或肾脏性水肿。

【处方】 车前子、茯苓各19克，大蒜1头，黄瓜皮1个，猪苓10克。

【用法】 先将车前子、猪苓、茯苓炕干，研末。再同大蒜、黄瓜皮捣烂，调成饼。包贴在患者脐下，能利尿消肿。

（雷安文）

（四）

【主治】 经闭或来经过少。

【处方】 仙鹤草根31克，香附子3克。

【用法】 捣烂调饼，包在脐下。另用一份水煎服。

（铜仁）

（五）

【主治】 小儿疝气。

【处方】 蛇床子31克。

【用法】 研末，用丝帕包好，烤热，急熨患儿脐下。一日三次，每次十分钟。

（梅文光）

（六）

【主治】 小儿尿床。

【处方】 生姜31克。

【用法】 捣烂，炒热，于临睡时包在脐下。

（验方）

（七）

【主治】 胎动不安。

【处方】 灶心土（伏龙肝）16克。

【用法】 研末，水湿润，涂脐下。

（王吉安）

第十一节 脚心（涌泉穴）治病方剂

（一）

【主治】 下肢风湿痛、高血压。

【处方】 吴萸31克，生姜3克。

【用法】 研末，酒炒热，包患者患肢脚心（或包两脚心）。

（曾坤堂）

（二）

【主治】 风湿关节炎。

【处方】 吴萸16克，大蒜1头。

【用法】 共捣烂，包患侧脚心。一日一次。

(斑元信)

(三)

【主治】 催产。

【处方】 生夏枯草1把。

【用法】 捣烂，包在产妇两脚心。生儿后，即将药移包头顶。可保产无忧。

(岑文方)

(四)

【主治】 难产。

【处方】 蓖麻仁5粒。

【用法】 捣烂包产妇右脚心，可催产。如儿已生，将药包头顶，能保产安全，又免吊茄。

(苏奎先)

(五)

【主治】 眼翳。

【处方】 牛奶奶根(胡颓子科植物秋胡颓子)、满天星(天胡荽)各31克。

【用法】 捣烂包患者两脚心。每晚包一次，连续七次。

(周济生)

(六)

【主治】 头风(高血压病)。

【处方】 吴萸46克，硫磺、面粉各16克。

【用法】 研末拌匀，酒炒热。包脚心，用男左女右法。

(钱洪初)

(七)

【主治】 火眼、白口疮。

【处方】 生南星、生大黄各16克。

【用法】 共研末，醋调敷脚心。

（余铁安）

（八）

【主治】 高烧。

【处方】 热水1盆，酒精31毫升。

【用法】 将患者双脚泡在热水中，约十分钟，把脚擦干，再用酒精擦双脚心，高烧自然下降。

（曹德华）

（九）

【主治】 高烧不退。

【处方】 生附子63克，面粉31克，葱16克。

【用法】 生附子研末，和酒调面粉，包脚心，一小时后，引热下行，高烧自降。又，减半量治鼻渊。

（谭绍尧）

（一〇）

【主治】 吐血、衄血、倒经、久泻、牙出血、暴泻、痢疾、呕吐。

【处方】 大蒜31克至63克。

【用法】 捣烂，将蒜泥分包两脚心。引热下行后，脚心发热，鼻有蒜气时即效。包蒜时，先将猪油擦脚心，以免起泡。

（李德荣）

（一一）

【主治】 咳喘、脚气冲心、小便不利、阴肿、小儿感冒。

【处方】 白矾31克。

【用法】 研末，醋调包脚心。每日一次。

（陈子康）

（一二）

【主治】 偏头痛。

【处方】 生姜63克。

【用法】 煮熟，捣烂包脚心。左边痛包右脚心，右边痛包左脚心。

（石仲香）

（一三）

【主治】 咳嗽哮喘。

【处方】 胡椒7粒，桃仁10粒，杏仁4粒，栀仁3克。

【用法】 共捣烂，蛋清拌成糊状，男左女右包脚心。又治高血压。

（贵阳）

（一四）

【主治】 麻疹并发肺炎。

【处方】 黑丑、白丑各10克，白矾156克，面粉125克，醋适量。

【用法】 将二丑研末，加面粉用醋调成糊状，加入白矾粉混合，摊在纱布上，包两脚心。一日一次。

（大方）

（一五）

【主治】 惊风、脐风、发斑、发狂、心胸虚热、发痧、五官一切虚火发炎。

【处方】 生附子5克，吴萸10克，面粉16克，醋适量。

【用法】 先用两手擦患者脚心，以发热如火时为度。小儿手法要轻。然后将上药共研末，调饼蒸热。贴敷脚心。男左女右，用布包好。小孩药量减半。病人包药后，卧床休息。如重病者，可将上药一剂，醋煎汤内服。

（都匀）

（一六）

【主治】 阴虚头痛（下午及夜间剧痛）、小儿抽搐。

【处方】 吴萸子16克，生姜31克。

【用法】 吴萸研末，生姜捣烂，共炒热，喷白酒一口在药上，包脚心。

（莫云湘）

（一七）

【主治】 头部一切炎症。

【处方】 1.吴萸、附片各16克。 2.生姜、盐附片各31克。

【用法】 两方各炕干研末，醋调，包患者双脚心。上两方交替使用，一夜一次。

（董国萱）

（一八）

【主治】 小儿流口水过多、白口疮、感冒、咳嗽。

【处方】 生南星31克。

【用法】 研末，调醋敷两脚心，或男左女右包一脚心。

（赫章、晴隆）

（一九）

【主治】 阴部水肿。

【处方】 鲜锯锯藤（茜草科植物猪殃殃）全草31克，枯矾

3克。

【用法】 捣烂，包脚心。约一小时后，小便增多，阴肿消失。

（独山）

（二〇）

【主治】 胎儿横位。

【处方】 1.蓖麻125克。2.枳壳、丝瓜络各16克。

【用法】 先用1方蓖麻仁捣烂分成四份，分包两脚心及两耳叉。另用2方水煎服，每日一剂，正位即止。

（黎明）

第十二节　手心（劳宫穴）治病方剂

（一）

【主治】 小儿惊风。

【处方】 野蓖麻（茄科植物曼陀萝）花6朵，面粉31克，鸡蛋1个。

【用法】 共捣烂，制成丸子二个，包在两个手心。可以止抽搐。

（梁锦芳）

（二）

【主治】 小儿心热夜惊。

【处方】 生栀仁、桃仁、杏仁各7粒，白芥子3克。

【用法】 共研末，加面粉，调蛋清成饼，将饼包在患儿手心。男左女右，于睡前使用，次晨取下。如患儿手心出现青紫色，夜惊自愈。

（柴其仁）

（三）

【主治】 口眼㖞斜。

【处方】 鲜的蓖麻叶1张。

【用法】 捣烂。如嘴向左歪，药包右手心，向右歪，包左手心。一天换药二次。

（贵阳）

（四）

【主治】 风火牙痛(牙周炎)。

【处方】 旱莲草1小团，盐少许。

【用法】 将上药放在患者手心内，两手揉搓。每日三次，每次十分钟。牙痛自止。

（贵阳）

（五）

【主治】 腋窝淋巴肿大、无名肿毒。

【处方】 生川乌、生草乌、生半夏、北细辛各3克，大枣10克。

【用法】 将上药研末，大枣去核共捣如泥，盐水拌调，搓成丸子一个(大如鸽蛋)。如左腋红肿或有毒疮时，将丸子一个包在右手心，右腋有病包左手心。左腿窝有病，移包右脚心。再用阎王刺根62克水煎服。卧床盖被发汗，汗出肿消。

（武大觉）

第十三节 五心(手心、足心、前后心、眉心)治病方剂

（一）

【主治】 狂症。

【处方】 石菖蒲31克。

【用法】 研末，酒拌，制成丸子如蚕豆大。将一丸推揉患者手心、足心、背心、前心。再将六丸分别用胶布包在手足心及前后心上。每日治疗一次。同时另用朱砂6克，白蜡10克蒸鸡蛋吃。一日一剂，连服三剂。

（周惠达）

（二）

【主治】 小儿夜惊啼。

【处方】 朱砂3克。

【用法】 井水调朱砂，涂五心，每夜一次。又将银花16克水煎，夜服。

（石世江）

（三）

【主治】 小儿高烧。

【处方】 盐水适量。

【用法】 将盐水搽患儿五心及头顶心。半小时搽一次。

（蒲海云）

（四）

【主治】 麻疹下陷。

【处方】 火葱、生姜、红浮萍各16克。

【用法】 共捣烂，酒炒热，布包，趁热推擦患儿五心处。

（杨瑶之）

（五）

【主治】 麻疹不出。

【处方】 葱头3枝，胡椒10粒，红糖10克。

【用法】 共捣烂，调成糊状，敷患儿五心，数分钟即出。

（都匀）

（六）

【主治】 中暑发痧。

【处方】 食盐1把。

【用法】 将盐揉搓患者五心，搓出红点为度，即时轻松。

（都匀）

第十四节 寸口(列缺穴)治病方剂

（一）

【主治】 传染性肝炎、口腔炎、淋巴结核、翳子、火眼、牙痛、喉痹等。

【处方】 毛茛适量。

【用法】 将全草捣烂，加甘油少许，取黄豆大一粒，敷在寸口上。敷药前，先将有孔的纱布一块，固定在寸口上，再将药敷上，一小时后，起泡去药。用消毒针挑破，流黄水，用药棉包好保护。

（贵阳）

（二）

【主治】 急性黄疸。

【处方】 天胡荽适量。

【用法】 捣烂，取黄豆大一粒，隔有小孔的纸一层垫在寸口上，再将药敷在纸眼上，男左女右。起泡流黄水，能解热退黄。另用天胡荽31克蒸猪肝内服。多次即愈。

（胡世美）

（三）

【主治】 疟疾。

【处方】 生的石菖蒲1.6克。

【用法】 捣烂，取一粒如黄豆大，于疟前二小时，包寸口上，起泡去药。

（申茂祥）

（四）

【主治】 喉痹、白喉、疟疾、牙痛等。

【处方】 石蒜(或大蒜)适量。

【用法】 捣烂，取一粒如蚕豆大。先垫有孔的纸一片在寸口上，再将药包在纸眼上。起泡后，去黄水，病即好。

（遵义）

（五）

【主治】 小儿感冒。

【处方】 生的银花叶3克。

【用法】 捣烂包寸口。一次即效。

（松桃）

（六）

【主治】 小儿夜惊。

【处方】 生的马鞭草叶3片，米5粒。

【用法】 共捣烂，包患儿寸口。

（松桃）

（七）

【主治】 沙眼。

【处方】 积雪草叶3片。

【用法】 捣烂，包患者寸口，患左眼包右寸口，患右眼包左寸口。一日一次，三次即好。

（赤水）

（八）

【主治】 口腔炎。

【处方】 羊屎条（忍冬科植物黑汗条）叶或野烟（菊科植物天明精）叶1片。

【用法】 捣烂包寸口，隔有小孔的薄纸层，包上药，每日一次。数次可愈。

（金沙）

（九）

【主治】 眼翳。

【处方】 鹅不食草（石胡荽）叶适量。

【用法】 捣烂包寸口，左翳包右寸口，右翳包左寸口。三日一次。

（贵阳）

（一〇）

【主治】 眼翳。

【处方】 白顶草（菊科植物鱼眼菊）叶3片。

【用法】 捣烂，包寸口。左翳包右寸口，右翳包左寸口。二日一次，多次自消。

（晴隆）

（一一）

【主治】 乳痈初起。

【处方】 牛毛毡（莎草科植物飘拂草）、挖耳草（菊科植物金挖耳）、马鞭草、夏枯草各1.6克。

【用法】 捣烂包寸口。左乳痈包右寸口，右乳痈包左寸口。一日一次。以好为度。

（贵阳）

—267—

（一二）

【主治】 丹疹。

【处方】 地麻黄（番杏科植物粟米草）3克。

【用法】 捣烂包寸口。起泡后，丹疹即消。

（遵义）

（一三）

【主治】 上吐下泻、脚转筋、手足逆冷、脉沉欲绝如霍乱者。

【处方】 五倍子3克，吴萸16克。

【用法】 上药分别研末，各用水调。先用五倍子调包寸口，使脉回阳。再用吴萸调水包两脚心，引热下行。吐泻即止。

（龙立光）

第十五节　虎口（合谷穴）治病方剂

（一）

【主治】 牙痛、白喉、喉炎、扁桃腺炎。

【处方】 大蒜（独蒜）1头。

【用法】 捣如泥，包虎口，起泡后，去黄水自愈。

附：上方用大蒜治牙痛加轻粉0.03克。治白喉加明雄黄少许。

（晴隆）

（二）

【主治】 黄疸性肝炎。

【处方】 土荆芥（藜科植物土荆芥）叶适量，食盐少许。

【用法】 捣绒，包虎口，男左女右，起泡后去药。勿挑破，自干、自愈。

（黎平）

第十六节 眼部治病方剂

（一）

【主治】鼻衄。

【处方】灯草1根。

【用法】灯草蘸鼻血，滴一点在患鼻对侧眼角内。一、二次即止。

（六枝）

（二）

【主治】虫牙痛（龋齿）。

【处方】蓝布正（蔷薇科植物水杨梅）叶适量。

【用法】将叶捣成汁，点眼角，闭眼片刻，流泪，痛止。

（贵阳）

（三）

【主治】龋齿痛。

【处方】茜草根1.6克。

【用法】泡开水（或泡人乳）。取汁点患者两大眼角，闭目休息，泪出痛止。

（赫章、龙里）

（四）

【主治】感冒、头痛、痧气痛、少腹冷痛。

【处方】生姜汁适量。

【用法】取汁点眼角（男左女右），泪出汗亦出，自愈。

（松桃、绥阳）

（五）

【主治】 腰痛。

【处方】 生续断根适量。

【用法】 捣烂取汁，兑淘米水，以灯草蘸汁点两小眼角。泪出痛止。

（黎平）

（六）

【主治】 坐骨神经痛、肋间神经痛、腰扭伤、失枕等。

【处方】 硼砂3克。

【用法】 将药放碗中，火上烧化，由灰白色变为纯白色，整体松散，取药放纸上摊平，置地上退火。取一粒如菜子大，放入小眼角内，闭目休息，泪出时，散步活动片刻，痛即好转，或一次痛止。

（洪涛）

（七）

【主治】 伤寒后出现百合病：口苦、尿赤、吐痢、寒热不分、阴阳错乱。

【处方】 梅片适量。

【用法】 取少许点眼角，汗出而解。

（叶华山）

第十七节　鼻腔治病方剂

（一）

【主治】 沙眼。

【处方】 田基黄（金丝桃科植物地耳草）或夏枯草适量。

【用法】 捣烂，塞双鼻孔。一天二次。

（罗甸、三穗）

（二）

【主治】 眼翳。

【处方】 鲜毛莨叶适量。

【用法】 捣烂，塞鼻孔。左眼翳塞右鼻孔，右眼翳塞左鼻孔。至鼻腔自感灼痛时即去药。数日一次。

附：治眼翳塞鼻药，有瓜子金、鱼眼菊、贯叶连翘、元宝草等均可分别按上法治验。

（晴隆、道真）

（三）

【主治】 眼中胬肉。

【处方】 韭菜根1小根，橘子叶1张。

【用法】 橘叶包韭菜根塞鼻。

（赵顺周）

（四）

【主治】 火眼。

【处方】 葱白（或芫荽）少许。

【用法】 捣烂，塞鼻孔。

（验方）

（五）

【主治】 痨咳。

【处方】 枯矾、细辛各6克。

【用法】 共研末，以少许吹鼻孔。每天二次。

（熊昌泰）

（六）

【主治】 哮喘。

—271—

【处方】 白果肉、麻黄各3克。

【用法】 共捣烂，轮流塞两鼻孔。约一小时止喘。

（毕节）

（七）

【主治】 乳腺炎初起。

【处方】 生半夏3克，生葱头3个。

【用法】 捣烂，塞患乳对侧之鼻孔。一日一次。

（晴隆）

（八）

【主治】 乳腺炎。

【处方】 金丝桃叶（或贯叶连翘叶）适量。

【用法】 捣烂，塞鼻。

（贵阳）

（九）

【主治】 小儿高烧。

【处方】 野烟（菊科植物天明精）嫩叶适量。

【用法】 捣烂取汁，滴鼻孔。两鼻孔轮流滴药，十分钟一次，以降烧为度。

（印江）

（一〇）

【主治】 预防流感。

【处方】 鹅不食草31克。

【用法】 用500毫升水泡二小时，文火煮十分钟（多煮失效）。纱布过滤，收存备用，于流行感冒期，取汁滴鼻。一日三次，连滴二天。

（贵阳）

（一一）

【主治】 胆囊炎、肝区疼痛、肝炎。

【处方】 公丁香16克。

【用法】 研末，装瓶备用。以少许吹鼻孔，打喷嚏。一日三次。吹后十分钟痛即止。如治肝炎，吹鼻后流黄水，可促好转。

（李泉水）

（一二）

【主治】 癫痫、神志不清、口吐白沫。

【处方】 牙皂1个。

【用法】 研末，吹鼻孔，打喷嚏即醒。

（赫章）

（一三）

【主治】 头疼欲裂。

【处方】 火硝适量。

【用法】 研末，以少许吹鼻，连打喷嚏即止痛。

（杨政之）

（一四）

【主治】 小儿急惊风。

【处方】 1.吴萸粉少许。2.蛇胆1个。

【用法】 取吴萸粉少许吹鼻，使患儿打喷嚏，即兴奋、苏醒。另用蛇胆半个冲姜开水服。

（李德昆）

（一五）

【主治】 疟疾、眼起蒙皮。

【处方】 地星宿（伞形科植物天胡荽）1团。

【用法】 捣烂塞鼻。如系疟疾，于发前二小时使用。

—273—

（马海清）

（一六）

【主治】 颈下淋巴肿大。

【处方】 地星宿、虎耳草各1团。

【用法】 捣烂塞鼻孔。

第十八节 耳窍治病方剂

（一）

【主治】 病后耳聋。

【处方】 甘遂、甘草各1.6克。

【用法】 共研末拌匀，取少许装入葱管，吹在聋耳内。每日二次。

（贵阳）

（二）

【主治】 久病耳聋。

【处方】 甘遂1节，甘草1片。

【用法】 先把甘遂塞患耳，再将甘草含口中，慢嚼吞咽。一日一次，多次有效。

（贵阳）

（三）

【主治】 牙痛。

【处方】 锯锯藤（桑科植物葎草）叶1把。

【用法】 捣烂取汁，滴患牙对侧耳道。一日三次。

（张良辉）

（四）

【主治】 牙痛。

【处方】 白矾5克。

【用法】 泡酒15毫升，滴患牙对侧耳道。一两次止痛。

（独山）

（五）

【主治】 牙痛。

【处方】 生半夏1粒。

【用法】 塞在痛牙对侧耳道。

（莫云湘）

（六）

【主治】 头痛。

【处方】 硫磺3克，花椒0.9克。

【用法】 共研末，加米饭3克共搓成丸子数个。轮流塞耳，左侧头痛塞右耳，右侧头痛塞左耳。

（毛健恢）

（七）

【主治】 乳痈初起。

【处方】 野叶烟（菊科植物天明精）嫩叶1张。

【用法】 捣烂，捏成二团，在患乳对侧耳道内及耳叉上各放一团。

（方健龄）

（八）

【主治】 鼻血。

【处方】 葡萄藤汁。

【用法】 将葡萄藤一节切断，取汁滴患鼻对侧耳道。一日二次。

（刘程九）

（九）

【主治】 牙龈常出血，渐溃疡、口臭。

【处方】 鱼腥草、花椒各1.6克，菜油少许。

【用法】 上药共捣如泥，加千脚泥少许，制成蚕豆大的丸子数个。轮流塞耳道一个，不可齐塞，继续塞至痊愈为止。

（甘宽才）

（一〇）

【主治】 火眼暴痛生翳、风火牙痛。

【处方】 毛茛叶2片。

【用法】 加生盐少许共捣烂，取黄豆大一粒，敷患眼对侧耳尖上，胶布固定，起泡后去药。五日一次。

（贵阳）

（一一）

【主治】 疟疾。

【处方】 田字草（苹）适量。

【用法】 搓揉一小团，于疟前一小时塞入一侧耳道内。

（李海生）

（一二）

【主治】 喉痹、喉炎。

【处方】 大蒜2瓣。

【用法】 将大蒜削尖，塞在患者耳道及鼻孔内。一日二次。

（都匀）

（一三）

【主治】 高烧发狂。

【处方】 蚯蚓10条，白糖31克。

【用法】 共泡水中，使溶化后，取汁滴双耳内。并取一杯内服，能退热、安神。

（张心余）

（一四）

【主治】 流腮。

【处方】 雄黄、蛇蜕（存性）各少许。

【用法】 纸包成小支，塞患侧耳道。单用蛇蜕三分，搓成管状，塞患侧耳内（双腮痛即塞双耳），均效。

（贵阳）

（一五）

【主治】 热病引起失音。

【处方】 水井中的青苔1团。

【用法】 捣烂成汁，滴入耳中数滴，又滴鼻中数滴。一日三次。

（熊子安）

第十九节 口腔治病方剂

（一）

【主治】 狐臭。

【处方】 甘遂31克，甘草16克。

【用法】 将甘遂研末，水调包敷腋窝狐臭腺。再将甘草水煎慢咽当茶喝。七日照上法治一次，每次敷四小时取下，敷药时，即口服甘草水。

（万重根）

（二）

【主治】 小儿声音嘶哑（由燥热引起）。

【处方】 虾蟆胆1个。

【用法】 取胆汁点患儿舌上。一日二、三次，即可逐渐恢复正常。

（刘如贤）

（三）

【主治】 蛾子不能开口。

【处方】 分葱适量。

【用法】 捣烂，将葱擦患者牙床，口即可开。

（吴荣昌）

（四）

【主治】 中风牙关紧闭。

【处方】 乌梅肉1个。

【用法】 捣烂，擦牙龈。

（验方）

（五）

【主治】 风痰头痛。

【处方】 栀子仁1个，蜂蜜少许。

【用法】 栀仁研末，调蜂蜜，敷舌上。能催吐、止痛。

（贵阳）

（六）

【主治】 牙痛。

【处方】 巴岩姜（骨碎补）16克。

【用法】 切细，泡开水，含漱数次，即止痛。

（大方）

（七）

【主治】 白喉。

【处方】 杨梅树里皮16克。

【用法】 煎水含漱，片刻薄膜即脱，喉即轻松。

（验方）

（八）

【主治】 白口疮（口腔炎）

【处方】 毛茛根2蔸。

【用法】 捣烂，放在竹筒内，以一端对患儿口中吹气。一天三、五次，一次半口气。

（曾益民）

第二十节 前阴治病方剂

（一）

【主治】 子宫寒冷。

【处方】 五味子、丁香各10克。

【用法】 共研末，以纱布包好，消毒后纳入阴道为坐药，一夜取出，子宫自然暖温。

（贵阳）

（二）

【主治】 滴虫炎阴痒。

【处方】 橄榄核3克，鸡蛋2个。

【用法】 将橄榄核炕干研末，鸡蛋煮熟，用蛋黄榨取蛋黄油，用棉花一团制成一棒形，将蛋黄油调橄榄核粉，敷在棉花棒上成坐药，塞阴道内，吊一线在外，夜塞昼取，一次即止痒。

（易文轩）

（三）

【主治】 月经不通。

【处方】 土大黄（蓼科植物土大黄）、茜草各适量。

【用法】 共捣烂，纱布包成小团，塞入阴道。一日一次，数次可通。

（左锡渠）

（四）

【主治】 白带。

【处方】 北细辛1.6克。

【用法】 将细辛折断成一寸五分长的小节，捆成一束，中间衬一小木棍，等长，扎好后，吊一线在外，塞入阴道内。一夜一次，白天取去，轻者一次，重者三次即好。孕妇忌用，以防坠胎。

（王桂芬）

（五）

【主治】 男子尿闭。

【处方】 食盐少许。

【用法】 将盐装入细竹管或鹅毛管中，导入阴茎内。一次即通。

（周素华）

第二十一节 肛门治病方剂

（一）

【主治】 便秘（实结）。

【处方】 细辛、皂角各3克，葱16克，蜂蜜31克。

【用法】 上药研成细粉，将蜂蜜用文火煎至“滴水成珠”，将药粉搅匀，成为如蚕豆大一丸，用皮纸包好，用时将丸药塞入肛门，每次一至二丸。一次即通。

（贵阳）

（二）

【主治】 便秘（虚者）。

【处方】 生姜1块。

【用法】 削成椎形小棒，插入肛门内。一小时后，可排大便。

（贵阳）

（三）

【主治】 久病津枯便秘，无力下便者。

【处方】 分葱1根，蜂蜜少许。

【用法】 将蜂蜜装入葱管内，以粗的一端塞入肛门内，半刻即下。

（贵阳）

（四）

【主治】 大便寒结。

【处方】 大蒜1瓣。

【用法】 大蒜去皮，烧热，塞入肛门。

（贵阳）

（五）

【主治】 蛔积。

【处方】 川青矾（胆矾） 3克。

【用法】 研末，用棉花包成三小包，每日用一小包塞入肛门内。三日蛔虫自下。

（黄国元）

（六）

—281—

【主治】 蛲虫病。

【处方】 石榴皮、百部各31克。

【用法】 水煎，每晚用药水灌肠一次。

(正安)

(七)

【主治】 寸白虫病。

【处方】 蛇床子、苦楝皮各10克，皂角16克，防风1.6克。

【用法】 共研末，蜂蜜炼为丸如黄豆大，将三丸于临睡时纳入肛门。一日一次。

附：如肛门奇痒有虫积，用芫荽9克，熟蛋黄1个。将芫荽炕干，研末，加蛋黄同捣烂，和麻油调拌，用一团塞入肛内。每晚一次。

(杨海林)

(八)

【主治】 痢疾。

【处方】 独脚连（七叶一枝花）1个。

【用法】 用刀削尖，塞入肛门内，半小时后，痢止。

(李树文)

(九)

【主治】 男女缩阴症。

【处方】 生姜1块。

【用法】 用刀削尖成椎形，以尖端放在火中烧热，插入患者肛门内，并可在会阴穴烧灯火一壮，即可恢复正常。

(都匀)

(一〇)

【主治】 脱肛。

【处方】 杏仁10克。

【用法】 将杏仁捣烂如泥。贴在脱肛处，扎紧。一日一次，脱肛自收。

（张仁荣）

（一一）

【主治】 内痔。

【处方】 草乌粉1.6克。

【用法】 将草乌粉调唾液，以少许搽肛门内，内痔即翻出。再用矾石水搽，即干枯而愈。

（开阳）

（一二）

【主治】 外痔。

【处方】 雪上一支蒿。

【用法】 用上药磨鸡蛋清外搽患处。一日二次，多次自愈。

（贵阳）

（一三）

【主治】 红痢。

【处方】 吴萸子叶、生姜各16克。

【用法】 共捣烂，在锅内炒热，包在患者尾椎骨长强穴上。二十四小时去药即好。

（谢胜朝）

（一四）

【主治】 小儿高烧。

【处方】 薄荷、银花各13克，荆芥、蝉花、淡竹叶、明党参、淮山各10克，夏枯草、甘草各6克，大枣3个。

【用法】 上药水煎，留小量灌肠，内服一杯。一日三次，烧即退。

（纳雍）

（一五）

【主治】 腹胀气、肠梗阻、肠麻痹、便秘等。

【处方】 皂角3个，细辛3克，寸香0.3克。

【用法】 先将皂角、细辛研末，再入寸香和匀。将少许药粉装入注射器内，插入肛门内，数分钟一次。有气排出，或便出痛止。

（陆易权）

第二十二节 乳头治病方剂

（一）

【主治】 乳吹、乳腺阻塞。

【处方】 蜂糖罐（蔷薇科植物金樱子）嫩叶1把，红糖少许。

【用法】 共捣烂，外包乳头。

（独山）

（二）

【主治】 中暑发痧、头昏、呕吐。

【处方】 旱烟屎少许。

【用法】 将患者胸膛两侧肌肉（即乳上一寸处），用瓦针刺出微血，用烟屎敷出血处。另用一小粒敷脐眼，固定好。

（雷锡安）

（三）

【主治】 鼻衄。

【处方】 旱烟杆的烟屎少许。

【用法】 将烟屎涂在患者流鼻血的鼻孔对侧乳头上。

（平坝）

（四）

【主治】 自汗（阳虚即醒时出汗叫自汗）。

【处方】 贝母3克。

【用法】 自汗时，用上药研末，调水或唾液成膏，涂双乳头。一日一次，二、三次有效。

（贵阳）

（五）

【主治】 自汗。

【处方】 郁金6克。

【用法】 研末，水调，敷双乳头。一日一次，三剂即效。

（李朝斗）

（六）

【主治】 盗汗（阴虚睡觉后出汗叫盗汗）。

【处方】 黄柏3克。

【用法】 研末，水调，涂双乳。一日一次，三次即效。

（贵阳）

（七）

【主治】 伤寒汗不出、缩阴（囊缩）。

【处方】 牡蛎、干姜各6克。

【用法】 牡蛎煅研成粉，干姜亦制粉，合拌，水调，涂双乳头。再用热水瓶隔布熨乳头，使涂药处发热，出汗，即可恢复正常。

（验方）

第三章 推擦类

什么叫"推擦"？推擦是通过手指与药物两个方面的作用，即把手的力量和药物的作用，运用在病人体表上去的治疗方法。包括推、擦、熨、掐、提、拿、揉、括、敲、点、搬、打、拍等手法。有时单用手法，有时是手法与药物齐用。现将民间流传的推擦手法的内容介绍于后：

推法 用右手拇指或食指的力量，在病人的体表部位，向外推动，慢压推移，使病人筋骨松弛、经络舒畅。肌肤虽然受到一定压力，但不损伤皮肤，这种手法叫推法。

擦法 用右手拇指或食指醮药水，或用拇、食、中三指捏紧药物如姜葱等，用力压在病人的患部皮肤上紧擦。有内向和外向两个方向。擦时，要使皮肤发红为度。这种手法叫擦法。

点法 用中、食二指并拢，一松一紧的轻点穴位，被点处肌肉轻松、精神振奋，这是点法中的补法。如连续用重力急点患部周围肌肉，使痛处麻痹，这是点法中的泻法。这些手法叫点法（又名点穴疗法）。但猛点可以伤人，缓点才能治病。

熨法 用手捏药包在皮上揉熨，或用拇指与手掌烤热在患处熨转，起热敷和兴奋的作用。这种手法叫熨法。

掐法 用拇指顶端掐着穴位，有时用指甲下压，使病人感到疼痛，起到兴奋作用。民间遇昏迷急救时掐人中，又掐症候（痧症）。这种手法叫掐法。

拿法 用五个手指的力量，抓着病人皮肉向上拉扯，如在病人腹部软筋处、背筋处、腰肌处或四大弯筋等处用力提扯，使皮筋发出“拍、拍、拍”的响声，达到“提酸筋”的目的，这种手法叫拿法。

提法 用手拇指及食指的指尖相碰紧，用力挟提肌肉（或将中食二指弯曲成勾，挟提肌肉），如将山根穴上的肉皮提起，一提一放，连续多次，有时蘸水或油来提，使皮肤充血发赤，一般治疗感冒头痛等。在四肢手脚转筋处也可应用，如治中暑。这种手法叫提法。

揉法 将拇指或食指，有时用手掌压在穴位上，顺时针或反时针方向揉转，或向左右揉摆，也有单用拇指蘸油在火上烤热后揉转的，这种手法叫揉法。

敲法 用食、中二指合并弯屈，以指背敲打病人胸背部，如治鱼鳅症（中暑发痧）时，每敲磕一下，皮肉上即起一个小包，使病人感到酸麻而轻松舒畅。这种手法叫敲法。

括法 用指捏古钱或调匙一个，先蘸油或水，在病人四大弯筋或胸背部及头额处，由上向下括，使皮肤充血，出现红块。可治感冒、中暑。这种手法叫括法。又有把食指弯屈，用力由外向内括压，也叫括法。

搬法 将病人手足向左右摇摆，或将病人小腹部两侧筋腱肌肉端起又放下，帮助病人活动，使麻痹的肌腱发生兴奋，这种手法叫搬法。

打法 将拳头在病人胸背部、腿膝部，轻捶慢打，一般所说“捶背”法。这种手法叫打法，也叫捶法。

拍法 用四指或手掌在病人身背部拍打，如拍巴掌，使人筋骨松弛，感到兴奋。这种手法有单掌双掌区别，比如病人感到背上酸胀时，医者在病人背脊两侧，先合掌拍一响，然后将双掌分开，先后各拍在背脊两侧肌肉上，一直不断的分拍到腰部。另一种拍法，是单掌拍，用右手掌蘸冷水拍打病人头额和后颈，可以治疗鼻血，或用手掌蘸水拍患者四大转筋，拍到静脉处现起小结，可治发痧。以上这些手法叫拍法。

民间使用这些手法来治病，种类甚多，如推擦疗法、滚蛋疗法、药物熨擦法、括法等。现分别介绍于后：

第一节 推擦疗法

本法的应用，多以手法为主，但仍不离经络穴位。既利用十二经络的穴位，更多的应用“任督”二脉的穴位。从推擦上的经验来看，我们发现了几个重要的规律：第一，上午不可重推后脑部如头顶、风府、大椎等穴。第二，中午不可重推背心部如身柱、神道等穴。第三，下午不可重推腰脊部如京门、命门、长强等穴。第四，晚间不可重推腹部如关元、神阙等穴。第五，半夜不可重推胸部如鸠尾、膻中。第六，天明前不可重推面部如人中、山根、神庭等穴。犹如人体内有时钟。以上所述的经验，是对推擦疗法有一定指导意义的。若相应的在一定时间内用重力擦那些穴位或附近的穴位，必易发生休克或有病情加重的反应。所以在某些时刻推擦到哪些穴位时，只要出现酸胀感或触电感即算“得气”，就应停止推擦，以免发生昏厥或肌肉失重现象。

兹将部分民间应用的推擦疗法的治病经验，简介于后：

1.治喉痹：喉痹又名蛾子，喉内起血泡如蛾子大，如逐渐肿大，患者将窒息而死。当生喉痹时，根据经验，患者虎口穴必生硬结子一个。先用右手食指和拇指蘸盐水，提拿患者颈动脉及后颈窝大筋，以皮部充血，喉痹即可减轻至好转。次用手指紧揉结子，多次揉搓，结子自消，蛾子亦消。

又法：手捏患者腋窝内大筋，命患者咳嗽一声，蛾即冲破。（杨洪顺、刘世泉）

2.治鼻血：手提患者耳朵尖，用力上提一次，同时口吹患者耳道五次。左鼻孔流血，提右耳尖，吹右耳道，右鼻流血，提左耳尖，吹左耳道，双鼻流血，提双耳尖，吹双耳道，即可止血。

又法：用手指紧捏患者脚后跟，手捏太谿和昆仑双穴。左鼻孔流血捏右脚跟，右鼻孔流血捏左脚跟。（杨甘露、黄仲略）

3.治小儿发烧及咳嗽：用生姜一小块，在热灰中炮熟，取出捣烂，在患儿囟门穴往上推擦七次。又在两手食指及小指两侧面各擦七次。一日二次，即降热止咳。

又法：用拇、食二指在患者天突穴上提拿颈上皮肉，以发红为度，同时用食指轻揉天突穴，以发酸麻为度，可治咳嗽。

又法：用食指蘸姜葱开水，在患儿食指内侧向下推擦十二次，名开六腑，可以退烧。（向食指外侧即拇指旁上推，名为推三关，急如风火，一次推十二回，可以生热，故检验三关时，向上推擦，助长热病势态发展，必须注意）。此法下推可治小儿高烧。（段荣贵、荣金凤）

4.治呕吐：用食指蘸姜葱水在患儿拇指和食指正面向下推擦十二次，可止呕吐。

又法：生姜或食盐炒热擦背心，可止呕吐。

又法：手拇食二指推揉双内关穴、双足三里穴各五分钟，最后轻揉背心一分钟，可止呕，一次有效。（广顺）

5.治食欲不振：葱头擦前心及上腹部。（广顺）

6.治脐腹突然绞痛：双手紧捏患者腋下的总筋五分钟，如不止痛，再捏病人痛侧腹股沟大筋键，即可止痛。（王相贤）

7.治小儿惊风：用花椒泡水，抹在医者拇指及食指上，照下面秩序推擦：（1）头部：用手掐患儿百会穴三次，手法要轻。次在百会穴四方各一寸的部位各掐一次，再掐前额眉上阳曲至曲宾一带，共掐七次，男掐左额，女掐右额；眉心掐七次。（2）双肩井穴各掐七次。（3）手指括双手弯筋各七次，虎口掐七次，太渊掐七次，连括连掐。（4）脊背部，从两侧自上而下括七次。（5）双委中及足跟各掐七次。所有手法均不宜过重，以免伤害小儿身体。

最后用生姜3克，花椒1克，葱1株，水冬瓜皮0.6克，盐1.6克，菜油31毫升，共在火上熬煎出药汁，将油汁搽手指，照前推擦秩序和部位再油擦一次。（杨芸）

8.治急惊风、高热不退：用熊胆0.16克，化水，将滴管吸药入脐眼，手掌推擦，一小时滴抹一次，以退热为止。（杨国军）

9.预防小儿脐风：于婴儿生后三日，用寸香1粒（如米大），酒化后，青布一块蘸药酒，推擦患儿脐眼周围。一日一次，连擦三次。（刘子安）

10.治阳虚不孕：（1）每晚临睡时，用食指在长强（尾骶骨）穴上向下推擦，使该处有发热感。每晚一次，每次十分钟左右，擦时，以不破皮为要。连续一月。（2）内服方：当归、茜草各31克，白荷花6朵，月季花7朵，泡酒1500毫升。早晚各服药酒25毫升，服完为止。（毕方）

—290—

11.治阳萎：将拇指在火上烤热，压在患者命门穴，连续推擦，以热气透入腰内，能使热力感应到尾骶。然后再将仙茅30克，甜酒糟16克，捣烂炒热，包命门穴上。隔日照上法热推一次，包药一次。连续各三次。包药时忌房事。可壮阳。

又法：热水烫洗脚后，将双脚板心紧擦发红，每晚一次，连续半月，可壮阳。（梁锦芳、吴俊雄）

12.治腰痛：将拇指在油灯火上烤热，推熨痛处，以发热为度。再用生姜31克，捣烂，酒炒，包痛处。

又法：用大拇指甲掐刺委中、环跳、命门、肾俞等穴，可减痛，轻者立愈。

又法：先用拇指缓缓推擦命门二分钟，推擦双肾俞二分钟。提拿双委中穴各十次。最后提拿双脚后跟即太豁、昆仑双穴各五下。各穴推拿，以有酸痛感为度。（杨济中）

13.治感冒、头痛：用双手拇指推压风池穴、太阳穴、头维穴，再从百会向神庭穴推擦三次，能止痛。

又法：用双拇指指面从患者头额向两边压紧推擦，先分擦向双太阳穴各十二次，再掐患者合谷穴，各揉一分钟，以酸胀为准。最后用手指提拿颈后及颈前皮筋，以发红为止。

又法：拇食二指将山根穴提拿多次，以发红为度。治感冒、鼻塞。

14.治中暑发痧、恶心头晕：用食指第二节，弯曲隆起，敲压患者背心、胸肋骨肌，被敲处隆起小包，即用大拇指甲压掐，一面敲，一面掐。次用拇食二指提拿四大筋腱（手足弯筋），治完后，用生石灰16克，调冷开水一小碗，澄清后，取上层清汁31毫升内服。病即可愈。

15. 治牙痛：用大拇指甲掐患者合谷、少商、颊车，以酸胀反应到牙痛处，即止痛。

16. 治腹泻：用食指蘸姜葱水在患者拇指及小指根部掌面向外推擦十二次，再向双内关手臂方向推擦各十二次，叫做关二扇大门，可止水泻。

又法：用手掌先在火上烤热，推擦中脘穴、关元穴、气海穴约十分钟，以发热、发疲为度。再用手拇指推擦患者脾俞、胃俞、大肠俞、八髎等穴，亦以发热发疲为度。每穴推擦时，必先烤烫手拇指，反复烤、反复擦，以保持指热为准。一般一至二次即好。（柴金凤）

17. 治小儿大便不通：用食指蘸姜葱水在患儿两手中指的拇侧，向下推擦十二次，可促使大便畅通。（柴金凤）。

18. 治小儿疳积：用食指蘸姜葱水，推擦患儿两小指外侧，向下推擦九次。每日推擦一回，连推七天。另取丁香、广木香各3克，鹿茸10克，共研末，分成七包，每天开水吞服或泡服一包。（柴金凤）

19. 治青光瞎：用拇指推擦患者第七胸椎，逐步向上，推至百会穴，连推三次。另从第七胸椎处起，向左右侧风池穴推擦，各连推三次。每日一回，十日一个疗程，五个疗程有效。内服补肝明目药。每日一剂。（松桃）

20. 治急性黄疸、眼黄、周身黄：用蜂蜜、白酒、面粉各适量等分，拌匀，拇指蘸药揉擦前心和后心，每次各五分钟。一日五次，可退黄。

21. 治呃逆：用患者两拇指少商穴，互相碰擦，由轻至重，由慢至快，加紧挤压，五分钟后即止呃逆。

22. 治脚转筋、缩阴症：病发时，用拇指在长强穴处刺

—292—

压多次，病即好转。（王全安）

第二节　滚蛋疗法

滚蛋疗法，是农村家喻户晓的治疗方法，它取材方便、经济。一般家庭中，年长妇女多会使用。这种疗法对一般伤风感冒、咳嗽、头痛、肌肉酸痛，甚至痢疾、寒腿、风寒湿痹，都具有很好的疗效，不但痊愈得快，而且患者感到十分舒服。所以在农村中，广大群众对它是十分欢迎的。流传在民间的滚蛋法，有热滚法与冷滚法两种，其中以热滚法较为普遍。

热滚法　热滚法，就是利用煮熟而热烫的鸡蛋，在患者头部及全身患处，反复滚转，进行治疗。所用鸡蛋，需要预先处理，即配以适当刺激或驱风散寒的药物（如葱、姜、艾等），共同煎煮。热滚完后，还可利用剥出的蛋白与共同煎煮的药渣，用布包好，热烫皮肤，这样配合治疗，收效更大。

1.热滚法的使用法：

（1）材料准备：在瓦罐中加水两小碗，放入新鲜鸡蛋两个，加入捣烂的生姜30克，葱、艾各16克，共煎煮约一小时。并随时补充损失的水分，使蛋久煮壳硬，蛋壳变成褐色。煮好后，保温备用。本法多配合在推擦、括法后使用。

（2）滚蛋操作：取已处理过的鸡蛋一个，趁热先向患者头额反复滚转，次及颈部胸背四肢。两蛋交换滚擦，并转入瓦罐中继续保温，轮番使用。若蛋壳破裂，将蛋白取出，不要蛋黄，将蛋白与罐内的姜葱，附银戒子一只，共包在纱布内，放在原罐内煮热，提出，挤去部分液汁，继续在患者头额、背、胸、上肢等处热擦。操作完毕，患者已出微汗，再复被静卧即愈。

2.适应症：热滚蛋法对伤风感冒、凉寒咳嗽、发高烧无汗、头晕、全身酸麻、四肢无力、霍乱、痢疾等，均有效。

民间流传经验：由滚蛋后蛋黄所变的形状与颜色，可以判断病情。如发高烧或受凉寒者，蛋黄外表隆起许多小点，称为“麻钉”，由麻钉之多少，可以推断病势之轻重程度。从蛋黄颜色方面辨别，蛋黄现青色者，推知为受寒，蛋黄现金黄色者，则属受热。滚蛋时，如患者几乎不能感觉蛋之热烫，即部位失去热的感觉，民间认为是受病极深，宜每日继续滚蛋，或多在麻木处与受寒处滚烫，必至患者对热的感觉灵敏，蛋上麻钉减少或已不现时为止。

冷滚法　冷滚法，是利用生鸡蛋冷滚治病，以达到清热解毒之目的。此法在广大农村中颇多采用。尤以治蛊毒，应用此法治疗广泛，名为“收蛊”。蛊毒即是无名的“毒素”。如眼忽然肿大、年久头风、痞块及未溃疡的肿毒疔疮等。此外一般皮肤肿胀、红硬发热，亦有采用此法治疗者。

冷滚法的使用法：将生鸡蛋在患处反复滚熨，一日数次，连续三日。三日后将蛋煮熟，剥壳检查，可见蛋黄蛋白已缩成各种硬块。根据蛋黄蛋白收缩的程度，可以判断病症轻重程度，从而决定滚熨次数。在治疗多次后，如煮熟之蛋黄蛋白，渐次分明，则为病势减轻将愈之兆。

第三节　药物烫擦法

药物烫擦法，就是利用各种不同药物，在保温情况下，对皮肤进行烫擦。这种烫擦，一面起热敷作用，一面起刺激作用。同时药物通过皮肤时，部分被吸收，从而达到治病的目的。民间常用以祛寒、除湿，治伤风感冒、皮肤麻痹、肌肉酸痛、关节痛，消肿毒。又可舒筋活血，治跌打损伤。此外，也有使用此法治疗痧症中暑、肚疼、腹泻、呕吐、消化不良等内科疾患。

烫擦法根据不同的病情，有干烫与湿烫之分。

药物干烫法 是不沾水湿，使药物在干热保温状况下，作烫熨的治疗方法。干烫法治疗的病症主要为：

1.小儿积食饱胀：将糯米500克炒热，分成两包，趁热轮流从胸部推擦至小腹部。一日一次，每次十分钟左右，连擦三、五天即可收效。（潘焰燕）

2.疝气：蛇床子63克，炒研为末，用丝巾包药烘热，时时擦熨患者小腹部、脐眼及腹股沟（大腿窝）以至下阴处。每日一、二次，每次十分钟左右。（梅文光）

3.小儿横位难产：青盐125克，炒热，装布袋中，趁热熨产母腹部，其胎儿横位自然转顺，即可安全生产。（李炳章）

4.脱阳急救：葱白250克，炒热，趁热熨患者脐部。上法又治胃肠炎。（夏海清）

5.疝气痛：生的冬青（木樨科植物女贞子）叶1张，在火上烤热，将叶从痛处推揉至阴囊，多次自消。或用毛茛叶1小团，照上法擦，亦有效。

6.病后落发不生：鲜生姜粘姜汁，推擦落发处；后用姜汁抹落发处。一日三、五次。

7.中暑、吐泻：用手握紧炒热盐粉1把，擦患者两臂、两胁、两足心、前心、背心等处，一直擦出紫红斑点为止。可作急救用。

药物湿烫法 药物湿烫法是使用时经常保持一定水分的治疗方法。湿烫法需先将药物炒热研末，酒或水调，布包好，在常温或加热之下，进行烫擦。湿烫法治疗的病症主要为：

1.伤风感冒、肚寒腹痛：取葱白、生姜各63克，捣烂，加水湿润，炒热，分两份，各用白纱布包裹，轮番烫擦全身，药包冷后又加热推擦，使患处或全身发汗发热为止。

2.胃气痛、积食饱胀：取生萝卜叶或萝卜头31克，葱头31克，酒少许，共捣烂炒热，布包好，烫擦腹部痛处。萝卜菜加菜油同捣烂，推擦腹部。

3.急性肠炎：艾叶31克，在锅中炒热，喷酒3毫升，布包，热熨脐眼及脐部四周，冷则烤热再熨，连续半小时。可止痛止泻。

4.上吐下泻：铜钱草（唇形科植物连钱草）31克，捣绒兑酒少许，布包，推擦患者胸腹部，上擦胸腔成川字形，下擦腹腔成川字形，以擦红皮肤为度。可止吐泻。

5.小儿消化不良、腹胀：蜂蜜、分葱、生姜各16克，共捣烂，布包，推擦患儿上腹部。由上向时钟方向旋转，慢推半小时。三日一次，二、三次即好。（胡昌岐）

6.跌打损伤、瘀血肿痛：草乌粉6克，石菖蒲粉3克，生姜、葱白各16克，共捣烂拌匀，布包好，以酒烫热，推擦患处。

7.风湿疼痛：生白芥子粉16克至31克，调热醋，布包，热熨患处。一日二次，多次自愈。

8.四肢麻木：生白芥子粉16克至31克，调热醋，布包。如双手麻木，用药从大椎穴推至背心。如下肢麻木，热熨腰部，从腰椎起向尾骶推擦。如头热足冷，热熨两足心。每次推熨，以发红为度。

9.风湿劳伤、腰痛：包谷七（百合科植物文殊兰）鲜叶1张，火上烤软，略加酒抹搽后，推揉腰痛处或疼痛处，最后将叶包在痛处。

10.脚转筋：蘑芋1个，捣烂，酒调，布包好，在火上烤热，推擦患者小腿肚承山穴、脚背、脚心等处。

11.麻疹不透：红浮萍250克，捣烂，瓦上炒热，布包，推擦全身。将一团包患儿脐眼。

12.支气管炎：指甲花（凤仙花）全草适量，煎水，将渣推擦患者背心一片。

第四节　括　　法

括背治病，是民间通用的治疗方法。常用于治伤风感冒、凉寒头痛、眩晕、全身疲痛或发痧等疾患，小儿惊风、隔食、喉痹等亦适用。括法如使用适当，疾病应手可愈。

此法仅利用古钱一枚，有时用圆骨或汤匙，蘸取桐油或菜油，在患者四肢胸背等处括擦，以括红皮肤为度，如病较重，只括数次，即发现紫红色。还有不用铜钱、汤匙，仅以食、中二指蘸油或冷水，进行捏提，以代替括擦者，叫做提法。刮擦部位，为头额、太阳、鼻梁、颈部、两肩，两手弯、两足弯、前胸（括成川字形）、后背（亦是川字形）。括擦方向，只能由上向下、不可倒括。此系民间秘诀，想是向下括，操作较为方便，容易掌握。但也有经络气血旺注某部位之说。每次括擦，用力适度，以免括伤皮肤。如配合滚蛋疗法，收效更快。

第四章 熏洗类

第一节 熏汽疗法

熏汽疗法，是用水煮药物，使药味随水蒸汽直接熏蒸患处。有全身熏蒸法及局部熏蒸法。其治疗目的有：发汗解表，驱风散寒的热熏作用；治疮疖溃疡、疔癀、眼病等之消毒杀菌作用；治风湿麻木瘫痪之刺激作用；以及其他借水蒸汽之力发挥主药治病之作用等。所用工具并无一致，民间常以家中所用容器为工具，只要使蒸汽直熏患处，即可施行。兹列举部分熏汽治病方药于后：

1.治风湿、瘫痪熏汽疗法：用童便、米汤各半掺合，盛盆内。患者脱衣裤，跨坐盆上，四周用席或布、毯围好。然后取两块烧红的砖，交换置入盆中，即发生大量蒸汽，熏蒸患者皮肤。直至患者全身发汗为止。然后另取桃树皮煮水一盆，进行沐浴。经常进行熏蒸与沐浴，风湿瘫痪可愈。

2.治脚气冲心：用甘松16克，煎水一盆，再将白矾100克放水盆中溶化。患者趁热，将双脚在盆上熏蒸，水冷再热，再蒸，最后用药水洗脚，脚泡热水中，使脚掌发红，脚气自下，其痛即止。

3.治风湿、脚跟不能着地：老砖头1块，人发1团，童便适量。将老砖烧红，人发放在烧红的砖上，即刻将童便泡过的烂草鞋一只，放在砖上，尿气被红火砖蒸出。此时患者将光脚掌，踏在草鞋上，接受尿气上熏，上盖被单，使脚出汗。三日一次，三次即好。

—298—

4.治冷骨风：将蚂蚁窝（树上的较好）1个，煮水熏蒸患处，熏时盖上被单，使患处出汗。三日一次，数次即好。

5.治风湿疼痛：拓石莲（水龙骨科植物抱石莲）、走游草（岩爬藤）、五匹风等分，水煎熏洗患处。

6.治风湿疼痛：红禾麻500克，蒸熏患处。

7.治眼靥（烂眼）：苦楝皮、白杨树皮各31克，熬水在罐子内，将白纸封罐口，在火上炖开，将白纸穿一孔，对眼熏蒸。

8.治小儿疝气（气泡卵）：大过路黄（金丝桃）500克，煎水装罐内，置火上加热，熏蒸阴囊。每日二次，数次即消。

9.治痔疮：

（1）野花生（豆科植物白车轴草）、白金条（八角枫根）、千里光、地瓜藤各31克，水煎后装罐内烧热，熏蒸肛门。最后用药水洗患处。

（2）马齿苋、折耳根、旱莲草、茅草根各63克，青禾麻根31克，水煎熏蒸肛门。

10.治痔漏管：十大功劳根16克，槐花31克，水煎先熏后洗肛门。一日一次，连续十次。如遇患者打喷嚏，其管自脱落。

11.治小儿感冒：葱白、生姜各31克，切细，共煎煮，趁热熏蒸患儿口鼻。一日二次。熏时面部出汗，热气入口鼻内，刺激上呼吸道，即可自愈。

第二节　熏烟疗法

熏烟疗法，就是利用药物燃烧出烟，直接熏在患处，其作用在于收敛、刺激、消炎、止痛，以达到治病的目的。兹举例如下：

1.治牙痛（龋齿）：

（1）用归尾及蛇皮，包在烟卷内，烧烟吸之，使烟气直接熏在痛牙上，可止牙痛。

（2）用明雄黄包在烟叶内吸之，可止牙痛。

（3）用野蓖麻种子（茄科植物蔓陀罗），装在杯中，用炭火一团放入杯内，使之烧烟，用竹管对烟，将烟吸入牙痛处，可止牙痛。

（4）用天仙子（茄科植物莨菪）10克，放在竹筒内，用铜皮一片，烧红放入筒内，可将烟子对准患牙对侧的耳道熏烤，左牙痛，熏右耳，右牙痛，熏左耳。数次即愈。

（5）生鳖甲适量，炕干研末，卷成烟卷，烧烟吸入口内，熏烤龋齿患处。

（6）用曼陀萝子3克，研末撒在烧红的瓦上，竹筒罩着烟，熏龋齿痛处。

2.治喘咳：

（1）年久咳喘，用欵冬花3克，研末，用0.3克卷草烟吸之。一日多次，可止咳喘。

（2）哮喘，用蓖麻叶适量，炕干研末，以1/10比例卷草烟吸；又用曼陀萝叶，以2/100比例与草烟卷烟吸（名喘息烟），有一定止喘作用。

（3）老年哮喘，用细辛、牙皂各10克，王不留行（元宝草种子）6克，艾绒适量，共研末，分成三份，每日以一份分两次放竹筒中烧烟，双鼻孔对烟吸入。

（4）久咳，用向日葵花瓣，晒干卷烟丝吸烟。

—300—

（5）肺虚久咳，用木鳖子、欵冬花各31克，研末，烧烟熏鼻，每日早晚各一次，每次3克。吐涎后，茶润喉。

3.治眼翳：取草屋上陈茅草1把，点燃。火下先放冷水盆一个，水中放银器一只，撒茶叶及米十余粒。患者两手持米筛，隔火睁开两眼向筛看火，并将米筛筛播，直至熏出眼泪为止。熏后，水上浮现油膜。一般经验，以油膜多少来判断疗效。此法盛行于农村。

4.治杂病：

（1）白喉：龙衣（蛇蜕）卷成烟，烟吸入喉。能消白膜。

（2）脱肛：皂角1片，放在碗中烧烟，以纸筒取烟，对鼻孔熏吸入内，多次熏吸，打喷嚏，肛自收缩。

（3）脚心痛：牡荆（马鞭草科黄荆）枝叶1把，放入罐内烧烟，将烟熏脚心痛处。

（4）喉痹：巴豆（去油）1粒，捣烂，纸卷成条，烧烟熏鼻。

（5）头风痛：蒜杆、辣椒、陈皮、皂角、硫磺、蜂崽（幼蜜蜂子）等量，炕干研末，黄纸卷成灸条，烧一端，对鼻吸烟，打喷嚏即止熏。一日三次。

（6）风寒头痛：冰片、白芷各3克，制成灸条，烟熏鼻孔，止头痛，又止牙痛。

（7）产妇血晕：将干漆或破油纸伞，烧烟熏鼻，即时苏醒。

（8）呃逆不止：硫磺、柿蒂各3克，烧烟熏鼻孔，呃立止。

又法：黄蜡撒在草纸上，卷灸条，点火熏鼻，立效。

—301—

(9)痔疮奇痒：柏枝树的锯末(碎枝亦可)适量，全蝎1个，艾叶31克，共入罐中，烧烟熏肛门，一次可止痒，多次自愈。

(10)中风闭症（牙关紧闭、两手握紧）：干茄子杆1把，在屋内烧烟。另用老茶叶水煎灌之，可苏醒。

(11)麻疹不出：干桧柏叶1把，卷成灸条，烧烟熏全身，一次即现。

第三节 浴汤疗法

浴汤疗法，即是用各种药草，煮汤热浴治病的方法。民间古来习俗，每于端午节，即有药农采集百药，入市销售，人人争购，煮成百草浴汤，用以洗浴，据云可驱除百病。这说明浴汤治病，在群众中流行甚广，不仅有治病的作用，而且含有预防疾病的意义。兹举例说明如下：

1.治脚汗：用萝卜皮250克，煮水，趁热洗脚。一日一次，数次止汗。本方如改用白萝卜500克，切片水煎洗脚，一日一次，可治脚气。

2.治鼻血不止：冷水一盆，将患者脚泡在水盆中，手紧捏脚跟或合谷，血自然止。

3.治虫积：蛇床子、苦楝皮各16克，水煎，临睡前洗肛门。

4.治风湿关节炎：红禾麻（荨麻科植物荨麻）、桑寄生各等分，水煎熏洗患处。

又法：野蓖麻（蔓陀罗）根、叶各94克，苍术63克，水煎兑童便一小碗，熏洗痛处，或泡脚掌。

5.治盗汗：桃叶适量，水煎洗澡。

6.治脚气肿胀：用杨柳须根、土一支蒿、威灵仙各等分，煮水。趁热洗浴，并浸泡双脚，可消肿。

7.治跌伤肿痛：取岩五加、刺五加、透骨丹（风仙花根）、八角枫叶枝各等分适量，煮水洗伤处，可消肿止痛。如全身重伤，可加重药量煮水，放木槽内浸泡全身。

8.治冻疮：取干辣椒16克煮水，趁热洗患处，并浸泡，可治冻疮，止痒。

又法：皮硝63克，开水溶化洗患处。

又法：荆芥、茄杆各156克，煮水洗患处。

第五章　膏药类

膏药，是用植物油（如桐油、菜油、芝麻油、蓖麻油及松香等）或动物油（如猪油、狗油及其他兽油等）作为基础剂，再依据不同的治疗目的，加入不同的药物，放在油内浸煎，或以药粉直接掺入油膏内，制成稀稠不同的固体与半固体。然后涂在皮肤患处，或先涂在硬纸、布片及狗皮上，再贴在患处。有些因为不同的治疗目的，又在膏药中心掺上不同的药粉，以达治疗不同疾病的要求。这种膏与药的互相掺用，近来应用也很普遍。

民间膏药，使用范围也很广。有用来治风湿麻木的追风除湿膏；有用来治跌打损伤的舒筋活血止痛膏；有用来治无名肿毒的拔毒生肌膏，也有单纯起保护、保温或发汗等热敷作用，以达到治疗目的的大膏药。古今典籍记载和民间流传的膏药，名目繁多，不胜枚举。

这些膏药使用时，都须事先稍微加热，使其软化，使用后，又借皮肤的温度，保持一定软化状态，以发挥主药的治疗作用。

常见的膏药，按民间习惯，分为大膏药、黑膏药、软膏药、流浸膏药、水糊膏药等五类。

第一节　大膏药

大膏药是将熬成的油膏，加热软化，直接热敷在患处的膏药。它是用松香与不同的油脂，在较高温度下煎熬，并加入各种药粉制成的。热时为软胶汁状，冷时为硬质固体。临用时，回火热化，用以热敷。民间说：有湿热者发汗散热；有寒湿者燥热散寒；风湿疼痛用之驱风除湿。据说有与石蜡疗法相近之处。

大膏药熬法　取油脂置铁锅内，徐徐加热熔化。继续升高温度，煎熬至发出青烟，使油脂内的水分、臭气或杂质挥发殆尽，并随时搅和，一般习惯，多用桃、李、柳、槐等树作为搅棍。待油已熬成半流动体，将锅抬开。等稍冷却，以竹筷挑油，蘸在食指上，试搓捏，如成丝状时，仍抬锅回火。并逐渐加入松香，一面加，一面搅。待松香与油脂熔化调匀，再加入必要之药粉。如需要制成红色膏药，即加红色颜料如油红或紫草同煎。如需制黑色膏药，即加适量的窑烟或百草霜同煎。膏药加好颜料，仍继续急加搅拌。必须达成胶状油膏后，方能抬锅离火，放在阴处退火备用。

熬膏时，需特别注意熬油的火色。如油过老，膏内容易发生硬粒，焦碎不粘皮肤。如油熬过嫩，稀软不好使用，粘污皮肤。这是熬大膏药时保证质量的关键。

使用法　使用时，将已熬好的膏药，在铁锅中用文火熔化，使成为半流动的胶质体。再用木棍两根（各约一尺五寸长、双头直径约一寸）两手各持一根，加以搓搅，使膏药粘在木棍的一端，附成圆团。其大小分量，看敷患处的大小而定。然后将粘在棍端的热膏药入冷水盆内冷却。到手能接触、而不烫手的温度时，用手将粘在棍端的药团刮下，双手将膏在水中揉搓，压成适当大小厚薄的圆块：一般宽度约为直径七、八寸（约25厘米），厚度约为半寸（约16毫米）。此时即趁热敷于患处。如热度已低，不能起热敷作用时，再取下回锅加热，仍如前法重新敷用。

大膏药处方

（1）王金安方：松香7500克，桐油500克，露蜂房粉、草乌粉、南星粉、大红袍粉（抱春花科植物珍珠菜）各125克。

（2）陈继昆方：松香7500克，桐油、川乌各125克，黄蜡250克，红油31克，草乌粉125克。

（3）黄童壁方：松香310克，桐油1500克，透骨丹（凤仙花根）500克，石菖蒲、草乌、黄丹各250克。（此方系先将药在油内浸泡后，再行煎枯，并滤去渣的膏药）。

第二节　黑膏药

黑膏药也是使用与大膏药同样的药材作为基础剂。但使用方法不同，治疗范围亦较广。黑膏药较小而薄，必涂于纸上、布片或狗皮上收藏备用，用时随烤随贴，颇为方便。

黑膏药根据治病目的不同，所用药物种类也多。除因主治的药物同膏药基础剂一同煎熬外，有时还有临时的需要，另外掺入单方药物，配合使用。有用樟脑及黄丹共置膏药中心，点燃后，使药与膏同时熔化而后使用者，可治筋骨疼痛；有加麝香在膏药中心者，能止痛散结；有加偷油婆粉者，可治疗毒；有加斑蝥粉者，可作引泡治疗。此外还可另掺其他药物在膏药中心，治疗不同疾病。如用巴豆粉掺膏，敷贴太阳穴及头顶，可治头风痛，贴大椎及内关穴，可治疟疾；用蓖麻仁粉掺膏药，敷贴脚心可催产，贴前额可安胎；用独蒜、银朱少许共捣，放膏药中心，贴眉心，治白喉；用白胡椒三粒的粉末，掺膏药中心，贴肺俞穴，可治哮喘；用麻黄粉掺膏药中心，贴肺俞穴，治寒咳；用甘遂、甘草粉等分，掺膏药中心，贴肺俞穴，治疟疾，贴脐眼，治遗精；用阿魏、丁香、寸香少许，掺在膏药中心，贴脐眼，治腹绞痛，用阿魏放膏药中心贴天突穴治百日咳；用土狗崽三个，生甘遂0.6克共研末，放在膏药中心，贴脐眼，治小便不通；用丁香及川椒粉放膏药中心，贴脐眼及尾椎，治腹泻；用五倍子粉及枯矾粉同放膏药中心，贴脐眼，可止盗汗；用牛蒡子粉放膏药中心，贴小儿脐眼，治小儿夜啼；用寸香少许，全虫3克，白芥子0.6克，共研末，放膏药中心，贴结核上，可治痰气结核。用黑膏药治疗疾病，作用很大，范围很宽，用药也比较复杂。一般草药医生，几乎人人会熬，个个能用黑膏药。正是"膏药本是一张，各人熬炼不同"。使用者各执一方，或各用一法。一般民间常使用的膏药，也因治病不同，掺药与药剂也各不相同。但基础剂都相类似，都系以油脂、松香与黄丹为主，只是分量的比例差异而已。如用油脂与黄丹煎熬，而不用松香，民间称为"油陀子"，有的只用油脂与松香等分煎熬，而不用黄丹，谓之"子母膏"；有的用松香多而油脂特少，并只在盘内烧熔成膏，谓之“管陀子”。这些都是贵州民间膏药的特点。此外还有分量的差异、主药处方的加减、煎熬技术的高低等，变化万千。在治病方面，都有一定疗效，各有千秋，加之经济方便，颇为群众所乐用。

黑膏药熬法 当各种膏药不加主药时，均称之为基础膏药。现按民间习惯，根据所用基础膏药的不同，将膏药熬法分成四类，叙述于后：

（1）正规膏药：系民间经常使用、草药医生也常使用的膏药。基础剂的配合比例是：桐油500克，松香1500克，黄丹250克。有时也用部分动物油，另加必需的主药。但用动物油时，因胶化较缓，耗时常较用植物油时增加一倍，技术也难掌握，不易硬化，故采用较少。

用植物油时的煎熬法：先将松香置铁锅中，用文火熔化，逐渐升高温度，至全部熔化，挥去水分。待稍有白烟开始发生，即加入部分桐油同煎（如松香500克，常先加桐油31克），随加搅拌，使全部调匀变黑。继将全锅熔化之松香半流动体，倒入冷水盆中，用双手反复搓揉洗涤，并换冷水两三次，然后取出拭干备用。其次，置油脂于锅中，用文火加热，将主药入油中煎熬。待其枯黄，滤去药渣，继续熬炼，油脂则渐变成胶状。此时将油锅抬起，使油稍冷，将已预先抹干处理的松香，截成小块，缓缓放入油中。待松香加完并熔化后，抬锅回火，继续熬成更浓稠的胶状体。然后将锅移出火外，使稍冷，再缓缓将黄丹加入，并强烈搅拌，以免油沸腾，涨出锅外。或于滤药渣后，即将黄丹加入，再放入松香。如此反复煎熬，并能滴水成珠，外现半流动胶体时，即在小火上保持熔化状态。继取备妥的纸片、布片或狗皮，置于左手，右手持筷一支，蘸少量药膏团，放在纸面上。旋转成圆形，大小不等，一般直径约二至五寸（6.6—16.5厘米），厚约一、二分（3.3—6.6毫米），然后对折收存备用。

（2）油陀子：是使用桐油及黄丹煎熬，不用松香，另加其他主药制成的膏药。

制法：先将药物咀片置油中浸泡三昼夜（也可不先浸泡）。熬炼时，将咀片放油锅中用文火煎熬，使药片枯黄，使油脂中水分、臭气挥发殆尽。滤去药渣，使油锅稍冷，缓缓将黄丹加入，加时注意，勿使油沸腾而涨出锅外。并用木棒持续搅匀，继续煎熬。如处方中有非植物性药物，如血余、人中白及血竭、儿茶等，应在此时加入。在煎熬中应注意火色，不让膏药变成如木菌状的硬块。膏药老嫩优劣，此系紧要关键。当煎熬至将近完成时，需两人配合操作。一人用棍急搅，另一人用竹筷随时挑出膏药少许，放入水中检查：如见滴下的药滴漂浮水面，说明煎熬时间不够，火色不足，则膏药过嫩（仍含有少量水分，所以浮在面上），贴在患处太稀，容易移动，并弄脏皮肤和衣裤，如药滴沉入水底，结成珠状不散，膏药即告功成。膏药熬好后，将锅移至阴凉处，照上法摊敷于纸上或布上，收存备用。

（3）子母膏：是桐油、松香等分掺合熬成的膏药。

制法：将桐油置铁锅内煎熬，照熬大膏药的操作，熬至一定时间，抬锅退火。等冷至油在手指上搓揉呈丝状时，即逐渐加入松香，搅拌和匀。继将必要的药粉和入油内，继续煎熬至滴水成珠时，再如前法摊平在纸片上，收存备用。

（4）管陀子：民间称用松香叫“管”，管陀子即是用松香量大、油脂量小的膏药。一般用松香500克，只加菜油

31克，也不用前法煎熬。

制法：将松香置搪瓷盘内，取菜油淋在松香上，点火燃烧，左手持扇一把，右手捏火柱一只，点燃约半分钟左右，即用扇扑灭火焰，如此随燃随灭，至油尽烟少时，油已透入松香内。并借燃烧的热力，已熔化成膏。

黑膏药常用处方 黑膏药处方，浩如烟海，典籍记载，何止万千，民间用药，亦各有秘密。以上四类，仅是民间流行的基础膏剂。常根据不同的治疗目的，配加各种不同主药。今举一般草药医生常用处方数例，叙述于后。

（1）跌打损伤膏：铁筷子、香樟根、大血藤、小血藤各3克，桃仁10克，阎王刺、排风藤各3克，紫金标1.6克，血当归、透骨丹、黄柏各6克，川乌、草乌各3克，血余10克，基础膏500克。

（2）驱风除湿膏：川乌、草乌各16克，南星3克，大风藤、石菖蒲、禾麻草、万年炟各6克，八角枫10克，香樟皮3克，血余10克，基础膏500克。如加狗骨在油中炸或加狗油效果更好。

（3）拔毒生肌膏：半夏、南星各3克，夏枯草、蒲公英各10克，千里光16克，芙蓉叶、独脚莲、天丁、银花藤各6克，基础膏500克。

（4）百草膏：草药百种（十数种亦可），先用水熬成浓汁，再将药汁用文火慢熬成膏，然后与基础膏熔合，每500克基础膏加百草膏125克。

（5）拔脓生肌膏：麻油500克，巴豆仁63克，蓖麻仁16克，鲫鱼125克，蟾酥1个，铅粉310克，血竭、上梅片、乳香各10克，寸香1.6克。

制法：先炸鲫鱼、蟾酥，炸酥之后，再炸巴豆、蓖麻，以枯为度，去掉四味药渣，以油滴水成珠时，下铅粉，搅成膏，倒入冷水中泡两天，退火气。再将膏入锅中熬熔，去水气后，加入血竭、梅片、乳香、寸香等粉。搅拌均匀，放小火上保持熔点，摊牛皮纸上，备用。

第三节　软膏药

软膏药是利用凡士林或其他动植物油（如猪油、麻油、蓖麻油等），作为基础剂，与主药调和而成。软膏药为稀薄半固体或半流动体，有时又加适量黄蜡或白蜡，调节其粘稠度。使用时，临时涂于纸上，或直接敷于患处。

软膏药调制法　调制软膏药，较黑膏药简单，有冷合法及热合法两种。

（1）冷合法：将油脂直接与研细的药末，放在研钵中调合，或共同捣烂至均匀程度。其操作简便而快速。但因系临时研合，如药粉研磨不够细，制成的膏药，就常呈颗粒状。而且由于油脂预先没有加热消毒，对患处可能有一定刺激。同时油脂中水分、臭气等未加热驱除，不能久存。下面举的万应疮膏，蜈蚣猪油膏，就是采用此法调制的。

（2）热合法：将油脂先熔化，并升高温度，排去水分、臭气。然后加入各种生药粉末，再微火煎熬。至药粉枯干，已近焦黄，乃过滤除去药渣，抬出火外，加入黄蜡或白蜡，使成适当稠度，并持续搅拌至完全冷却即成。如需保留药渣于药膏中，可在温度较低时，加入捣研极细并过筛后的药粉，搅拌均匀，至冷即成。下面举的溃疡膏、癞头膏、流浸膏、消肿解毒膏，就是采用此法调制的。

处方及用途

（1）万应疮膏：芦甘石（火煅）16克，梅片（冰片）3克，麻油（或蓖麻油）31克，儿茶3克。

将甘石、冰片、儿茶分别研末，然后按冷合法调制。本方专治各种溃烂的痈肿疮毒、乳痈、背瘩及臁疮等，颇有效。

（2）蜈蚣猪油膏：上冰片10克，白玉金13克，樟脑63克，龙骨10克，蜈蚣2条，白蜡31克，猪板油250克。

用冷合法调制：各药分别研末，再共置大研钵中，一同捣烂至均匀为度。本方专治各种无名肿毒。

（3）疥癣膏：硫磺、雄黄、白矾各10克，凡士林31克。

先将硫磺、雄黄及白矾分别捣研成细粉，混合均匀。然后加凡士林调匀成膏。本方专治疥癣、脓疮。

（4）疥癣膏：橄榄核粉6克，铁锈粉16克，五倍子粉3克，蛋黄油16克至31克。

将各药粉混匀，加蛋黄油调和即成。本方专治铜钱癣、白癣及妇女阴痒。

（5）消炎膏：独脚莲31克。醋煮，晒干，研末，调凡士林成软膏。主治腮腺炎、牛皮癣等。

（6）烫火解毒膏：小种三七（景天科植物垂盆草）250克。水煮软后，晒干，研末，调凡士林制成软膏。主治烫火伤。

（7）消肿解毒膏：蒲公英、千里光、银花各94克。熬成浸膏，再浓缩成固体，炕干，打碎成粉末，调凡士林成软膏。主治无名肿毒。

（8）消炎膏：防风、白芷、细辛各16克，蛋黄油（3个鸡蛋黄煎成的量），桐油500克，黄蜡31克。

先将防风、白芷、细辛熬成浸膏约250克，次将新瓦罐一个装桐油，在火上熬半小时，冬天只熬一刻钟，最后将浸膏、黄蜡、蛋黄油共同装入罐内搅拌，拌后封闭，埋入土内一天，退去火毒，取出备用。本膏专治多年烂疮。用时，先将疮口清洗干净，将药膏敷上，纱布盖好即可。

（9）溃疡膏：防风、白芷各5克，桐油63克，黄蜡、白蜡各19克，鸡蛋1个。

先将桐油加热，打入蛋黄一个，不搅混，在油中进行煎熬，使油中臭气及水分挥发殆尽，然后将蛋黄取出，加防风、白芷的粉末，熬至焦黄，滤去药渣，再加入黄蜡或白蜡，搅拌至冷即成。本方专治臁疮及各种溃疡。

（10）癞头膏：花椒粉3克，马桑树嫩尖7个，硫磺粉10克，菜油16克至31克。

先将马桑尖捣烂，加硫磺、花椒等细粉研合，加菜油调匀，然后在火上热化，即可应用。本方专治癞头白癣。

（11）干疮、脓疱疮油膏：硫磺粉、花椒粉各3克，牛舌片（蓼科植物酸模）根16克，菜油31克，

先将牛舌片捣烂，放在菜油中火煎炒枯，再加入花椒、硫磺粉搅匀，用纱布将药渣包好，再将药包在油中加热，推搽患处。

第四节　流浸膏、水糊膏

流浸膏是将药物加水煎熬成浓汁水膏或糊状水膏，直接涂在患处，或将膏汁涂摊在纱布或纸片上，贴于患处的药膏（最近有人利用白芨或榆树皮和药共同熬煎，浓缩后，成为有

白芨胶或榆树胶的浸膏）。流浸膏使用于清热解毒方面，既方便又效验，颇受欢迎。

水糊膏：是将药研成粉末后，再调入醋、水或酒汁，然后涂在患处的药膏。这类水糊膏使用范围很广，外科中经常使用。

处方及用法

（1）无名肿毒膏：金枇杷（菊科植物黄背三七）、玉枇杷（粉背三七）、接骨丹（水东瓜）、八角枫、苍耳草等分，加盐百分之一，熬成浸膏。专治无名肿毒。

（2）烫火伤膏：虎杖、苦参等分，加盐百分之一，熬成浸膏。专治烫火伤。

（3）皮炎膏：虎杖、苦参、十大功劳、蒲公英等分，熬成浸膏。专治皮炎。

（4）无名毒疮膏：万年青（百合科植物开口箭或万年青）适量，熬成浸膏。专治无名肿毒。

（5）风湿跌打膏：香附63克，蜂蜜31克，醋、盐巴各16克（炒）。

将香附、盐巴共研成粉，加蜂蜜及醋，调成糊状。专治风湿跌打及劳伤，可止痛。

（6）止痛膏：石蚕（虎耳草科植物岩白菜，又名岩菖蒲）根、桑寄生、卷柏等分适量。共熬成浸膏，外搽痛处。

上药又用酒为引，内服，一日三次，每次3克，可治劳伤疼痛。

（7）风湿止痛膏：天南星、三角风、草乌、血当归（菊科植物鲜三七）、白芨各94克，白龙须（八角枫）、红禾麻、大风藤各156克。

—178—

将上药加水蒸煮，熬成浸膏后去渣，再继续煎熬，成糊状时即可。外贴风湿疼痛处。

（8）外伤止血膏：滑榔树（榆科植物榆树）皮500克，仙鹤草250克，水熬成胶膏。外涂伤口，能止血消炎。

（9）鸡眼膏：乳香、没药、红花、生川乌、生草乌、白芷、大黄、甘草各3克，共研末加麦面粉16克，用清水调成膏。涂鸡眼。

（10）皮炎膏：鸦旦子仁适量，研粉，醋调外敷患处。

第六章　拔筒类

第一节　拔筒疗法与治病原理

拔筒疗法是用竹料、瓷料、角质或金属等制成的长圆筒形的筒子或罐子，经操作把筒内空气排除后，压盖在患处或孔穴肤表上，拔吸肌肤，使局部充血，经络畅通，气血调和，达到治病目的的一种治疗方法。

此种疗法，由来已久，根据文献记载，东汉华陀的济急仙方中就有竹筒吸毒法。由于拔筒疗法治疗范围广，疗效显著，所以民间极为流行。

拔筒疗法在民间流行的名称有多种，有称为打罐子、打拔罐、打火罐、拔火罐、打拔筒等，我省称为“拔筒”或“拔角”。拔筒除民间草药医生用来治风湿、麻木、伤科杂证外，很多老年人遇有头痛感冒，都会自己在痛处打上一个拔筒，俗语说：“打个拔筒出个气”。

拔筒疗法治疗疾病与针灸疗法、引泡疗法的功能大体相同，主要是使体表某一部位郁血，通过经络，反应到内脏，以达到应有的疗效。

第二节 拔筒的分类

拔筒一般称为拔火罐，实际上拔火罐仅是拔筒的一种。现在我省流行在民间的拔筒，按其使用方法，至少可分为四种。

第一种系用火炷烧灼而拔的叫火拔筒，又叫火罐。

第二种系用口抽气而拔的，叫冷拔筒。

第三种系用开水煮沸而拔的，叫水拔筒。

第四种系用酒精涂烧筒口，趁火热而拔的叫酒精拔筒。

各种拔筒制造的材料，虽各有不同，而目的及效用则是一致的。兹分述于下：

火拔筒

（1）质料和形状：火拔筒质料，种类繁多，有牛角质、竹质、瓷质、金属质等，近年还有用胶木、塑料等。牛角拔筒，民间常选用黄牛角者，称为“拔角”。用竹质者称为“拔筒”，多选用苦竹制成，据说苦竹对肌肉刺激小，有清热作用。制筒时将适当大小的苦竹，锯取一定长度，刮去外皮，内层亦应车磨光滑，筒内以细沙充满，使之阴干，以免开裂，干后加漆，必要时用弦线加箍数道，既美观，又耐用。瓷质拔筒，多就地取材，有以雪花膏空瓶代用的，有以陶质、瓷质茶杯代用的。

拔筒形状也有多种：如长圆形、牛角形、扁圆形、圆锥形等。一般用在平面的肌肉患处，底口是平坦的，用在不是平面的肌肉患处，底口是半月形的，方能与皮肤紧贴密合，避免漏气。大小也根据部位来定，用在胸背上的要大一点，用在四肢的要小一点。

（2）火炷：火拔筒需用纸炷烧灼筒内，造成部分真空，被拔的部位，肌肉吸入筒内，故起拔吸作用。所用火炷虽有几种形式，但均采用普通草纸，卷成松软而短于拔筒的纸炷，或长于拔筒的纸炷。

（3）使用法：

单纯拔吸法：使用者左手持筒，右手执火炷，将火炷点燃，急投入筒内，火头向筒底，纸头在筒口，立将筒口覆盖在患处（患处宜先用酒精消毒，然后拔吸，以免感染）。操作时必须注意，如将卷成与拔筒相等或短于拔筒的纸炷点燃后，略燃去三分之一或一半时，覆盖在患处，因纸炷下有纸头支撑着，不容易烧到皮肤，这项操作法，叫投炷法。此法使用普遍，初学者亦易掌握。另一种叫闪火法，是将较长火炷点燃，伸入筒内，迅入迅出，不投放筒内，但操作必须熟练，才能做到使筒内空气稀薄，甚至真空，才能起到拔吸作用。此法的优点是：免除病人惊恐，又不会引起皮肤的烧灼危险，它简便、安全、实效。再次是贴纸法，将三角菱形的纸片，贴在筒内，燃烧后，覆盖患处。另一种"闪火法"，是用镊子夹着酒精棉花球，点燃后，塞入筒内，即刻抽出，使筒内真空，盖在患部。

瓦针配合法：为排除局部积脓和瘀血，常经两次拔吸手续，并与瓦针配合使用。其法先在患处将皮肤拔吸，使之隆起，然后取去拔筒，用瓷瓦针或三棱针砭刺患处数针，以出微血为度，再进行二次拔吸，即可由针口处排出血水。根据民

—316—

间经验，如有风寒，拔出的血水中必带有白色风泡；如系溃疡，则有脓汁；如系受伤，即有乌黑瘀血流出。

取拔筒时，只在口底稍加倾斜的压力，筒口漏气，筒即脱落。

冷拔筒

（1）质料和形状：冷拔筒是不用火灶熏烧，也不用热水煮烫，只用抽气方式，即用口抽气，引起筒内负压，达到拔吸作用。所用拔筒是用黄牛角或水牛角制成，呈尖角形，其尖端钻一小孔，用黄蜡塞住备用。此种拔筒，因不用火灶，病人没有恐惧感，操作简单、迅速，是其优点。但因用牛角质购用不便，用嘴抽气不卫生且吃力。这是由“口拔”的方式发展起来的。现在民间还流行有“口拔”的原始疗法，在急用时颇感方便。

（2）使用法：使用时，先检查牛角尖是否有足够的封口黄蜡，次将钻孔疏通，安置拔筒在患处，使底口与皮肤紧贴，然后口含角尖，用力吸气，使角底下面的皮肤，渐渐压缩到筒内，到恰当的时候，用舌尖将黄蜡移动，使之塞住小孔，其筒自然拔紧不脱。其余手续和火拔筒相同，在达到治疗目的后，如需要将筒取下时，用针穿通黄蜡塞住的小孔，筒内通气，拔筒自然脱落。

水拔筒

（1）质料和形状：水拔筒就是利用煮沸的水，将拔筒放在水中同煮沸，使筒内空气膨胀，变成真空，然后迅速将拔筒移盖患处，冷后收缩，即达到拔吸作用。所用拔筒，必选用不因热水浸泡而变形或开裂的，并且以不烫手的材料制成，民间多选用苦竹。此类拔筒操作简单，掌握得当，就容易达到拔吸的要求。农村草药医生多喜应用，一锅中可煮十余个拔筒，随手取用，非常方便。

（2）使用法：煮锅一口，内盛水置火上煮开，锅内同时煮竹拔筒十余个并放草药一把（多为止痛消炎之药，如艾叶、千里光、马鞭草、竹叶、银花藤等）。患者坐锅旁，使用时先将拔筒放水中煮烫，次将拔筒直立开水中，底口向下，使蒸气将筒中空气排出，然后提出去净热水，立即置于病人患处，拔筒即紧贴不脱。

酒精拔筒

（1）质料和形状：酒精拔筒是将酒精蘸在拔筒口底下燃烧，使筒内空气燃烧成为真空状态，然后迅速移盖患处，达到拔吸作用。选用材料，系酒精烧不坏的金属（如白铁皮、锌皮等），其形状如电池一样，也可加大加长或缩小，视需要来决定。

（2）使用方法：取明火酒精灯一只，酒精半杯，以右手持拔筒，底口在酒精内蘸涂后，移到灯上点燃，此时酒精在底口燃烧，发出青光，趁热尚未传到筒身或筒顶时，迅速将拔筒移近患处，将火焰吹熄，再向底口吹气二、三口，使底口略退温，立即覆盖于患处，拔筒即紧贴不脱。也有用棉花着酒精当火炷使用，更为干净方便，但容易烧伤皮肤。

第三节　使用拔筒应注意事项

操作前注意事项

（1）要适合于患者在拔吸时的安全和方便。

（2）在患处消毒，用酒精或浓茶洗净患处。

（3）拔筒保持干净，以免传染。

（4）将应用的器具如瓦瓷针、草纸、手巾、消毒棉花、凡士林及其他消炎用药等备好。

治疗后注意事项

（1）患者如神经衰弱，容易引起昏晕，要注意防止休克。

（2）拔吸后，若有水泡发生，应敷上消炎药粉，以免化脓。

（3）拔筒脱离后，应在患处搽上少量油脂，滋润皮肤，以免起泡。

（4）如系拔脓解毒治疗，在拔筒脱离后，应将患处消毒，包扎好伤口。

（5）使用后的拔筒，应洗搽干净，以免细菌传染。

第四节　拔筒的适应症和禁忌

适应范围

（1）风湿麻木：使局部充血，促进血液循环调节机能。如风湿疼痛，可在患部刺瓦针，加拔筒，能驱瘀活血，散热止痛。

（2）跌打损伤：多用于排除瘀血，调和气血。

（3）风寒感冒：使局部充血，调气血，清除寒邪。如小儿风邪、寒热，用拔筒拔眉心。大人头痛，拔双太阳穴或天庭。

（4）杂症：采用穴位拔吸，辨症施治。

（5）补助针灸作用：刺针后加上拔筒，等于灸条温热疗法。

（6）疮疖治疗：在拔脓排毒解热之后，促使生肌。

禁忌范围

(1)不宜用在体质枯瘦或神经衰弱病者，以免发生休克。

(2)皮肤病患处，不宜拔筒。

(3)孕妇宜忌。

(4)水肿者易生水泡，应忌。

(5)一切不能安静下来的病人，宜忌。

(6)肥胖人，火罐后容易起水泡，应注意。

第七章 针 类

针灸治疗，包括针法和灸法，两者在治病上常是相辅并用的，所以叫做针灸。用针灸治病，主要是针灸能调节神经和调整机能。这种治疗方法，已流传了数千年，成为祖国医学遗产的精华之一。目前民间流传有银针、砭石(瓦针)、弩针(糖药针)、油火针、硫磺针、植物刺针等。现将民间常用的各种针刺法介绍于后，灸法另述。

第一节 银 针

银针是针法中主要的治疗法。"银针"是历代流传的一个专用名词。古代已有银的合金做成的针，民间用的针是以钢铁做成，现代以不锈钢针为主。银针这一名称，已成为针的习惯名。

有少部分属于祖传的农医，他们使用的土钢针，粗如毛线，直径约1.5—1.8毫米，长约12厘米。刺针方法，常将针泡在麝油内，刺激点以痛点及其附近部位为主。胸腹头部多作沿皮穿刺。四肢部分，除行沿皮穿刺外，也采用肌肉穿刺，刺时急进急出，很少留针。穿刺后，用两手拇指推压针口，并继续在针口上打拔筒。甚或在刺针后，有继续在针口上用刀刃划上长约一寸的十字刀口，打上拔筒，拔出血块而治病者。此系古法的一部分陈迹，对慢性病如风湿痼疾等，多有采用，疗效亦好。但因不理解解剖部位，经常深刺胸背，发生医疗事故，故此法已逐渐被淘汰。

兹举治病数例如后：

（1）手臂痛：用钢针从腕关节皮下向内关或外关方向平刺。

（2）膝关节痛：用钢针从膝凤头穴膑骨上缘向上腿方向平刺。如改用不锈钢的毫针，也可照上法治疗，进针后，左右迅速搓转，即能止痛。

（3）颈部患失枕、旋转困难：以毫针刺手背的中渚穴、合谷穴，同时叫患者勉强将颈部旋转，继续延长十分钟，颇能收效。

（4）头风痛：用棉线针刺痛点，收效快。

（5）手不能举：如痛点在肩关节，即叫患者尽可能举手至一定高度，把手放在医者肩上或放在协作者的肩上，用左手拇指掐住患者痛点，使发生痠麻感时，在痛点下将针刺入，有触电感时，即旋转调节一次，迅速抽针，有时患肢应手而愈。

（6）牙痛：刺颊车穴，立止痛。

（7）腰痛：用针蘸一支蒿酒刺痛点，有平刺及斜刺两法，但斜刺不可太深，太深无益。用搓提针法，有触电感即效。

（8）火眼：用一寸长银针蘸黄连水，在太阳穴上作沿皮

—321—

刺，一分钟后，即有苦凉感反应到咽喉部，火眼自然消炎止痛。一次有效。

(9)白喉：从前发际到后发际，寻找有包块之处，用银针刺破，有协助消炎之效。

第二节 砭石（瓦针）

砭石俗名“打瓦针”，是用有锋利的瓷瓦或玻璃碎片或用三棱钢针，消毒后，放在酒精瓶内泡片刻，然后在一定穴位或患处皮肤上轻刺，使皮肤流出少量血液，用以达到治病的目的。民间常用以治疗中暑、发痧、吐泻，外治肿毒等病，有时配合拔筒使用，效果更好。兹举治病数例如后：

(1)中暑发痧：用瓦针刺十个手尖的部分十宣穴或手弯筋(曲泽穴)、足弯筋（委中穴）。刺针前，必需在每一穴的上部，把血抽拍到穴位上，使之充血后再行针刺。

(2)吐泻：用手蘸冷水，拍打手足弯筋，使静脉怒涨，针刺出微血即轻。

(3)舌痧：刺舌下青筋（静脉处，左为金津穴、右为玉液穴），出微血即好。

(4)喉痹：针刺拇指尖少商穴，出血即好。

(5)对跌打损伤，无名肿毒，欲去瘀血或脓肿，可先在患处消毒，针刺出血，再打拔筒，最后敷药。

(6)挑筋法：腰背风湿跌打疼痛，或中暑身痛，在背上或痛处皮肤下，用缝衣针挑起如白丝线状的肉纤维，割断一小条，即可止痛。本法也可用在其他部位，但挑筋处必在痛处的上部，略如封闭疗法。

—322—

（7）羊癫疯：用针或小刀片尖在患者外耳壳有红筋静脉处，轻轻刺破，出微血数点，即轻。

（8）痫症：在发作时，趁其昏迷，用三棱针刺患者头顶百会穴出微血，再用桐油少许抹在出血处皮肤上，点燃桐油，即燃即灭，连点三次，灭三次，可控制病情。

（9）疟疾：在鼻梁山根穴上，刺出血数滴，可止疟。于疟发前二小时施行。

（10）头风：将痛处用瓦针刺出微血，贴上头风膏药即好。

（11）痰火内闭、高烧：先将患者舌尖微刺出血，再将牛黄、朱砂、冰片、寸香、虾蟆胆各等量合拌的药粉敷在出血处，可降烧。

（12）红丝疔：患此疔者，必有一根红筋（静脉发炎）如丝线状出现在手足的皮下，根据经验，红筋如发展延伸入内脏，病情必加重，故在发现时，即用针将红筋挑断，再将蜘蛛一个，炕干研成粉末，敷疔上，即好转。

第三节　弩针（糖药针）

弩针，是仿照安弩箭的药箭法转化而来的。它是利用蘸上糖药水的梅花针、排针，刺在皮肤上，进行治疗，故又叫做粉药针。

弩针主治风湿麻木、肌肉酸痛、冷痛、关节疼痛等，能消炎、退热、驱风、止痛。如治疗炎症时，必须另换清热解毒的凉药，治疗风寒痹痛时，必用辛温药。故制药时，应按需要来处理。

此法是贵州省少数民族草医的主要治疗方式之一。一般草医亦操此术。此法操作简单，经济有效，治病快速，只需一针一罐，随时随地都可治病，为广大劳动人民所乐用。

糖药针所用的排针，构造简单，是利用刺猬的箭毛（其他木棍或筷子亦可），将一端削平，取棉线针三枚或五枚，（也有用一、二枚的），以有孔之端插入削平处，列成“品”字或梅花形，使针尖只露出外面约一分许（约4毫米），即刺针时最大可能的深度。如因需要不同，可将针头伸缩。

糖药的配制，各有不同，有麻痹止痛药，也有兴奋生热药、祛寒驱风药，其中主要成分，除火酒、蜂蜜外，多是具有止痛驱风的草乌、南星、半截烂（南星科植物麻脚狼毒）。医生也可按需要加减药物，如治鼻渊加辛夷、瓜子金；治筋骨痛加八角枫。现介绍一些通用的方药：

（1）生草乌粉、生万年烂粉各31克，露蜂房粉16克，蜂蜜63克，半截烂粉16克，白酒156毫升。

本方的加减：欲使皮肤消炎散热，可加黄柏皮；止痛追风，可加重草乌量；除风湿，加重万年烂量；止痛，加南星；祛瘀，加重半截烂量。蜂蜜作驱风及调剂之用，以能附着针体为当；酒汁可溶解药物，并促进血液循环。

（2）半夏、南星、草乌、半截烂、马蜂尿、磨芋、老虎芋、大蚂蜂各3克，共研末，泡蜜及酒备用。

弩针使用法：将针插入糖药水内，提出在患处针刺。针眼附着药物，由刺口吸收，即发挥治疗作用。如关节冷痛，刺后即发热止痛。此种治疗方法，与一般封闭疗法极相类似。

第四节　油 火 针

油火针是把缝衣钢针浸入油中，在油灯火上烧红后，在患处刺针，用以治病之方法。将一只大棉线针，固定在一木柄上，根据治病内容不同，针尖露出长度亦异，一般为三至六分（约6—18毫米）不等。使用时，手持针柄，浸入菜油中蘸取少量菜油，再置油灯上烧至发红，急取在患处扎刺。如系痞块，即刺患处；如系疡子（淋巴腺肿），直刺肿处；如系肌肉关节疼痛，或皮肤麻木，即在患处附近皮肤，选重点刺扎。据经验丰富的医生说，烧针不红，扎刺无效，且反有害。一般治疗伤寒杂病，不用烧针，用时引起高烧等不良反应，应引为戒。

第五节　硫 磺 针

硫磺针，是用钢针蘸取硫磺粉，用火将针头上的硫磺粉烧燃，再向患处刺针的治病方法。其钢针构造，与油火针相同，针尖露出部分常为五分左右（约15毫米）。使用时，需在患部的皮肤上，垫上草纸一层（有用柚子叶代替者），以防针刺时，偶有燃烧的硫磺细粉脱落，烧伤皮肤。穿刺深度，仅为一分左右（约3毫米）。此种疗法，民间多用治风湿麻木、皮肤浮肿、腹部积水等症。治腹水症时，出针后，水常随针流出，浸湿草纸，如此多次可愈。

另一种硫磺针，更为简单，即选长棉线针一只，先在菜油灯上烧热，趁热蘸取硫磺粉少许，再于灯上点燃，向患处皮肤，以倾斜方向，频频轻刺，刺入较浅，只半分左右（约1—2毫米），仅对皮肤起到温暖作用，轻微刺激。此法多用在风湿麻木，收效很快。

第六节　植物刺针（抽打法）

此法是针刺的原始疗法，利用植物的针叶上的针芒，激风湿麻木的皮肤，效果很好，至今仍流行于民间。如风麻木或风瘫脚软，用杉树枝叶，在足腿上轻轻抽打，起到奋作用。或用红禾麻（荨麻科植物荨麻）在患处抽打，因上有针，针上排泄出蚁酸，刺激皮肤，能发生兴奋痛痒感造成小疱点，起到治疗的作用。

第八章　灸火类

灸火治病的方式甚多，种类复杂。其主要目的，是利各种不同方法，产生热力，使热力作用于皮肤穴道，或配合用适当的药物在患处，以达到治疗目的。目前流行在民的灸法，有艾灸、火酒灸、辣椒灸、蓖麻子灸、灯火疗等种类。

第一节　艾灸法

艾灸法，就是利用艾柱燃烧，在病人患处，或某些穴皮肤上，进行火灸以治病，这种疗法叫做艾灸法。其治疗银针疗法相类似，民间一般多使用在慢性疾患及寒湿的疾等。

使用时，有直接在皮肤上燃火烧灸的，亦有隔垫他物某些药物间接烧灸的。间接烧灸亦有数种：如用生姜置皮上，以艾柱在姜上烧灸，使热力间接透入，同时起到姜的驱通窍解表温中的作用，这种叫做隔姜灸；如用蒜片隔垫，起到解毒消炎的作用，叫做隔蒜灸；如垫以盐末而后烧灸，起到清热利湿的作用，叫做隔盐灸；如用各种药物粉末，加酒调和，捏成药饼，置皮肤上隔着药饼烧灸，叫做隔药灸，这是根据药物性能来治病的方法。又有直接将药粉和艾绒制成灸条，用以烤烘的，名叫雷火针。

现举雷火针及隔药灸的常用药饼配制方剂数例，以供参考。

（1）雷火针：草乌16克，牛王茨（豆科植物云实）、干姜、大母猪藤（葡萄科植物乌蔹莓）、红禾麻根各31克，花椒6克，川芎、细辛、白芷、桂皮、野苦李（李子）根、五香血藤（五味子科植物南五味子）各16克，香樟根皮31克，蚊烟香粉63克，硫磺、曹脑各6克。

以上各药，焙干研末，混合调匀，装在玻璃瓶中备用。用时以艾绒6克，铺平在长一尺（约33厘米），宽八寸（约26厘米）的双层草纸上，取出制好的药粉16克，撒在艾绒面上，又用麝香粉少许，顺着一条线上放在药面上。然后将草纸、艾绒和药粉，共卷成一柱，外糊白纸，即成雷火针。卷时不可过紧，才易燃火。

烧灸时，先取草纸两层，中间夹红布一张，铺在患处。继将着火的雷火针，隔布熏烤或压熏在患处，烧灸片刻，以病人觉热时，即行取去。随灸随取，约三、五次或十余次不等，以不灸伤皮肤发泡为宜。此种药针，专治寒凉疾病，如风湿痹痛、胃寒疼痛、水泻、痢疾、消化不良等。

（2）草乌药饼灸：草乌、桂枝、石菖蒲各3克。共研末混匀，以蜜水少许调成药饼，阴干后包上红纸备用。用时放于患处，将雷火针炷隔布压在饼上灸烧。主治风湿麻木、瘫痪或寒型疾病等。

（3）干姜药饼灸：干姜粉10克，蜜调成饼。用时照上法用雷火针灸。主治冷骨风、风寒感冒等。

（4）大蒜片灸：用大蒜切片贴患处，艾炷放蒜上燃烧，使蒜气透入肉内。主治阴疽、便毒等。

第二节　火酒灸法

火酒灸法，就是用酒精浸透草纸或布片，贴在皮肤患处，将酒精点燃起焰，使热力透入，以进行治病的方法。当酒精燃烧时，如觉热度过高，可及时用掌将火焰熄灭，或随烧随灭，以维持一定温度。民间常用以治风湿麻木、肌肉酸痛、关节疼痛，或因跌打损伤引起的红肿疼痛等。所用火酒，有用高度白酒或酒精烧灸者，亦有用风湿药酒或其他药酒烧灸者。在操作方法上，除用纸或布润湿燃灸外，还有直接用手从酒杯中抓起已燃起火焰的热酒，在病人患处推擦者，此法多用在跌打损伤的局部，以引赤、消肿、去瘀、止痛。再者小儿疳积，可在腹部使用火酒灸法，二、三次生效。

第三节　辣椒灸法

辣椒灸法，是使用干辣椒一个，蘸菜油少许，在垫隔有火酒湿润的草纸的患部，进行烧灸，用以治病的方法。烧灸时，只把辣椒烧燃，勿使草纸着火，烧燃的辣椒，需在草纸上作短暂的熏灸，并使患处皮肤受热均匀。如此继续烧灸，直至透入的热力，使患者可以忍受为度。此法在民间多用以治风湿麻木、肌肉及关节疼痛、积年劳伤等有效。在操作方法上，另有不直接采用辣椒，事先将辣椒研粉与艾绒混拌，制成灸条，然后按照艾灸中使用雷火针的方法治病者。

第四节　蓖麻子灸法

蓖麻子灸法，是利用蓖麻子仁，整粒浸透药液，干后烧灸，用以治病的方法。所用蓖麻子，须除去硬壳，再用整粒浸入草乌酒中约七日，使草乌酒汁浸透蓖麻仁，然后取出晒干备用。使用时，先在病人患处，铺上润酒草纸数层，再以镊子夹取制好的蓖麻仁，点火在患处来回烧灸，使热力透入患处。如此常常进行，可治风湿冷痛、麻木不仁等。

第五节　灯火灸法（烧灯火）

烧灯火，是用灯草，蘸油烧灸，用以治病的方法。此法经济简便，在农村中普遍流行，群众乐于采用。所用灯草，常为一至三根不等。轻病一根，有兴奋作用，重症多根成束，有抑制作用。所以一般重病和急症，用灯草多根，烧灸次数较少而收效捷，轻病单根，烧灸次数较多而收效略缓。小儿灯火灸用的灯芯要搓细，蘸油少，火力轻。

民间常配用穴道治疗，举例如下：

（1）治惊风：用灯火或灸炷，在患儿囟门穴、肩髃穴、合谷穴、脚心各灸一壮，男左女右，脐上加一壮。（灯火灸百会、太阳、背心、尾闾等穴亦可）。

（2）治小儿慢惊风：灯火灸两脚心各一壮。

（3）治小儿夜哭不止：在患儿脐眼四周各烧灯火或灸炷一壮。

（4）治一切癫痫：在百会穴烧灯火三壮或灸三炷即止。

（5）治火眼：在患者鼻尖上烧灯火一壮，可退火消炎。

（6）治疝气：在患儿阴茎根部两侧各旁三寸（阑门穴）针刺一寸半（斜刺）。灸七壮有效。

（7）治难产：先用灯火在产妇两脚心各灸一壮，再用马鞭草捶烂包脚心。如流血多，可移药包在额心，但应先烧灯火三壮。

又法：灸炷或灯火烧产妇足小指尖至阴穴三壮，即可安产。

（8）治麦粒肿（挑针）：灯火灸患者鼻尖一壮，即退火。

（9）治猪儿症（小腿肚上忽现大包块，小头为尾，大头为头，状如猪形）：用指蘸烟屎搽大包周围，再用灯火灸大包中心三壮。

（10）治蛇串丹（带疹）：先将灯火在疮头（蛇头）灸七壮，疮尾（蛇尾）烧三壮。再将马鞭梢（马鞭草科植物马鞭草）、马齿苋等量，捣烂搽患处。

（11）治缩阴症：男子用灯火在阴茎两侧及会阴部各烧一壮。女子在阴门四周各烧一壮。

（12）治疟疾：将草从两乳头比齐，二分之一折断，再从乳下比去，在草尽头处灸一壮，男左女右。

（13）治胃气痛：灯火烧心窝（鸠尾）两旁各一壮，合谷一壮。

第九章　其他疗法

第一节　割瘦疳

割瘦疳又叫割疳积，是民间极为流行的治疗方法。民间认为小儿面黄肌瘦、不思饮食、消化不良、好食油香、大便秘结、小便发黄、搔手搔鼻、夜啼不睡等现象，为疳积的症状，可用割瘦疳法治疗。

其法是在患儿耳后或手指上及鱼际等处，进行针刺或切割，使手术处排出少量黄水或分泌物。此法有类似组织疗法之处。民间常用此法治疗疳积，效果显著。

针刺法

（1）挑耳筋法：患儿耳后常出现一条隆起的青筋，用消毒的缝衣针，将青筋刺破，流出黄水，即可渐愈。

（2）刺四缝法：患儿两手食指、中指、无名指、小指的中节横纹上，名四缝穴，常出现红色斑点。用针刺破斑点，挤出黄色浆汁。三天一次，数次即愈。

（3）挑气关法：将患儿食指二节（气关）的横纹上出现的硬粒剥开，挤出浆汁，即愈。

切割法　在患儿大拇指鱼际穴，用刀片轻轻划破，呈长约两三分（7至10毫米）的十字形。挤出鱼蛋状的小粒子，挤出后，再将土升麻、骚羊古各五分捣烂包鱼际伤口，即愈。

第二节　打通杆

打通杆是民间用以治疗食道阻塞、胃脘积食或其他胃内包块的一种疗法。当食物在食道阻塞，胃中积食不消，用药物治疗无效时，民间用竹片或青藤一条，制成通杆，经食道向胃插入，使管道疏通，病即可愈。此法操作简单，工具经济易备，且收效颇捷，故过去民间颇流行。惟需要熟练技术，否则易刺伤喉部食道或内部组织。此法已渐被淘汰。

一般通杆，多采用竹质或青藤。加工制成长约60厘米，宽1厘米，厚2至3毫米、有弹力的软竹片。将两端的锐角修圆，并用笔杆草或砂布擦光，制成后，检查是否有韧力，以不易折断为主，为了防止使用时顶端直接与身体内部组织摩擦或刺伤内部，可在竹片一端距顶约3厘米处，用小刀在四周横割一浅纹，取清洁白绸或白布一小块，将头包裹好，内衬少量棉花如球状，再用丝线穿缝捆紧，以防脱落在胃内。

使用时，先检查通杆，有无损坏瘢迹，用开水消毒，然后用通杆从患者手弯筋（曲泽穴）比至中指尖，加上手掌横宽之长，取定长度。长度在杆上用线捆一记号，此是通杆进口至腹的部分，等于患者同身寸的，从口至胃的长度。然后令患者斜坐凳上，靠紧医生左手臂。医生右手执通杆，以拇指固定在有记号处，以包布之端向下，竹青一面向病人（青藤制的，用弯的一面向病人），从口经食道插入，进至有记号处为止。同时，用左手帮助扶杆，待杆尖达到终点时，将杆轻轻的上下移动，通一两次，即行抽出。

第三节　香佩疗法

此法不吃药，是佩带药包在身旁随时闻嗅就可防治疾病

—382—

的方法，所以叫做香佩疗法。这种疗法，民间传方很多，现选数例介绍于后：

1.治小儿流口水不止：新鲜蓝布正（蔷薇科植物水杨梅）31克，布包吊在患儿胸口，一周换药一次，流涎自止。或用马兰头（菊科植物白花毛茎马兰）16克，研末布包，带胸口。或用小过路黄（金丝桃科植物贯叶连翘）做香佩亦可治小儿流涎症。

2.治小儿白口疮：鹅不食草16克，青布包吊在小儿项下。或用蜘蛛香1个，花椒7粒，糯米7粒，做香包吊小儿胸前。或用野烟叶（菊科植物天明精）、猪殃殃（茜草科）等药，做香包吊胸前。

3.治眼翳：毛茛的根16克，捣绒布包，吊患儿胸前，随时手提离患眼二寸远，每次十分钟，一日三次，其余时间，挂在胸前，数日后，眼翳可消。

4.治汗气臭：（1）丁香31克，川椒60粒，共研成粉，做成小包，常佩身边。（2）佩兰31克，制成香佩常佩身边。

5.治小儿疳积：小夜关门（豆科植物铁扫帚）、兔耳风（菊科植物毛大丁草）各13克，糯米14粒，共研末，制香包，常吊患儿胸口。

6.治鼻炎头痛：毛茛、漆姑草、秋牡丹、鹅不食草各16克，做香包佩带，时用鼻闻。

7.治小儿久痢或疳积：六月雪（茜草科）31克，研末，做香包佩带。

8.治乳痈初起：（1）过路黄（金丝桃科植物湖南连翘）1克，制成香包，吊患乳旁。（2）通草根一条，长八寸，扎圈圈，套在患乳上，二日一换。数次即好。

—333—

9.治心神不安：朱砂3克，布袋装好，戴在患者头顶上，多天自安。

10.治高血压：白菊花、艾叶、银花叶各250克，矾石125克，装成枕头伴睡。血压自然下降。

11.治喉痹：虎掌草（毛茛科植物草玉梅）63克，捣烂放碗中，常用鼻闻嗅药气。另用一小部分放口中，半分钟后取出，即可消炎止痛。含在口中不宜过时，否则引起口中起泡。

12.治鼻匿或马牙疳：（1）毛茛叶捣烂，取一小团，布包好，佩带身边，用鼻时时嗅闻。每日十余次，每次十分钟，其匿陷之部，自然逐渐收口。（2）地星宿（天胡荽）31克，鸡蛋1个，醋一小碗，共同泡在瓦罐中，三天后，常带身边，用鼻嗅闻，多次自好。

13.治头风疼痛：（1）陈艾为丸如蛋大，佩带身边，时时嗅闻，以鼻流出黄水为度，自然痊愈。（2）鹅不食草一大团，布包带身边，经常嗅闻，头风自愈。此法又可治好眼翳。

14.治鼻神经萎缩：用辛夷、苍耳子、薄荷、白芷、川芎、细辛、牙皂各3克，共同研末，加寸香0.3克，同拌好装瓶中，带在身边，经常用鼻嗅闻，嗅觉自然加强。

第四节 其他疗法

一、水拍疗法

（1）治癞格宝症（中暑周身痠痛，腹痛起包块如癞格宝状）：用手蘸冷水拍双手弯筋，以现出红子为度，再用针刺红子出血，即愈。

（2）治搅肠痧（中暑、腹搅痛）：照治癞格宝症法拍双手弯筋出青色硬子后，刺出血即好。

（3）治哦子：手蘸冷水拍患者头顶，顺头顶拍到颈部、手臂，直到中指，即用线扎好中指中节，刺指甲下缘出黄水即好。

（4）治鼻血：水拍患者后颈及前额。

二、拔发疗法

（1）治母猪疯：在患者头顶找到红发一、二根，即时拔去，并在头顶及虎口各烧灯火一壮。

（2）治母猪疯：用清油点灯照在患者头上，见有红头发，即时拔掉。同时将苍术16克，明雄黄、朱砂各10克，细辛、石菖蒲、牙皂各3克，共研末。吞服，一日三次，每次3克，吃完为止。

（3）预防小儿惊风：用鸡蛋清擦揉患儿尾根（长强穴），擦后，出现黑毛，即时拔去。以初生儿三天后照上法推揉，每天一次，七次即安。

三、精神疗法 治腿绊（腹股沟起淋巴结炎）：将锄头把子头头抵住腿绊处，在锄头跟上用艾绒绕一大灸，一日一次，三次即愈。此种疗法是我国古代祝由科。这种治疗，教人控制一切下意识驱体活动，以达治疗目的。类似目前世界流行的一种“生物回授”疗法。

四、刀烟疗法 这是少数民族地区采取的刀烟治疗。

（1）治黄水疮：先用炮花木（金缕梅科植物檵木）枝条在火中烧烟，或用硬壳朗（榆科植物榆树）烧烟，将柴刀或镰刀刀面放在火烟上熏烤，待刀面上熏积了烟粉，把烟粉刷下，状如百草霜，即涂在黄水疮上。有泻热除湿作用。

—335—

（2）治乳痈：用石榴树枝烧燃，取刀烟粉外搽初生的乳痈。

五、动物分热降温疗法

（1）治伤寒、热火结胸、或高烧惊风：用虾蟆1个，剖腹，打开，压在患者前心，半刻时间即可降温。

（2）治麻疹并发肺炎：蟾蜍（癞格宝）1个（或用小鸡1只）。如用蟾蜍，将腹面剖开，覆在患者前心口。如用小鸡，即将鸡头砍断，用线扎住，不让血流出，从鸡腹面剖开，覆在患儿前心口，片刻即降温。

（3）治疔疮：活蜘蛛1个，先消毒，但不能弄死，养好后，放在疔毒上，蜘蛛即用口吮吸疮口，如见蜘蛛腹部逐渐膨大时，说明蜘蛛已中热毒，渐减低患者之毒，此时把蜘蛛取下，放在水中，蜘蛛自然吐出热毒在水中，但不能使水淹住蜘蛛，恰好让它在水上浮起。蜘蛛腹部渐消后，又再把蜘蛛如前法放在疔口上，反复使用，疮毒即消。

（4）治肝痛：将活团鱼1个，包压在患者胸痛处。每次十分钟，一日多次有效。

六、喷水疗法

（1）治中暑忽然昏倒：口含冷水，向病人脸上喷水数口，即可立刻转醒。

（2）治产妇子肠不收：医者口含冷水一口，喷在产妇脸上，产妇突然一惊，上部收缩，下部即可提气，使子肠上收。

七、烫指疗法　是医者利用自已拇指在灯火上烤热，将指头压在患者痛处。使患处增热，可以驱寒止痛。如风寒头痛、寒痹、胃寒、慢惊风、无名肿毒等，均可在痛点或有关穴位用热指揉压。可当灸条使用。医者如手指热烤油火难忍时，可用酸水冰手指后，再热烤烫熨。

第三篇 民间药草

第一章 镇痛药

草药名	学名	产地	药用部份及效用
土一枝蒿、乱头发、羽衣草、飞天蜈蚣。	千叶蓍 Achillea wilsoniana Heim (菊科)	多年生草本。千叶蓍系庭院栽种。蓍草及西南蓍草生于山坡草地。	全草入药。能镇痛。治跌打损伤、腰痛、风湿痛、头风痛、血块。外用治毒蛇咬伤、风火牙痛。有小毒。
银枇杷、玉石枇杷、三百棒、白背三七、金枇杷。	叉花土三七 Gynura divaricata (L.) DC. (菊科)	多年生草本。人工栽培。全省各地均产。有金枇杷、玉枇杷两种混用。	全草入药。能镇痛、消瘀、清热。治神经痛、风湿、跌打、骨折、疔疮肿毒。

草药名	学名	产地	药用部份及效用
草乌、乌兜、耗子头、捆仙绳。	乌头 Aconitum chinense Paxt （毛茛科）	多年生草本。野生于草坡。全省各地均产。常有乌头、紫乌头等混用不分。	根部入药。能镇痛祛寒。主治跌打损伤、风湿疼痛,为民间伤科要药。常以甘草后使汁或童便泡制用。伤后服0.9克，即止痛。本品入中药，为中麻要药。
紫金标、万丈深、大救驾、小蓝雪	小角柱花 Ceratostigma minus Stapf （蓝雪科）	多年生草本。野生于高山石岭。主产威宁，赫文、息烽等县有家种。常与紫金莲混用。	根部入药。能止痛。治跌打劳伤、妇女经痛。用少量内服即止痛。有大救驾之名。
矮陀陀、观音柴、山冬青、消癀药、	羽扇花 Sarcococca ruscifolia Stapf	常绿灌木。野生于山野路旁。全省各地均产。	根部入药。能止痛。治跌打损伤、风湿疼痛，又可解毒

草药名	学名	产地	药用部份及效用
土千年健。	（黄杨科）		消肿，治疔癀。
扁担叶、罗裙带、包谷七、金扁担、十八学士、白花石蒜。	文殊兰 Crinum asiaticum L.var. sinicum Baker （石蒜科）	多年生草本。人工栽培。全省各地均产。	全草入药。叶能止痛，治跌打损伤、风湿疼痛。根能解毒，治无名肿毒、疮癣、疔毒。
土黄连、强盗绞杆子、火烧尖、红丝线。	光叶锈线菊 Spiraea japonica var.fortunei(planch.) Rehd. （蔷薇科）	落叶灌木。野生于山坡路旁。我省各地均产。有光叶绣线菊、绣球绣线菊、翠蓝绣线菊等品种混用不分。	全株入药。清热利湿、驱风止咳、劳损止痛。治无名肿毒、刀伤、烫火伤、痢疾、高烧、流忎。又为兽医清热解毒要药。有小毒。
打神鞭、捶不烂、毛蓼。	短毛金线草 Antenoron neofiliforme	多年生草本。野生于灌木林边。我省各地	根入药。活血、散瘀、镇痛。治跌打损伤、

草药名	学名	产地	药用部份及效用
	Nakai. f.（蓼科）	均产。	接骨、水泻、痢疾、白带、月经不调等。
黄葛树、黄龙须。	黄葛 Ficus lacor Buch. Ham（桑科）	常绿高大乔木。野生于山野路旁（作乘凉树）或栽于庭院。我省赤水、桐梓等县有产。	根部供药用。镇痛。治风湿骨痛、腰膝疼痛。
闹头花、闹羊花、金钟花、毛老虎、三钱三。	黄杜鹃（羊踯躅）Rhododendron molle G. Don（杜鹃花科）	多年生灌木。野生于山坡灌木丛中。我省毕节地区有产。	根部及花供药用。镇痛。治腰膝风湿疼痛、坐骨神経疼痛。亦作中药麻醉用。有剧毒。
大汗、藤乌、紫金龙。	西南乌头 Aconitum vilmorinianum	落叶蔓生草本。生于高山岩石缝中。产于我省水城、	根部供药用。镇痛。治跌打损伤、风湿疼痛。有大毒，

草药名	学名	产地	药用部份及效用
	Kom.var. altifidum. W.T.Wang (毛茛科)	赫章、威宁、纳雍等县。	应注意用量。常与昆明乌头混用，均叫藤乌。
白花丹。	白雪花 Plumbago zeylanica L. (蓝雪科)	常绿灌木。生于亚热地带。我省罗甸一带有产。	根部供药用。活血止痛、舒筋壮骨。治跌打损伤疼痛。
三月烂、护心胆、三月生、尖距紫堇、七寸高。	红花鸡距草 Corydalis sheareri S.Moore (罂粟科)	多年生草本。生于阴湿沟边。我省黔南、黔东南一带有产。	根部供药用。镇痛。治跌打、腹痛。
九月生、白朱砂莲。	管花马兜铃 Aristolochia tubiflora Dunn (马兜铃科)	多年生草本。生于丛林中。七月叶枯，九月发叶。我省独山、贵定等县有产。	根部供药用。镇痛。治胸腹疼痛、腰膝疼痛、痢疾、胃痛等。

—342—

草药名	学名	产地	药用部份及效用
穿心莲、麻布袋、破骨七、牛扁。	高乌头 Aconitum sinomontanum Nakai （毛茛科）	多年生草本。野生于高山草坡。主产于赫章、毕节、修文、息烽等县。	根部入药。有止痛作用。主治胃神经痛、筋骨痛。亦作跌打劳伤止痛药。
大九龙盘、九龙盘、赶山鞭、雷公七、竹叶盘、地雷公、一帆青。	蜘蛛抱蛋 Aspidistra elatior Blume （百合科）	多年生草本。野生于高山岩石阴湿处。主产黔南、黔东南一带。	根茎入药。有镇痛活血、补虚止咳作用。治疟疾、劳伤疼痛、腰痛、咳嗽、产后虚弱咳嗽。
大青木香、岩见愁、地雷、毛连、广西马兜铃、青木香、广防巳。	大叶马兜铃 Aristolochia kwongsiensis Chun et How （马兜铃科）	多年生藤本。野生于山谷岩石缝中。主产黔南一带。近有家种。根重可达四、五斤。	块根入药。有理气、镇痛作用。民间治胃气痛、劳伤、跌打、风湿等疼痛。

—343—

草药名	学名	产地	药用部份及效用
山乌龟、地乌龟、吊金龟、夜牵牛、防己。	千金藤 Stephania hernandifolia Walp.（防己科）	多年生蔓性草本。野生于山谷森林中。主产于黔南、黔东南等地区。	块根入药。清热解毒、驱风除湿、止痛消肿。治胃气痛(吐酸)、劳伤腰痛、跌伤肿痛、风湿、头痛、腮腺炎、烫火伤、中暑、痢疾等。常见有地不容、粪箕笃、石蟾蜍、千金藤等互相混用不分。
铁椒树、鸭公头、枫荷桂。	锈毛罗伞 Brassaiopsis ferruginea (Li) Hoo（五加科）	常绿灌木。野生于高山箐林。我省各地均有。	根茎入药。驱风止痛、活血舒筋。治跌打、风湿。

草药名	学　　名	产　　地	药用部份及效　　用
大风皮、糯叶、香叶、乌药。	长叶乌药 Lindera hemsleyana (Diels) Allen （樟科）	常绿小乔木。野生于灌木林中。我省各地均产。	根、叶入药。顺气宽中，驱风除湿、止痛。叶外用治烫火伤。根内服治风湿疼痛、跌打损伤。常见有长叶乌药、川桂等品种相混用。入中药。
三分三、天茄子、野莨菪。	东莨菪 Anisodus luridus Link et Otto. （茄科）	多年生草本。产于高山草地疏林下。主产于威宁、赫章一带。有人工栽培。	根部及叶入药。为止痛要药。治筋骨痛、胃气痛、跌打、骨折、风湿。一次用量不宜过三分三。
七厘散，五虎下西川。	新莨菪 Scopolia sinensis Hemsl	多年生宿根草本。野生于高山下疏林中。亦有栽培。花	根茎入药。为民间止痛要药。专治跌打损伤、骨折、

草药名	学　　名	产　　地	药用部份及效　　用
	(茄科)	下垂。主产我省威宁、赫章等地。	外伤出血等。有剧毒，口服不可过0.1克。常见有三分三、七厘散混用不分。

第二章　镇痉药

草药名	学　　名	产　　地	药用部份及效　　用
山枝茶、广枝仁、公栀子、鸡骨头、瘦鱼柴。	海桐 Pittosporum tobira (Th-bg) Ait et Herb. (海桐花科)	常绿灌木。生于灌木林中。主产于遵义、湄潭、黎平、榕江等地。	根及叶入药。根用治神经衰弱、遗精、阳痿、失眠眩昏、风湿、哮喘。并可降低血压。果仁能安神、解痉。叶外治

草药名	学名	产地	药用部份及效用
			疮毒。我省常有海桐、短萼海桐、聚花海桐、狭叶海桐、崖花海桐、菱叶海桐及棱果海桐等品种混用不分，均有同效。种子入中药名广枝仁。
大风藤、夜牵牛、黑风藤、追风伞、杀毒、青藤。	青藤 Cocculus sarmentosus (Lour) Diels （防已科）	多年生落叶藤本。野生于山地丛林边。我省各地均产。其藤做藤椅用。	根茎入药。有镇痉止痛、驱风利湿、解热利尿作用。民间用治风湿疼痛、神经痛、麻痹等。
南星、独灯台、山磨芋、铁灯台、老	天南星 Arisaema heterophyllum Blnme	多年生草本。野生于湿地丛林下。我省各地均产。	根部入药。有镇痉、镇痛、祛痰作用。民间用治小儿痉

草药名	学　　名	产　　地	药用部份及效　用
蛇包谷、狗爪南星。	虎掌（狗爪南星）Pinellia pedatiseeta Schott （天南星科）		挛、癫痫、劳伤痛等。外用治风湿痛、皮肤麻痹、疮毒等。常有天南星、虎掌异叶天南星、独叶半夏等品种混用。入中药。
胖血藤、毛血藤、云扣莲、百解药、荞叶细辛、白前蓼。	胖血藤 Polygonum cynanchoi-des Hemsl （蓼科）	多年生蔓生草本。野生于山地、土埂、路旁。我省各地均有，但产量不大。	根部入药。民间用治胸胃气痛、惊痫等症。有解毒、镇痉、镇痛作用。
阴风爪、莺爪风、金钩藤、金钩莲、老鹰爪。	钩藤 Uncaria rhynchoph-ylla(Miq) Jacks. （茜草科）	蔓生木本。野生于灌木林中。主产独山、福泉等地。	根部或藤钩（民间多用根）入药。为治惊风解痉要药。又治高血压、半身不遂、小儿麻痹等。

草药名	学　名	产　地	药用部份及效　用
			我省有钩藤及华钩藤等品种入中药。
蔓陀罗、洋金花、野蓖麻、闹羊花、雷公锤、狗核桃、千锤打、蔓罗花。	蔓陀罗 Datura stramonium Linn.（茄科）	一年生草本。自生于庭园荒地。我省各地均产。	全株入药。有镇痉、镇静作用，可止痛安神。治跌打伤痛、止咳、定喘。子薰虫牙。民间常误将蔓陀罗充闹羊花。我省有白花蔓陀罗及紫花蔓陀罗等同用。为中麻药。
母猪藤、地五加、岩五加。	乌蔹莓 Cayratia digocarpa (Leulet Van.) Gagn.	多年生藤本。生于山野荒地边。我省各地均产。	根供药用。有祛风除湿、解毒、镇惊之效。治风湿、癫痫、毒疮等。我省常有乌蔹莓、

草药名	学名	产地	药用部份及效用
	（葡萄科）		角花乌蔹莓、大叶乌蔹莓等品种混用。
走游草、通气丹、岩五加、飞蛇丹、毛五加、血丝金、丝线吊葫芦。	岩爬藤 Tetrastigma obtectum Planch （葡萄科）	多年生藤本。生于深沟岩壁上。我省各地均产。	全株供药用。镇痉驱风、祛痰。治风湿疼痛、跌打损伤、心悸不眠。外治无名肿毒。常见有岩爬藤、三叶岩爬藤、狭叶岩爬藤等品种混用。

第三章 镇静药

草药名	学名	产地	药用部份及效用
川芎、广川芎、细叶川芎。	川芎(穷芎) Ligusticum wallichii Franch. (伞形科)	多年生草本。人工栽培。主产于遵义、毕节、贵阳等地。	根部入药。有镇静、搜风、止痛、行血作用。治头昏脑胀、胃痛，妇科通经。我省有细叶川芎及大叶川芎（藁本）两个品种混用。入中药。
火麻、火麻仁、麻仁。	大麻 Cannabis sativa Linn. (桑科)	一年生草本。野生或栽培。高山地区多种作麻布原料。	种子或全草入药。有镇静疏风、润燥作用。花能安眠止咳喘。种子利大便。种子入中药。

草药名	学名	产地	药用部份及效用
四块瓦、四儿风、四大天王、对叶四块瓦。	及已 Chloranthus serratus (Thunb) Roem.et Schult.（金粟兰科）	多年生草本。野生于山沟阴湿处。我省各地均产。	全草入药。有镇静搜风、调气止痛作用。民间用治劳伤跌打、骨折。我省常有银线草、及已、宽叶金粟兰、全缘金粟等品种混充四块瓦使用。
大四块瓦、红四块瓦、大叶四大天王、四块瓦。	重楼排草 Lysimachia paridifarmis Franch。（报春花科）	多年生草本。野生于高山阴沟处。产量少、分布稀。	全草入药。有镇静镇痛作用。民间治跌打、骨折、毒蛇咬伤、咳嗽。
野地瓜、地瓜藤、过山龙、牛马藤、	地瓜(地枇杷) Ficus tikoua Bureau.	匍匐灌木状草本。野生于山地土坎、路旁。我省各地均	全草入药。有镇静安神、祛风除湿、止咳、止痛作用。民

草药名	学名	产地	药用部份及效用
地枇杷。	（桑科）	产。产赫章者，块根如红苕大，外形相同，俗名野地瓜，但系旋花科山红苕，容易混用。	间用治劳伤痛及咳嗽。
草玉梅、见风青、见风蓝、乌骨鸡、羊九、虎掌草、大狗脚迹、地钉子、土黄芩、白头翁。	溪畔银莲花 Anemone rivularis Buch-Ham （毛茛科）	多年生草本。野生于荒郊山地路坎。我省各地均产。	根部入药。有驱风镇静、镇痛作用。民间治跌打、骨折、喘咳、惊风、风湿。外治疔疮、肿毒。又误作白头翁用。叶可引泡。
青竹标、八面风、三棱草、昙药、草上飞。	风毛菊 Sausswrea japonica (Thunb) D.C （菊科）	多年生草本。野生于山地、草坡、路旁。我省各地均产。	全草入药。有镇静追风、镇痛作用。民间用治跌打劳伤、风湿疼痛、拔子弹、麻疯等病。我省常另—354—飞毛

草药名	学名	产地	药用部份及效用
			菊、心叶凤毛菊、窄翼凤毛菊等品种混用。
岩豇豆、石吊兰、石豇豆、岩茶、岩泽兰、石榴榔、石豇亦。	吊石苣苔 Lysionotus pauciflorus Maxim (苦苣苔科)	多年生木质草本（有肉质的一种）。野生于阴山岩石或古树上。全省各地均产。	全草入药。有镇静驱风作用。民间治感冒、咳喘、疳积、头眩、虚弱、劳伤、吐血、风湿、肺结核等。外用治淋巴结核、枪伤。有吊石苣苔、齿叶苣苔、罗甸吊石苣苔、蒙自苣苔等品种混用难分。
肥猪苗、糯米菜。	豨莶 Siegesbeck-ia	一年生草本。野生于山地、园圃、路旁。	全草入药。有驱风除湿、强筋壮骨之用。

草药名	学　　名	产　　地	药用部份及效　　用
	pubesens Makino（菊科）	我省各地均产。	民间治风湿劳伤、咳嗽、麻疯、风心疒等。有稀莶、腺梗豨莶、毛梗豨莶等品种。入中药。
夜关门、夜合叶、蝴蝶草、猪腰藤、羊蹄风、九龙藤、大夜关门。	羊蹄甲（黔）Bauhinia leçomtei Gagnep.（豆科）	落叶藤本。野生于山地土坡。我省各地均产。	根及叶入药。有镇静安神、理气止痛作用。民间治心悸失眠、夜尿多、咳喘、遗精、血崩、多汗等虚症。我省有龙须藤、马鞍羊蹄甲、多脉羊蹄甲、鄂羊蹄甲、黔羊蹄甲、薄叶羊蹄甲等作夜关门使用。

—355—

草药名	学名	产地	药用部份及效用
寄生茶、桐寄生、梨寄生、桑寄生、桂寄生、皂寄生、柿寄生。	桑寄生 Loranthus parasiticus (Linn)Merrill (桑寄生科)	常绿小灌木。寄生于桑、梨、柿、桂、杉、冬青、马桑、花椒等树上。我省各地均产。	全株入药。有镇静安神作用。补肝肾、安胎、下乳。治头风、腰痛、风湿、跌打等病。常有西南桑寄生、毛叶桑寄生等品种混用入中药。
野棉花、六月寒、打破碗、艳花、霸王草、白头翁、秋牡丹。	打破碗花花 Anemone hupehensis V. Lem. (毛茛科)	多年生草本。野生于山地、路旁。我省各地均产。	根或全草入药。民间治痢疾、水泻、跌打损伤、疟疾、虫积、腰痛、腹痛、脚转筋。有小毒。外包可引泡。常与秋牡丹混用。
瘤疙瘩、地蜂子、山蜂子、三爪金、播丝草、地蜘蛛、	白里金梅 (三叶委陵菜) Potentilla nivea L. (蔷薇科)	一年生草本。大种的是狼牙委陵菜，小种的是三叶委陵菜。野生山坡土埂。我省各	根部入药。止伤痛。重伤疼痛时，服此药后有止痛安神之效。又治痢疾、吐泻、胃

—356—

草药名	学　　名	产　　地	药用部份及效　　用
铁枕头、铁秤砣。		地均产。	痛、多年咳嗽等。
铁脚灵仙、黑骨头、黑木通、黑车藤。	威灵仙(柱果铁线莲) Clematis uncinata Champ (毛莨科)	蔓生灌木。自生于向阳岩石山上。我省各地均产。全草干后变黑色。	根部入药。有驱风、除湿、镇静、镇痛之效。治风湿跌打、母猪疯、喉痛、虫牙痛等。本品入中药。
万年烟、串铃、搜山虎、山洋芋、猪管道、小霸王、红石胆。	野凤仙花 Impatiens textori Miq (凤仙花科)	多年生草本。野生于阴湿箐林沟边。我省各地均产。	根部入药。为跌打损伤、风湿疼痛的镇静镇痛药。又治风寒感冒、经闭、喉痛、痧症等。常与黄凤仙花、短距凤仙花、黄金凤、毛凤仙、路南凤仙花等混用。但仅有野凤仙根为球状

草药名	学　　名	产　　地	药用部份及效　　用
			茎，其他皆须根，不叫万年烟。
梦花、黄瑞香、春花、梦麻。	结香 Edgeworthia chrysantha Lindl （瑞香科）	落叶灌木。庭院栽培（供观赏用）。我省各地均有。产量小	全株入药。民间用治遗精、早泄、阳萎、神经衰弱、风湿麻木、夜盲。外洗软筋骨、舒筋活络。另有瑞香系野生，名野罗花，易与结香混用。
蜘蛛香、随手香、马蹄香、豆豉草、白花菜、九转香、雷公七。	蜘蛛香（心叶缬草） Valeriana jatamansi Tones （败酱科）	多年生草本。野生于向阳草坡。我省各地均产。	根茎入药。有镇静、镇痛作用。治胃痛、胃溃疡、惊风、感冒、风湿痛及疮毒等。

草药名	学　　名	产　　地	药用部份及效　用
鹅不食草、地胡椒、二郎戟、小救驾、球子草。	石胡荽 Centipeda minima(L) A Braun & Aschers.（菊科）	一年生草本。野生于山坡、荒土、路旁、田坎。我省各地均产，主产黔南一带。	全草入药。民间用以塞鼻，引起喷嚏。治感冒、头痛、鼻炎、跌打、百日咳、骨折等。外搽治小儿麻痹。
骚羊古、九牛燥、羊山臭、山当归、大寒药、消气草、苦爹菜。	杏叶防风 Pimpinella candolleana Wight.et Arn（伞形科）	多年生草本。野生于山地草坡路旁。我省各地均产。	全草入药。有镇静熄风作用。治母猪疯、惊风、阳痿、阴寒腹痛、痢疾、胃气痛。外治毒蛇咬伤、瘰疬等。汁滴鼻炎。民间常有杏叶防风（肉根）、异叶茴芹（须根）两个品种相混用。

草药名	学名	产地	药用部份及效用
铁筷子、岩马桑、臭腊梅、野腊梅、红龙须、亮叶腊梅。	山腊梅 Chimonanthus nitens Oliv （腊梅科）	落叶灌木。野生于河边岩山坡脚。我省各地均产。腊梅系家种，供观赏，花气香。山腊梅花不香，野生。	根茎入药。有镇静镇痛、镇咳止喘作用。治风寒感冒、腰痛、劳伤跌打、风湿疼痛等。花止哮喘。山腊梅常与腊梅混用。
兰花、兰草、春兰。	山兰 Cymbidium virescens Linde （兰科）	多年生草本。野生于高山岩石阴处。我省各地均产。或移种供玩赏。	根部入药。有镇静安眠作用。治神经失常、神经衰弱。又治蛔积或消化不良、潮热盗汗、头晕腰疼等。

草药名	学名	产地	药用部份及效用
茅草茶、姜巴草。	香茅 Cymbopogon citratus (DC.) Stapf （禾本科）	多年生草本。人工栽培。作香精原料。	全草入药。镇静宁心、清热解表。民间作解暑茶。治咳嗽、心悸、神经衰弱、胃痛、骨节疼痛等。
团经药、金钱草、透骨消、特巩消、定海神针、小毛铜钱草、土荆芥、十八刻。	连钱草 Glechoma brevituba Kupn （唇形科）	多年生蔓草。野生于阴湿山沟、路旁。我省各地均产。	全草入药。清热活血、驱风镇惊。治小儿惊风、淋症、月经不调、风湿关节痛。外敷疮疡。近作化结石药用。
夜合欢、合欢树。	合欢 Albizzia julibrissin Durazz. (含羞草亚科)	落叶小乔木。野生于山地、土埂。亦有人工栽种。我省各地均有。	树皮入药。解郁安神、清心明目、消肿止痛。治失眠、夜盲、精神失

草药名	学　　名	产　　地	药用部份及效　　用
			常、风湿骨痛。常有合欢、山合欢、毛叶合欢及香须树等品种混用不分。入中药。

第四章　镇咳药

草药名	学　　名	产　　地	药用部份及效　　用
一朵云、独立金鸡、地梭罗、郎箕细辛、独脚鸡、肺心草。	阴地蕨 Botrychium ternatum (Thunb.) Sw. (阴地蕨科)	多年生草本。野生于荒山草坡。我省各地均产。	全草入药。民间广为流行的镇咳药。治咳血、咳喘、劳弱咳、病后声哑、感冒、吐血。我省有西南阴地蕨、日本阴地蕨、阴地蕨等品种混用。

草药名	学名	产地	药用部份及效用
三步跳、麻芋果。	半夏 Pinellia ternata (Thunb) Breit (天南星科)	多年生草本。野生于荒土或包谷地中。我省各地均产。	球茎入药。为镇咳、祛痰、止呕要药。外治伤肿。我省有半夏和掌叶半夏等品种同用入中药。
水白芷、野芹菜、红鸭脚板、水当归。	鸭儿芹 Cryptotaenia japonica Hassk (伞形科)	多年生草本。野生于山地阴湿处、沟边、路旁。我省各地均产。	根部入药。止咳化痰、清热解毒。治感冒高热、咳嗽、水呛咳。
水葵花、滴滴金、野葵花、金沸花、金菊花。	旋复花 Inula britannica L (菊科)	多年生草本。野生于山地湿处、水沟边。我省各地均产。	花入药。止喘咳、化痰降气。治风热咳嗽、喘咳、小儿盐吼等。花入中药。
八百崽、儿多母苦、多儿	天门冬 Asparagus cochinchi-	多年生草本。野生于山地矮林阴处。我省	块根入药。民间作治虚热咳嗽、劳伤咳嗽

草药名	学名	产地	药用部份及效用
母、一笼鸡、天冬、万岁藤。	nensis (Lour) Merr. (百合科)	各地均产。	药，又作滋补强壮药。常有羊齿天冬与天门冬同用入中药。
牛尾独活、土白芷、岩川芎、千层莲。	毛当归 Angelica pubescens Maxin (伞形科)	多年生草本。野生于高山阴湿处。主产于平坝、修文等地。	根部入药。止咳、驱风、解表。治风寒咳嗽、风湿劳伤等。
白折耳根、白耳莱、蓝采荷、叫天鸡、岩参、鸡眼梅花草。	白须草 Pannassia wightiana Wall (虎耳草科)	多年生草本。野生于沟边或阴湿处。我省各地均产。	全草入药。镇咳、化痰、治肺劳咳嗽。常有虎耳草科白须草、鸡眼梅花草及三白草科白苞裸蒴充白折耳根使用。
白果、公孙树。	银杏 Ginkgo	落叶乔木。野生于山野路	果实入药。润肺止咳、平喘。

草药名	学名	产地	药用部份及效用
	biloba L.（银杏科）	旁。或人工栽培作风景树、行道树。我省各地均产。	治肺痨咳嗽、母猪疯及眩晕。果浆外用杀八脚虱。本品入中药。
白鸡、鸡眼睛、三道箍、猪蹄叉。	白芨 Bletilla striata (Thunb) Reichb. F.（兰科）	多年生草本。生于山野草坡。我省各地均产。	块根入药。化瘀止血、润肺止咳。治肺痨咳嗽、咳血、吐血。外治冻疮裂口、刀伤出血等。又治骨折伤。本品入中药。
地柏枝、金鸡尾、水金鸡尾。	乌蕨 Stenolomo chusana(L.) Ching（鳞始蕨科）	多年生草本。自生于山谷阴湿处，或山脚沟边石缝中。我省各地均产。	全草入药。清热利湿、止咳、止血。治风热感冒、血尿、肝炎、黄胆。外用治九子疡、刀伤、烫火伤、无名毒疮等。乌蕨与乌韭容易混用。

—365—

草药名	学名	产地	药用部份及效用
百尾笋、石竹根、竹节参、竹根七、山竹子、铁竹子、走死马。	万寿竹 Disporum cantoniense (Lour.) Merr. (百合科)	多年生草本。生于高山丛林中。我省各地均产。	地下茎入药。清热、止咳、润肺、祛痰。治虚劳咳嗽、神经衰弱等。并有充白薇使用者。一般常将万寿竹及宝铎草当百尾笋用。
百合、小丹、水百合。	荞麦叶贝母 Lilium cathayanum (Wilson) Mak (百合科)	多年生草本。野生于山坡箐林。我省各地均产。为百合粉原料。	根、鳞茎入药。为镇咳、祛痰、润肺要药。治虚弱咳嗽、咳血、血尿等。又消肿毒。
皂角、天丁。	皂荚 Gleditsia sinensis Lam	落叶乔木。生于山野村庄。我省各地均产。	果实及刺入药。果实镇咳、祛痰，少量止喘，多量催吐，

草药名	学　名	产　地	药用部份及效用
	（豆科）		存性止泻、消积。刺有软坚化瘀作用，可治疮疖、乳结、无名肿毒等。有皂荚及猪牙皂等品种混用的。
沙参、南沙参、泡参、鸡帕腿、臭鸡腿、毛鸡脚。	沙参 Adenophora uerticillata Fisch （桔梗科）	多年生草本。生于山地荒坡。我省各地均产。	根部入药。清热润肺、止咳、祛痰。治肺热咳嗽、产后无奶、咳血等。品种多，有杏叶沙参、狭萼沙参、多形沙参、阔叶沙参、轮叶沙参、长叶沙参、威氏沙参、线齿沙参、肖牧根草等，均可充泡参用。入中药。
辰砂草、小远志、惊风草、	瓜子金 Polygala japonica	二年生草本。野生于山地坡脚、向阳土埂、	全草入药。祛风、镇咳、祛痰。治小儿惊

草药名	学名	产地	药用部份及效用
瓜米细辛、地风消、铁箭风、接骨红。	Houtl (远志科)	田坎等处。我省各地均产。	风、感冒，故名惊风草。外用治虫牙痛。鸳针可治鼻渊等。常有细叶远志、宽叶远志、小扁豆、小花远志等相似品种充瓜子金用。
伸筋草、舒筋草、扁心草、盘甲草。	地刷子石松 Lycopodium complanatum L. (石松科)	多年生常绿蔓草。生于山林阴处及岩石上。我省各地均产。	全草入药。治风寒咳嗽、咳血。又治筋骨疼痛、脚转筋、筋骨僵硬等，故有伸筋草之名。中药名伸筋草。我省常有垂穗石松（铺地蜈蚣）、石松及地刷子石松等品种互充伸筋草使用。本品入中药。

草药名	学名	产地	药用部份及效用
果上叶、一挂鱼、鸦雀嘴、石杨梅、石仙桃、石豆、豆兰。	麦斛 Bulbophyllum inconspicun Maxim （兰科）	多年生草本。野生于湿岩上。我省各地均产。	全草入药。清热润燥、生津止渴、止咳。治虚劳咳喘、肺痨、肺痈、风热咳嗽等。我省民间常将豆兰、麦斛、石仙桃、贝母兰等兰科植物当果上叶使用。单叶双叶均入药。
芭蕉	芭蕉 Musa basjoo Sieb et zucc （芭蕉科）	多年生草本。人工栽培。我省黔东南及黔南一带主产。兴义及花江等地生长的能结芭蕉。有芭蕉与香蕉之分。	根茎与花入药。能健胃止呕、降压、止哮喘等。根可镇咳、利水。外用治骨折伤、疮毒。汁可治中耳炎。

—989—

草药名	学　名	产　地	药用部份及效用
岩百合、香百合、野百合。	麝香百合 Lilium longiflorum Thunb （百合科）	多年生草本。生于山地或岩缝中。我省各地均产。	鳞茎与果实入药。鳞茎系中药的百合，为镇咳祛痰药，又可补虚、解热利尿，治百合疒。果实当中药马兜铃使用，治咳喘。
枇杷、枇杷叶、枇杷花。	枇杷 Eriobotrya japonica Lindl （蔷薇科）	常绿乔木。人工栽培于庭园、村庄附近。我省各地均有。	叶、花、果实入药。润肺止咳、祛痰、解热、降气。民间多取花治咳。树皮亦有治咳作用。叶入中药。
柏子仁、扁柏枝。	侧柏 Biota orientalis (L.)Endl. （柏科）	常绿灌木。多为人工栽培。	果实入药。止咳喘、清热凉血。治咳血、咳喘、衄血、吐血、下血、白浊。又治蛔积。果仁安神入中药。叶名侧柏入中药。

—370—

草药名	学　　名	产　　地	药用部份及效　　用
肺筋草、瞿　麦、蛆儿草、一窝蛆。	粉条儿菜 Aletris spicata Franch （百合科）	多年生草本。生于山地草坡、路旁。我省各地均产。	全草入药。润肺、止咳、利尿。治哮喘、盗汗、咳嗽、蛔积腹痛及小便不利等。个别地区用花穗充瞿麦使用。
响铃草、响铃豆、野豌豆、土黄耆、野花生。	假地兰 Crotalaria ferruginea Grah （豆科）	多年生灌木状草本。野生于山地草坡。我省各地均产。	全草入药。镇咳、止喘。治咳嗽、肾虚耳鸣。根似黄耆，有补气作用。
红浮漂、红浮萍、紫萍。	满江红 Azolla imbricata Nak （满江红科）	多年生草本。自生于水田池沼中。我省各地均有。	全株入药。根能润肺、止咳；治肺痨。全草能发汗解表、利尿、透疹；治红崩、白带、风湿痛、麻疯、九子疡等。

草药名	学名	产地	药用部份及效用
猫儿伞、岩黄连、南天烛、黄金桂、南烛。	南天竹 Nandina domestica Thunb. (小蘗科)	常绿灌木。生于山林岩石缝间。我省各地均有。	根及叶果入药。清热解毒、止咳定喘。治哮喘、火眼、黄疸、关节肿痛、烫伤及背疽初起等病。
蛇参根、青藤香、青木香、天仙藤、大救驾。	马兜铃 Aristoloch-ia debilis Sieb. et zucc. (马兜铃科)	多年生草本。生于山地刺林边。我省各地均产，近有人工栽培。	果实及根部入药。果实入中药名马兜铃，有理气止咳作用，为治肺气肿要药。根部入中药名青木香，理气止胃痛。民间称为专藤香，治时症及蛇咬伤。
姨妈菜、白前胡、软前胡。	白花前胡 Peucedanum praeruptor-um	多年生草本。生于山谷土坡。我省各地均产。	根部入药。降气祛痰、解热散结、补虚弱。治咳嗽、妇女干瘦(肺气弱、

—572—

草药名	学　　名	产　　地	药用部份及效　　用
	Dunn.（伞形科）		月经不调）。又可驱风解热，治头风疼。
鸭脚板独活、鸭脚板、红前胡、土当归、牛尾独活。	紫花前胡 Peucedanum decursivum Maxim.（伞形科）	多年生草本。生于山野路旁、沟边。我省各地均产。	根部入药。降气祛痰、宣散风热。治咳喘、风湿痛。民间充独活用。
梧桐子、梧桐皮、九层皮。	梧桐 Firmiana simplex Wight（梧桐科）	落叶乔木。庭院栽培。我省各处均有。	根、种子、树皮及叶入药。叶可镇咳化痰、除风湿。外用止刀伤出血。根及树皮（名九层皮）可接骨，为伤科要药。种子治胃痛、白发。

草药名	学　　名	产　　地	药用部份及效用
清明菜、棉花菜。	鼠曲草 Gnaphalium multiceps Wall.（菊科）	二年生草本。自生于山野田埂、路旁。我省各处均有。	全草入药。镇咳平喘、清热驱风、滋阴平肝。治风热咳嗽、感冒、火眼、吐血、惊风、头目眩晕、肝炎等。常与秋鼠曲、细叶鼠曲混用。
黄荆树、七叶黄荆、黄荆条、蚊子柴、五叶黄荆。	牡荆（七叶黄荆）Viter cannabifolia Sieb et zucc.（马鞭草科）	落叶灌木。生于山地土埂或路边。我省各地均产。	根、茎、叶及果实均入药。果实止喘咳、胃气痛。根及茎镇咳、驱风、解热，治风热咳、风湿痛、惊癫。叶治痢疾、水肿、黄疸病等。外洗治肾囊风及脚癣。民间将牡荆、黄荆（五叶）当黄荆条使用。

草药名	学　　名	产　　地	药用部份及效　　用
狮子草、舒筋草、龙须草、伸筋草。	铺地蜈蚣（垂穗石松）Lycopodium Cernnum L.（石松科）	多年生常绿蔓草。生于山林阴处草丛间。我省各地均产。外形与石松相似。	全草入药。镇咳，治风寒咳嗽。又能舒筋活络，治风湿关节痛、脚转筋等，故有舒筋草之名。
韭叶麦冬、小麦冬。	沿阶草 Ophiopogon bodinieri Levl（百合科）	多年生草本。生于村落田坎、路旁。我省各地均产。	根部入药。效用同麦冬。民间当麦冬用。以其叶细如韭，故名韭叶麦冬。入药散。
猪鬃草、猪鬃漆、铁丝草、降龙草。	铁线蕨 Adiantum capillus-veneris L（铁线蕨科）	多年生草本。自生于阴湿山地沟边。我省各地均有。	全草入药。治咳喘、淋浊。近有人用治精虫活力不足病。常见有翅柄铁线蕨、鞭叶铁线蕨、扇叶铁线蕨、团

草药名	学名	产地	药用部份及效用
			羽铁线蕨及铁线蕨当猪鬃草用。
兔耳风、毛耳风、一枝箭、棉花头、扑地香、兔耳一枝箭、酒药花。	毛大丁草 Gerbera piloselloides Cass （菊科）	多年生草本。野生于山地草坡。我省各地均有。	根部入药。驱风散寒、镇咳祛痰、行气利水。治老年咳喘、风湿痹痛、水臌、惊风、毒蛇咬伤等。
大毛香、乌骨鸡、威灵仙、羊耳菊、八里香、九叶火草。	白牛胆 Inula cappa DC. （菊科）	多年生草本。野生于山地、草坡、路旁。我省各地均产。	根部入药。清热利湿、补虚、壮阳。治咳喘、风湿、盗汗、肾虚色弱、头昏。个别地区充威灵仙使用。

草药名	学名	产地	药用部份及效用
刺桑、奶桑、大刺根、黄龙脱壳。	柘树 Cudrania tricuspidata (Carr.) Bur (桑科)	常绿灌木。野生于山地土坎、路旁。我省各地均有。	根皮入药。清热利湿、化痰止咳。治咳嗽、劳伤、黄疸、跌打损伤、风湿关节炎等。
青杠树寄生、栗寄生、螃蟹夹、桐子寄生、寄生包。	槲寄生 Viscum articuletum Burm. f. (桑寄生科)	寄生于栗、桐、枫、梨、朴以及各种树上的寄生性常绿小灌木。我省各地均有。	枝及叶入药。清热利湿、驱风、止咳。治咳嗽、风湿、跌打疼痛等。常见有扁枝槲寄生、黄果槲寄生、有柄槲寄生与桑寄生成为两类不同形的寄生使用。
鬼吹哨、吹鼓琴。	来色木 Leycesteria formosa Wall (忍冬科)	多年生亚灌木。野生于山地、路旁。主产于水城、威宁等地。	全株入药。清热、止痛、舒筋活络、祛痰。治劳伤咳嗽、骨折。

草药名	学名	产地	药用部份及效用
石用、大虎耳草。	锦香草 Phyllagathis cavaleriei (Levl. et Vant.) Guillaum. (野牡丹科)	多年生草本。野生于阴山岩石间及山间路旁。主产黔南一带。	全草入药。清热凉血、利湿止咳。治痢疾、痔疮出血、咳嗽、咯血。

第五章　催吐药

草药名	学名	产地	药用部份及效用
马蹄香、倒插花、土细辛、花脸王、苕叶细辛、红三百棒、翻天印。	杜衡 Asarum blumei Duch (马兜铃科)	多年生草本。野生于竹林中或溪沟边。常有人工栽培。我省各地均产。	全草入药。催吐、祛痰、镇咳、镇痛。治支气管炎、伤痛等。外吹鼻孔内，打喷嚏。

草药名	学名	产地	药用部份及效用
老鸦蒜、独蒜、龙爪花、鼻血花。	石蒜 Lycoris radiata Herb (石蒜科)	多年生草本。野生于田坎、沟旁或荒坡。我省各地均产。	鳞茎入药。为催吐祛痰药。治咳血、腹中痞块。外治无名肿毒。有小毒。常与忽地笑(黄花石蒜)混用。
翻天印、岩棕、小棕、棕包头、人头发。	藜芦 Veratrum nigrum L. (百合科)	多年生草本。野生于山地岩坡。或人工栽培。主产于黔西、大方、赫章一带。	根部入药。有强烈的催吐、祛痰作用，并可镇痛。治癫痫、狂症、跌打伤痛。吹鼻能打喷嚏治感冒。常有藜芦、马氏藜芦、大理藜芦等混用。入中药。

—[illegible]—

第六章 健胃药

草药名	学名	产地	药用部份及效用
鸭屁股、土知母、中搜山虎、鹅参、鸭儿参。	鸢尾 Iris tectorum Maxim (鸢尾科)	多年生常绿草本。生于山地、土坎、路旁。我省各地均产。	地下茎入药。健胃、缓泻、消积胀、助消化、散气郁。又治风湿、跌打、痞块等。为中焦消积利湿药，故名中搜山虎。另有刚毛鸢尾与鸢尾混用不分。
野青菜、山青菜、红青菜、青菜细辛。	野青菜 Senecio chrysanthemoides DC. (菊科)	二年生草本。野生于山地、草坡、阴湿沟坎边。我省各地均有。	根部入药。消食、顺气、健胃补虚。治胃气痛、自汗、尿血、浮肿、肾炎、赤眼、喉炎。外治漆疮、肿毒。

草药名	学　　名	产　　地	药用部份及效　　用
射干、扁竹黄、上搜山虎、黄知母、金知母、铜锤打天门。	射干 Belamcanda chinesis (L)DC.（鸢尾科）	多年生草本。野生于向阳山坡草地。我省各地均产。	根部入药。健胃、祛痰。治胸闷、喉热。为上焦清热专用药，故名上搜山虎。本品入中药。
扁竹根、豆豉草、豆豉叶、下搜山虎。	蝴蝶花 Iris japonica Thunb.（鸢尾科）	多年生草本。野生于山地路旁。我省各处均有。	根部入药。健脾胃、利水消肿。治臌胀、消化不良等。为下焦利湿消胀药，故名下搜山虎。
藿香、排香草。	藿香 Agastache rugosa (Fisch.et Meyer) O.Ktze（唇形科）	一年生草本。人工栽培。我省各地均产。	全株入药。为芳香健胃药。治消化不良、呕吐腹痛等。本品入中药。

草药名	学名	产地	药用部份及效用
韭菜、起阳草。	韭菜 Allium tubersum Roxb (百合科)	多年生草本。人工栽种。我省各地均有。作香料用。	全草或种子入药。兴阳健胃、暖脾、散瘀生新。治胃痛、哮喘、阳痿、小儿遗尿、吐血、蛔积。外治跌打、骨折等。种子入中药。
生姜、干姜、炮姜。	姜 Zingiber officinale Rosc (姜科)	多年生草本。人工栽种。我省各地均产。	地下茎入药。为健胃剂。可驱风发汗、止呕、消食豁痰。干姜能温中祛寒、回阳通脉、逐寒燥湿。民间多作推擦药及解表药。本品入中药。
白苏、引子。	荏子 Perilla frutescens	一年生草本。田园栽种。我省各地均有。	种子入药。健胃开郁、温中快膈、化痰止

—382—

草药名	学　　名	产　　地	药用部份及效　用
	(L.)Brit (唇形科)		咳、发散风寒。常用以代替紫苏子用。
紫苏、水苏、赤苏、苏叶、鸡冠紫苏、两面红紫苏、红紫苏。	紫苏 Perilla frutescens (L.) Brit. var. acuta (Thunb) Kudo (唇形科)	一年生草本。人工栽培。主产于遵义地区。	全草及种子入药。为芳香健胃、止咳化痰、发汗解表药。我省有紫苏、香白苏、桔味紫苏、青白紫苏、斑纹皱紫苏、缀边皱紫苏等品种混用不分。本品入中药。
菖蒲、白菖蒲、水菖蒲、泥菖蒲、剑蒲。	白菖蒲 Acorus calamus L. (天南星科)	多年生草本。人工栽培于池沼中。我省各地均产。端阳作蒲剑用。	根部入药。为芳香健胃药。助消化、消积食、理气止痛。治小儿疳积、痢疾、风湿、水肿等。

草药名	学名	产地	药用部份及效用
石菖蒲、药菖蒲、化药。	石菖蒲 Acorus gramineus Soland (天南星科)	多年生草本。野生于河畔、溪沟、沼泽石缝间。我省各地均产。	地下茎入药。民间用以健脾消积，辟秽开窍。治水泻、神经衰弱、呃逆、消化不良、呕吐、腹胀、风湿痹痛等。本品入中药。
刺梨。	刺梨(缫丝花) Rosa roxburghii Tratt. (蔷薇科)	落叶灌木。野生于向阳山地或路旁。我省各处均有。	根及果实入药。根治腹泻、胃痛、痢疾、上吐下泻、食积饱胀。果为健胃补脾药。
山楂果、山楂、大红子、浮萍果。	野山楂 Crataegus cuneata S. et. Z. (蔷薇科)	落叶灌木。野生于山地疏林间。我省各地均产。	果实入药。能健胃助消化，消积食饱胀。治小儿食积、消化不良等症。一般做成山楂膏用。我

草药名	学　　名	产　　地	药用部份及效　　用
			省民间均以野山楂入药，但中药不用。
仙人掌、观音掌。	仙人掌 Opuntia orthchntha Haw（仙人掌科）	多年生常绿植物。野生于山地，各地栽培于庭园。主产于盘县、兴义、赤水等地。	根及全草入药。为健胃滋补剂。治胃痛、乳痈、痞块、心悸、失眠、咳嗽。外治蛇咬伤、癣癞、烫火伤等。
苦蒜果、野葱、薤白。	山蒜 Allium nipponicum Fr et Sav（百合科）	多年生草本。野生于山坡荒地。我省各地均有。	鳞茎入药。健胃、温脾、助消化、增食欲。主治膈食饱胀、胃气[illegible][illegible]时症等。中药作薤白用。[illegible]

草药名	学名	产地	药用部份及效用
苦荞头、苦荍头、万年荞、野南荞、苦荞麦。	苦荞头 Polygonum cymosum Trev （蓼科）	二年生草本，根木质。野生山谷阴处，或栽培于庭园。我省各处均有。	块根入药。健胃、理气、止痛。治胃气痛、消化不良、疝气。外用治恶疮、虫、蚊咬伤。
苦参、地槐、小槐。	苦参 Sophora flavescens Ait （豆科）	多年生小灌木。野生于山地路旁。我省各处均产。	根部入药。为苦味健胃解热剂，用以解肠胃热。治肠风下血、痢疾、肝炎、梅毒、麻疯、阴痒、蛔积、肺痨等。本品入中药。
青藤、细辛、滚天龙、小香藤香、黑风藤、青藤。	轮环藤 Cyclea racemosa Oliv （防已科）	多年生蔓生藤本。生于山坡路坎。我省各地均有。	根部入药。健胃、理气、止痛。治胃气痛、痧气痛、风湿、跌打等。

草药名	学名	产地	药用部份及效用
苦胆草、鱼胆草、龙胆草、小秦艽。	坚龙胆 Gentiana rigescens Franch （龙胆科）	多年生草本。野生于山地、草坡。主产于毕节、修文、织金、兴义等县。我省不产龙胆，只产坚龙胆。入中药。	全草入药。为苦味健胃剂。治消化不良、食欲不振、小儿疳积发热、黄胆、肾炎、目赤、肿痛等。
姜叶淫羊藿、座杆、山姜、大杆。	华良姜 Alpinia Chinensis Rosc. （姜科）	多年生草本。野生于山谷阴处。我省各地均有。	根部入药。为芳香健胃剂。散寒止痛。治胃寒痛、关节冷痛、寒咳等。
小　杆、行　杆。	和山姜 Alpinia japonica Miq （姜科）	多年生草本。野生于山谷阴处。我省各地均有。	根部入药。健胃止呕、驱风除湿。治胃气痛、风湿痹痛等。
面根藤、打碗子、粉根藤、五谷根、	离天剑 Calystegia sepium(L.) R.Br.	多年生蔓生草本。生于山坡路旁或园地土埂。我省各地	根部入药。健胃。治消化不良、白带、淋症、白浊。文

草药名	学名	产地	药用部份及效用
打破碗花、鼓子花、金线吊咕噜。	(旋花科)	均有。	治筋骨疼痛、骨折伤肿等。
隔山消、奶浆藤、飞来鹤、羊角藤、千担苦。	耳叶牛皮消 Cynanchum auriculatum Royle et Wight. (萝藦科)	多年生蔓生草本。野生于阴山丛林。常攀缘他物生长。我省各地均产。	地下茎入药。健胃。治隔食饱胀、胃痛。外治疮毒鱼口等。
莱菔子、地骷髅。	莱菔 Raphanus sativus L. (十字花科)	一年或二年生草本。人工栽种。我省各地均产。	根、叶及种子入药。种子健脾利湿、降气定喘。叶外擦腹部，消食积饱胀。根煮水外洗治冻疮，洗脚减脚汗。种子入中药。

草药名	学　　名	产　　地	药用部份及效　　用
青鱼胆草、唢呐花、抽筋草。	蔓龙胆 Crawfurdia japonica Sieb.et Zvcc （龙胆科）	多年生蔓生草本。野生于山坡土埂。我省各地均有。	根部入药。清热利湿、健脾止咳、杀虫。治小儿疳积、痢疾、热咳、风湿、蛔积等。民间常与双蝴蝶混用不分。
茴香、怀香、谷香。	小茴香 Foeniculum vulgare Mill. （伞形科）	多年生草本。人工栽种。我省各地均产。	根、叶、果实及茴香虫入药。健胃、止痛、驱风、止咳。治胃气痛、疝气痛、肾虚耳鸣、风湿痛等。茴香虫系黑蝴蝶幼虫，止胃痛。果实入中药。
青藤香、汉防已、小古藤、防已、绵毛马兜铃。	卵叶马兜铃 Aristoloch-ia ovatifotia Hance （马兜铃科）	多年生藤本。生于山坡路旁。我省威宁、水城、赫章一带有产。	根部入药。有祛风、除湿、止胃痛作用。中药作关木通或防巳使用。

草药名	学名	产地	药用部份及效用
香蓼。	粘毛蓼 Polygonum viscosum Buch-Ham (蓼科)	一年生草本。生于山野湿地路旁。我省赫章有产。其叶芳香。	全株入药。健脾、开胃。治小儿疳积。
路路香、满坡香、小香茶、牙刷草。	东紫苏 Elsboltzia bodinieri Vaniot (唇形科)	多年生草本。野生于向阳山地、路旁。主产于威宁、赫章一带。花穗似牙刷形。	全草入药。清热解毒。治鼻炎、口腔炎等。

第七章 泻下药

草药名	学名	产地	药用部份及效用
牛舌片、羊蹄、土大黄。	羊蹄 Rumex japonicus	多年生草本。野生于山野、沟边、田坎潮	根、叶入药。解热通便。治便秘、便血、

草药名	学名	产地	药用部份及效用
	Howtt （蓼科）	湿处。我省各地均有。	痔血、血崩、腮腺炎、赤白带下。外治汗斑、皮癣、疮毒。
牛耳大黄、土大黄、酸汤菜、黄根根、大黄药菜。	酸模 Rumex acetosa L. （蓼科）	多年生草本。野生于原野、草坡、路旁。我省各处均有。	根、叶入药。清热、解毒、通便。效同羊蹄。
金不换、红筋大黄、救命王、土大黄。	土大黄 Rumex daiwoo Makino （蓼科）	多年生草本。多人工栽培。我省各地均产。	根、叶入药。开胃健脾、补虚益损。外用治跌打伤肿、骨折等。部分地区误充人参用。
看园老、千金子、野白蔻。	续随子 Euphorbia lathyris L. （大戟科）	二年生草本。人工栽种。我省各地均产。	果实入药。用以通便、利尿、通经、止伤痛等。

—331—

草药名	学名	产地	药用部份及效用
桐油子、桐子、桐油树。	油桐 Aleurites fordii Hemsl （大戟科）	落叶乔木。人工栽培。我省各地均产。	根、种子入药。种子有利便、催吐、清热、解毒、止血、消积作用。根治小儿疳积、五心潮热、二便不利、出血等。
麻子仁、亚麻仁。	亚麻 Linum usitatissimum Lmn. （亚麻科）	一年生草本。人工栽种。我省各地均产。	种子入药。榨油用作缓泻剂及粘滑剂。调制药膏，外擦治烫火伤。
牵牛子、丑牛、破碗花、喇叭花、二丑、黑白丑。	牵牛 lpomoea hederacea jacq （旋花科）	一年生蔓生草本。生于园圃、墙脚、路旁。我省各地均产。又作观赏用。	种子入药。为缓下剂。利水通便、理气消积。治胃痛、便秘、肾炎水肿。黑白丑常混用，入中药。

草药名	学　　名	产　　地	药用部份及 效　　用
蓖麻子、 蓖妈子。	蓖麻 Ricinus communis Linn （大戟科）	一年生草本。较热地区如思南、罗甸等县已成多年生的小乔木。人工栽种。我省各地均产。	种子入药。榨油内服为泻下剂。民间用种子浸其他药汁，作灸火，治风湿。种子少量内服作跌打止痛药。油调浸膏外用。外治法为牵引要药。

第八章　驱　虫　药

草药名	学　　名	产　　地	药用部份及 效　　用
臭　草、 臭　菜。	土荆芥 Chenopodi- um ambrosioi- des	一年生草本。野生于山地、路旁。我省各地均有。	全草入药。可驱腹中寄生虫，又有驱风消肿作用。外用治蛇虫咬

草药名	学名	产地	药用部份及效用
	L. (藜科)		伤、香港脚，洗风湿筋骨疼痛、湿疹、皮癣。
白秧树、白杨。	响叶杨 Populus adenopoda Maxim. (杨柳科)	落叶乔木。野生于深山丛林中。或栽培于路旁。我省各地均产。	根皮入药。作驱蛔药用。又治小腹痞胀、淋症、白浊、白带等。
石榴。	安石榴 Punica granatum L. (安石榴科)	落叶小乔木。多为人工栽培。我省各地均产。	果皮、花入药。果皮驱绦虫。治痢疾、水泻、肺痈。花止鼻血。果皮水含漱可去口臭。外治烫火伤。
地萝卜子、凉薯子、地瓜	豆薯 Pachyrhiz-us	二年蔓生小藤本。人工栽种。我省各地均	种子入药。外用治寄生虫、疥癣疮肿。有

草药名	学　名	产　地	药用部份及效　用
子。	erosus Urban.（豆科）	产。	大毒，忌内服。农村多作杀虫剂。
苦檀子、苦拉子、土大风子、苦蚕子。	厚果鸡血藤 Millettia pachycarpa Benth.（豆科）	多年蔓生灌木。野生于山地岩石疏林中。黔南一带有产。	种子入药。为杀虫、消积、止痛药。治小儿疳积、腹痛、痧气痛。外治疥癣。有毒，农村作农药杀虫剂。
苦楝子、苦楝皮、川楝子、金铃子。	川楝 Melia toosendan Sieb.et zucc（楝科）	落叶乔木。野生于向阳山地。我省北部地区有产。有川楝及楝。南部地区产岭南楝。	果实、树皮入药。驱绦虫、蛔虫。又治疝气、小腹疼痛。外治疥癣。本品入中药，以川楝为主药。

草药名	学名	产地	药用部份及效用
桃子叶、桃树皮、桃仁。	桃 Prunus persica Batsch (蔷薇科)	落叶乔木。人工栽种。我省各地均产。	根、皮、叶及种子入药。叶可驱虫。外洗消痈肿，治风湿。桃仁破血、通经、润便，气桃利尿。
臭蒿、牛尿蒿、马尿蒿。	黄花蒿 Artemisia annua L. (菊科)	一年生草本。生于山地、园圃、院落、墙脚、路旁。我省各处均有。	叶入药。消疮肿、清热除湿、解毒。治惊风、敷无名肿毒、毒蛇咬伤等。捕蛇者多用作防治蛇伤药。
野烟、北鹤虱、杜牛膝、野叶子烟。	天名精 Carpesium abrotanoides L. (菊科)	二年生草本。野生于山地、草坡、荒郊、路旁。我省各地均有。常与挖耳草混用。	全草入药。用作清热解毒药、杀虫药。种子名北鹤虱，可治蛔积。叶、根可治痢疾、疟疾、乳痈、感冒、痞块等。

草药名	学名	产地	药用部份及效用
野胡萝卜、南鹤虱、鹤虱。	野胡萝卜 Daucus carota L.（伞形科）	多年生草本。野生于山地、路旁。我省各地均产。	种子入药。为杀虫剂。治蛔积、剪发虫、疮癣、背疽。又治腹泻。
贯众、公鸡头、管仲、昏头鸡、小贯众、镰叶草、铁郎箕、鸡脑壳。	贯众 Cyrtomium fortunei j. Sm.（鳞毛蕨科）	多年生草本。野生于山地老土埂、村庄老墙脚下。我省各地均产。	根、茎入药。有收敛止血、驱虫、清热解毒作用。治蛔积、绦虫、血崩、心悸、心律不齐、头昏等。民间泡水缸中，防治时疫。
贯众、绵马贯众、大贯众、管仲。	阔鳞鳞毛蕨 Championii championii (Benth.) C.Chr.ex Ching（鳞毛蕨科）	多年生草本。野生于山地丛林边。我省各地均产。	根茎入药。治虫积腹痛、骨折。又作防治流感药。常有小贯众、大贯众、紫萁贯众等混用不分。本品入中药。

草药名	学　　名	产　　地	药用部份及效　　用
麻柳、鬼柳叶。	枫杨 Pterocarya stenoptera DC.（胡桃科）	落叶乔木。生于背阴山林、河沟边。我省各地均有。	根、叶入药。叶杀虫、解毒。治血吸虫病、皮肤疮癣、癞、鱼口等。根治风湿麻木、筋骨疼痛。常见有枫杨、短翅枫杨及化香树等互相混用。
海桐皮、刺通、接骨花。	刺桐 Erythrina indica Lam.（豆科）	落叶乔木。生于丛林中。主产于盘县、兴义一带。	根皮入药。为杀虫药。内服治乳结、风湿脚气、腰膝疼痛、骨折。外用浸酒或煮水搽洗疥癣。本品入中药。
野木瓜、冰粉子、凉粉子、水晶凉	假酸浆 Nicandra physaloides Gaertn.	一年生草本。野生于山地、路旁。有人工栽种。主产于	种子入药。清热利尿、驱蛔。治发烧、胃热、热淋、蛔积。

—398—

草药名	学名	产地	药用部份及效用
粉、果铃。	（茄科）	赫章、水城等地。	可作水晶凉粉原料。
火草、大火草、大曲花、山萩。	珠光香青（山萩）Anaphalis margaritacea (L.)（菊科）	一年生草本。野生于山地、草坡、路旁。我省各地均有。	全草入药。清热利湿、驱虫、止血。治蛔积、痢疾、风热感冒、刀伤、毒蛇咬肿亮等。我省多叫火草，常有珠光香青、旋叶香青、粘毛香青、贴生香青等品种混用。

第九章　解热药

草药名	学　　名	产　　地	药用部份及效用
八爪金龙、开喉箭、地红消、大地风消、地红子、接骨茶、山豆根。	紫金牛 Ardisia japonica Bl. (紫金牛科)	草本状常绿灌木。野生于丛林阴处。我省各地均产。	根部入药。解热驱风，镇痛止咳。主治喉咽炎（故有开喉箭之名）。又治风热咳嗽、哮喘、劳伤疼痛、风湿疼痛、牙痛、痢疾等。我省常将紫背朱砂根、矮茎朱砂根、朱砂根、百两金、紫金牛等均称为八爪金龙混用。

草药名	学名	产地	药用部份及效用
九岭光、千里及、一扫光。	千里光 Senecro scandens Buch-Ham （菊科）	多年生草本。野生于山地土埂、路旁。我省各地均产。	全草入药。为清热解毒要药。治各种无名毒疮、火眼等。谚云："认得千里光，一家不生疮。"有峨嵋千里光、菊状千里光、岩生千里光、千里光、锯叶千里光等品种混用。
火草、小火草。	秋鼠麯草 Gnaphalium hypoleucum Dc （菊科）	一年生草本。野生于山地土埂、路旁。我省各地均有。	全草入药。清热利湿、镇咳祛痰。治哮喘、气管炎、无名肿毒。

草药名	学名	产地	药用部份及效用
野菊花、野黄菊、凉叶藤。	苦薏 Chrysanthemum indicum L. (菊科)	多年生草本。野生于山野、路旁。我省各地均产。	全草入药。清热解毒、驱风、明目。治头目眩晕、火眼、疔疮、痈疽久不收、跌打红肿、无名肿毒。近年已入中药。
鱼鳅串、马兰、鸡儿肠、路边菊、野蓝菊、绿灯盏花、玛来丹、马来苔。	马兰 Asteromaea indicus (L.) Bl. (菊科)	多年生草本。野生于山坡荒地、路旁。我省各地均有。	全草入药。清湿热、消积滞、止血、驱虫。治头目眩晕、小儿食积胃痛、肠炎、血崩、蛔积、痢疾、腹泻、疟疾。
苍耳草、牛虱子、麻疯草。	菜耳 Xanthium stumarium L. (菊科)	一年生草本。野生于山地、旷野、路旁。我省各地均产。	全草入药。清热止痒、驱风除湿、杀虫解毒。治风疹、麻疯、痢疾、疔疮、头晕、风湿、鼻炎等。种子入中药。

—402—

草药名	学名	产地	药用部份及效用
白鼓钉、土升麻、称杆升麻、搬倒甑、猫儿翻甑、白花菜、麻沙菜、半打称。	尖佩兰 Eupatorium lindleyanum Dc （菊科）	多年生草本。生于山野路旁、沟边。我省各地均产。	根、茎入药。清热解表、杀虫。治感冒无汗、疟疾、风湿、喉炎、口腔炎、肠寄生虫等。
土黄连、老鼠刺、功劳叶、茨黄连、茨黄芩。	十大功劳 Mahonia fargesii Takeda （小蘖科）	常绿灌木。野生于山地丛林边。我省各地均产。	根、茎入药。解热、消炎。治眼热、肠炎、痢疾、风热感冒、湿疹、黄疸病、头目眩晕、耳鸣、咳嗽等。我省有阔叶十大功劳、黄色十大功劳、狭叶十大功劳、华南十大功劳、多齿十大

草药名	学名	产地	药用部份及效用
			功劳、苏氏十大功劳等品种都作十大功劳使用。也有用冬青科的枸骨当十大功劳使用者。叶入中药。
大乌泡、乌龙须、黄水泡、倒触伞、倒生根、马莓叶、糖泡刺。	川莓 Rubus setchuenensis Bur. et Fro.（蔷薇科）	蔓生小灌木。野生于山地、路旁。我省各地均有。	倒生的根及嫩尖叶入药。叶及倒生根可解热凉血。治倒经、咳血、脱肛、痢疾、赤眼、翳子、骨折、月经不调等。
三皮风、老蛇泡、地杨梅、蛇泡草。	蛇莓 Duchesnea indica Focke（蔷薇科）	多年生草本。野生于山地、田坎、路旁。我省各地均有。	全草入药（泡不入药）。清热解毒、疏风止咳。治惊风、无名肿毒、风热咳嗽、蛇头

—404—

草药名	学　　名	产　　地	药用部份及效　　用
			疔、狂犬咬伤、跌伤痛、骨折疼痛等。
白地莓、白地泡、白　泡。	白草莓 Fragaria nilgelrensis Schlecht Var mairei.(Levl.) H-M.（蔷薇科）	多年生草本。野生于山地土坎、路旁、沟边。我省各地均有。	全草入药。清热解毒、止咳。治发烧气喘、胸骨疼、小儿口腔炎等。
白刺、倒足伞、倒生根、毛叶仙桥、两头蛇、覆盆子。	插田藨 Rubus careanus Miq（蔷薇科）	蔓生小灌木（细枝着地再生根）。野生山地、土埂、路旁。我省各地均产。	根部及泡果入药。清热凉血、补肝肾。治倒经、吐血、癫狂、夜尿、目昏、盗汗、月经不调等。果实充中药覆盆子用。

草药名	学名	产地	药用部份及效用
山豆根、豆根、乌豆根。	西南槐树 Sophora mairei Pamp.（豆科）	常绿蔓生亚灌木。野生于山谷灌木林中。主产于兴义、贞丰等地。	根部入药。能清喉热、胃热。治痢疾、水泻、劳伤。山豆根混品多，我省常有白花灰毛槐树、西南槐树及越南槐树等充山豆根用。入中药。
山枭草、山花生、和兰翘摇、车轴草。	白车轴草 Trifolium repons L.（豆科）	多年生草本。野生于山地、荒坡、路旁、田坎。我省各地均有。	全草入药。清火解毒。治高烧、头目眩晕、痔出血、狂症等。常见有白车轴草、红车轴草混用不分。

草药名	学名	产地	药用部份及效用
蒺藜草、螃蟹花、米伞花、斑鸠花、灯笼花。	紫云英 Astragalus sinicus Linn.（豆科）	多年生草本。野生于山地、田坎、土埂。我省各地均有。	种子入药。清热、明目。治头目眩晕、赤眼等。部分地区充中药莎蒺藜使用。
常山、鸡骨常山、蜀漆、摆子药。	黄常山 Dichroa febrifuga Loun.（虎耳草科）	落叶亚灌木。野生于山地。我省各地均产。	根部入药。治疟疾、骨折、跌打损伤等。
鹿角刺、叫梨木、亮槁柴、鹿梨、罗老根。	薄叶鼠李 Rhamnus leptophylla Schneider（鼠李科）	落叶小乔木。野生于向阳山地。我省各地均有。	根皮、果实入药。清热利湿、消积通便、利水消肿。治水臌气胀、肠粘连、肺热咳嗽、便秘等。常与冻绿混用
黄根、张良树。	长叶鼠李 Rhamnus crenatus Sieb. et	落叶灌木。野生于山地灌木林中。我省各地均有。	根入药。清热解毒、利水。治尿结石、无名肿毒、疳积

草药名	学　　名	产　　地	药用部份及效　用
	Zucc. （鼠李科）		等。
水芹菜。	水芹 Oenanthe javanica(Bl) DC. （伞形科）	多年生草本。野生于水田、水沟、沼泽旁的湿地。我省各地均有。	全草入药。清热利水。治高血压、水肿、风湿热痛等。我省有卵叶水芹、中华水芹及水芹等混用。
粉团花、绣球花。	八仙花 Hydrangea opvloides K. Koch （虎耳草科）	落叶灌木。人工栽培供观赏。我省各地均有。	根部入药。解热利尿。治五淋、崩症带症。又治头目眩晕等。
虎耳草、普耳草。	虎耳草 Saxifraga stolonifera (Linn) Meerb.	多年生草本。野生于阴湿岩山，或人工栽培作盆景。我省各地均有。	全草入药。清热、息风、镇痛。治中耳炎、风丹、白口疮、急惊风、腹痛

草药名	学　　名	产　　地	药用部份及效　　用
	（虎耳草科）		等。外治牛皮癣。
水案板、钉耙七。	眼子菜 Potamogeton franchetii A. Benn. et Baag.（眼子菜科）	多年生草本。野生于水田、水沟中。我省各地均有。	全草入药。解热利尿、通经和血。治妇女干血痨、小儿疳积、肠风下血、浮肿、火眼等。
翻背红、朱砂草、叶下红、红青菜、山青菜、反背红、四棱草。	血盆草 Salvia cavaleriei Levl. var. simplicifolia Petes.（唇形科）	一年生草本。野生于山地、草坡、路旁。我省各地均有。	全草入药。清热、止血。治血痢、吐血、咳血、血崩、刀伤出血、眼翳等。我省有血盆草、单叶血盆草、石见穿等混用。

—419—

草药名	学名	产地	药用部份及效用
尖経药、青药、咳风尖、十万错、十样错、晕病药、辣叶青药、青杆错。	九头狮子草 Dicliptera japonica Makino (爵床科)	多年生草本。人工栽培于园圃。我省各地均有。	全草入药。为清凉强壮剂，有清热补虚、止咳镇惊作用。治病后或产后虚弱、热咳、小儿惊风、喉炎等。
瓜子菜、瓜米菜、石瓜子。	抱石莲 Lepidogrammitis drymoglossoides (Bak) Ching. (水龙骨科)	多年蔓生草本。野生于阴湿岩上。我省各地均产。	全草入药。清热解毒、除湿镇痛。治产后寒、跌打、风湿、膨胀。外用治刀伤缩筋、巴骨癀等。
石耳坠、伏石蕨、痞子药、鱼别金星、瓜子	抱树莲 Lemmaphyllum microphyllum	多年蔓生草本。野生于阴湿的树干上，攀缘而生，与抱石莲类似。	全草入药。清热解毒、驱风消痞。治风湿、劳伤咳、痞块、乳疖等。

—410—

草药名	学名	产地	药用部份及效用
菜。	Presl. （水龙骨科）	我省各地均有。	
竹叶菜、马儿草、碧竹。	鸭跖草 Commelina communis L. （鸭跖草）	一年生草本。野生于阴湿山地、田边、水沟、路旁。我省各地均有。	全草入药。清热解毒、凉血利尿。治小儿高烧、淋病咯血、吐血、喉炎、风热咳嗽、口疮、无名肿毒等。
折耳根、肺形草、蕺菜、臭菜。	鱼腥草 Houttuynia cordata Thunb. （三白草科）	多年生草本。野生于潮湿山地、田梗、沟边、路旁。我省各地均有。	全草入药。清热解毒、润肺开胃。治肺痨、盗汗、咳嗽、哮喘、胎动不安、阴疽痈毒、经来腹痛、消化不良等。
刺脑包、雀不踏、	楤木 Aralia	落叶灌木。生于山地灌木林	根部及皮入药（根及刺白

草药名	学名	产地	药用部份及效用
雀不站、刺椿头、破凉伞。	chinensis L.（五加科）	中。我省各地均有。	色）。清热解毒、利湿止痛、驱风止咳。治风热咳嗽、血崩、淋症、风湿、跌打、风眼。外治鱼口肿毒。
红刺脑包、顶天刺、龙牙楤木。	波缘楤木 Aralia undulata H.-M.（五加科）	落叶乔木。生于山野丛林中。我省各地均有。	根皮入药（根及刺红色）。清热解毒、和血止痛。治跌打损伤、骨折、经闭、劳伤疼痛、痞块等。
岩莲花、石莲花、龙鳞草、昨夜何草、石上开花、石豆瓣。	石莲花 Sinocrassula indica (Decne) Berger.（景天科）	多年生草本。野生于阴湿岩缝上。我省各地均有。	全草入药。清热凉血、补虚止咳。治痔血、酒呛咳、肾虚腰痛、烫火伤、跌打损伤等。

草药名	学名	产地	药用部份及效用
狒指甲、狒甲草、火炼丹、胡豆莲、胡豆七、鸡眼药。	景天 Sedum erythrostictum Miq.（景天科）	多年生草本。多人工栽培于庭园。我省各地均有。	全草入药。清热解毒、润肺止咳。治肺热咳嗽、喉炎、赤眼、瘰子、痔疮、肿毒、蛇咬伤、烫火伤、鸡眼等。
贯叶蓼、刺酸浆、蛇不过、猫舌草、蛇倒退、红蛇牙草、刺马蹄。	杠板归 Polygonum perfoliatum Linn.（蓼科）	多年生草本。野生于山地刺蓬边。我省各地均有。	全草入药。民间用作清热解毒药。治惊风、高烧、百日咳、毒蛇咬伤、无名肿毒、腰带疹等。常有杠板归与廊茵混用。
倒提壶、云南翠雀。	云南飞燕草 Delphinium yunnanense Fr（毛茛科）	一年生草本。野生于向阳山地。主产于晴隆、盘县等地。	根部入药。清热、补虚、敛汗。治虚汗、盗汗、风湿疼痛。

草药名	学名	产地	药用部份及效用
狗尾草、光明草、洗眼草。	狗尾草 Setaria viridis Beauv （禾本科）	一年生草本。野生于荒山草丛、土埂、路旁。各地均有。	全草入药。清热平肝。治眼疾。又治瘊子。
淡竹叶。	淡竹叶 Lophatherum gracile Brongn. （禾本科）	多年生草本。野生于山地阴湿土埂、路边。我省各地均产。	全草入药。清热、除烦、利尿、止咳、平喘、镇惊。治小便热痛、身热烦渴、热咳、小儿惊痫等。本品入中药。
芦根、苇根、芦苇根、苇茎。	芦苇 Phragmites communis Trin. （禾本科）	多年生草本。野生于河边、沟边。我省各地均产。	根茎入药。为清热解毒要药。治斑疹、小便不利、烦渴、黄胆病、烧热病等。易与芦竹混用。本品入中药。

—414—

草药名	学名	产地	药用部份及效用
青葙子、野鸡冠、草决明。	青葙 Celosia argentea L.（苋科）	一年生草本。多为人工栽培，亦有野生。主产罗甸一带。	种子入药。解热、明目、去眼翳。常用鸡冠花种子充中药。
佛顶珠、五岳朝天、小虎耳草、五保珠、清明花、喉咙草。	点地梅 Androsace umbellata (Lour) Merr.（报春花科）	一年生草本。野生于阴湿田坎、土埂。我省各地均有。	全草入药。祛风除湿、清热、补虚、止痛。治喉炎、跌打损伤、风湿疼痛、筋骨疼痛、肾虚阳痿。外治翳子。
苦丁茶、苦茶叶、苦茶膏、苦味散。	日本女贞 Ligustrum japonicum Thunb.（木犀科）	常绿灌木。野生于山林中。我省各地均有。	枝叶制苦丁茶，也有熬成苦丁茶膏或茶饼的。作清凉剂。有解热、利尿、降压作用。外治疔疮毒肿。常有冬

草药名	学　　名	产　　地	药用部份及 效　　用
			青科大叶冬青及同属多种植物作苦丁茶使用。
臭山羊、大素药、臭常山、大山羊、地栀子、栀子黄、攘鬼药、臭　药、白胡椒、踢马温。	日本常山 Orixa japonica Thunb. （芸香科）	落叶灌木。有特臭。野生于山野，亦有人工栽培。我省各地均有。主产独山一带。	根部入药。解热利湿、调气镇痛、软坚安神。治肝痛、胃气痛、风热汗闭、神经衰弱、风湿、疟疾等。外治疔疮。
马鞭梢、铁马鞭。	马鞭草 Verbena officinalis Linn. （马鞭草科）	多年生草本。野生于荒地、路旁。我省各地均产。	全草入药。清热解毒、破血消肿、解表止痛。治感冒、高烧、经闭腹痛、劳伤腰痛、淋症、痞块等。

草药名	学　　名	产　　地	药用部份及效　　用
			外治伤肿、疮毒。
瓜　蒌、野苦瓜、瓜腕壳、天花粉、瓜蒌仁。	括楼 Trichosanthes kirilowii Maxim.（葫芦科）	多年生宿根攀缘植物。野生于山野，有人工栽培。我省各地均产。	根名天花粉，果名括楼，均入药。清热解毒、生津止渴、祛痰通便。治胸痛咳嗽、乳痈、肺炎、口渴、便秘等。
荷叶、藕节、莲子、莲蓬、莲芯。	莲 Nelumbo nucifera Gaertn.（睡莲科）	多年生草本。人工栽培于池沼中。我省各地均产。	全株入药。叶消暑、止血、清热。藕节止血、止痢、消肿。莲子滋补强壮。花蕊清心热。本品入中药。
苦金盆、蛇莲、盘莲、金银	金盆 Hemsleya esquirolii	多年生缠绕藤本。野生深山。有块根一个，大如盆的叫金	块根入药。清热解毒、利湿止痛。治痢疾、

草药名	学　　名	产　　地	药用部份及效　　用
盆、百味莲、天鹅抱蛋、雪胆。	Leul（葫芦科）	盆。有一窝小如蛋的叫绞股兰。我省各地均产。	发痧、吐泻、疔疮等。含咽可止喘。
黄药子、毛大黄、茗叶黄、毛狗卵。	黄独 Dioscorea bulbigera L.（薯蓣科）	多年生攀缘性草本。野生于山地丛林中。有人工栽培。我省各地均产。	块根入药。解肠胃热。治急胀、吐血、咳血、便血、腹泻、大脖子、毒蛇咬伤、无名肿毒等。有鬼灯檠常与黄独作黄药子用。
黄栀子、山栀子。	栀子 Gardenia jasminoides Ellis（茜草科）	常绿灌木。野生或栽培。我省各地均产。	果实入药。解热除烦。治淋症、烦热、内出血。外用消肿，治跌伤，风湿热肿等。常有栀子和狭叶栀子同用。入中药。
凤尾草、井口边草、金鸡	岩凤尾蕨 Pteris deltodon	多年生草本。野生水沟、水井旁阴湿石缝	全草入药。清热、解毒、利水消肿。治痢

—418—

草药名	学　　名	产　　地	药用部份及效　　用
尾。	Bak.（凤尾蕨科）	中。我省各地均有。	疾、尿闭、水肿、肠炎、小儿惊风、白带、咳嗽等。常有大叶井口边草、剑叶凤尾蕨、掌羽凤尾蕨、岩凤尾蕨、溪边凤尾蕨、金钗凤尾蕨、狭叶凤尾蕨及井栏边草等品种当凤尾草用。
谷精草、流星草、佛顶珠。	谷精草 Eriocaulon buergerianum Koern（谷精草科）	一年生草本。野生于荒田中。我省各地均产。	全草入药。清热、利尿、明目。治头风、眼翳、赤眼、牙痛、尿结等。我省有谷精草、赛谷精草、白珠谷精草等品种混用。本品入中药。

草药名	学　　名	产　　地	药用部份及效　用
鹅儿肠、鹅肠菜、小鹅儿肠。	繁缕 Stellaria media(L.) Cyrill.（石竹科）	二年生草本。野生于山坡土埂、路旁。我省各地均有。	全草入药。解热、利尿。治高烧、尿闭、小儿疳积、小儿惊风、无名肿毒、疔癀等。
横地连、拐子草、小夏枯草、六角箭。	爵床 Rostellularia procumbens Nees（爵床科）	一年生草本。生于草坡路旁。我省各地均有。	全草供药用。清热、解毒、活血。治跌打损伤、白带、赤眼等。
野蓝靛、威灵仙、板兰根。	野蓝靛 Goldfvssia pentstmen-oides Nees（爵床科）	多年生草本。生于阴湿处岩缝中。我省各地均产。	全草入药。清热除湿、消肿止痛。治风湿、跌打、骨折。常有马蓝（家种）及野蓝靛（野生）两个品种当板兰根用。遵义地区有误作威灵仙使用者。根入中药。

草药名	学　　名	产　　地	药用[illegible]效
铁包金、鸭公头、鸭公园、消黄散、碎米柴。	云南勾儿茶 Berchemia yunnanensis Franch （鼠李科）	多年生小灌木。生于灌木林中。我省各地有产。	根茎入药。清热解毒。治黄疸、肺痨、高烧、痢症、跌伤、骨折、阴虚等。
对叉菜、毛椎子草、粘人草。	鬼针草 Bidens pilosa Linn. （菊科）	二年生草本。生于庭园或荒土中。我省各地有产。	全草入药。清热解毒。治肠炎、腹水、高烧、疔疮、吐血、肠痈等。
松　蒿、糯　蒿、细绒蒿、土茵陈。	松蒿 Phtheirospermum Japonicum (Thunb.) Karitz. （玄参科）	多年生草本。野生于草坡、路旁。我省各地均有。	全株入药。清热解毒，利湿消肿。治黄疸、水肿、风热感冒、鼻疳、口疳、牙疳等。
黄花地丁、灯龙草、蒲公	蒲公英 Taraxacum mongolicum	一年生草本。生于山野草坡、园圃、路	全草入药。清热解毒、消痈化结。治无名

—42[illegible]—

草药名	学　名	产　地	药用部份及效用
英。	Hard Mazz （菊科）	旁。我省各地均有。	肿毒、乳痈、胃溃疡、疔疮等。常有蒲公英、亚洲蒲公英、淡黄花蒲公英等品种混用不分。
南蛇藤、吊杆麻、老虎麻。	苦皮藤 Celastrus angulatus Maxim （卫矛科）	落叶藤本。多生于山野、路旁。我省各地均有。	根部入药。清热解毒、舒筋活络、生血调经。治麻疹不出、经闭、风湿、劳伤、贫血等。常有藤木、短梗南蛇藤、南蛇藤、苦皮树、粉背南蛇藤作吊杆麻用。
破骨风、千日青、花木通。	光清香藤 Jasminum lanceolarium Roxb. （木犀科）	攀缘性藤本。茎破裂。野生于山地疏林岩石间。主产赤水、独山、贵阳等地。	根、叶入药。清热凉血、行血理气。治风湿、劳伤。叶止刀伤出血、烫火伤。

第十章　驱风发汗药

草药名	学　　名	产　　地	药用部份及效　　用
八角柴、白龙须、白金条、白腊金、万字格。	八角枫 Alangium chinense (Lour.) Harms (八角枫科)	落叶灌木。生于山地丛林中。我省各地均产。	根为白金条，须根为白龙须，叶及粗根为八角枫。均入药。为民间常用驱风除湿、平喘止咳、镇静、镇痛药。有大毒。白龙须一次量如过6克即中毒，有死亡危险。炖肉服药效特显。有肌肉松弛失重现象，宜慎用。我省有八角枫、长毛八角枫及华瓜木等品种作八角枫使用。

草药名	学名	产地	药用部份及效用
透骨香、透骨丹、老鸦果、煤炭子、老鸦泡、破骨风。	云南白珠树 Gaultheria yunnanensis (Fr.)Rend (杜鹃花科)	常绿小灌木。根芳香。野生于向阳荒山上。我省各地均有。	根部入药。驱风解热、除湿利水。治感冒、风湿、劳伤、水臌、疮疡等。根可提香精。
三角风、大排风藤、上树蜈蚣、大叶一枝花。	常春藤 Hedera nepalensis K.Koch var.sinensis (Tobl.) Rehd. (五加科)	常绿攀缘藤本。野生于山林大树上。我省各地均产。	全草入药。驱风发汗、活血消肿、清热利湿。治风湿关节痛、肝炎、惊风、感冒、无名肿毒等。我省有常春藤、斑叶常春藤、乌足裂常春藤均作三角风用。
三春柳、观音柳、西河柳。	柽柳 Tamarix chinensis	落叶小乔木。人工栽培于庭园。我省各地	枝叶入药。民间作为驱风解表、清热、透

草药名	学名	产地	药用部份及效用
	Lour.（柽柳科）	均产。	疹要药。内服外洗均有效。
大种鹅儿肠、黑牵牛、大抽筋草、老鹳精、伸筋草。	狗筋蔓 Cucubalus baccifer L.（石竹科）	多年生草本。野生于山地、路旁。我省各地均有。	全草、根入药。驱风发汗、解热毒。治小儿惊风、小儿积食、水肿、肾炎、肠出血、月经不调等。我省常将狗筋蔓、大繁缕、大抽筋草、丽江女娄菜、女娄菜等品种作大鹅儿肠用。
五匹风、五爪龙、五爪虎、地五加、狗脚迹、五叶莓。	蛇含委陵菜 Potentilla kleiniana Wight et Arn（蔷薇科）	多年生草本。野生于山地、田坎、路旁。我省各地均产。	全草入药。驱风、祛寒、发汗。治感冒、咳嗽、惊风、百日咳、风湿、跌打、中风、月经不调等。

草药名	学名	产地	药用部份及效用
分葱、香葱。	分葱 Allium fistulosum L. var caespitos-um Makino （百合科）	多年生草本。人工栽培。我省各地均产。	葱白入药。驱风发汗、解表散寒。多作外治推擦药用。外包治跌打，调蜜治疔疮。
艾叶、大艾、蕲艾、艾绒。	艾 Artemisis vulgaris L.var. Indica Maxim （菊科）	多年生草本。人工栽培为主，野生于山地。我省各地均产。	全草入药。温气血、逐寒湿、止血温经、安胎。治小儿夜哭、妇女胎动。外包腹部，初生小儿用艾水洗澡，可免患皮肤病。有细叶艾和大叶艾两种混用。入中药。
倒扎花、茅草细	鸦葱 Scorzonera	多年生草本。野生于山地草	根部入药。驱风止喘、理气

草药名	学　名	产　地	药用部份及效用
辛、土秦艽、毛草七、四脚蛇、笔管草。	albicaulis Bunge (菊科)	丛中。我省各地均有。	血。治倒经、哮喘、发痧腹痛、头痛眩昏、跌打。外治疔疮。
金腰带、迎春花、清明花。	迎春 Jasminum nudiflorum Lindl. (木犀科)	落叶灌木。多为人工栽培。单瓣名探春，双瓣名迎春，为观赏植物。我省各地公园均有。	叶与花入药。清热、解毒、利尿。治高烧头痛、小便热痛、月经不调、无名肿毒。
崖椒、野花椒、狗椒。	崖椒 Zanthoxylum simulans Hance (芸香科)	常绿灌木。野生于山地丛林中。我省各地均有。	果实及根入药。健胃理气、驱风止咳、镇静。治风寒咳嗽、风湿痛、蛔积腹痛、刀伤出血。

—149—

草药名	学名	产地	药用部份及效用
追风伞、惊风伞、一把伞。	伞叶排草 Lysimachia trientaloides Hemsl (报春花科)	多年生草本。野生于山阴湿地、古树下、岩石缝中。我省各地均有。	全草入药。驱风镇静。治小儿惊风、抽搐、风湿瘫痪、半身不遂。近有治脑震荡后遗症抽搐，有一定作用。
鱼香菜、狗肉香、野薄荷、痱子草、土薄荷、水薄荷。	留兰香 Mentha spicata L. (M. Viridis L) (唇形科)	一年生草本。野生于阴湿山地、水沟边。有芳香味。我省各地均有。	全草入药。解暑热、驱风解表、止血消肿。治感冒、鸡窝寒(回归热)、鼻匿、赤眼、鼻血、乌疔等。
木姜花、野木姜菜、鱼香菜。	木姜花 Elsholtzia cyprisni (Pamp) C.Y.Wu.	一年生草本。野生于山地，亦有人工栽培。我省各地均有。	花、叶入药。清热解毒。花蒸酒服，治瘟痒症、牙痛。叶煎水服，治

草药名	学名	产地	药用部份及效用
	et.S.Chow（唇形科）		伤风感冒、鼻炎、丹疹、疔疮、哦子等。
排风藤、苦茄、排风子、毛秀才、土防风、耳坠菜、白毛藤、蜀羊泉。	白英 Solanum lyratum Thunb.（茄科）	多年生灌木状蔓草。野生于山地、土埂、路旁刺蓬上。我省各地均有。白英开白花、蜀羊泉开淡紫花，形相似。	全草入药。驱风解热。治风湿、半身不遂、劳伤疼痛、小儿惊风、赤眼。外治疔疮。我省常将白英与蜀羊泉混用。
葛根、粉葛、葛藤、甜葛、葛菌、葛花。	葛 Pueraria hirsuta Schneid（豆科）	多年生缠绕藤本。野生于山地草丛中。我省各地均产。	根、花入药。清热、驱风、发汗解表、生津止渴、解酒毒，治麻疹、头颈痛、酒中毒、吐血、痔疮、风热感冒。葛菌止痔血。常与峨眉葛、食用葛混用入中药。

—429—

草药名	学　名	产　地	药用部份及效用
薄荷、川薄荷、南薄荷、苏薄荷。	薄荷 Menth arvensis L.（唇形科）	多年生草本。人工栽培。我省各地均产（外地移植）。	全草入药。发汗解表、驱风热、清头目、治头疼脑热。中药以苏薄荷为上品。
阎王刺、牛王刺、药王刺、四月清、猫抓刺、拦蛇刺、黄花刺。	云实 Caesalpinia sepiaria Roxb.（豆科）	蔓生落叶灌木。野生于山地、路边。人工栽培作围篱。我省各地均有。	根部入药（根部蛀虫名阎王刺虫、系羌螂幼虫，透疹特效）。为发汗驱风药，种子有驱虫、治痢之效。
路边金、路边姜、千年矮、白马骨。	六月雪 Serissa serissoides (DC.) Druce.（茜草科）	多年生小灌木。野生在山地、路旁。我省各地均有。	全株入药。清热解表、驱风止痛。治小儿惊风、风湿、感冒、眼翳、经闭、白带。常与白马骨混用不分。

草药名	学名	产地	药用部份及效用
野穇子、野红稗、三棱草、三棱马尾、大三方草。	有喙红苞苔 Carex phacota Spreng （莎草科）	二年生草本。野生于草丛中。我省各地均有。	根、种子入药。表麻疹不出。又能催生。
木姜子、山苍子。	木姜子 Lindera pungens Hemsl. （樟科）	落叶小乔木。野生于山地灌木林中。我省各地均有。	叶、果实、根入药。理气健脾、燥湿解毒。治消化不良、胸腹胀、水泻、腹痛、发痧气痛。叶外用治疔疮，杀溃疡生蛆。另与同属山鸥椒混用。

第十一章 利尿药

草药名	学名	产地	药用部份及效用
大马蹄草、大铜钱草、崩大碗、咕喽药、落得打、雷公菜、串地连。	积雪草 Centella asiatica (Linn.) urban (伞形科)	多年生草本。野生于山地、草坡、土埂、路旁。我省各地均有。	全草入药。化瘀利尿、清热、补虚。治淋症、劳伤跌打、风湿、气虚食少。外治九子疡、疮肿。我省有充金钱草作化结石用的。
山高粱、红筷子、尾脊草、大红袍、山马尾、狗尾巴、花被单、数日清。	珍珠菜 Lysimachia clethroides Duby (报春花科)	多年生草本。野生于山地、草丛、路旁。我省各地均有。	全草入药。利水通经、祛痰、止痛、止血。治水肿、咳喘、腰痛、劳伤、跌打、经闭、血崩、刀伤出血等。常有珍珠菜、长蕊珍

—432—

草药名	学名	产地	药用部份及效用
			珠菜、腺叶珍珠菜等品种作珍珠菜用。
水黄花、括金板、水杨柳、五虎下西川。	草茵茹 Euphorbia chrysocoma Levl. et Van.（大戟科）	多年生草本。野生于田埂、水沟边。我省各地均有。	全草入药。清热、解毒、利水。根皮治水臌。叶治疔疮。
水仙桃草、水泽兰、仙桃草。	水苦蕒 Veronica anagallis-aquatica L.（玄参科）	二年生草本。野生于河坝、水田、沟边或潮湿沙土中。我省各地均有。	全草、果实入药。以有虫瘿者为佳品。活血止痛、通经祛瘀、止血。治闭经、跌打红肿、腰痛、膀胱疝气、吐血等。

草药名	学　　名	产　　地	药用部份及效　　用
水皂角、山扁豆。	含羞草决明 Cassia mimosoides Linn （豆科）	一年生草本。野生于山地阴湿处、水沟边。我省各地均有。	全草入药。清热补虚、平肝明目、止咳、利水。治水臌、夜盲、小儿疳积、黄疸、淋症等。外治肩疮（扁担疮）。
水白菜、水莴苣、瓢羹菜、水青菜、白车前草。	水车前 Ottelia alismoides Pers. （水鳖科）	一年生沉水草本。野生于小河沟或池塘水底。我省各处均有。	全草入药。解热、利尿、生津止咳、益气固脱。治子宫脱出、便秘、咳血、热咳、水肿、淋症等。外治烫火伤。
水柏枝、岩柏枝、四叶草、江南卷柏。	摩来卷柏 Selaginella mcellendorfii Hieron.	多年生草本。野生于近水岩石或阴湿岩上。我省各地均有。	全草入药。清热解毒、止血。治吐血、咳血、咯血、黄疸、肺痨、鼻炎、

草药名	学名	产地	药用部份及效用
	（卷柏科）		跌打损伤、水肿。外治刀伤。
恶实、牛蒡子、大力子、鼠黏子、象耳根、大耳朵草、象耳草。	牛蒡 Arctium lappa L. （菊科）	二年生草本。野生于山地路旁。亦有栽培。我省各地均产。	根、果实入药。根为补肾药。治耳鸣、阳痿、产后缺乳、劳咳。果实作疏散风热、宣肺透疹用。入中药。
金柴胡、红柴胡、土柴胡、钩鱼杆柴胡、扞马兰、疔疮药、红箭杆菜。	一枝黄花 Solidago decurrens Lour. （菊科）	多年生草本。野生于山地、草坡。我省各地均有。	全草入药。清热解毒。治感冒头疼、小儿痧疹不出、痔疮、火眼、疔疮、癣疥。外治刀伤出血。民间作柴胡用。

草药名	学名	产地	药用部份及效用
天泡果、红姑娘、红灯笼、王母珠、灯笼泡、天泡子。	酸浆 Physalis glabripes Pojark.（茄科）	多年生草本。野生于荒土。我省各地均有。	果实、全草入药。解热、利尿、镇咳。治尿结、小便不利、疝气、劳伤咳嗽、咽喉肿痛。外治天泡疮及疱疹。酸浆和苦蘵二者外形相似，酸浆直立，苦蘵蔓生，常混用不分。
白茅根、茅草根、丝茅草。	白茅 Imperata arundinacea Cyr.var koenigii Kack（禾本科）	多年生草本。野生于草坡路旁。我省各地均产。	根部入药。清热通淋、凉血止血。治风热咳嗽、鼻血、吐血、下血、小便不利、疹不出。花敷刀伤出血。根可熬糖，为滋补剂。本品入中药。

草药名	学　　名	产　　地	药用部份及效　用
包谷须、抓地虎根。	玉蜀黍 Zea mays L.（禾本科）	一年生草本。人工栽培。我省各地均产。	根及雌花（包谷须）入药。利水通淋。治水肿、肾炎、白浊。根凉血祛瘀，治伤肿。灰菌包（霉包谷）止血，治血崩。效同麦角。
冬苋菜、棋菜、滑滑菜、土黄芪。	冬葵 Malva verticillata L.（锦葵科）	二年生草本。人工栽种于园圃。我省各地均产。	子、叶入药。叶茎催生催乳、润大便。种子利小便、消水肿。常有同科植物磨盘草、商葵的种子与冬葵子混用。入中药。
地星宿、满天星、明镜草、	天胡荽 Hydrocoty-le	多年生草本。野生于草坡、园圃、荒野、	全草入药。清热解毒、利湿、止血。治吐血、

—437—

草药名	学名	产地	药用部份及效用
癞点草、小铜钱草。	rotundifolia Roxb（伞形科）	路旁。我省各处皆有。	喉痛、赤眼、鼻炎、白口疮、翳子、中耳炎、黄疸、肝炎、红痢、淋症、疳积等。外治蛇伤。又作引泡药。
老君须、婆婆针线包、三百根、大一支箭。	白薇 Cynanchum atratum Bge.（萝藦科）	多年生草本。野生于山地草坡上。我省各地均产。	根部、种毛入药。根为凉血止痛药。治咳嗽、月经不调、白带、病后虚弱、虚肿风湿痛等。种毛治刀伤出血。常与白前混用。入中药。
羊桃、大红袍、糖梨根。	猕猴桃 Actinidia chinensis Planch（猕猴桃科）	藤状灌木。野生于深山陡岩上。我省各地均有。	根、果实入药。根清热解毒、利尿消肿。治腹水、胃痛、骨折。果实解

草药名	学　　名	产　　地	药用部份及效　　用
			热健胃、生津止渴。
见肿消、大苋菜、山萝卜、胖婆娘。	商陆 Phutolacca acinosa Roxb.（商陆科）	多年生草本。野生于森林中。亦多栽培。我省各地均产。	根部入药。利水消肿、行气和血、补虚。治肠风下血、痔血、虚弱盗汗、黄肿病、崩漏、水肿、脱肛。另有洋商陆误作人参用者，宜注意。
金刚藤、龙爪菜、白茯苓、土茯苓、金钢豆藤、赤茯苓。	菝葜 Smilax china L.（百合科）	攀缘灌木。野生于山地路旁。我省各地均产（作代粮酒原料）。	块根入药。清热解毒、利尿消肿。治丹疹搔痒、小便不利、淋症、血尿血崩、风湿、病后虚劳干瘦等。常见有菝

草药名	学名	产地	药用部份及效用
			葜、粉萆薢、牛尾菜、光叶菝葜、短柄菝葜等品种充土茯苓使用。入中药。
骨节草、笔壳草、笔筒草。	问荆 Equisetum arvense L.（木贼科）	多年生草本。野生于水田、水沟边、阴湿地。我省各地均有。	全草入药。清热利湿、平肝散结。治风热头痛、黄胆、肝炎、小儿疳积、火眼、翳子、尿结、胸腹痞块等。又治骨折。我省有用问荆、犬问荆、节节草作木贼使用者。
通　草、通花根、泡　通、大泡通、	通草 Tetrapanax papyriferus Kock.	落叶灌木。野生于山地、土埂。亦有栽培。我省各地均	髓部入中药，根部入草药。解热、利尿。治水肿、月经

草药名	学名	产地	药用部份及效用
通打根。	（五加科）	产。	不调、小便不利、痞块、乳汁不下、骨折等。我省各地常将旌节花科的各种旌节花等作通花使用。本品入中药。
柏子树、木油树、棬子树。	乌桕 Sapium sebiferum Roxb.（大戟科）	落叶乔木。多系人工栽培。我省各地均产。为油料植物。	叶、根皮入药。清热解毒、利水通便、活血止痛。治臌胀（血吸虫引起）、大小便不通、跌打伤肿、蛇咬伤。我省有乌桕和圆叶乌桕混用。
陆英、臭草、接骨草、八棱麻、扫地风、	蒴藋 Sambucus javanica Reinw（忍冬科）	多年生草本。多为人工栽培。我省各地均产。	全草入药。利水消肿、清热散瘀、活血生肌。治浮肿、湿气、风疹、

草药名	学名	产地	药用部份及效用
大气草。			经闭、跌打、骨折。外治痈肿、毒蛇咬伤。另大小血满草，与蒴藋外形相似，只是叶脉红色，常互相混用。
骟鸡尾、人头发、飞惊草、铁包针、小石韦。	相似石韦 Pyrrosis assimlis (Bak.) Ching.（水龙骨科）	多年生草本。野生于深山岩石缝中。我省各地均有。	根茎入药。治精神病、惊风。又治风湿疼痛、刀伤等。
斑鸠窝、地瓣草、麻雀卧单、倒欠草、小马齿苋、红沙草、地	地锦 Euphorbia humifusa Willd（大戟科）	一年生草本。野生于园地荒土、包谷地内。我省各地均有。	全草入药。解热止血、健脾除湿。治淋浊、血崩、疳积、产后寒、大肠下血、痢疾。外治烫火伤、

草药名	学名	产地	药用部份及效用
马桑、破网方巾、人字草。			刀伤、疮癣等。常与马齿苋混同生长。
阳雀花、白鲜皮、飞来凤、土黄芪。	锦鸡儿 Caragana sinica (Buchoz) Rehder （豆科）	落叶小灌木。野生于山地，或栽培于庭园。我省各地均有。	根、花入药。清热利湿、补虚益损、止血镇痛。治乳汁不下、红崩、白带、头风痛、黄疸病、肾虚劳弱。
赤葛、五爪金龙、野葡萄、母猪藤、岩五加。	掌裂草葡萄 Ampelopsis aconitifolia Bunge var. glabra Diels （葡萄科）	蔓生小灌木。野生于山地、灌木林岩石上。我省各地均有。	根部入药。舒筋活络、清热利湿。治风湿、筋骨痛、小便不利、跌打损伤、骨折、赤痢、无名肿毒。

—185—

草药名	学　　名	产　　地	药用部份及效　　用
野油菜、铁菜子。	蔊菜 Roripa montana (Wall.) Small (十字花科)	多年生草本。野生于水沟、路旁。我省各地均有。	全草入药。清热解毒、退黄消肿。治黄疸、痢疾腹泻、麻疹、嗜咳、淋症。外用治烫火伤。子充葶苈子用。
路　柳、萹　蓄。	萹蓄 Polygonum aviculare Linn. var. vegetum Leded (蓼科)	一年生草本。野生于山地、路旁。我省各地均产。	全草入药。清热利湿、杀虫。治痢疾、血尿、蛔积、疳积、臌胀潮热。本品入中药。
须须药、左转藤、青龙须、胎盘坐正草、斑鸠窝、伸筋	海金沙 Lygodium japonicum (Thunb) Sw. (海金沙科)	多年生草本。野生于山地灌木林边、山地路旁。我省各地均产。	全草入药。根或茎清热利水、舒筋活络。治水肿、尿结、黄疸、风湿、脚转筋、关节

草药名	学名	产地	药用部份及效用
藤、软筋藤、黑透骨。			僵硬、睾丸炎。中药以孢子囊入药。我省有海金沙、海南海金沙、小叶海金沙等品种，民间均全草入药，不采收孢子囊。
园麻、家麻、麻。	苧麻 Boehmeria nivea Gaud （荨麻科）	多年生草本。人工栽培。我省各地均有。	根部入药。清热解毒、凉血。治胎动不安、乳痈、血尿、风丹、脱肛、肠出血、跌打、骨折、蛇咬伤、外伤出血。
酸咪咪、三叶酸、老鸦酸、酸浆草、	酢浆草 Oxalis corniculata Linn.	多年生草本。野生于原野、路旁、田坎、园圃。我省各	全草入药。清热祛瘀、消肿止痛。治黄疸、肝炎、骨折、

草药名	学名	产地	药用部份及效用
[illegible]。	（酢浆草科）	地均有。	伤肿、疥癣、疮毒、烫火伤、口疮、小便不利等。我省有酢浆草、直生酢浆草等品种混用。
客蚂兜、客蚂菜、虾蟆菜、猪耳朵菜、车前草、车前子、前仁。	车前 Platago asiatica L.（车前科）	多年生草本。野生于山地荒郊、田园、路旁。我省各地均有。	全草、种子入药。利尿、镇咳、祛痰、消炎、解热、明目。外用治毒疮、疔肿。本品入中药。
豇豆、浆豆。	豇豆 Vigna sinensis (L.)SaV.（豆科）	一年生草本。田园栽种。我省各地均产。为蔬菜植物。	种子及根入药。解热利尿。治血尿、小儿疳积，牙龈盗汗、疔疮、毒蛇咬伤。

草药名	学名	产地	药用部份及效用
构皮麻、酱叶树、楮实子。	构 Broussonetia papyrifera Vent (桑科)	落叶灌木。自生于村庄附近，或人工栽培。我省各地均产。	果实、叶入药。果实为中药楮实子。强筋壮骨、补肾利尿。叶治肿胀，叶浆治癣。
猪蹄叉、鸡脚叉、鹅掌金星草。	金鸡脚 Phymatapsis hastata (Thunb) Ching (水龙骨科)	多年生常绿草本。野生于阴湿山地的岩石上。我省各地均有。	全草入药。清热解毒、驱风镇惊、利水通淋。治淋症、小儿惊风、小儿吐乳及呕吐、尿结、毒蛇咬伤。
灯　草、水灯芯、铁灯草、铁灯芯。	灯芯草 Juncus effusus L.var. decipiens Bvcher (灯芯草科)	多年生草本。生于沼泽、溪沟附近。另一种灯芯系点油灯者，人工栽培入中药。我省各地均产。	全草入药。清热利水，宁心安神。治小儿高烧、水肿、淋浊、风丹、精神失常等。

—447—

草药名	学　　名	产　　地	药用部份及效　　用
桦槁树、米槁皮、狗啃木、化　槁。	毛红桦 Betula albo-sinensis var. septentrionalis Schn （桦木科）	落叶乔木。野生丛林中，亦有栽培。我省各地均有。	叶入药。解热利尿。治水肿、小便不利、狂犬病等。常有毛红桦及亮叶桦等品种混用不分。
双肾草、走肾草。	阔叶长距兰 Platanthera japonica Lindl P.Typuloides Lundl. （兰科）	多年生草本。野生于山地草坡或灌木疏林中。我省各地均有。	块根入药。宜新鲜时用，干即失水无效。滋阴补肾、理气提神。治缩阴、走子、疝气、遗尿、尿结等。又为强壮药。我省常将阔叶长距兰、无柄一叶兰、脉羊耳兰、长柄羊耳兰等

草药名	学名	产地	药用部份及效用
			品种作走肾草应用。根一个名走肾草，根二个名双肾草。
算盘果、血巴木、蚂蚁木、火烧斑、野灯笼。	算盘子 Glochidion Puberum (Linn) Hutch （大戟科）	落叶灌木。自生于山野、路旁、土坎。我省各地均有。	根部入药。祛痰利水。治淋症、痢疾、经闭、咳嗽、跌打劳伤、月家病。常见有算盘子与厚叶算盘子混用。
钓鱼杆、钓杆草、蚊帚草、两头蛇。	腋生腹水草 Botryople-unon axillare (Sieb.et Zucc) Hemsl. （玄参科）	多年生草本。生于山野灌木林中。我省各地均产。数量少。	全草入药。解热利水、化痰止咳。治腹水、肺痨咳、感冒咳嗽、乳痈、吐血、跌打等。常有腋生腹水草及长穗腹水草、毛脉腹水草混用。

草药名	学名	产地	药用部份及效用
山木通、通"花、木通、钻地风、通打根、小通草、小通台。	中国旌节花 Stachyurus chinensis Franch (旌节花科)	落叶灌木。生于山地、丛林、岩石边。我省各地均产。	木心作通花用。根部亦入药。利水、通淋、下乳。治风湿、跌打。常有中国旌节花、柳叶旌节花、云南旌节花、西域旌节花等品种充通花使用。
小金刀、小叶下趾。	石韦 Pyrrosia lingua (Thunb.) Farw (水龙骨科)	多年生草本。野生于岩山石上或树脚下。我省各地均产。	全草及根入药。清热利尿、止血消肿。治尿出血、咳嗽。根及孢子囊止刀伤血。常有石韦、有柄石韦、庐山石韦、绒毛石韦等品种混用。本品入中药。

草药名	学名	产地	药用部份及效用
水泽兰、水杨柳。	红叶扯根菜 Penthorum chinensis Pursh.（景天科）	多年生草本。野生于河谷水沟边。我省各地均有。	全株入药。利水消肿、祛痰、理气。治水肿、气肿、跌打损伤、心衰等。
绿葡萄、过山龙、吊岩风、三皮风、三角风、五花血藤。	红叶爬山虎 Parthenocissus henryana Diels & Gilg.（葡萄科）	多年生藤本。野生于高山峻岭岩石缝间。我省各地均有。	根部入药。祛风除湿、活血利水。治风湿、劳伤、骨折、跌打损伤。外治疮毒。常有红叶爬山虎、粉叶爬山虎、毛红叶爬山虎及异叶爬山虎等品种充爬山虎用。

第十二章 兴奋药

草药名	学名	产地	药用部份及效用
八角莲、金魁莲、叶下花、白八角莲、鬼臼。	八角莲 Dysosma veitchii (Hemsl. et Wils.) Fu (小蘗科)	多年生草本。野生于背阴山地。有人工栽培。我省各地均有。	根、茎入药。滋阴补肾、清肺润燥、消肿止痛。治劳伤疼痛、头晕体虚、胃痛、阳痿、哦子、枪伤、骨折、毒疮。常有八角莲、六角莲、川八角莲等品种混用不分。
小马蹄草、小金钱草、螺丝草、落地金钱、地蓬草、马蹄金。	黄胆草 Dichondra repens Forst. (旋花科)	多年生草本。野生于山地土埂、路旁。我省各地均有。	全草入药。清热解毒、除湿退黄、补虚。治病后体虚、黄疸、结石、水肿、疔疮、蛇伤、月经不调、痞块、蛇头疔。[illegible]曾有充金钱草[illegible]用的。

草药名	学名	产地	药用部份及效用
淫羊藿、牛角花、铜丝草、铁打杵。	淫羊藿 Epimedium leptorrhizum Stearn （小蘗科）	多年生草本。野生于山地或岩石缝中。我省各地均产。	全草、根入药。强筋壮骨、兴阳补肾、镇痛止咳。治肾虚腰痛、阳痿、心悸、肺痨、百日咳。叶入中药。常见有长杆淫羊藿、大花淫羊藿、毛叶淫羊藿、箭叶淫羊藿、尖叶淫羊藿充淫羊藿用。
石南藤、巴岩香、风藤。	石南藤 Piper. wallichu (Miq.) H-M.var hupehense (C.Dc.) H.-M. （胡椒科）	常绿蔓生草本。野生于深山岩石上。我省各地均产。	全草入药。固肾益精、强筋壮骨。治风湿痹痛、肾虚腰痛、跌打劳伤。常有山蒟、风藤等作石南藤使用。
地石榴。	百蕊草 Thesium	二年生半寄生植物。野生于	全草入药。为兴奋强壮剂。

草药名	学名	产地	药用部份及效用
	chinense Turcz.（檀香科）	山地、草丛阴湿处。我省各地均有。	治神经衰弱、头昏体虚、腰痛、遗精、滑精。
地棕、仙茅、小棕根。	仙茅 Curcvligo orchioides Gaertn.（石蒜科）	多年生草本。生于山野向阳草坡、土坎。我省各地均产。	根部入药。温阳益肾、治骨痿、腰膝冷痛、阳痿、老年遗尿、耳鸣。根入中药
走马胎、香樟子、大木姜子、樟脑、山苍子。	樟树 Cinnamomum camphora (L.)Nees. et Eberm（樟科）	常绿乔木。生于深山丛林中。亦有人工栽培。我省各地均产。	根皮、果实入药。全株可提樟脑。治风湿疼痛、心胃气痛、风寒感冒、疝气、劳伤痛、心衰等。常有猴樟、樟树、云南樟、黄樟等品种充樟树入药。
茶树、茶叶、老茶树根。	茶 Thea camellia	常绿灌木。人工栽培。我省各地均产。	根，叶入药。叶为提神的兴奋剂。茶叶

—454—

草药名	学　　名	产　　地	药用部份及效　　用
	Sinensis O.ktze（山茶科）		嚼嚼敷疔疮、火眼。茶末调油敷烫火伤。根治精神失常。
野党参、奶浆藤、土党参、柴党参、川　党、织金党。	金钱豹 Campanum-oea javanica Blume（桔梗科）	多年生草本。生于山野路旁。我省各地均产。	根部入药。生津润燥、补气补虚。治咳血、气虚下陷、奶汁不下、盗汗、脾胃虚弱。本品入中药。
万年青、诸总管、冬不凋、攢　药、青龙胆。	万年青 Rohdea japonica Roth.（百合科）	多年生常绿草本。野生，亦有栽培。我省各地均有。	全草入药。清热解毒、健脾开郁、强心。治消化不良、心衰、虚弱咳嗽、饱胀、淋巴结核、无名肿毒等。赫章、威宁一带有开口箭和万年青混用不分。

草药名	学名	产地	药用部份及效用
兰布正、头晕药、路边香、卜地香、凤凰窝、香鸡归、路边黄、水杨梅。	兰布正 Ceum japonicum Thunb.var. Chinense F. Bolle （蔷薇科）	多年生草本。野生于山地阴湿处、水沟边、路旁。我省各地均有。	全草入药。解表散寒、壮阳补虚、清热活血。治头目眩晕、劳伤、虚弱腰痛、月经不调、感冒、缩阴、遗精、神衰、咳、痢。我省有草本水杨梅及兰布正两个品种混用。
狗屁藤、白毛藤、牛皮冻、臭屁藤、白鸡矢藤。	鸡矢藤 Paederia scandens (Lour) Merrill. （茜草科）	多年蔓生草本。野生于山谷矮林、草丛、路旁。我省各地均有。	全株入药。解热除湿、健胃补虚。治黄疸肝炎、积食饱胀、妇女干病、月经少、红白痢、痞块腹胀、胃气痛等。常有鸡屎藤、白

草药名	学名	产地	药用部份及效用
			毛鸡屎藤二种混用。
观音草、千里马、小九龙盘、茅草七、十二节草、走死马。	吉祥草 Reinechia carnea Kunth.（百合科）	多年生草本。野生于阴湿土埂、水沟边。我省各地均有。	根、全草入药。润燥止咳、清热活血。治黄疸、肝肿大、跌打、骨折、妇女干病、小儿疳积、吐血、咳血、喘咳、阳痿、遗精等。
七叶莲。	野木瓜 Sfauntonia chinensis Dc.（木通科）	多年生草本。野生于山阴湿地。主产于独山、息烽等地。	根、茎入药。清热活血、驱风止痛。治跌打损伤、风湿疼痛、月经不调、血尿等。常有野木瓜及五加科鹅掌藤充七叶莲使用。外形相似。

第十三章 强壮药

草药名	学名	产地	药用部份及效用
土高丽参、土洋参、花旗参、土人参、栌兰。	土人参 Talinum crassifolium Willd (马齿苋科)	多年生草本。野生少，多人工栽培。我省各地均产。	根、叶入药。为滋补强壮药。补虚益损、润肺止咳。治病后虚弱、月经不调、老年尿多、小儿遗尿、虚热咳。
[illegible]岩姜、石[illegible]姜、巴山虎、猴姜、骨碎补。	槲蕨 Drynaria fortunei (Kze.) J.Sm (水龙骨科)	常绿草本。野生于阴湿岩上或古树上。我省各地均产。	根、茎入药。强筋壮骨，补肝益肾。治肾虚耳鸣、劳伤腰痛、习惯性流产、风湿骨痛、骨折、牙痛、疟疾、脾肿大、虚汗、咳嗽及皮癣等。为中药

草药名	学　　名	产　　地	药用部份及效　用
			骨碎补。有槲蕨、石莲姜槲蕨、中华槲蕨等品种混用。
菌串子、蛇倒退、截叶胡枝子、小夜关门、退烧草、帽顶草、一柱香。	截叶铁扫帚 Lespedeza cuneata (Dum Cours) G.Don.（豆科）	多年生灌木状草本。野生于草坡、旷野、路旁。我省各地均有。	全草入药。平肝肾、兴阳、摄精。治阳痿、遗精、盗汗虚热、小儿疳积、疝气、遗尿、脱肛、痞块。外治白口疮、刀伤等。
木瓜、木桃、铁脚梨、榠栌。	木瓜 Chaenomeles sinensis Koehne（蔷薇科）	落叶灌木。人工栽培。我省部分地区有产。	果实入药。为强壮剂。平肝理脾、舒筋除湿。治腰膝关节疼痛、脚转筋等。本品入中药。

草药名	学名	产地	药用部份及效用
儿多母苦、小天冬、多儿母、八百崽、一笼鸡。	羊齿天冬 Asparagus filicinus Ham.（百合科）	多年蔓生草本。生于灌木林中。我省各地均产。	根部入药。补虚、清热、滋阴润燥、化痰止咳、止痛。治妇女虚劳病、月经不调、劳伤疼痛、劳咳等。
白车藤、奶浆藤。	萝藦 Metaplexis Japonica (Thunb.) Makino（萝藦科）	多年蔓生缠绕草本。生于山坡路旁丛草中。我省各地均产。	根部入药。民间多作补虚用，如催奶，补虚损。治劳伤、小儿疳积等。
九瓣梅、十二槐花、全槐、九点梅。	九点梅 Paraphlomis javanica (Bl.) Prain var. coronata	多年生草本。生于阴湿山沟旁。黔南及兴义等地有产。	根部入药。作补药用。治虚弱、妇女干痨病、虚弱咳嗽、风湿、月经不调等。

—460—

草药名	学　　名	产　　地	药用部份及效　　用
	(Van)C.Y.Wu.（唇形科）		
木本见风蓝。	紫云菜 Strobilanthes oliganthus Miq（玄参科）	多年生草本。野生于山地或荒土。黔南地区有产。	全草入药。作补虚、消肿之用。
禾麻草、火麻草、红禾麻。	裂叶荨麻 Urtica fissa Prita（荨麻科）	多年生草木。野生于村庄附近荒地、路旁。我省各地均有。	全草入药。有红青两种，民间用红禾麻治风湿、劳伤、跌打。用青禾麻治惊风、咳嗽、黄疸、感冒等。我省有森林荨麻、大蝎子草、裂叶荨麻等作红禾麻使用。冷水

草药名	学　　名	产　　地	药用部份及效　　用
			花、长叶水麻、水麻充青禾麻使用。
白木耳、白耳子。	银耳 Tremella fuciformis Berk （银耳科）	人工培植于腐质的青杠树上。主产于遵义、湄潭、毕节、黄平等地。	白色子实体如耳状者入药。为清心润肺、止咳的滋补剂。
羊奶奶、土羊奶、牛奶奶、牛奶果、牛奶子。	银果胡颓子 Elaengnus magna(Ser-ri) Rehd. （胡颓子科）	常绿灌木。野生于山地路旁。我省各地均产。	根、皮、叶入药。清热凉血、利水止咳。治吐血、痔血、血崩、水泻、痢疾，妇女干血痨、麻疹等。叶治疗疮、哮喘。有银果胡颓子、蔓胡颓子、大花胡颓子、披针叶胡颓子及木半夏等品种混用。

—462—

草药名	学名	产地	药用部份及效用
老虎姜、野姜、转枝连、懒姜、黄精、巴疔药。	黄精 Polygonatum sibiricum Redout （百合科）	多年生草本。野生于山地林阴处。我省各地均产。	根、茎入药。补虚益损、强精养胃、滋润心肺。治肾虚眩晕、久咳、手足拘挛，大肠下血、跌打、风湿、九子疡等。有黄精、卷叶黄精、多花黄精、东北黄精、褐茎黄精、金氏黄精、达氏黄精等品种作黄精用。入中药。并有两个类型，短茎者如黄精，长茎、叶轮生者如卷叶黄精。
玉竹、黄脚鸡、竹节参、	玉竹 Disporopsis henryi	多年生草本。野生山地林阴处。多为人工	地下茎入药。养阴润肺、生津止渴。治神

草药名	学　　名	产　　地	药用部份及效　　用
十样错、百解药、小玉竹、萎　蕤。	(Hua)diels Pernyi（百合科）	栽种。我省各地均产。	经衰弱、产后虚弱、劳咳、遗精、盗汗。为产后杂症要药，故有百解药之名。有玉竹及小玉竹等品种通用。入中药。
杜　仲、玉丝皮、乱银丝。	杜仲 Eucommia ulmoides Oliv（杜仲科）	落叶乔木。多人工栽种。主产于遵义地区。	树皮、叶入药。清热止痛。治头目眩晕、腰痛、心悸等。叶的功用相同，可代树皮入中药。
核　桃。	胡桃 Jugluns regia Linn.（胡桃科）	落叶大乔木。野生或人工栽培。我省各地均产。主产于赫章、遵义、息烽等地。	果实仁入药。健脾补肾、敛肺涩精。治肺劳、肾虚耳鸣、遗精。产妇多用之补虚益神。核桃枝杀

草药名	学名	产地	药用部份及效用
			虫解毒、治痞块阴毒、驱腹中虫积。果皮外敷洗毒疮。
山药、怀山、光条、毛条、怀山药。	薯蓣 Dioscorea japonica Thunb.（薯蓣科）	多年生草本。野生或栽培。我省各地均产。	根茎入药。养阴益气、补脾开胃、濇肠固精。治腹泻、糖尿病、肾虚遗精、遗尿、水肿、白带。捣烂外敷治无名肿毒。中药品种以怀山药为良，多系引种。野生有佛掌薯、三角叶薯蓣、山药等混同应用。
血人参。	茸毛木蓝 Indigofera	多年生草本。形似苦参，有	根部入药（色红而香）。为

草药名	学名	产地	药用部份及效用
	stachyoides Lind.（豆科）	茸毛，花红色。野生于山地路旁。我省各地均产。	强壮剂。滋阴补肾、补气摄血。治大肠下血、久痢、妇女血虚、脾弱食差等。
枣子、红枣。	大枣 Zizyphus jujuba Mill.（鼠李科）	落叶乔木。多为人工栽培。主产于毕节地区。	果实入药。调和营卫、补脾益气、养胃生津。治腹痛、腹泻、虚咳、消化不良、呕吐、烦躁不安、喘吼。有无刺枣、大枣及枣等品种混用入中药。
黄草、扁黄草、金钗、黍石斛、金耳环、	石斛 Dendrobium nobile Lindl	多年生草本。野生于阴山高岩上，亦有人工栽培。主产赤水、罗甸、	全草入药。养阴清热、止渴生津。治胃热烦燥、喉炎声哑、盗汗、津

草药名	学名	产地	药用部份及效用
吊兰、水草、马棒草、大黄草、中黄草、小黄草。	（兰科）	兴义、独山等地。铁皮石斛作鲜石斛用，外地多在麻尾一带收购。	枯、便秘、高烧不退。我省石斛分大黄草、中黄草、小黄草等规格。品种有铜皮石斛、石斛、小爪石斛、重唇石斛、束花石斛、齿瓣石斛、勾状石斛、迭鞘石斛、细叶石斛、广东石斛、罗河石斛、流苏石斛等均混用。
无娘藤、没娘藤、菟丝子、雷丸。	金灯藤 Cuscuta japonica Choisy （旋花科）	一年寄生蔓草。野生于山地茨蓬上。我省各地均有。有人误作雷丸的地上茎。	寄生茎名无娘藤，果实名菟丝子，均入药。果实滋补强壮。治遗精、遗尿、阳痿、盗汗。

草药名	学名	产地	药用部份及效用
			茎可驱蛔。外治无名肿毒。果实入中药。
黄豆、大豆。	大豆 Glycine max(L.) merrill （豆科）	一年生草本。人工栽种。我省各地均产。	种子入药（以黑豆为主）。黑豆治风湿、补肾健脾。黄豆研末外敷刀伤、疔毒。
猪尾巴、小生地、绿花菜、生扯拢、小鹿连草、粘娘娘、一把抓、扫把菜、倒提壶、野地黄。	大琉璃草 Cynogloss-um zeylanicum (Vahl) Thunb. （紫草科）	二年生草本。野生于山地、路旁。我省各地均有。	全株入药。根为补虚、利湿药。治虚弱浮肿、白带、痨咳、疝气、红崩等。叶外用接筋、止刀伤血、金疮等。常有大琉璃草、狗屎花、粘娘娘等品种混用不分。

草药名	学名	产地	药用部份及效用
糯米藤、糯米草、糯米团、蔓苧麻。	糯米团 Memorialis hirta Wedd. (蕁麻科)	多年生蔓草。野生于山地草坡、路旁。我省各地均有。	根、全草入药。清热解毒、健脾消积。治乳少、小儿消化不良。外治刀伤出血、九子疡、疔疮等。
鸡爪、拐枣、枳椇子。	枳椇 Hovenia dulcis Thunb (鼠李科)	落叶乔木。野生于山地丛林中或村庄附近。我省各地均有。	果实之柄及种子入药。果实柄为滋养强壮剂。又可解热利尿、解酒。治风湿麻木。种子名枳椇子入中药。
毛药、糯芝花、毛杯苋。	川牛膝 Cyathula tomontosa (Roth)Miq (苋科)	多年生草本。多为人工栽种。我省各地均产。	根部入药。补虚止汗。治病后虚弱多汗、气虚目瞖等。根入中药。

草药名	学名	产地	药用部份及效用
米洋参、盘龙参、龙抱柱、猪子参、九龙蛇、笑天龙、三拱乔。	绶草 Spiranthes sinensis (Plns) Ames （兰科）	多年生草本。自生于山野草坡。我省各地均有。	全草、根入药。补病后虚弱、色痨头晕。并防虫、蛇咬伤。
地洋参、鸡爪参、土洋参、地米参、一窝蛆、金凤草。	亨氏马先蒿 Pedicularis henryi Maxim （玄参科）	多年生草本。野生于山地、路旁。我省各地均有。	根入药。补虚弱。治虚汗、盗汗、久不愈合之疮。可当洋参用者有轮叶马先蒿、亨氏马先蒿等品种。
五凤朝阳、四方盒子草。	羊肝狼头草 Pedicularis rex Clarke （玄参科）	多年生草本。野生于山地、土埂、路旁。主产于贵阳、清镇等地。	全枝入药。补虚益损、清热解毒。治肾虚头晕、天花、麻疹。
何首乌、首乌、夜交藤、	何首乌 Polygonum multiflorum	落叶缠绕藤本。自生于山地路旁。我省	块根、藤叶入药。为滋补强壮剂。根治神

草药名	学　　名	产　　地	药用部份及效　　用
红内消。	Thunb. （蓼科）	各地均产。黔北多白色根，无木心。黔南多红色根，有木心。	经衰弱、发早白、肾虚腰痛。茎叶治心悸失眠。叶及根治疔疮肿毒，故有红内消之名。藤名夜交藤，根名首乌。
天　麻、山萝卜、赤　箭。	天麻 Gastrodia elata Bl. （兰科）	多年生寄生草本。野生于山地、草坡。有人工培植。主产于正安、赫章、毕节、黔西等地。	地下茎入药。治眩晕、头痛、脑受伤抽搐，癫痫、头风等。根入中药。
金毛狗、金毛狮子、三面青。	金毛狗脊 Cibotium barometz (L.)J.Sm. （蚌壳蕨科）	多年生草本。野生于山林阴处或岩山下。主产于黔南、独山、都匀等地。	地下茎入药。强腰膝、补肝肾。治风湿骨痛、腰膝无力、年老多尿。根毛止刀伤出血。根入中药。

草药名	学名	产地	药用部份及效用
夜寒苏、夜汗舒、野洋荷、姜藕、土羌活。	姜花 Hedychium coronarium Koenig.（姜科）	多年生草本。人工栽培于园中。我省各地均有。	根部入药。补气健脾。治虚弱自汗、胃气虚弱、风寒痹痛、消化不良、夜间多汗。
刺五加、五加皮、苦刺头、五加、红五加。	五加 Acanthopanax spinosus Miq（五加科）	落叶小灌木。野生于山地坡脚。我省各地均产。	根皮入药。舒筋活血。治跌打损伤、骨折、劳伤吐血、脚气、风湿等。常有五加、细柱五加、三加等品种混用。
刺五加、丁木树、鸭脚板叶、刺椿。	刺楸 Kaloanax sepemlobus (Thunb) Koidz（五加科）	落叶乔木。野生于丛林中。我省各地均有。	树皮入药。民间用以代替五加皮。清热除湿、生肌止痛。治湿热疼痛、浮肿、骨折。

草药名	学　　名	产　　地	药用部份及效　　用
珠珠米、川谷米、五谷子、尿珠子、苡仁米、薏苡仁。	薏苡(川谷) Coix lachryma-jobi L. (禾本科) 软壳薏仁 Coix frumentaceea Makino (禾本科)	多年生草本。川谷系野生，苡仁米系栽培。我省各地均产。	川谷以根入药，苡芒米以果实入药。为营养滋补剂。薏芒米健脾利湿。治风湿、水肿。川谷根驱蛔虫、补虚弱。治咳嗽、头目眩昏等。川谷系硬壳，子不入药，根入草药。薏苡种子入中药，根不入药。
枸杞子、土地骨皮、土枸杞、羊耳风、狗地芽、枸骨柴。	枸杞 Lycium chinense Mill (茄科)	落叶灌木。野生于山野路旁，或村庄附近土坎。我省各地均产。	根皮、嫩芽叶入药。嫩芽叶治牙痛，外敷疮毒。根皮治盗汗、肺痨、久咳、偏头痛、乳少、骨折、火

草药名	学名	产地	药用部份及效用
			眼等。本品贵州产质差不入中药。
臭牡丹、大红花、矮脚桐。	臭牡丹 Clerodendron bungei Steud (马鞭草科)	落叶灌木。野生于山地、村庄附近老屋基边。我省各地均有。	全株入药。健脾利湿、清热补虚。治头目眩晕（血压高）、久痢不止、浮肿、阳痿、疝气、血崩、月经不调、高烧。外治疔疮。

—474—

第十四章　调经及活血药

草药名	学名	产地	药用部份及效用
毛青杠、斩龙剑、遍地风消、红叶毛青杠。	毛茎紫金牛 Ardisia villosa Mez（紫金牛科）	落叶蔓生灌木。野生于山地阴处岩石间。我省各地均有。	根、茎、叶均入药。舒筋活血、逐瘀通经。治跌打损伤、筋骨疼痛、肺痨咳嗽、咯血、劳伤等。常有波叶紫金牛、乳毛紫金牛、毛茎紫金牛充毛青杠使用。
月月红、四季红。	月季花 Rosa chinensis Jacq（蔷薇科）	常绿小灌木。庭院栽培。我省各地均产。	花供药用。通经活血。治月经不调、红崩、白带、骨折等。
牡丹花、富贵花、丹　皮、	牡丹 Paeonia suffrutico-	落叶灌木。庭园栽种。我省各地有产。	根部入药。清热凉血、活血行瘀。治经闭、

草药名	学名	产地	药用部份及效用
丹根。	sa Andr.（毛茛科）		血崩、骨蒸、产后虚弱。根皮入中药。
芍药花、白芍药。	芍药 Paeonia lactiflora Pollas.（毛茛科）	多年生草本。白芍系庭园栽种，主产于湄潭、遵义等县。赤芍系野生，主产于毕节、赫章一带。	根部入药。通经散瘀。治妇科病。
九斯马、走马胎。	大叶紫金牛 Ardisia gigantitolia Stapt.（紫金牛科）	落叶灌木。生于丛林中。产于我省独山一带。	根部入药。活血通经、散瘀。治月经不调、风湿、跌打劳伤、贫血等。
红胆、红毛毡、红毛青杠。	乳毛紫金牛 Ardisia mamillata Hance（紫金牛科）	多年蔓生草本。生于灌木林中。我省各地均产。	全草入药。清热止血、补气活络。治虚弱咳嗽、风湿麻木、肠风下血、血崩、产后心悸等。

草药名	学　　名	产　　地	药用部份及效　　用
老鸦藤、大血藤、油麻血藤、白花油麻藤。	常春油麻藤 Mucuna sempervirens Hemsl （豆科）	多年生藤本。生于山野路旁。我省黔南一带有产。	根供药用。补血。治风瘫、贫血、月经不调等。有常春油麻藤及王氏油麻藤等品种均作油麻血藤使用。
柳叶过山龙、黑骨藤、黑骨头、杠柳、舒筋、黑龙须。	青蛇藤 Periploca calophylla (Wight) Falconer （萝藦科）	多年生藤状灌木。生于丛林岩石间。我省各地均产。	根入药。活血、祛瘀、止痛。治月经不调、风湿、跌打。我省有青蛇藤、飞仙藤、杠柳等混用。
大红袍、矮零子、铁打杵、碎米柴。	小铁子 Myrzine africana L. （紫金牛科）	多年生小灌木。生于山野灌木丛中。主产于黔南及贵阳地区。	根部入药。和血调经、补虚损。治月经不调、色痨、风湿。

—477—

草药名	学名	产地	药用部份及效用
益母草、月母草、坤草、茺蔚子。	益母草 Leonurus heterophyllus Sweet （唇形科）	二年生草本。野生或家种。我省各地均产。	全草入药。为收宫止血要药。行血去瘀、调经止痛。治月经过多、产后瘀痛、恶露不止、痛经、经闭、骨折等。本品入中药。
红牛膝、红牛克膝。	柳叶牛膝 Achyranthes longifolia Makino （苋科）	多年生草本。多为人工栽培。我省各地均有。	根、茎入药。为民间活血通经常用药。根塞宫颈等引产。治月经不调、经闭等。我省民间多用红牛膝入药。野生牛膝少用，中药用怀牛膝，系外省引种，人工栽种。

—478—

草药名	学名	产地	药用部份及效用
白艳山花。	白杜鹃花 Rhododendron mucronatum G.Don (杜鹃花科)	常绿灌木。生于山地灌木丛中。主产于贵阳。	根、花入药。通经散瘀、清热利湿。治白带、月经不调。
芙蓉花。	木芙蓉 Hibiscus mutabiles L. (锦葵科)	落叶灌木。庭园栽培。我省各地均有。	花、叶入药。花清热凉血，治血崩、白带、目赤。叶外用敷疔疮、肿毒。
岩豆藤、老鸦藤、老豌豆藤、大血藤、鸡血藤、岩胡豆、血贯肠。	贵州岩豆藤 Millettia kweichouensis Hu (豆科)	多年蔓生灌木。野生山坡丛林中。我省各地均有。	根部入药。活血生血、舒筋活络。充鸡血藤、大血藤使用。治血虚、血崩、跌打损伤、风湿等。

草药名	学名	产地	药用部份及效用
小血藤、血见愁、上天梯、红龙须、赶血王、四轮草、风车草、小红藤、地苏木。	茜草 Rubia cordifolia L. (茜草科)	多年生蔓草。野生于山谷、丛林、路旁。我省各地均产。	根部入药。活血止血。常与大血藤配用，故名小血藤。治产后血虚、止咳、痔血、血崩、月经不调。我省有茜草、大砧草、狭叶茜草等充小血藤用。本本品入中药。
兰草、泽兰、大泽兰、佩兰。	佩兰 Eupatorirm fortunei Tuncz (菊科)	多年生草本。多人工栽培。我省各地均产。	根、全草入药。舒肝、散郁、祛瘀、行气。治吐血、产后瘀血腹痛、跌打、骨折、月经不调、催生。常有佩兰充泽兰用。而单叶泽兰、华泽兰及地笋等作泽兰用。入中药。

草药名	学名	产地	药用部份及效用
续断、和尚头、刺萝卜。	川续断 Dipsacus asper Wall. 续断 D.japonicus Miq (川续断科)	二年生草本。野生于山地、荒地、路旁。我省各地均产。	根部入药。散瘀止痛、续筋骨、安胎、益气。治肾亏腰痛、月经不调、胎动不安、骨折。叶外治无名肿毒。有续断与川续断二个品种混用。入中药。
金针花、黄花、绿葱、绿春菜、复元根、多儿母。	萱草 Hemerocallis fulva Linn Var.maculata Baroni. var.longituba Maxim. (百合科)	多年生草本。野生或人工栽种。生于田坎、水边、湿地。我省各地均产。	根、花入药。清热解毒、利湿、健脾、强肾。治妇女月经不调、经期腰腹痛、血崩、白带、乳痈、无名肿毒。花催乳汁。有萱草、红萱、长管萱草、小萱草等品种作黄花用。

草药名	学名	产地	药用部份及效用
红孩儿、爬地龙、爬岩龙、岩蜈蚣、爬山猴、野海棠。	盾叶秋海棠 Begonia evansiana Andn.（秋海棠科）	多年生草本。生于阴山石壁上。我省各地均有。	全草入药。活血通经。治吐血劳伤、跌打损伤、肺痨、虚肿、血包痞块、脉管炎等。
红花、红兰花。	红花 Carthamus tinctorius L.（菊科）	二年生草本。人工栽种。我省各地均产。	花入药。通经祛瘀、生血活血。治妇女经闭、血包、跌打。凡有血瘀之症都可斟用，少能生血、多即破血。
指甲花、急性子、透骨丹。	凤仙花 Impatiens halsamina L.（凤仙花科）	一年生草本。庭院栽培。我省各地均产。	全株入药。根、茎、叶、花可散血止痛、清热解毒、祛瘀通络。治骨折、跌打、月经不调、风湿关节

—482—

草药名	学名	产地	药用部份及效用
			硬、毒蛇咬伤。种子是中药急性子，治鲠子及骨梗在喉。
胭脂花、夜娇娇、地白薮、粉子根、养针粉、丁香。	紫茉莉 Mirabilis jalapa L.（紫茉莉科）	多年生宿根草本。人工栽培。我省各地均有。为观赏花卉。	块根入药。当白薮用。治妇女红崩、白带（红花者止崩、白花者止带）、月经不调、白浊（前列腺炎）、乳痈、疔癀、接骨、糖尿病、劳伤等。
鬼箭羽、鬼见愁、血见愁。	卫矛 Evonymus alata（Thunb）Sieb（卫矛科）	落叶灌木。野生于山地灌木林丛中。亦有人工栽种。我省各地均产。易少。	枝条入药。通经活血。治月经不调、产后腹痛、肾脏炎。本品入中药。

草药名	学名	产地	药用部份及效用
栽秧泡、三月泡、对嘴泡、栽秧泡、牛奶泡、牛奶猛、撒秧泡、小封喉。	黄莓 Rubus althaeoides Hance（蔷薇科）	落叶灌木。野生于山地、路旁。我省各地均有。	根、叶入药。清热利湿、理气止痛。治红白痢、筋骨痛、腹泻、月经不调、消化不良、骨折、崩血、吐血、咳血、外感夹食、劳伤腰痛等。
香附子、莎摩根、庄稼根。	莎草 Cyperus rotundus L.（莎草科）	多年生草本。生于田坎水沟及沙洲湿地。我省各地均产。	块根入药（为中药香附子）。舒肝解郁、调经止痛、理血气。治经痛、胃痛、筋骨疼痛、胸腹胀闷、心烦口渴、感冒头痛。本品入中药。
阳　荷。	蘘荷 Zingiber	多年生草本。人工栽种。我	根及嫩芽入药。通经活血、

草药名	学　　名	产　　地	药用部份及效　　用
	mioga Rosc （姜科）	省各地均有。	开胃进食、止咳化痰。外用治疔疮、九子疡。内服治冷气腹痛、喘咳、经闭。
紫薇花、百日红、怕痒树、紫荆花。	紫薇 Lagerstroemia chinensis Lam.（千屈菜科）	落叶乔木。人工栽培。我省各地均有。	花、皮、根入药。根清热解毒、祛痰驱风、利湿。治肝炎、白带、产后崩露、腹中痞块、鹤膝风。外治癣疥、肿毒。
紫荆皮、土槿皮、千层皮。	紫荆 Cercis chinensis Bunge（豆科）	落叶灌木。人工栽培。我省各地均有。	皮入药。通经活血、清热解毒。治产后血气痛、喉痹、疔疮、肿毒。

草药名	学名	产地	药用部份及效用
干漆。	漆树 Rhus verniciflua Stokes (漆树科)	落叶乔木。人工栽培。主产于遵义、金沙、毕节、黔西等县。	割伤树皮流出之树脂，干后为干漆。供药用。消积散瘀。治经闭、虫积等。
对月莲、蛇喳口、大对叶草、合掌草、帆船草。	元宝草 Hypericum sampsonii Hance (金丝桃科)	多年生草本。野生于山地草坡、山沟。我省各地均有。	全草入药。通经和血、清热解毒。治月经不调、吐血、鼻血、蛇咬伤、冷宫黑经、咳嗽、盗汗。
对叶草、小对叶草、对月莲、一支箭、蛇伤药。	徐长卿 Cynanchum poniculatum (Bunge) Kitagawa (萝藦科)	多年生草本。野生于草坡丛草中。我省各地均有，主产独山、铜仁、贵阳等地。	根部入药。清热解毒、调经敛汗、止咳。治月经不调、盗汗、咳嗽、鼻炎、无名肿毒、毒蛇咬伤等。

—486—

草药名	学名	产地	药用部份及效用
鸡冠花、鸡冠苋。	鸡冠花 Celosia cristata Linn. (苋科)	一年生草本。人工栽培于园圃。我省各地均有。	花、种子入药。花止血。治血崩、痢疾。种子当青葙子用。治眼翳、赤眼。
艳山花、映山红、山归来、红花杜鹃。	杜鹃花 Rhododendron simsii Planch (杜鹃花科)	落叶灌木。野生于山地灌木林中。我省各地均有。	根、花、种子入药。行血止痛、利湿止血。治月经不调、血崩、跌打损伤、鼻血、风湿疼痛。果实止伤痛。叶止喘。
大血藤、五香血藤、钻骨风、五味子藤。	华中五味子 Schisandra sphenanthera Rehd. et Wils (木兰科)	多年生藤本。野生于山野丛林中。我省各地均产。	根入药。舒筋活血、健脾理气、强筋壮骨。治腹痛、胃气痛、月经不调、咳嗽、胸膈胀痛、骨折、劳伤、

草药名	学名	产地	药用部份及效用
			跌打、神经衰弱等。我省五味子属植物，都称五香大血藤。如华中五味子、峨嵋五味子、盘柱南五味子、大叶飞沙藤、云南五味子、小花五味子、南五味子、腋生五味子、翼梗五味子等品种。
过路黄、刘寄奴、大过路黄、上天梯、水香柴。	贵州金丝桃 Hypericum kouytchense Levl (金丝桃科)	落叶小灌木。野生于山地、草坡、路旁。我省各地均有。	根部及果实入药。民间当刘寄奴用。根和血祛瘀、利湿、止痛。治妇女血包、黄疸、月经不调、痢

草药名	学　　名	产　　地	药用部份及效　　用
			疾、跌打损伤。有金丝梅及贵州金丝桃混用。
大血藤、五花血藤、红藤。	大血藤 Sargentodoxa cuneata (Oliv.) Rehd.et Wils.（木通科）	落叶攀缘灌木。野生于丛林中。我省各地有产。	根、茎入药。通经活血、清热解毒。治跌打、风湿、肠痈、月经不调。
矮陀陀、石柑子、小白花。	地黄连 Munronia henryi Harms.（楝科）	多年生小灌木。野生于岩山石壁上。我省各地均有。	全株入药。清热解毒、活血镇痛。治劳伤咳嗽、跌打损伤、疮毒。
五星黄、爬地黄、红丝线、小救驾、大疮药、	金爪儿 Lysimachia grammica Hance.（报春花科）	一年生草本。野生于山地、田坎、路旁。我省各地均有。	全草入药。解热理气、和血止血、安神定惊。治急惊风、疝气、夜尿多、

草药名	学名	产地	药用部份及效用
过路黄、枪伤药。			无名毒疮、蛇伤、枪伤、跌打损伤。
歪头草、三铃子、豆菜。	歪头草 Vicia unijuga Al.Br. （豆科）	二年生草本。生于山野草丛中。我省各地均产。	全株入药。补虚调肝、理气止痛。治头晕（高血压病）、劳伤、胃痛。
红姨妈菜、红蔺胡、罗家菜。	红艾 Artemisia lactiflora Wall. （菊科）	多年生草本。人工栽种于园圃。我省各地均产。	全株入药。安神补虚、敛汗、滋阴。治病后多汗、劳咳、头晕、小儿疳积、大肠下血、心悸气虚。

第十五章　收敛药

草药名	学　　名	产　　地	药用部份及效　　用
小过路黄、小种癀药、小对月草。	贯叶连翘 Hypericum perforatum Linn（金丝桃科）	多年生草本。野生于山地、草坡、路旁。我省各地均有。	全草入药。清热解毒、利湿止血。治口鼻生疮、黄疸、乳疖、乳少、肝炎、喀血、吐血、痔血、痛经、刀伤出血、喉炎。
桥顶草、小过路黄、大对月草。	湖南连翘 Hypericum ascyron Linn.（金丝桃科）	多年生草本。野生于草坡、荒郊、路旁。我省各地均有。	全草入药。清热凉血。治月经不调、痔疮、疮疖肿毒。
红孩儿、女儿红、细瓜米	地耳草 Hypericum japonicum	多年生草本。野生于荒郊、路旁。我省各	全草入药。清热解毒、退黄止血。治黄疸、

草药名	学名	产地	药用部份及效用
叶、雷公箭、田基黄。	Thunb.（金丝桃科）	地均有。	肝炎疼痛、月经不调、吐血、毒蛇咬伤。本品已入中药，名田基黄。
铁扫把、小豆柴、野绿豆、鸡骨柴、岩豆柴、一味药、铁扫帚。	铁扫把 Indigofera bungeana Steud（豆科）	多年生草本。野生于山地、荒郊。我省各地均有。	全草入药。清热解毒、凉血消肿。治吐血、痔血、臁疮、口腔炎、水泻、枪伤、刀伤、无名肿毒。常有铁扫帚及西南木蓝混用。
五倍子、泡木根、文蛤根、五倍花、泡五倍。	盐肤木 Rhus chinensis Mill.（漆树科）	落叶小乔木。野生于丛林中。我省各地均产。	树根 叶、虫瘿入药。敛肺涩肠、止血止汗。治肺痨咳嗽、盗汗、痢疾腹泻、中耳炎、白口疮、无名肿毒。

草药名	学名	产地	药用部份及效用
天青地白、白头翁、翻白草、翻背白、涩疙瘩、巴地茶。	委陵菜 Potentilla chinensis Ser (蔷薇科)	多年生草本。野生于山坡路旁。我省各地均产。	全草入药。清热利湿、凉血止痢。治赤痢、喘咳、白带、刀伤出血、风湿、月经不调、痢症、刀伤、疔疮。常有委陵菜及银叶委陵菜、翻白草充天青地白使用。
老鹳草、生扯拢、破铜钱、五叶联、五瓣草。	老鹳草 Geranium wilfordii Maxim (拢牛儿苗科)	多年生草本。野生于山地、土坎、路旁。我省各地均有。	全株入药。驱风利湿、止咳化痰。治久咳不止、风湿、痢疾、心悸失眠、头晕、久不收口烂疮、刀伤等。常有紫地榆、老鹳草、鼠掌老鹳草充老鹳草使用。本品入中药。

草药名	学名	产地	药用部份及效用
灰猫条、羊舌条、冷饭团、羊屎条。	黑汉条 Viburnum utile Hemsl.（忍冬科）	常绿灌木。野生于山地、路旁。我省各地均有。	根、叶入药。清热解毒、利湿生津、止血。治热痢、痔血、风湿、感冒、白带、刀伤出血，预防流感。
花蝴蝶、花脸荞、花扁担、九龙盘、荞子莲、花月天、红泽兰、土三七、散血莲。	缺腰叶蓼 Polygonum runcinatu-m Hamiet（蓼科）	多年生草本。人工栽培。我省各地均有。	根、全草入药。收敛、清热解毒、化瘀止血。治月经不调、阳痿、痔血、跌打损伤、风湿、痨咳。
春菜树、春芽、椿颠。	香椿 Toona sinensis (A·juss.Roem)（楝科）	落叶乔木。山野自生或栽培。我省各处均有。	根皮、嫩芽入药。收敛止血、清热解毒。为小儿痘疹发表清热药。治子

草药名	学名	产地	药用部份及效用
			宫出血、痔血、大肠出血、肠炎、尿道炎。
鹿衔草、无心草、肺心草、红肺经草、鹿含草。	鹿蹄草 Pyrola corbieri Levl. (鹿蹄草科)	多年生草本。野生于青杠林或松林下。我省各地均产。	全草入药。敛汗和血、止咳、止痛。治咳血、吐血、盗汗、咳喘、劳伤疼痛、百日咳、惊痫、风痹等。入中药。
朱砂莲、绛头、鸡血莲、辟血雷、血母。	薯莨 Dioscorea cirrhosa Lour. (薯蓣科)	多年蔓生攀缘藤本。野生于山地丛林中。我省各地均产。	块根入药。收敛固涩。治血痢、咳血、水泻、月经不调、关节痛、中暑发痧。
弯头鸡、鸢头鸡、地蜂子、红地榆、山猴子、	拳参 Polygonum bisterta L. (蓼科)	多年生草本。野生于山地瘠土草丛中。我省各地均有。	根、茎入药。收敛止血、清热利湿。治赤痢、血崩、母猪疯、肠出血、痔血、

草药名	学名	产地	药用部份及效用
地马蜂、算盘七。			腹泻、白带。常有心叶拳参及草血竭等充拳参使用。
救军粮、红子树、红子。	火棘 Pyracantha fortumeana (Maxim.) Li （蔷薇科）	多年生小灌木。野生于荒山、路旁。我省各地均有。	根、叶入药。清热敛汗、化瘀止血。治盗汗、劳伤腰痛、肠风下血、火眼、刀伤出血、疔疮等。常有火棘、细圆齿火棘、全缘火棘充红子使用。
地榆、枣儿红、红绣球、九瓣叶。	地榆 Sanguisorba officinalis L. （蔷薇科）	多年生草本。野生于山地、草坡、荒地、路旁。主产于贵阳、水城及黔南等地。	根部入药。为收敛止血要药。多不知为地榆。常将拳参、虎杖充地榆使用。主治

草药名	学　　名	产　　地	药用部份及效　　用
			内出血、赤痢、便血、横痃下疳、烫火伤、老支气管炎等。
朝天罐、痢疾罐、倒提壶、蚂蝗背。	朝天罐 Osbeckis crinita Benth（野牡丹科）	常绿小灌木。野生于山地、草坡、路旁。我省各地均有。	根部入药。为收敛止痢、止咳药。治鼻血、便血、痢疾、肺痨、经闭、白带、胃气痛、风湿痛、吐血等。常有野牡丹、朝天罐等品种混用。
棕　树、陈棕炭、铁龙须。	棕榈 Trachycarpus excelsa Wendl.（棕榈科）	常绿乔木。野生或栽培。我省各地均产。	棕皮、树心、根、花、果实均入药。为收敛、止血药。治头目眩晕、痔血、血痢、崩血、吐血、癫痫等。

—497—

草药名	学名	产地	药用部份及效用
杨梅树、大杨梅、小杨梅。	杨梅 Myrica rubra Sieb.et Zucc （杨梅科）	杨梅为常绿乔木，矮杨梅为常绿灌木。野生于山地。矮杨梅主产于赫章、水城、威宁等地，杨梅各地均有。	根及皮入药。凉血止血、化瘀生新。治吐血、血崩、痔血、痢疾、胃痛。外治骨折、臁疮。小杨梅根催生。
金樱子、蜂糖罐、槟榔果、白刺花。	金樱子 Rosa laevigata Michx. （蔷薇科）	常绿有刺攀缘灌木。野生于荒郊、草坡、路旁。我省各地均产。	根及果实入药（种子名金樱子，中药）。涩肠固精。治老人遗尿、肾虚阳痿、崩漏、腹泻、劳伤疼痛、久咳。外治烫火伤、刀伤等。果实入中药。
黄地榆、酸汤杆、土地榆、	虎杖 Polygonum cuspidalum	多年生草本。野生于河沟、沼泽、阴湿地。	根入药。清热止血、驱风利湿。治痢疾、

—498—

草药名	学　　名	产　　地	药用部份及效　　用
号筒杆、火烧连、利尿草、地　榆。	Sieb.et Zucc. （蓼　科）	我省各地均产。	丹毒、小便不利、肝炎、肺炎、痔瘘、风湿热、跌打、烫火伤、疮肿。遵义地区当地榆使用。
辣蓼草、水　蓼、红辣蓼、酸模叶蓼。	辣蓼 Polygonum lapathiqo-lium L （蓼科）	一年生草本。野生于湿润土埂、河坎、沟边、路旁。我省各地均有。	根部入药。清热止血、杀虫。治痢疾、肠炎、月经不调、绞肠痧、跌打。民间用全草毒鱼，或制蚊烟香驱蚊。常有辣蓼、穗穗蓼、水蓼等混用不分。
水泻花、荭　草、大蓼草、	荭蓼 Polygonum orientale	一年生草本。人工栽培于庭园。主产于黔	全草入药。利水除湿。治痢疾、水泻、水

草药名	学　　名	产　　地	药用部份及效　用
大辣草。	Linn. （蓼科）	南地区。	肿、风湿关节炎、上吐下泻等。
半边山、到老嫩、半边伞、楼梯草。	赤车使者 Elatostema involucrat-um Sieb et Zucc. （荨麻科）	二年生草本。生于阴山、湿地、箐林岩石下。我省各地均有。	全株入药。清热解毒、驱风除湿、止痛。治骨折、痢疾、风湿红肿、无名肿毒。
灯盏花、蹭地莲花、野菠菜、细药、灯盏细辛、牙[illegible]药。	东菊（飞蓬） Erigeron duhius Mahino （菊科）	二年生草本。野生山地、草坡丛草间。我省各地均有、	全草入药。清热解毒、驱风止血。治劳咳、牙齿出血、口臭流涎、瘫痪、心悸等。外治瘰疮、骨结核。

第十六章　止血药

草药名	学名	产地	药用部份及效用
秋海棠、一口血、八月春、金线吊葫芦、红孩儿、女儿红。	秋海棠 Begonia evansiana Andr.（秋海棠科）	多年生草本。野生于阴山湿地。多人工栽培。我省各地均有。供观赏。	根、叶入药。凉血止血。治吐血、咯血、跌打重伤红肿、心悸、刀伤、喉炎。叶治癣、疥。
大牛喳口、大刺芥、山萝卜、恶鸡婆。	大蓟 Cirsium japonicum Dc. C.spicatum Matsum（菊科）	多年生草本。野生于山地、路旁。主产赫章、威宁等地，其它各地亦产，另少。	根、叶入药。凉血止血、清热解毒。治跌打伤肿、咯血、吐血、哮喘、高血压、崩漏、尿血。中医以根入药，大小蓟同时使用。常有蓟、大蓟、苦芙、烟管蓟、飞帘、马蓟等当大蓟用。入中药。

草药名	学名	产地	药用部份及效用
小牛喳口、小刺芥、野红花、小蓟、恶鸡公、土红花。	刺儿菜 Cephalanoplos segetum (Bunge) Kitam. (菊科)	多年生草本。野生于山地、荒郊、路旁。我省各地均产。	根、茎、叶入药。清热凉血、和血。治吐血、血崩、鼻血、血尿、月经不调、跌打伤肿等。中医以根入药。大小蓟同时使用。小蓟品种常有刺儿菜、刻叶刺儿菜、细叶蓟等混用。
小种三七、三百棒、还魂草、佛甲草。	土三七 Sedum airoon L. (景天科)	多年生草本。人工栽培。我省各地均产。	全草入药。镇痛止血、治吐血、咯血、衄血、跌打伤肿、刀伤出血、扭伤、劳伤咳嗽、骨折等。
仙桃草、接骨仙	蚊母草 Veronica	一年生草本。野生于阴湿沼	全草入药。为跌打损伤、止

草药名	学　　名	产　　地	药用部份及效　　用
桃。	peregrina L.（玄参科）	泽地。我省各地均产。于夏至前后采集。	血止痛要药。治吐血、咯血、内出血等。酒吞末治经闭。果实内有虫瘿者为上品。
血当归、打伤药、鲜三七、血　七、见肿消、散血草、土三七、土当归。	三七草 Gynura segetum (Lour) Merr.（菊科）	多年生草本。人工栽培。我省各地均有。	全草入药。祛瘀止血、消肿止痛。治经闭、宫脱、血气痛、肠风下血、吐血、痔血、蛇虫咬伤等。
地米菜、鸡脚菜、雀雀菜。	荠菜 Capsella bursa-pastoris(L.) Medic（十字花科）	二年生草本。野生于田边、路旁。我省各处均有。	全草入药。清热利尿、止血散结。治咯血、子宫出血、流产出血、月经过多、产后寒、水泻、水肿、痢疾、九子疡。

草药名	学名	产地	药用部份及效用
见血飞、血灌肠、黄椒、三百棒、血飞。	飞龙掌血 Toddalia asiatica Lam. (芸香科)	多年蔓生灌木。野生于灌木丛林边缘。我省各地均产。	根、叶、种子入药。止血镇痛、散瘀消肿。治跌打损伤、劳伤风湿、伤风咳嗽、咯血、腹痛。外止刀伤出血。
赤葛、大红袍、大母猪藤、五爪龙、野葡萄。	三裂叶蛇葡萄 Ampelopsis delavayana (Fr.) Pl. Var. gentiliana (Levl. et Ven.) H.M (葡萄科)	多年蔓生草本。野生于山地丛林岩石边。我省各地均有。	根部入药。止血生肌、舒筋活络。治骨折、扭伤、风湿、刀伤、疮毒。三裂叶蛇葡萄及掌裂草葡萄常以赤葛名被混用。
岩白菜、猫耳朵。	岩桐 Oreocharis primuloides	多年生常绿草本。密被茸毛。野生于高山岩	全草入药。清热止血、补虚止咳。治吐血、

草药名	学名	产地	药用部份及效用
	Benth.et Hook.Fil (苦苣苔科)	石缝中。我省各地均产。	咳血、咳嗽、消化不良、血崩、白带。
洋槐。	刺槐 Rolinia pseudo-acacia L. (豆科)	落叶乔木。人工栽培作行道树，我省各地均有。	花入药。治各种内出血，如大肠下血、咯血、吐血、血崩等。
毛蜡烛、水蜡烛、蒲黄。	东方香蒲 Typha orientalis Presl. (香蒲科)	多年生草本。野生于河边、池塘、沼泽边。我省各地均产。	根、花粉（花粉名蒲黄入中药）入药。花粉民间用为刀伤止血药。根为补虚利尿解热药。治久咳、产后多汗、小便不利、小儿疳、血崩。
还魂草、豹足草、九死还魂	卷柏 Selaginella tamarisci-	多年生常绿草本。野生于阴山岩石上。我	全草入药。止血化瘀、疏风止痛。治内出

草药名	学名	产地	药用部份及效用
草、打不死。	na (Beauv.) Spr (卷柏科)	省各地均产。	血、劳伤、风湿。一般经验，生用活血，炒焦止血。垫状卷柏与卷柏混用不分。本品入中药。
龙芽草、怀胎草、石打穿、路边黄、地蜈蚣、湿疙瘩、黄龙尾。	仙鹤草 Agrimonia pilosa Ledeb. (蔷薇科)	多年生草本。野生于山地、荒坡、路旁。我省各地均产。	全草入药。解热止血、安神定志、强筋壮骨。治痢疾、咳血、吐血、血崩、肠风下血、失眠、夜惊、刀伤、牙痛、母猪疯、乳痈等。冬芽外治阴痒。
岩莴苣、锈草、石缝丹、岩枇杷、消毒药、岩飞蛾。	被萼苣苔 Chlamydoboes sinensis (Oliv.) Stapf (苦苣苔科)	多年生草本。生于高山岩石上。我省各地均有。	全草入药。止血、镇痛、解热、止咳。治咳嗽、刀伤、劳伤、吐血、下血、血崩、骨折、白带等。

草药名	学名	产地	药用部份及效用
八月瓜、牛广瓜、羊喳口、八月楂、预知子。	白木通 Akebia trifoliata (Thunb.) Koidz. var. australis (Diels) Rehd (木通科)	多年生藤本。野生于丛林山谷中。我省各地均产。	根、茎、果入药。补虚损、和血理气。治痢疾、疝气、劳伤、咳嗽、风湿。外用治刀伤出血、烫火伤等。其果名八月楂，入中药。常与野木瓜混用。种子名预知子。

第十七章　制菌消炎药

草药名	学名	产地	药用部分及效用
大　蒜。	大蒜 Allium sativum	一年生草本。人工栽种。我省各地均有。	地下茎或全草入药。消炎解毒。治痢疾、百

草药名	学名	产地	药用部份及效用
	Linn.（百合科）		日咳、疮癣、皮肤瘙痒、阴痒。杀菌范围广。
金耗子屎、紫背天葵、千年耗子屎、小乌头、羊毛疔药。	天葵 Semiapuilegia adoxoides Makino（毛茛科）	多年生草本。野生于山地、草坡、路旁。我省各地均有。	根、茎入药。清热解毒、平喘、定惊。治小儿惊风、盐吼、癫痫、腰痛、疔疮、九子疡、眼翳。
金银花、二宝、银花、右旋藤、银花藤、忍冬藤。	忍冬 Lonicera japonica Thunb.（忍冬科）	蔓生小灌木。野生于山地、茨林、路旁。我省各地均产。	花、藤入药。清热解毒、杀菌消肿。治风热感冒、惊风、疮毒、鼻血、吐血。外治刀伤。常有忍冬、大花忍冬、细苞忍冬、铁锈色忍冬及秃花柱忍冬等品种混用。入中药。

草药名	学　名	产　地	药用部份及效　用
刺柏、翠树、笔松。	桧树 Juniperus chinensis L.（柏科）	常绿乔木。人工栽培于庭园。我省各地均有。	木质或木质中紫色部分入药。治尿道炎、淋症、肺痨等。对结核杆菌有控制作用。
夏枯草、蜂窝草、球心草。	夏枯草 Brunella vulgaris L.（唇形科）	多年生草本。野生于山地、田坎、沟边、路旁。我省各地均产。	全草入药（中药用花穗名夏枯球）。清热解毒、杀菌。治目赤、瘰疬、小便不利、乳痈、血压高、烫火伤。
马齿苋、晒不死、豆瓣草、还魂草。	马齿苋 Portulaca oleracea L.（马齿苋科）	一年生草本。自生于园圃、荒土中。我省各地均有。	全草入药。清热杀菌、利尿消肿。治肠炎、痢疾、睾丸肿、痔疮、大肠下血、蛇咬、蜂螫、赤白带等。

草药名	学　名	产　地	药用部份及效用
黄柏皮、川黄柏、黄蘖。	黄柏 Phellodend sachaline-nse Ser.（芸香科）	落叶乔木。野生于山地丛林。亦有人工栽种。我省各地均有。	树皮入药。清热解毒、杀菌。治赤眼、风湿热、肾虚潮热、赤白痢、黄疸。外治无名毒疮。常有秃叶黄皮树、峨眉黄皮树、川黄蘖等品种混用。入中药。
腐芩、子芩、条芩、枯芩。	黄芩 Scutellaria baicalensis Georgi（唇形科）	多年生草本。野生于山地、草坡。主产于威宁、赫章等地。	根部入药。清热解毒、杀菌。治肺热咳嗽、胎动不安、肠炎、呕吐、喉炎等。我省常有黄芩、西南黄芩互相混用。入中药。

—510—

草药名	学名	产地	药用部份及效用
鸡爪连、王连、大红虫。	黄连 Copitis chinensis Franch （毛莨科）	多年生草本。野生于林阴腐湿土地上。主产于开阳、贵定、铜仁等地。	根、茎入药。解毒清热、杀菌。治痢疾、眼赤、消化不良、头目眩晕、肠炎、呕吐、心烦不眠。外治无名毒疮。本品入中药。
厚朴、油朴。	厚朴 Magnolia officinalis Rehd.et Wils （木兰科）	落叶乔木。野生于山林中。有人工栽培。主产遵义、黔西、兴仁、织金等县。	树皮入药。有制菌、消炎、理气作用。治胃炎、肠炎、咳嗽、胸膈饱胀等。本品入中药。
大锯锯藤、锯锯藤。	葎草 Humulus iaponicus S.et Z. （桑科）	一年生缠绕草本。野生于山地、茨蓬、路旁。我省各地均有。雌雄异株。	全草或雌花穗入药。全草清热、解毒。治黄水疮、咳嗽。花治肺痨咳嗽、大叶肺炎、小便不利。抑制结核杆菌。

草药名	学名	产地	药用部份及效用
大黄、川军、酒军、熟军、生军、锦纹大黄。	大黄 Rumex officinale Baill.（蓼科）	多年生草本。人工栽种。我省各地均产。	根入药。清热除湿、散瘀导滞。治大便秘结。又有制菌能力。外止刀伤出血。本品入中药。
赤地利、野辣蓼、败毒草、醜广台。	火炭母 Polygonum chinense L（蓼科）	多年生草本。生于山野路旁。我省各地均产。	根入药。清热解毒。治痢疾、喉炎、翳子、疮毒、小儿惊风、风湿脚气、高烧不退、吐血。我省常将火炭母及粗毛火炭母混用不分。
蜂糖罐、蜜桶花、猫咪花。	来浆藤 Brandisia hancei	常绿灌木。生于山野路旁。我省各地有	全株入药。消炎解毒。治骨髓炎、慢性肝

—512—

草药名	学　　名	产　　地	药用部份及效　　用
	Hook.F.（玄参科）	产。	炎。花可治咯血、吐血、水泻、痢疾、水肿、风湿等。
太极图、朝天一炷香、巴地虎、大种巴地香。	杏香兔耳风 Ainsliaea fragrans Champ.（菊科）	二年生草本。生于青松林下阴湿处。我省各地均有。	全草入药。清热利水、解毒、镇痉。治腹水、母猪疯、咳血、无名毒疮等。
草珊瑚、九节茶、九节风、接骨茶、白野靛、野土靛。	草珊瑚 Sarcandra glabra (Thunb) Nakai（金粟兰科）	多年生常绿草本。常生于林下沟边。黔南一带有产。	全株入药。活血、止痛、驱风除湿。治风湿、头痛、肺炎、跌打腰痛、虚肿、骨折、胃痛等。
酒药花、酒曲花、麻　柳、小曲花、大曲花。	大叶醉鱼草 Buddleia davidi Franch var.	多年生草本。生于山野路旁。我省各地有产。	全草入药。治感冒、咳嗽、阴痒等。民间作酒曲用。

草药名	学名	产地	药用部份及效用
	magnifica Rehd.et Wils.（马钱科）		
散血草、毛[illegible]绿、退火草、腰痛草、活血、刀枪药。	筋骨草 Ajuga decumbers Thunb.（唇形科）	一年生草本。生于山野土埂路旁阴湿处。我省各地均有。	全草入药。为治跌打损伤要药。有清热解毒、镇痛消肿、祛瘀之效。内服外敷均有效。

第十八章　外用药

草药名	学名	产地	药用部份及效用
一支箭、单枪一支箭、蛇舌	瓶尔小草 Ophiogloss-um	多年生草本。野生于山地、沟边。我省各	全草入药。清热解毒。主治毒蛇咬伤。又

草药名	学名	产地	药用部份及效用
草、蛇吐须、吞弓含箭、杀人大将、矛盾草、独脚黄。	vulgatum L. 瓶尔小草科	地均有。	治水臌、泻后虚弱、痔疮、疔疮。常有狭叶瓶尔小草及瓶尔小草等品种混用。
九子联环草、一串珠、夜白鸡、一串白鸡、九节虫、铜锤草。	虾脊兰 Calanthe discolor Lindl. （兰科）	多年生草本。野生于山地岩石缝间。我省各地均有。	根、茎入药。清热解毒。外用专治九子疡、痔疮、脱肛、跌打肿痛。
老虎爪、辣辣菜、摆子药、翳子药、朴地棕、一包针。	毛茛 Ranunculus japonicus Thunb. （毛茛科）	一年生草本。生于田野路旁。我省各地均产。	全株入药。作引泡药，如治眼翳、截疟、牙痛等。本药易与小毛茛、回回蒜、小回回蒜混用，效用略同。

草药名	学名	产地	药用部份及效用
刀烟木、玄朗皮、滑朗皮、鼻利朗、羊子树。	榔榆 Ulmus parvifolia Jacq.（榆科）	落叶乔木。生于丛林中或村庄附近。我省各地均有。	树皮、枝入药。民间作为刀烟木取烟治外伤出血、烫火伤、瘰疬。又可催产。
半截烂、躲雷草、雪里见、麻脚狼毒。	半截烂 Arisaema phallospadix C.Y.Wu（天南星科）	多年生草本。生于深山水沟菁林中。我省独山、息烽、贵阳、习水等地有产。	全株入药。枝叶为止外出血有效药。根能杀虫止痒。治无名肿毒、疮癣、鹅掌疯等。又治风湿、跌打止痛。
过山消、开喉箭。	少花信筒子 Emlelia pauciflora Var.blinii (Leveille) Walker（紫金牛科）	多年蔓生小藤本。生于山坡疏林下。清镇一带有产。	根部入药。祛痰行血、解毒消肿。治喉痹、红丝疔、炭疽等。

草药名	学名	产地	药用部份及效用
毛青杠、野黄姜、黄药子。	西南鬼灯檠 Rodgersia sambucifolia Hemsl (虎耳草科)	多年生草本。生于疏林中。我省毕节、赫章一带有产。与紫金牛科的毛青杠有别。	根部入药。治痢疾、风湿、跌打。外止刀伤出血。近有人用治甲状腺肿大。作黄药子入药。常有羽叶鬼灯檠及西南鬼灯檠等品种混用。
茅箭、紫背天葵、大种蒲公英、苦荬菜。	山苦荬 Lactuca saroia Miq (菊科)	多年生宿根草本。生于森林边。我省各地有产。	根部入药。舒筋活血、清热。治骨结核、小儿贲门淋巴结核、劳伤腰痛。内服外敷。
毛秀才、千层塔、节节草、蜂窝草、	风轮菜 Calamintha chinensis Benth	一年生草本。多生于山坡路旁。我省各地有产。	叶入药。治刀枪伤、止血、消肿、止痛、清热解毒。习

草药名	学名	产地	药用部份及效用
枪伤药。	(唇形科)		惯上口嚼外敷。治刀枪伤。内服治疔疮、感冒、火眼、皮肤瘙痒、痔疮等。
小锯锯藤、锯子草、锯锯藤。	猪殃殃 Galium aparine Linn. var. tenerum (Gren.et Godr) Rchb (茜草科)	多年蔓生草本。野生于山地、茨篷、土埂、路旁。我省各地均产。	全草入药。清热解毒。外用治刀伤出血、中耳炎、胸骨折伤下陷、龋齿。内服治痞块肿痛、久咳、淋症、小儿百日咳、内出血等。
地核桃。箭头草、紫花地丁、地丁子、球果堇菜。	毛果堇菜 Viola cllina Bess. (堇菜科)	多年生草本。野生于山地、土埂、路旁。我省各地均有。	全草入药。清热解毒、消肿。外用治无名肿毒、跌打伤肿、刀伤出血。

草药名	学名	产地	药用部份及效用
山慈姑、地苦胆、破石珠、九联珠、地黄胆。	金果榄 Tinospora capilipes Gagnep.（防己科）	多年蔓生草本。野生于山地土坎石缝中。我省各地均有。其根联串生九个在石缝中。	根部入药。治无名肿毒、疔疮、瘰疬、跌打伤肿、毒蛇咬伤、烫火伤、喉痹。内服治腹泻、痢疾等。常有金果榄、青牛胆等混用不分。
五朵云、五盏灯、猫儿眼、奶浆草、肿鸡草。	泽漆 Euphorlia helioscopia Linn.（大戟科）	二年生草本。野生于山地、土埂、园圃、路旁。我省各地均有。	全草入药。治九子疡、无名肿毒、臁疮、癣。内服治水肿。
水冬瓜、接骨丹、水五加、云南叶、懒插泥、清明花、	齿裂鞘柄木 Torricellia angulata Oliv（山茱萸科）	落叶灌木。野生于山地、荒坡、矮林。我省各地均有。	根皮、叶、花入药。活血祛瘀、祛风利湿。根为接骨药。叶为洗伤药。花治喘咳、经

草药名	学名	产地	药用部份及效用
懒茶叶、叨里木。			闭。根皮充五加皮用。
白玉簪、玉簪花、石玉簪、山玉簪。	玉簪 Hosta plantaginea Aschers （百合科）	多年生草本。玉簪家种，开白花。紫萼野生于山林中，开紫花，有引种。我省各地均产。外形相似。	根部入药。外治乳痈、疔疮、虫蛇咬伤、拔牙。内服治红崩、白带。
山白蜡树、炮胀叶、暴格蚤、冬青树、野白蜡、紫柄冬青。	冬青 Hex chinensis Sims （冬青科）	常绿小乔木。野生于山地、村庄附近。有人工栽种作虫蜡树。主产于毕节地区。	叶入药。清热解毒。外用治烫火伤、疔疮、刀伤。
老虎芋、狼毒、白附子、独角莲。	独角莲 Typhonium gigauteun Engl	多年生草本。野生于山阴深处，或人工栽培。我省各地	根、茎入药。治痈肿、疮毒、中耳炎、癣癞等。有毒。为

草药名	学名	产地	药用部份及效用
	(天南星科)	均产。	中药白附子原料。
地黄瓜、黄瓜香、白蒂黄瓜、野白菜、发疔药。	蔓茎堇菜 Viola diffusa Ging (堇菜科)	多年蔓生草本。野生于山地、田埂、路旁。我省各地均有。	全草入药。清热解毒、化瘀消肿。外用治疔疮、黄水疮、刀伤、跌打、骨折。
紫花地丁、犁口菜、铧口菜、铧口尖、玉如意、剪刀菜、堇菜、光瓣堇菜。	紫花地丁 Viola. yedoensis Makino (堇菜科)	多年生草本。野生于山地。我省各地均产。	全草入药。清热解毒。外治疔疮、刀伤、跌打、无名肿毒。内服止内出血、消肿凉血。常有犁头草、白果堇菜、毛果堇菜、紫花堇菜、柔毛堇菜、深园齿堇菜等品种充紫花地丁使用。入中药。

草药名	学名	产地	药用部份及效用
地格子、鹅不食草、水灵芝、鱼胆草、齆药。	蚤缀 Arenaria serpyllifolia L. var. leptaclados Reichb.（石竹科）	二年生草本。野生于荒土、园地、路旁。我省各地均有。	全草入药。民间内服治黄疸肝炎、肺结核。外治齆鼻、无名肿毒、刀伤。
地松、大龙草、齆鼻药、虫牙药、虾子草。	漆姑草 Sagina japonica (Sw.) Ohwi（石竹科）	二年生草本。野生于阴湿墙脚、土埂、路旁。我省各地均有。	全草入药。外治无名肿毒、骨髓炎、跌打伤肿、虫牙、鼻齆。内服治白带、月经不调。近有人治唇癌及白血球增多，有一定效果。
茄子、茄杆。	茄 Solanum melongena	一年生草本。人工栽种。	全枝入药。煎水洗冻疮、风湿关节炎。内

草药名	学　　名	产　　地	药用部份及效　　用
	L. （茄科）		服治多年咳嗽、久痢、白带、风湿等。有红茄、白茄之分，入药多用白茄。
断肠菜、路边芹、断肠草。	紫堇 Corydalis edulis Maxim （罂粟科）	二年生草本。有臭气，有黄汁。野生于山地、路旁。我省各地均产。	全草入药。外用治癣癞、疮毒、无名肿毒。有毒，忌内服。常有紫堇、小花黄堇、南黄紫堇、尖距紫堇、深山黄堇等作断肠菜用。
随手香、洗手香、香菖蒲。	钱蒲 Acorus gramineus var. pusillus (Sieb.)	多年生草本。人工栽种。我省各地均有。	全草入药。专用治各种无名毒疮、疔癀、蛊毒。亦有内服，治咳喘、淋症、胸膈饱

草药名	学名	产地	药用部份及效用
	Engl. (天南星科)		胀等。泡酒内服治无名肿毒。
七叶一枝花、重楼、独脚莲、九道箍、牛角七、两层楼、蚤休。	重楼 Paris chinensis Franch (百合科) (延龄草科)	多年生草本。野生于山地、草坡。我省各地均有。	根部入药。清热解毒、止痛。外用治无名肿毒、毒蛇咬伤、腮腺炎、疔疮、乳痈等。内服治肺痈、胃溃疡、吐血等。常有重楼、滇王孙、具柄王孙、蚤休、狭叶蚤休等品种混用不分，民间多叫独角莲。
鹅巴掌、鸭脚板、仆地棕、一包针、	回回蒜 Ranunculus chinensis Bunge	二年生草本。野生于田坎、路旁。我省各地均有。	全草入药。外用为引泡药。用以包寸口治疟疾、黄疸。

草药名	学名	产地	药用部份及效用
毛脚板、老虎爪。	（毛茛科）		塞鼻去眼翳。包耳下止牙痛。外擦治牛皮癣。常有毛茛、小毛茛、回回蒜、小回回蒜等品种混用不分。均可作引泡药。
马耳杆、号筒杆、通天窍、三钱三、野蓖麻。	博落回 Macleaya cordata (Willd) R.Br. （罂粟科）	多年生草本。生于山野草坡。主产于贵阳、贵定、独山等县。我省各地均有。	全株入药。清热、杀虫、止痛。外敷治无名肿毒、子宫下垂、脱肛、骨折、跌打伤肿。内服少量（过量中毒），止胃痛、伤痛。
黄水芋、捆仙绳、广扁线、	血水草 Eomecon chionantha	多年生草本。生于阴山、湿地、水沟边。	全株入药。清热解毒、杀虫。外治小儿胎

草药名	学名	产地	药用部份及效用
金腰带、马脚莱、黄水草。	Hance.（罂粟科）	我省铜仁、黔东南地区有产。	毒、癣疮、无名肿毒等。
山海椒、野茄莱、野辣角、耳坠莱、野米辣、小黑牵牛、天茄莱。	龙葵 Solanum nigrum Linn.（茄科）	二年生草本。野生于山地、路旁。我省各地均有。	全株入药。清热解毒、消肿止血。治无名肿毒、血崩、淋巴结核等。我省常有龙葵（果实黑色）、龙珠（果实红色）、十萼茄（萼长大）等外形相似者混用。
灯笼草、肾子草。	婆婆纳 Veronica agrestis Linn（玄参科）	一年生草本。野生于山地、路旁、园圃。我省各地均有。	全草入药。清热解毒。治虚汗、盗汗、无名肿毒。常有婆婆纳、波斯婆婆纳、百里香叶婆婆纳等品种混用。

草药名	学　名	产　地	药用部份及效用
东南菜、红广菜、广　菜、野芋头、水　芋、红芋头。	水芋 Colocasia antiquorum Schott.（天南星科）	多年生草本。人工栽种。主产于黔南和黔东南等地。	块茎入药。解毒、清热、杀虫、拔取异物。治疟疾、疥疮、拔子弹。
水慈菇、剪刀菜、燕尾草。	野慈菇 Sagittaria sagittifolia Linn. var. hastata Makino（泽泻科）	多年生草本。野生于水沟、池沼边。我省各地均有。	全株入药。清热解毒、凉血消肿。治黄疸、水肿、毒蛇咬伤、九子疡、疮毒、喉炎等。常有长瓣慈菇、长叶慈菇、野慈菇、矮慈菇等品种混用不分。

—527—

第十九章　动物药

草药名	学名	产地	药用部份及效用
土狗崽、土狗儿。	蝼蛄 Gryllotalpa africana Palisot de Beauvois（直翅类蝼蛄科）	栖于阴湿墙角、田土内。每遇犁土，即可在土面上大量找到。我省各地均有。	全虫去头脚取腰下部入药。治惊风、水臌、小便不利。外敷治痈肿、疮毒。
蕲蛇、龙衣、蛇蜕。	白花蛇 Agkistrodon acutus Cunther（爬虫类蛇族）	栖于草丛潮湿阴暗处，或洞中。各地多有，尤其森林地带。	全虫入药。治麻疯、风湿疼痛、瘫痪、口眼㖞斜、瘰疬。蛇蜕炙用，治喉炎、疮毒、白癜风、惊风等。本品入中药。
乌梢蛇、黑乌梢、	乌风蛇 Zaocys	栖于草丛潮湿阴暗处或陵地	全虫入药。治麻疯、风湿疼

草药名	学　　名	产　　地	药用部份及效　　用
烙铁头。	dhumnades (Cantor)（爬虫类游蛇科）	田野间。我省各地均有。	痛、瘫痪。有透骨搜风之效。本品入中药。
斑蝥、斑猫、绿豆虫。	斑蝥 Cioindela chinensis Deg（鞘翅类地胆科）	栖于葛叶和绿豆叶上。我省各地均有。	全虫入药。为强烈刺激引赤发泡剂。民间用以腐蚀鸡眼、瘊子及病态组织。又治癣癞。内服治狂犬病、坠胎、肝癌。有大毒、宜慎用。
千脚虫、篦子虫、锅耳朵。	马陆 Julus或Iulus（多足类马陆科）	栖于阴湿山地腐草中。我省各地均有。	全虫入药。治麻疯、无名肿毒、鱼口、小便不利。

草药名	学名	产地	药用部份及效用
土鳖、地乌龟、地鳖虫、观音虫、簸箕虫。	䗪虫 Eupolyphaga sinensis Wk. （昆虫类地鳖科）	栖于土墙、土灶或米仓附近墙基内。我省部份地区可找到。	全虫入药。活血行瘀。治经闭、白带、产后腹痛、乳少、跌打损伤。本品入中药。
山螃蟹、螃蟹。	螃蟹 Grapsusnan Kin （甲壳类四角蟹科）	栖于溪沟旁。我省各地均有。	全虫入药。活血舒筋、消肿。治跌打、骨折、漆疮。
叫鸡、唧唧、蛐蛐。	蟋蟀 Gryllodes chinensis Weber （直翅类蟋蟀科）	栖于土墙、土灶空隙和岩石缝中。我省各地均有。	全虫入药。利水通淋。治小便不利、水臌、小腹胀满、水肿、阳痿、痘疹不显、小儿遗尿。

草药名	学　　名	产　　地	药用部份及效　　用
白　蜡、虫白蜡。	白蜡虫 Ericerus pela Chavannes（半翅类介壳虫科）	栖于白蜡树（小叶梣）或女贞、冬青树上。我省各地均有，以毕节地区为多。	雄性白蜡虫幼虫分泌物，可提制白蜡入药。有宁心止痛作用。民间用白蜡治跌打损伤疼痛、刀伤。又服后，虽棒棍打击，亦麻木不觉痛。
蛐　蟮、虫　蟮、地　龙。	蚯蚓 Perichaeta sieboldii Horst（环节虫类蚯蚓科）	栖于田土内。我省各地均有。	全虫入药（中药用干燥的死体，民间用活体）。清热解毒、解痉、止喘。治惊风、头晕、狂症、尿闭、哮喘。外用治烫火伤、无名肿毒。
老　虎、大　虫、	虎 Felis	栖于高山草丛。主产于黔	全身骨髓入药。以胫强筋壮骨，

草药名	学名	产地	药用部份及效用
大猫。	tigris Linn (食肉类猫科)	东南、黔南地区。有华南虎之名。	为最佳。治风湿骨萎、小儿软骨、骨痛、筋骨冷痛无力。
穿山甲、甲片、甲珠。	鲮鲤 Manis pentadactyla Linn. (贫齿类穿山甲科)	栖于山地泥洞。我省各地均有。	鳞甲入药。生名甲片、炮为甲珠。攻坚、消肿。治经闭、痞块、乳少、疮肿、乳痈、痘疹不透等。
[illegible]油[illegible]、灶[illegible]、[illegible]。	[illegible] Stylopyga [illegible]nucina [illegible]agh (直翅类[illegible][illegible]科)	栖于土灶、碗柜、物橱内缝隙中。我省各地均有。	全虫入药。治无名肿毒、疔疮,解蜈蚣毒。
猴三、猴子、猴儿、爬山子、	[illegible] Macaca mulatta (Zimmerm-	栖于深山高岩或大树林中。	骨骼入药。祛风除湿、镇惊。治骨痛、骨萎、风湿骨痛、劳

草药名	学名	产地	药用部份及效用
猴结。	ann)（灵长类猴科）		伤骨痛、关节疼痛、惊狂。其母猴月经积血名猴结。通经活血。治月经不调、痞块。
蜈蚣虫、草鞋板、百足。	蜈蚣 Scolopendra subspinipes Mutilam L.Koh（多足类蜈蚣科）	栖于阴暗潮湿处。我省各地均有。	全虫入药。解毒、镇痉。治惊痫、抽搐、破伤风、无名肿毒、瘰疮、风湿、麻疯等。
蜂蜜、蜂糖。	蜜蜂 Apis indica Fabricius（膜翅类蜜蜂科）	人工饲养。我省各地均有。	蜜蜂采花后吐出之糖汁即蜂蜜入药。为滋补强壮剂。治咳嗽、胃溃疡、老年便秘、干燥虚热。蜂房炭壮阳。

草药名	学名	产地	药用部份及效用
马蜂包、露蜂房、蜂窝。	蜂房 Vespa mandarinia Smith (膜翅类胡蜂科)	产于树林中。我省各地均有。	悬于树上的蜂窠入药。治风湿疼痛、风湿麻木、肺痨咳嗽、乳痈、瘰疬、疮癣、牙痛等。
儡米虫、蝉蜕、蝉衣、蝉壳、蝉花。	鸣蝉 Cryptotympana pustulata Fabr (昆虫类蝉科)	栖于树上。夏末秋初出现在树林中鸣叫。我省各地均有。	脱壳入药。解热、镇痉、散风、发疹、止搔痒。治风热感冒、咳嗽、声哑、喉炎、目赤、疹瘾、惊痫、夜啼、抽搐等。
蜗牛。	蜗牛 Eulota quaesita D. (腹足类蜗牛科)	栖于阴湿斜坡、树阴脚下。晨昏雨后即出活动。我省各地均有。	全虫入药。外敷治疔疮、肿毒、痔疮、脱肛。

草药名	学名	产地	药用部份及效用
箭猪、刺猪、毫猪、刺猬皮。	刺猬 Erinaceus europaeus Linne (食虫类猬科)	栖于山地土洞中。我省各地均有。	皮及箭毛入药。收敛止血。治痔疮、肠出血、遗精、白浊、乳痈。箭炭治喉痹、喉炎。
猪苦胆。	猪 Sus scrofa domestica Brisson (偶蹄类猪科)	人工饲养。我省各地均有。	胆汁入药。解毒、清热、祛湿。治黄疸、蛇头疔、无名肿毒等。
蚂蝗。	水蛭 Whitmania edentula (Whitm) (蛭类水蛭科)	栖于水田、水沟或池沼、瘀泥中。水响即出现。我省各地均有。	全虫入药。破瘀、通经。治经闭、干血、跌打瘀肿、大小便不利。民间用以接骨续筋、吸瘀血、消疮毒。

草药名	学名	产地	药用部份及效用
癞格宝、蟾蜍。	蟾蜍 Bufo bufo yaryarizans Cantor (两栖类蟾蜍科)	栖于湿润的田园草地或水中。我省各地均有。	皮及其分泌物入药。有兴奋、强心、镇痛、止血、杀虫之效。治心衰虚脱、疔疮肿毒、龋齿、破伤风、疳积等。
鸡内金、鸡肫皮、鸡菌皮、凤凰衣。	鸡 Gallus domesticus Briss. (鹑鸡类鸡科)	人工饲养。我省各地均有。	其胃之黄色内膜名鸡内金入药。治胃痛、积食不消、消化不良、食欲不振、噫气。雏鸡孵出后的卵壳内膜名凤凰衣。止咳、敷疮有效。
麝香、寸香、当门子、	麝鹿(西麝) Moschus moschifer-	栖于高山或草丛。我省各地均有。	雄麝鹿腹部之腺体入药(位在肚脐和生殖

草药名	学名	产地	药用部份及效用
獐 子、香獐子。	us sifonicus Buechner. (偶蹄类麝香鹿科)		器之间)。行气、活血、强心、解痉、解毒。治惊痫、狂癫、难产、阳痿、精神不安、风痹、一切疔疮等。
滚山珠。	球马陆 Glomeris niponica Kishida (球马陆科)	栖于森林阴湿的斜坡草丛中。触到外来影响,即下滚收缩如球状。我省各地均有。	全虫入药。催情、止痛、解毒。治子宫下垂、骨折、伤痛,神经衰弱。毒疮等。
地虱子。	鼠妇 Porcellio sp. (潮虫科)	栖于阴暗潮湿地的家具脚下或石板下。我省各地均有。	全虫入药。治小儿撮口风、大便坠下、拔异物等。

草药名	学　　名	产　　地	药用部份及效　　用
檐老鼠、檐耗子、夜明砂、家蝙蝠。	蝙蝠(伏翼) Pipistrellus abramus (Temminch) (蝙蝠科)	栖于岩洞中，昼伏夜出。我省各地均有。	全虫及粪便入药。全虫治小儿盐吼。粪粒为夜明砂，入中药，治夜盲。
九香虫、打屁虫。	九香虫 Caridius (Aopongo-pus) chinensis Dallas. (蝽科)	栖于河边阴湿处。主产于赤水河谷、羊老河一带。	全虫入药。温肾、疏肝、理气、健胃。治胃气痛、胸膈胀满、阳痿等。
推屎爬、推粪虫、推车虫、屎蛒螂、铁甲军、蛴　螬、土　蚕、老母虫、老木虫。	蜣螂 Catharsius molossus L. (金龟子科)	栖于牛粪下土中。我省各地多有。蜣螂之一的幼虫名蛴螬、土名老母虫、土蚕子。栖于树根下或泥土中。	全虫入药。清热解毒、定惊、化积。治便秘、惊痫、虫痔、痔漏、疮毒。外用退疮管。栖于云实根(阎王茨)的老母虫有行瘀

—538—

草药名	学名	产地	药用部份及效用
			解毒之效。治疹癔、高烧。
茴香虫。	黄凤蝶 Papilio machaon Linne （凤蝶科）	栖生于小茴香枝叶上，以叶为食。我省各地均有。	黄凤蝶的幼虫入药。理气止痛。治噎膈、胃气痛、疝气等。
地牯牛。	蚁蛉 Myrmeleom Sp. （蚁蛉科）	栖于湿地草丛地下。我省各地均有。	蚁蛉的幼虫（活鲜体）入药。
青鱼胆。	青鱼 Mylophary-ngodon piceus (Rich) （鲤科青鱼属）	栖于淡水中。主产我省清江河一带。	鱼胆入药。清热解毒。治喉痹，点沙眼。
田螺蛳。	田螺 Viviparus chinensis	栖于水田或沟中。我省各地均有。	以壳肉入药。清热、利尿。治水肿、小便

草药名	学名	产地	药用部份及效用
	(Gray)（田螺科）		不利。
黄鳝。	黄鳝 Monoptenus albus (Zuievw)（合鳃科）	栖于水田泥土中。我省各地均有。	活体的血及骨入药。清热解毒。治身痒、痔漏、肠风下血、黄疸、口眼㖞斜、中耳炎。
狗龙、四脚蛇、土蛤蚧。	石龙子 Sphenomorphus indicus (Gray)（石龙子科）	栖于山野草丛间或岩石有水潮湿处。喜暖，多在阳光照耀时出来寻食。我省黔南荔波一带可找到。	全体入药。治哮喘、老年支气管炎。充蛤蚧使用。有同效。
五倍子、五倍子虫瘿。	五倍子虫 Schlechtendalid minufushi	此种蚜虫寄生于盐肤木及红麸杨的叶上，造成虫瘿，即	虫瘿入药。有收敛作用。治红白痢疾、咳嗽。外用治中

草药名	学名	产地	药用部份及效用
	（蚜虫科）	称五倍子。我省各地均有。	耳炎。
鱼虱子。	鱼虱子（张氏鱼怪）Ichchyoxe-nus tchangi Yu.（鳃虫科）	寄生在鲤鱼的鳃内。我省各地均有。	全虫入药。理气消胀、降逆平喘，治食咽不下、噎膈气逆、胸前胀痛、咳喘。

附录：贵州民间部分药材品种混用对照表

药名	品种	学名	俗名	说明
地榆	正品	地榆 Sanguisorba officinalis L. (蔷薇科)	枣儿红 枣儿黄 红绣球	目前贵州大部分地区仍不知其为地榆。贵阳地区已作地榆收用。
	混用品	1 拳参(草血竭) Polygonum paleaceum Wall. (蓼科)	地榆 鸾头鸡 地马蜂 红地榆 草血竭 红三七	其根茎目前贵州部分地区当地榆使用。
		2 虎杖 Polygonum reynoutia Makino (蓼科)	地榆 黄地榆 酸汤杆 号筒杆	目前贵州北部地区仍当地榆使用，遵义地区多用之。
刘寄奴	正品	刘寄奴 Senecio palmatur Pall, (菊科)		目前贵州未使用，也未采到标本。
	混用品	1 元宝草 Hypericum sampsoni Hance (金丝桃科)	刘寄奴 蛇喳口 对月莲	其果实部分地区当刘寄奴使用。

药名	品种	学名	俗名	说明
刘寄奴	混用品	2 金丝梅 Hypericum pafulum Thunb.（金丝桃科）	刘寄奴 过路黄 大过路黄	其果实部分地区当刘寄奴使用。另一品种金丝桃科贵州金丝桃果实，亦当刘寄奴使用，因两种外形相似。
白蔹	正品	白蔹 Ampelopsis serianaefolia Bunge.（葡萄科）	母鸡抱蛋 浆藤 藤乌	目前贵州民间未使用。铜仁地区主产，但不知为白蔹。中药白蔹由外省购进。
	混用品	紫茉莉 Mirabilis jalapa L.（紫茉莉科）	土白蔹 脂脂花 夜娇娇 粉针果	其块根贵州部分地区仍当白蔹使用。
王不留行	正品	王不留行 Saponaria vaccaria L. 毛叶女娄菜 Melandryum apricum Rohrb（石竹科）		本品贵州民间不使用。未见标本。
	混用品	救荒野豌豆 Vicia sativa L（豆科）	野豌豆 大巢菜 肥田草	其种子贵州部分地区当王不留行使用。

—548—

药名	品种	学名	俗名	说明
白藓皮	正品	白藓 Dictamnus dasycarpus Turcr (芸香科)		贵州不产。
	混用品	锦鸡儿 Caragana sinica Rehder (豆科)	白藓皮 阳雀花 飞来凤	其根皮目前贵州民间当白藓皮用。
青葙子	正品	青葙子 Celosia argentea L. (苋科)	野鸡冠花	目前贵州未使用。
	混用品	鸡冠花 Celosia cristata Linn (苋科)	鸡冠花	其种子部分地区充青葙子使用。
马兜铃	正品	马兜铃 Aristolochia debilis S.et Z (马兜铃)	青木香 青藤香	目前贵州不知本品的果实是马兜铃，仅用其根茎，民间称青藤香，中医称青木香。

药名	品种	学名	俗名	说明
马兜铃	混用品	麝香百合 Lilium longiflorum Thunb. （百合科）	马兜铃 岩百合	其果实目前贵州当马兜铃使用。
泽兰	正品	泽兰 Eupatorium japonicum Thunb var. eglandulosum Kitamuza （菊科）	折兰 泽兰	家种。本品贵州民间使用，但与佩兰混用不分。中医用泽兰作调经药。香气淡，叶不分裂。
	混用品	1. 华泽兰 Eupatorium chinense Linn var. angustatum (Mahino) Hara （菊科）	狭叶泽兰 泽兰 水泽兰	野生。本品民间使用当泽兰，也与佩兰混用不分。香气淡，叶不分裂。
		2. 单叶泽兰 Eupatorium chinense L. var simplicifolium Kitam. （菊科）	泽兰	野生或家种。当泽兰使用。香气淡，叶不分裂。

药名	品种	学名	俗名	说明
泽兰	混用品	3. 佩兰 E. fortunei Turcz. （菊科）	泽兰	家种。本品当泽兰使用。民间不知为佩兰。中药用佩兰作发汗、除湿剂。香气浓厚，叶多分为三裂。
		4. 地笋 Lycopus lucidus Turcz （唇形科）	泽兰 麻泽兰	野生。本品代替泽兰入中药。民间很少使用。
白头翁	正品	白头翁 Anemone cernua Thunb. （毛茛科）	白头翁	本品贵州不产，民间不用。中医应用，由外省购进，专治痢疾。
	混用品	1. 委陵菜 Potentilla chinensis Ser （蔷薇科）	白头翁 天青地白 翻白草 虎爪菜	过去作白头翁使用。目前已单独应用作治痢药。亦有当白头翁用者。
		2. 溪畔银莲花 Anemone rivularis Buch.-Ham （毛茛科）	草玉梅 见风青 羊九 见风蓝 土黄芩 野棉花 白头翁	本品曾当白头翁使用。目前有当野棉花使用者，治痢疾。

药名	品种	学名	俗名	说明
白头翁	混用品	3．湖北秋牡丹 Anemone hupehensis V. Lem (毛茛科)	白头翁 野棉花 打破碗花花	曾当白头翁使用。目前民间仍当野棉花使用。
		4．翻白草 Potentilla discolor Bunge (毛茛科)	白头翁 天青地白 鸡爪参	目前本品常与委陵菜混用不分。
瞿麦	正品	瞿麦 Dianthus superbus L. (石竹科)	瞿麦 麦瓶草	目前贵州民间不使用，中药常使用。省外购入。
	混用品	粉条儿菜 Aletris spicata Franch (百合科)	瞿麦 肺经草 蛆儿草 一窝蛆	其花梗贵州民间当瞿麦使用。中药也有当瞿麦使用者。
百部	正品	百部 Stemona japonica (Bl.)Miq (百部科)	广百部 对叶百部 王福 八百崽 叶下果	目前民间不使用，中药常使用。我省分布有对叶百部。

药名	品种	学名	俗名	说明
百部	混用品	红萱 Hemerocallis minor Mill (百合科)	土百部 金针花 黄花 多儿母	贵州民间多将本品根茎当百部使用。
枸骨	正品	枸骨 Ilex cornuta Lindl (冬青科)	老鼠刺 苦丁茶	本品外形和十大功劳相似，其区别处是枸骨叶互生，十大功劳叶对生。两者经常混用不分。
	混用品	十大功劳 Mahonia japonica Dc (小檗科)	枸骨 土黄连 老鼠刺 功劳叶	其根茎部分，贵州充枸骨或黄连使用。
紫苑	正品	紫苑 Aster tataricus L (菊科)	紫苑 马蹄当归	本品我省不产，有引种。
	混用品	橐吾 Ligularia tussilaginea kakino (L.kaempferi S.ef Z.) (菊科)	紫苑 马蹄当归	本品有野生，多人工栽培。民间均充紫苑使用。

药名	品种	学名	俗名	说明
木贼	正品	木贼 Equisetum hiemale L. var japonieum Milld （木贼科）	木贼 节节草	目前贵州尚未有木贼发现。民间均用问荆充木贼使用。
	混用品	问荆 Equisetum arrense L （木贼科）	木贼 骨节草 笔杆草 笔壳草 接骨草	本品在贵州分布很广。各地均充木贼使用。
闹羊花	正品	羊踯躅 Rhododendron molle S. et Z. Rhododendron Sinense Sweet （杜鹃花科）	闹羊花 黄杜鹃花 闷头花	本品分布毕节地区。当地名闷头花，多用根入药。
	混用品	曼陀罗 Datura stramonium Linn. （茄科）	闹羊花 洋金花 狗核桃 雷公锤	本品分布很广，各地多用作闹羊花使用。

药名	品种	学名	俗名	说明
苏子	正品	紫苏 Perilla fnutescens Brif. var crisapa Deane （唇形科）	紫苏 红紫苏	本品各地有少量栽培。中药、草药均使用，但子实产量少，多以荏子混用。
	混用品	荏子 Perilla frutescens (L)Brif （唇形科）	引子 白苏	本品系民间食用的香料作物。各地多栽种，产量多，故常混充苏子使用。
通草	正品	通脱木 Tetrapanax papyrifera Koch. （五加科）	通花根 通打根 通草	贵州有生产。各地均使用。
	混用品	云南旌节花 Stachyuus yunnanensis Franch （旌节花科）	山木通 通花 通草 小通草 通打根	本品同属植物有中国旌节花、西域旌节花、柳叶旌节花和云南旌节花共四种，贵州都有分布。各地充通草使用。
毕澄茄	正品	毕澄茄 Piper cubeba L （胡椒科）	毕澄茄 澄茄子	进口。

—550—

药名	品种	学　　名	俗　　名	说　　明
毕澄茄	混用品	1. 山鸡椒 Litsea cubeba (Lour) Pers （樟科）	木姜子 山苍子 毕澄茄	其子实目前贵州当毕澄茄使用。
		2. 山胡椒 Lindera glauca Bl.	毕澄茄 雷公稿 照乌子 震天雷 雷风木 雷公炸	其子实目前贵州当毕澄茄使用。
沙苑蒺藜	正品	沙苑蒺藜 Arttagalus complanatus R.B. （豆科）	萝黄耆 大沙苑 扁茎黄耆	本品贵州不产，均由省外调入。主产陕西。
	混用品	紫云英 Astragatus stnicus L. （豆科）	沙苑蒺藜 斑鸠花 螃蟹花	本品贵州各地均产，北部地区当沙苑蒺藜使用。
狼毒	正品	狼　毒 Stellera chamaejasme L （瑞香科）	一把香 狼　毒 瑞香狼毒	本品贵州毕节、赫章、水城、晴隆等县、地区均有分布。各地作狼毒入中草药。

药名	品种	学名	俗名	说明
狼毒	混用品	独角莲 Typhonium gigauteum Engl. （天南星科）	狼毒 独角莲 老虎芋 白附子	贵州民间当狼毒使用。中药作白附子原料。
五加皮	正品	五加 Acanthopanax spinosus Miq （五加科）	五加 刺五加 雷五加 南五加	贵州黔东南及黔南均使用。各地有分布，主产于雷山。
	混用品	1. 齿裂鞘柄木 Torricellia angulata Oliv （山茱萸科）	水冬瓜 接骨丹 水五加 云南叶 懒插泥	目前贵阳地区有当五加皮使用者。
		2. 刺楸 Acanthopanax ricinifolium S.et Z （五加科）	刺五加 丁木树	我省部分地区当五加皮使用。
		3. 杠柳 Periploca sepium Bunge （萝藦科）	柳叶过山龙 青蛇藤 黑乌骨 北五加	其皮目前贵州中药当五加皮使用，多由外省进货，我省亦有少量分布。但民间不当五加皮使用。

药名	品种	学　　名	俗　名	说　　明
白前	正品	白　前 Cynanchum japonicum var. purpurascens Mahim (萝藦科)	柳叶白前 水细辛	本品贵州有少数分布，但不知为白前。中药白前多由省外调来。
	混用品	1 白薇 Cynanchum atratum Bunge. (萝藦科)	老君须 婆婆针线包 大一支箭 三百根	其根部贵州部分地区当白前使用。
		2 宝铎草 Disporum sessile Don (百合科)	白　前 百尾笋 竹根七	其根部贵州部分地区当白前使用。其同属品种万寿竹的根也当白前使用。
地肤子	正品	地　肤 Kochia scoparia (L)Schrad (藜科)	铁扫帚 地肤子	本品有人工栽培。为中药地肤子，常与藜菜子实所混。
	混用品	1.藜 Chenopodivm albvm L. (藜科)	灰灰菜	其子实目前有部分地区充地肤子用。

—553—

药名	品种	学名	俗名	说明
地肤子	混用品	2.草木樨 Melilotus suaveolens Ledeb（豆科）	辟汗草 铁马鞭	其子实目前有部分地区充地肤子用。
紫花地丁	正品	紫花地丁 Viola yedoensis Makino（堇菜科）	紫花地丁 锌口菜	民间多用，药店也有出售。但经常为米口袋所代用。
	混用品	1.犁头菜 Viola japonica Langsd（堇菜科）	紫花地丁 铧口菜 犁尖菜	民间多用，药店有售。但与紫花地丁同混用。
		2.米口袋 Amblytropis multifeora Kitag.（豆科）	紫花地丁 地丁	本品我省不产。由外地进货，中药多用之。
三七	正品	三七 Panax pseudo ginseng wall.（五加科）	三七 田七 田三七	本品均系人工栽培，主产云南。我省正试种中。

药名	品种	学名	俗名	说明
三七	混用品	1.莪 术 Curcuma zedoaria Rosc （姜科）	土三七 绿 姜 姜 黄 文 术	有部分地区将本品伪充三七使用。
		2.裂果薯 Schizoeopra plantaginea Hance （蒟蒻科）	田三七 土三七 水三七 客马七 透心凉 猴三七	民间多当三七使用，流行黔东南、黔南及赤水等地。田三七系古代产于田州的三七，因而得名（田州即柳州）。
山慈姑	正品	1.杜鹃兰 Cremastra appendiculata Makino （兰科）	毛慈姑 十三九子不离母 山慈姑	为山慈姑中的毛慈姑，近已有收购。民间未用。
		2.冰球子 Pleione bulbocodioides (Franch) Rolfe （兰科）	冰球子 光慈姑	为山慈姑中的光慈姑，近亦有收购入中药。民间未见用，误认为白芨。
	混用品	1.建 兰 Cymbidium ensifolium Sw （兰科）	山慈姑 岩韭菜	民间偶作山慈姑使用。

药名	品种	学名	俗名	说明
山慈姑	混用品	2.黄毛独蒜 Spathoglottis pubescens Lindl ver Pubescens (兰科)	冰球子 白芨	民间偶作山慈姑使用。
		3.金果榄 Tinospora capiliper Gagnep (防己科)	山慈姑 地苦胆	民间常作山慈姑使用，草药医生多用之。
威灵仙	正品	威灵仙 Clematis chinensis Osbeck (毛茛科)	铁脚威灵仙 黑木通 黑骨头 小木通	本品干后变黑，为正品威灵仙。各地多用之。
	混用品	1.[illegible] Strobilenthes cuidifolius Nees (爵床科)	鸡脚威灵仙 野蓝靛 板蓝根	本品为瓮安、黔东南、黔南一带使用的威灵仙。
		2.九头狮子草 Dicliptera erinita Nees. (爵床科)	威灵仙 尖经药 晕病药 十不错 咳风尖	本品为遵义一带使用的威灵仙。

药名	品种	学　　名	俗　　名	说　　　明
威灵仙	混用品	3.白牛胆 Inula cappa Dc. （菊科）	白头威灵仙 大毛香 羊耳菊 乌骨鸡	本品为兴义地区使用的威灵仙。
		4.显脉旋覆花 Inula nervosa Wall. （菊科）	威灵仙 小黑根 黑　根	本品为贵阳、安顺等地区使用的威灵仙。
山豆根	正品	山豆根 Sophora subprostrála Chun et T. Chen mss （豆科）	广豆根 小黄连 岩黄连	本品为山豆根正品。产兴义地区，未曾大量使用。但中药多用之。省外购进，故有广豆根之名。
	混用品	1.西南槐树 S.mairei Pamp. （豆科）	乌豆根 山豆根	本品产兴义、安龙、兴仁等地，为山豆根代替品。民间常使用。
		2.越南槐树 S.tonkinenrir Gagnap. （豆科）	山豆根	本品产安龙一带，为山豆根的代替品。民间常使用。

—557—

药名	品种	学　　名	俗　名	说　　明
山豆根	混用品	3. 白花灰毛槐树 S. glauca lesch. var. albercens Rehd. et Wils （豆科）	山豆根	本品产黔南一带，。为民间常用的山豆根代替品。
		4. 苏木蓝 Indigofera carlerii Craib （豆科）	山豆根	本品为铜仁地区使用的山豆根。
		5. 朱砂根 Ardisia crenata Sims （紫金牛科）	山豆根 八爪金龙 大地风消	本品为贵阳地区使用的山豆根。
防己	正品	防　己 Sinomenium acutum (Thunb.) Rehd. et Wils （防己科）	防　己 淮　通 大青木香 青　藤 排风藤	本品是防己正品。各地当防己用。湄潭一带当淮通用。
	混用品	1. 卵叶马兜铃 Aristolochia mollissima Hance （马兜铃科）	防　己 关木通 青藤香 大青藤香 绵毛马兜铃	本品充防己用。威宁一带收购入中药。

药名	品种	学　　名	俗　名	说　　明
防己	混用品	2.广防已 Aristolochia kwonysiensis Chun et Hon (马兜铃科)	防　已 播仙绳 大叶马兜铃 广西马兜铃	本品充防已用。独山一带使用。
		3.木香马兜铃 Aristolochia moupinensis Fr. (马兜铃科)	防　已 木防已 青藤香	本品充防已用。威宁、赫章、毕节一带收购入中药。
		4.汉防已 Sinomenium acutum Rehd. et.wils var. cinarum (Diels).Rehd. et Wils (防已科)	防　已 排风藤 青　藤	本品惠水一带作防已使用。
木防已	正品	木防已 Cocculus trilobus (Thunb)Dc. (防已科)	青藤香 青藤根 土防已	本品是木防已正品，但各地民间不知是木防已。中药收购入药。

药名	品种	学　　名	俗　名	说　　明
木防己	混用品	1.蝙蝠葛 Menispermum dauricum Dc.（防己科）	木防己 小黄藤	本品充木防己使用，中药收购入药。
		2.球果藤 Aspidocarya uvifera Hook. f. et Thoms.（防己科）	木防己 土防己 青　藤 淮　通	本品毕节地区充木防己使用。遵义地区充淮通使用。
		3.青　藤 Cocculus sanmentosus (Loun) Diels（防己科）	大风藤 追风伞 杀　毒 木防己	本品在贵阳地区充木防己用。中药亦收购入药。
龙胆	正品	龙　胆 Gentiana scabra Bunge（龙胆科）	龙胆草 胆　草	本品我省不产。
	混用品	1.坚龙胆 Gentiana rigescens Fnanch（龙胆科）	龙　胆 胆　草 小秦艽	本品在我省大部地区作龙胆正品使用。

药名	品种	学　　名	俗　名	说　　明
龙	混	2.双蝴蝶 Tripterospero-spermum offine (Wall) H·Sm (龙胆草)	青鱼胆草 抽筋草 鱼胆草	本品在我省部分地区充龙胆草用。
	用	3.红花龙胆 G.rhodantha Fr.apud Hemsl (龙胆科)	小龙胆 青鱼胆	本品在我省部分地区充龙胆草用。
胆	品	4.蔓龙胆 Cranfurdia campanulacea Wall (龙胆科)	专鱼胆草	本品在我省西卫地区充龙胆草用。